普通高等教育“十一五”国家级规划教材

现代医学导论

（第二版）

王莲芸　邵　莉　主编

科学出版社

北　京

内 容 简 介

本书是普通高等教育“十一五”国家级规划教材。全书以精炼、流畅的形式介绍医学基础知识。概述了人体正常与疾病状态下的形态结构和病理生理过程、免疫反应、药物与机体之间的相互作用。将人体每一系统的正常解剖生理特点与临床症状有机地联系在一起，从临床表现、诊断和治疗原则等不同方面，简明扼要地阐述了80余种常见病、多发病。描述了常用化验指标的临床意义和影像诊断方法的适应证，简述了预防医学、中医中药的基本特点和徒手急救的基本技能等医学知识。通过阅读学习本书，读者可以对疾病的发生、发展、预防和治疗有较为全面的了解和认识。

本书适合高等院校素质教育教学使用，也可供生命科学、医学相关专业人员参考。

图书在版编目(CIP)数据

现代医学导论/王莲芸，邵莉主编. —2版. —北京：科学出版社，2010.5
普通高等教育“十一五”国家级规划教材
ISBN 978-7-03-027591-2

Ⅰ.①现… Ⅱ.①王…②邵… Ⅲ.①现代医药学-高等学校-教材 Ⅳ.①R

中国版本图书馆CIP数据核字(2010)第088841号

责任编辑：单冉东 / 责任校对：李奕萱
责任印制：张 伟 / 封面设计：耕者设计工作室

科学出版社 出版
北京东黄城根北街16号
邮政编码：100717
http://www.sciencep.com
北京科印技术咨询服务有限公司数码印刷分部印刷
科学出版社发行 各地新华书店经销
*
2006年3月第 一 版 开本：787×1092 1/16
2010年5月第 二 版 印张：24
2025年9月第十三次印刷 字数：560 000

定价：98.00元

(如有印装质量问题，我社负责调换)

《现代医学导论》(第二版)编委名单

主　编　王莲芸　邵　莉

主　审　乔中东

策　划　朱贻盛

副主编　陈　文　张建军　王林元　钟　鸣

编　委　(以姓氏笔画排序)

王莲芸　(上海交通大学)
王林元　(北京中医药大学)
刘立民　(苏州大学)
陈　文　(温州大学)
陈照丽　(中国医学科学院肿瘤医院)
张华屏　(山西医科大学)
张建军　(北京中医药大学)
邵　莉　(上海交通大学附属上海仁济医院)
武卫东　(山西医科大学第二医院)
赵仰星　(上海交通大学肿瘤研究所)
钟　鸣　(上海交通大学附属上海仁济医院)
郭东星　(山西医科大学)

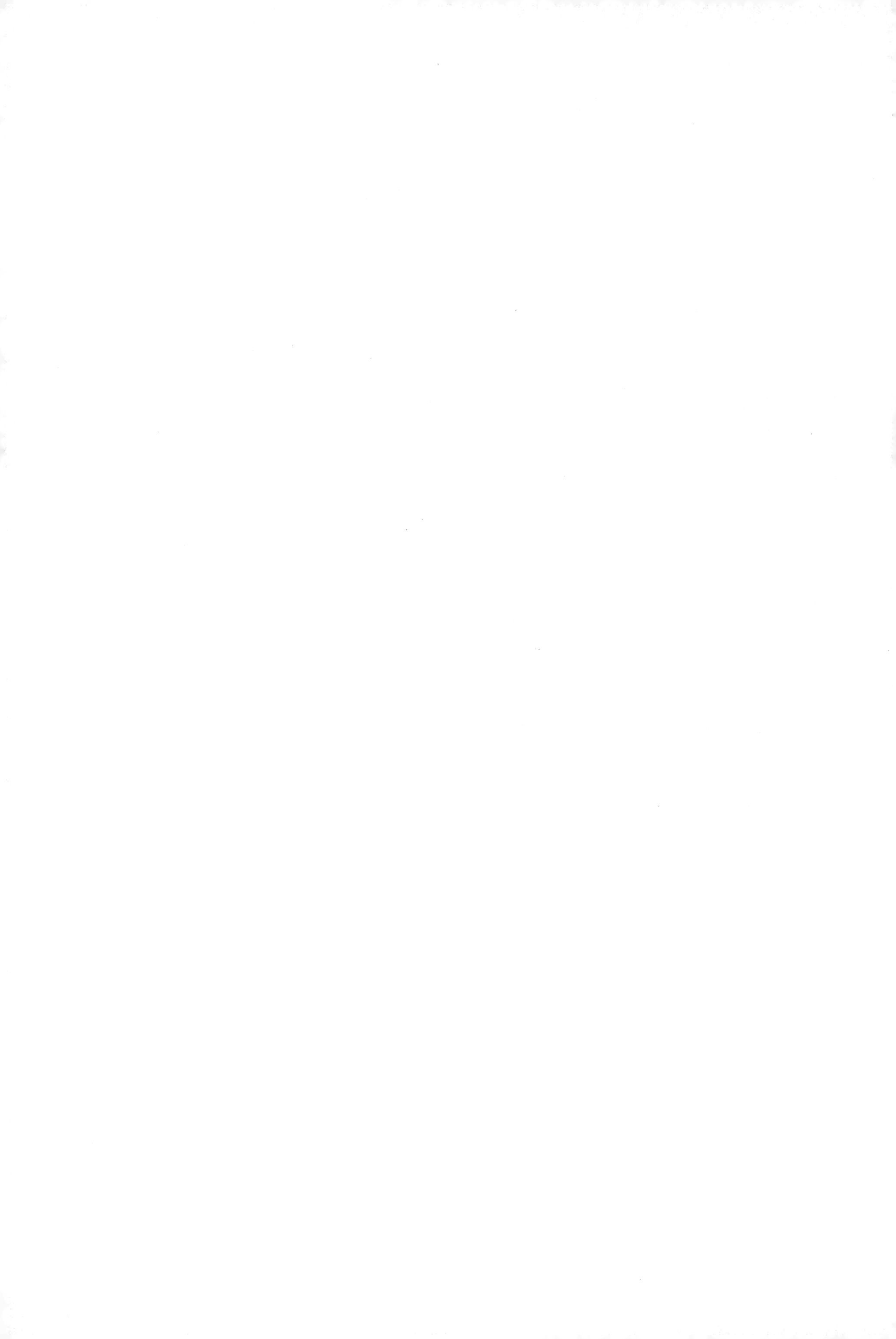

序　言

医学的目标是维护与促进人类健康。世界卫生组织曾提出“人人享有卫生保健”的宏伟目标。医学与健康是人类社会可持续发展的重要支柱和永恒的主题。现代医学内容浩瀚,但又是每一个公民,尤其是每一个大学生渴望了解的一门重要学科。医学是生命科学的重要组成部分,医学又是自然科学与人文科学的有机结合。显然,编写一部适合非医学专业大学生使用的《现代医学导论》是十分必要的,这不但有助于推广和普及现代医学知识,而且能促进生命科学与非生命科学的相互交叉、交流,推动科学事业的发展,提高大学生的科学素养。

王莲芸教授等一批有志于此的老师,悉心编写了这本《现代医学导论》,可供综合性大学理、工、文等专业本科生用作教学参考书籍。

纵览本书有以下两个特点:

1. 系统地概述了现代医学体系,在介绍医学科学总框架的基础上,系统并概要地阐述了基础医学、临床医学与预防医学。此外,还用相当篇幅介绍了中国的传统医学。

2. 理论阐述简明扼要,注意基础医学与临床医学的有机结合。文字通顺,图文并茂,每章还附有思考题,利于学习与评估学习进展。

衷心期望本书能受到广大读者的欢迎,并在推进现代医学知识传播与促进理、工、医、文的交叉与交流中发挥作用。

王一飞

(上海交通大学校长顾问)

前言

本书是为了适应21世纪多学科交叉研究，探索文、理、医相结合的培养模式和课程体系，体现上海交通大学“起点高、基础厚、要求严、重实践、求创新”的办学理念而编写的。

2003年，在朱贻盛教授的策划下，本着强调基础理论、基本知识、基本技能的原则，根据我讲授《现代医学导论》的讲稿，结合上海交通大学医学院七年制临床医学教学计划，我们组织了上海交通大学、北京中医药大学、山西医科大学、苏州大学、温州大学、中国协和医科大学等单位的中青年教师编写了第一版。编写目标是力求将医学作为一个统一的整体，将基础医学与临床医学相结合，将基本知识与热点问题和最新动态相互渗透，介绍给那些非医学专业的本科生，使他们通过学习，能够掌握人体的正常结构和功能、熟悉疾病状态下会出现哪些症状和体征，了解疾病的处理原则。

第二版修订过程中，我们听取了各方面的意见和建议，对内容进行了一些修改。本书的编写，始终得到上海交通大学生命科学技术学院、医学院领导的关心和支持，各位编委也倾注了大量的心血。

在编写中，我们主要参考了全国高等医药院校七年制本科生的规划教材。上海交通大学姜宗来教授提供了绝大部分精美的人体解剖学图谱；乔中东教授通读了全书，并提出了很多修改意见；教学名师王一飞教授热情为本书作序，在此一并表示感谢！

由于个人知识的局限性，加之在一本书中难以全部凝炼浩瀚医学的精华内容，书中错误和缺点在所难免。恳切希望读者在阅读和使用本书的过程中，给我们提出宝贵的意见和建议，以便更改和修正。

王莲芸

2009年10月

目 录

序言
前言
绪论…… 1
一、中、西医学发展史 …… 1
二、医学的基本范畴 …… 2
三、医学模式和观念 …… 5
四、现代医学科学的分类 …… 6

第一篇 基础医学

第一章 人体胚胎发生…… 9
一、胚胎第1周的发育变化(从受精到植入)…… 9
二、胚胎第2周到第3周的发育变化(胚盘时期) …… 11
三、胚胎第4周到第8周的发育变化(三胚层的分化) …… 11
四、第3个月到第10个月(胎儿期) … 13
五、胎膜 …… 13
六、胎儿与母体的关系…… 14
七、双胎、多胎和联胎 …… 15
八、胚胎发育中的某些机理 …… 15
第二章 人体的四大基本组织 …… 17
第一节 上皮组织 …… 17
一、被覆上皮 …… 17
二、腺上皮和腺 …… 21
三、上皮组织的更新和再生 …… 22
第二节 结缔组织 …… 22
一、致密结缔组织 …… 22
二、疏松结缔组织 …… 23
三、脂肪组织 …… 23
四、网状组织 …… 23
第三节 肌组织 …… 24
一、心肌 …… 24
二、骨骼肌 …… 24
三、平滑肌 …… 25
第四节 神经组织 …… 25
一、神经元 …… 25
二、突触 …… 26
三、神经胶质细胞 …… 26
四、神经纤维和神经 …… 26
五、神经末梢 …… 26
六、大脑皮质 …… 27
七、脑脊膜和血-脑屏障 …… 27
八、神经干细胞 …… 27
第三章 正常人体形态结构 …… 29
第一节 人体的骨骼 …… 30
一、骨的化学成分和物理特征 …… 30
二、全身骨的名称及数目 …… 30
三、骨与骨之间的连结…… 31
第二节 头部 …… 32
一、颅部…… 32
二、面部…… 34
第三节 脊柱和四肢 …… 36
一、脊柱…… 36
二、四肢…… 38

第四节　颈部 …………………………… 39
第五节　胸部 …………………………… 41
第六节　腹部 …………………………… 43
一、腹部的分区 ………………………… 43
二、腹壁的结构 ………………………… 43
三、腹膜和腹膜腔 ……………………… 43
四、腹腔器官 …………………………… 44
第七节　盆腔和会阴部 ………………… 44
一、泌尿系统器官 ……………………… 45
二、生殖器官 …………………………… 45
三、盆腔内消化器官 …………………… 45
第四章　人体正常生理功能 ………… 47
第一节　细胞的基本功能 ……………… 47
一、细胞膜的化学组成和基本分子结构 ……………………………… 47
二、细胞膜的跨膜物质转运功能 …… 48
三、细胞膜的生物电现象 …………… 48
四、肌细胞的收缩功能 ……………… 49
第二节　机体的内环境 ………………… 49
一、机体的内环境 ……………………… 49
二、血液与内环境稳态 ……………… 49
第三节　生理功能的调节 ……………… 50
第四节　人体生命活动的基本特征 ……………………………… 51
一、基础代谢 …………………………… 51
二、体温 ………………………………… 52
第五节　血型与输血 …………………… 53
第五章　人体常见的病理形态改变 … 55
第一节　细胞和组织的适应性反应 ……………………………… 55
第二节　细胞和组织的损伤及修复 ……………………………… 56
一、细胞、组织损伤的原因 ………… 56
二、细胞和组织损伤的形态学改变 …… 56
三、细胞老化 …………………………… 59
四、损伤的修复 ………………………… 60
第三节　炎症 …………………………… 61
一、炎症的原因 ………………………… 61
二、炎症的基本病理变化 …………… 61
三、炎症的局部表现和全身反应 …… 62
四、炎症的类型 ………………………… 62
五、炎症的经过和结局 ……………… 62
第四节　局部血液循环障碍 ………… 63
一、充血 ………………………………… 63
二、出血 ………………………………… 64
三、血栓形成 …………………………… 64
四、栓塞 ………………………………… 65
五、梗塞 ………………………………… 66
六、水肿 ………………………………… 67
第六章　人体病理生理的基本过程 … 69
第一节　水、电解质代谢紊乱………… 69
一、水、电解质平衡的调节 ………… 70
二、水、钠代谢紊乱 ………………… 70
三、钾代谢紊乱 ……………………… 72
第二节　酸碱平衡和代谢性酸中毒 ……………………………… 73
一、正常平衡的调节 ………………… 73
二、代谢性酸中毒 …………………… 73
第三节　缺氧 …………………………… 75
一、常用的血氧指标及其意义 ……… 75
二、缺氧的原因和类型 ……………… 75
三、缺氧时机体的功能代谢变化 …… 76
第四节　发热 …………………………… 78
一、发热的原因和机制 ……………… 78
二、发热时机体的主要机能和代谢改变 ……………………………… 79
三、发热的利弊 ……………………… 80
四、发热的处理原则 ………………… 80
第五节　应激 …………………………… 80
一、应激时激素和神经递质的变化 … 80
二、应激时的物质代谢变化 ………… 81
三、应激时机体的机能变化 ………… 82

第六节　休克 ………………………… 82
一、休克的分类 ………………………… 82
二、休克的分期与发病机制 ………… 83
三、休克的防治原则 ………………… 85
第七章　常见的医学病原生物 ……… 86
一、常见的致病细菌 ………………… 86
二、常见的致病病毒 ………………… 87
三、常见的真菌性疾病………………… 88
四、衣原体、支原体、螺旋体、立克次体 ………………………………… 88
五、常见的人体寄生虫………………… 89
第八章　人体的免疫反应 …………… 91
第一节　免疫系统的组成 ………… 91
一、免疫器官 ………………………… 91
二、免疫细胞 ………………………… 92
三、免疫系统的功能 ………………… 93
第二节　免疫分子 ………………… 93
第三节　免疫应答 ………………… 94
一、免疫应答的过程 ………………… 95
二、B细胞介导的体液免疫应答 …… 95
三、T细胞介导的细胞免疫应答 …… 96
四、免疫应答的调节 ………………… 96
第四节　特异性免疫防治 ………… 97
第五节　超敏反应 ………………… 98
一、Ⅰ型超敏反应(速发型变态反应) ………………………………… 98
二、Ⅱ型超敏反应(细胞毒型) ……… 99
三、Ⅲ型超敏反应(免疫复合物型) … 100
四、Ⅳ型超敏反应(迟发型超敏反应) ………………………………… 100
第六节　肿瘤免疫……………………… 101
一、肿瘤抗原 ………………………… 101
二、机体抗肿瘤免疫的机制 ……… 101
三、肿瘤的免疫学检测 …………… 101
第七节　移植免疫……………………… 102
一、移植排斥反应的机制 ………… 102
二、移植排斥反应的预防 ………… 103
第九章　药物与机体间的相互作用 ………………………………… 104
第一节　药物的基本作用………… 104
第二节　药物作用机制…………… 105
第三节　药物在体内的过程……… 105
第四节　影响药物作用的因素…… 107
一、药物方面的因素 ……………… 107
二、机体方面的因素 ……………… 108
三、合理用药的原则 ……………… 110

第二篇　临床医学

第十章　呼吸系统常见疾病……… 115
第一节　呼吸系统结构与功能特点 ………………………………… 115
一、呼吸系统的基本结构 ………… 115
二、呼吸系统的主要功能 ………… 116
第二节　呼吸系统疾病常见的症状 ………………………………… 116
第三节　呼吸系统疾病的诊查…… 117
第四节　呼吸系统疾病的防治…… 118
第五节　常见的呼吸系统疾病…… 119
一、普通感冒 ……………………… 119
二、慢性支气管炎 ………………… 119
三、肺炎 …………………………… 121
四、支气管哮喘…………………… 121
五、呼吸衰竭 ……………………… 122
第十一章　循环系统疾病………… 125
第一节　循环系统的结构和功能特点 ………………………………… 126
一、心脏的解剖结构 ……………… 126
二、心肌的电生理特性 …………… 126

三、心脏的泵血功能 …… 127
四、心脏的神经体液调节 …… 128
第二节 循环系统疾病的诊查…… 128
一、心血管系统疾病常见症状 …… 128
二、心血管疾病的常见体征 …… 129
三、辅助检查 …… 129
第三节 心血管疾病的分类…… 130
第四节 心血管疾病防治的基本原则 …… 130
第五节 常见的心血管疾病…… 131
一、心律失常 …… 131
二、高血压病 …… 131
三、冠状动脉粥样硬化性心脏病…… 133
四、风湿性心瓣膜病 …… 136
五、感染性心内膜炎 …… 137
六、心肌炎 …… 138
第十二章 消化系统常见疾病…… 140
第一节 消化系统的结构与功能特点 …… 141
一、食管 …… 141
二、胃肠道 …… 142
三、肝脏与胆囊…… 143
四、胰腺 …… 144
五、消化系统的生理特点 …… 144
第二节 消化系统疾病的症状与检查…… 145
一、常见的症状…… 145
二、实验室检查…… 145
三、其他辅助检查 …… 145
第三节 消化系统常见疾病的防治原则…… 146
一、消化系统的常见疾病 …… 146
二、消化系统疾病的治疗 …… 146
第四节 常见的消化系统疾病…… 146
一、胃炎 …… 146
二、消化性溃疡…… 147
三、胆囊炎和胆结石 …… 148
四、阑尾炎 …… 149
五、胰腺炎 …… 150
六、肠炎 …… 152
七、痔 …… 153
八、肝硬化 …… 153
第十三章 泌尿系统常见疾病…… 157
第一节 肾脏的结构与功能特点 …… 157
一、肾脏的基本结构 …… 157
二、肾脏主要生理功能 …… 159
第二节 常见症状与体征…… 159
第三节 泌尿系统疾病的辅助检查和防治原则…… 160
一、泌尿系统疾病的辅助检查 …… 160
二、肾脏疾病的防治原则 …… 160
第四节 常见的泌尿系统疾病…… 160
一、肾小球肾炎…… 160
二、尿路感染 …… 162
三、尿石症 …… 163
四、肾功能衰竭…… 164
第十四章 血液与造血系统疾病…… 168
第一节 血液系统结构与功能特点 …… 168
一、造血组织与造血功能 …… 168
二、血细胞生成及发育 …… 169
三、血细胞及其功能 …… 169
第二节 血液病的特点及临床表现 …… 174
一、血液病的特点…… 174
二、血液病常见的临床表现 …… 174
第三节 血液系统疾病的范围及分类…… 175
第四节 血液病的实验室检查…… 175
一、一般血液检查…… 175
二、骨髓检查 …… 176

三、血液生化检查 …………………… 177
四、组织病理学检查 ………………… 177
五、免疫学检查 ……………………… 177
六、细胞遗传学及分子生物学检查 … 177
七、造血细胞的培养 ………………… 177
八、放射性核素检查 ………………… 177
第五节 血液病的防治原则 ……… 177
一、一般治疗 ………………………… 177
二、去除病因 ………………………… 178
三、保持正常血液成分及其功能 …… 178
四、去除异常的血液成分和抑制异常功能 …………………………… 178
五、造血干细胞移植 ………………… 178
第六节 常见的血液系统疾病 …… 178
一、贫血 ……………………………… 178
二、白血病 …………………………… 180
三、淋巴瘤 …………………………… 182
四、过敏性紫癜 ……………………… 182
第十五章 内分泌与代谢性疾病 …… 184
第一节 内分泌系统的主要结构与功能特点 ………………… 184
一、松果体 …………………………… 185
二、丘脑下部 ………………………… 185
三、脑垂体 …………………………… 185
四、甲状腺 …………………………… 186
五、甲状旁腺 ………………………… 186
六、胸腺 ……………………………… 186
七、肾上腺 …………………………… 186
八、胰腺 ……………………………… 186
九、性腺 ……………………………… 186
第二节 激素 ……………………… 186
一、激素分泌细胞的结构特点 …… 186
二、内分泌调节轴与调节系统 …… 187
三、激素的某些特性和作用机制 …… 187
第三节 内分泌和代谢性疾病的诊查及治疗原则 …………… 188
一、常见的症状与体征 …………… 188
二、实验室检查与特殊检查 ……… 188
三、内分泌系统疾病的治疗原则 …… 189
第四节 常见的内分泌和代谢性疾病 ………………………… 189
一、甲状腺功能亢进症 …………… 189
二、糖尿病 ………………………… 190
三、痛风 …………………………… 192
四、多囊卵巢综合征与代谢综合征 … 193
第十六章 风湿性疾病 ……………… 194
第一节 风湿性疾病基础 ………… 194
一、风湿性疾病的解剖学基础 …… 194
二、风湿性疾病病因 ……………… 195
三、风湿性疾病的免疫病理改变 …… 195
第二节 风湿性疾病的诊查及防治 ………………………………… 196
一、风湿性疾病的分类 …………… 196
二、风湿病的常见症状 …………… 196
三、实验室检查 …………………… 197
四、风湿性疾病的防治 …………… 197
第三节 常见的风湿性疾病 ……… 197
一、类风湿性关节炎 ……………… 197
二、系统性红斑狼疮 ……………… 200
三、风湿性关节炎 ………………… 201
第十七章 神经系统疾病 …………… 203
第一节 神经系统的结构与功能特点 ………………………………… 203
一、中枢神经系统的结构与功能 …… 203
二、周围神经系统 ………………… 209
三、脑神经 ………………………… 210
四、内脏神经系统 ………………… 211
五、神经系统的传导通路 ………… 211

六、脑部的血液供应 ………………… 214
七、脑脊液循环 ………………………… 214
八、神经系统的常用术语 …………… 215
第二节 神经系统常见疾病的诊查 ……………………………… 216
一、神经系统常见疾病的分类 …… 216
二、神经系统疾病的常见症状 …… 217
三、提供神经系统疾病的重要病史内容 ……………………………… 219
四、神经系统疾病的检查项目 …… 219
五、诊断性试验检查 ……………… 220
第三节 神经系统常见疾病举例 ……………………………… 221
一、脑血管意外 ……………………… 221
二、癫痫 ……………………………… 224
三、阿尔茨海默病 …………………… 225
四、帕金森氏病 ……………………… 226
第十八章 精神疾病 ………………… 227
第一节 精神疾病的常见症状 …… 227
一、认识过程及其障碍 …………… 227
二、情感过程及其障碍 …………… 228
三、意志和精神运动及其障碍 …… 229
四、意识障碍 ……………………… 229
第二节 精神疾病的病因 ………… 230
一、生物因素 ……………………… 230
二、心理、社会环境因素 ………… 231
第三节 精神疾病的防治 ………… 231
一、精神疾病的预防 ……………… 231
二、精神残疾的康复医疗 ………… 232
三、药物治疗 ……………………… 232
第四节 精神分裂症 ……………… 233
第五节 躁郁症 …………………… 234
第十九章 五官科疾病 ……………… 236
第一节 眼、耳、鼻、咽、喉及口腔的解剖生理特点 ……………… 236
一、眼的解剖与生理 ……………… 236
二、耳的解剖及生理 ……………… 238
三、鼻及鼻窦的解剖及生理 ……… 239
四、咽的解剖及生理 ……………… 241
五、喉的解剖及生理 ……………… 242
六、口腔颌面部应用解剖 ………… 243
第二节 五官科疾病与全身疾病的关系 ……………………… 244
第三节 常见的五官科疾病 ……… 245
一、结膜炎 ………………………… 245
二、屈光不正 ……………………… 246
三、青光眼 ………………………… 246
四、白内障 ………………………… 247
五、中耳炎 ………………………… 247
六、鼻窦炎 ………………………… 248
七、咽炎 …………………………… 248
八、扁桃体炎 ……………………… 249
九、喉炎 …………………………… 249
十、聋及聋哑 ……………………… 249
十一、龋齿 ………………………… 250
十二、牙周病 ……………………… 250
第二十章 皮肤保健与常见的皮肤性病 ……………………………… 252
第一节 皮肤的解剖生理特点 …… 252
一、皮肤解剖学 …………………… 252
二、皮肤组织学 …………………… 252
三、皮肤的生理 …………………… 253
第二节 皮肤性病的分类和主要症状 ……………………………… 254
一、皮肤性病的分类 ……………… 254
二、皮肤性病的症状 ……………… 255
三、皮肤性疾病的诊断 …………… 256
第三节 皮肤性疾病的治疗方法 ……………………………… 257
一、内用药物疗法 ………………… 257
二、外用药物疗法 ………………… 257
三、物理疗法 ……………………… 258

四、皮肤外科疗法 …………………… 258
第四节 皮肤的保健…………………… 258
一、正常皮肤的基本要素 ………… 258
二、影响正常皮肤性状的因素 …… 259
三、皮肤的保健 …………………… 259
第五节 常见的皮肤性疾病举例 …………………… 260
一、荨麻疹 ………………………… 260
二、接触性皮炎 …………………… 261
三、湿疹 …………………………… 262
四、皮肤真菌感染 ………………… 263
五、淋病 …………………………… 264
六、梅毒 …………………………… 265
第二十一章 生殖系统疾病………… 267
第一节 女性生殖系统的解剖和生理功能特点…………………… 267
一、生殖腺——卵巢 ……………… 268
二、输卵管 ………………………… 269
三、子宫 …………………………… 269
四、阴道 …………………………… 272
五、附属腺和女阴 ………………… 273
六、乳腺 …………………………… 274
第二节 女性生殖系统疾病的诊查 …………………… 275
一、常见症状 ……………………… 275
二、实验室检查 …………………… 275
三、特殊检查 ……………………… 275
第三节 女性生殖系统的常见疾病 …………………… 276
一、功能失调性子宫出血 ………… 276
二、子宫肌瘤 ……………………… 277
三、异位妊娠(宫外孕) …………… 278
四、慢性子宫颈炎 ………………… 278
五、阴道炎 ………………………… 278
六、乳腺增生症 …………………… 279
第四节 男性生殖系统的解剖和生理功能特点…………………… 279
一、生殖腺——睾丸 ……………… 280
二、附睾、输精管和射精管 ……… 280
三、附属腺 ………………………… 281
四、外生殖器 ……………………… 281
五、男性尿道 ……………………… 282
第五节 男性生殖系统的常见疾病 …………………… 282
一、前列腺炎 ……………………… 282
二、附睾炎 ………………………… 283
三、良性前列腺增生症 …………… 283
第二十二章 常见的传染性疾病…… 285
第一节 传染病的发病、流行特征与诊治…………………… 285
一、传染病的发病机制 …………… 285
二、传染病的流行过程及影响因素 … 285
三、传染病的特征与临床特点 …… 286
四、传染病的防治原则 …………… 286
第二节 几种重要的病毒感染性疾病…………………… 286
一、传染性非典型肺炎 …………… 286
二、艾滋病 ………………………… 287
三、流行性感冒 …………………… 288
四、病毒性肝炎 …………………… 288
五、麻疹 …………………………… 289
六、水痘和带状疱疹 ……………… 290
七、流行性腮腺炎 ………………… 291
八、流行性乙型脑炎 ……………… 291
第三节 几种重要的细菌感染性传染病…………………… 292
一、流行性脑脊髓膜炎 …………… 292
二、结核病 ………………………… 292

三、细菌性痢疾 …………………… 292
第四节 几种重要的寄生虫感染性传染病…………………… 293
一、疟疾 …………………… 293
二、黑热病 …………………… 293
三、血吸虫病 …………………… 293
四、丝虫病 …………………… 294
五、肠虫症 …………………… 294
第二十三章 肿瘤…………………… 296
第一节 肿瘤的形态和结构……… 296
一、肿瘤的肉眼形态观 …………… 296
二、肿瘤的组织结构 …………… 296
第二节 肿瘤的异型性…………… 297
一、肿瘤组织结构的异型性 ……… 297
二、肿瘤细胞的异型性 …………… 297
三、肿瘤的生长与扩散 …………… 298
第三节 肿瘤对机体的影响……… 299
第四节 常见肿瘤举例…………… 301
一、肺癌 …………………… 301
二、胃癌 …………………… 302
三、原发性肝癌 …………………… 302
四、结、直肠癌 …………………… 303
五、乳腺癌 …………………… 303
六、宫颈癌 …………………… 304
第二十四章 中医中药学基本概念…………………… 306
第一节 中医学的基本特点……… 306
一、整体观念 …………………… 306
二、辨证论治 …………………… 306
第二节 阴阳五行学说…………… 307
一、阴阳学说 …………………… 307
二、五行学说 …………………… 309
第三节 经络…………………… 310
一、十二经脉 …………………… 311
二、奇经八脉 …………………… 311
三、经络的生理功能和病理反应…… 312
四、经络的临床应用 …………… 312
五、手指同身寸…………………… 312
六、常用的穴位…………………… 313
第四节 四诊八纲…………………… 315
一、四诊 …………………… 315
二、八纲辨证 …………………… 317
第五节 中药药性和方剂基本知识…………………… 321
一、四气五味 …………………… 321
二、升降浮沉 …………………… 322
三、归经 …………………… 322
四、配伍 …………………… 322
五、君臣佐使 …………………… 323
六、禁忌 …………………… 323
第六节 常用中药的功效分类…… 324
第二十五章 常用的影像诊断方法及适应证…………………… 328
第一节 普通X射线检查适应证…………………… 328
一、普通X射线成像基本原理 …… 328
二、X射线检查方法及适应证……… 329
三、X射线的特殊检查 …………… 329
第二节 CT检查适应证 ………… 329
一、CT的成像基本原理………… 329
二、主要检查方法及适用范围 …… 330
第三节 磁共振成像的原理和适应证…………………… 330
一、磁共振成像的原理 ………… 330
二、磁共振成像的适应证 ……… 331
第四节 超声检查适应证………… 332
一、超声成像的基本原理 ……… 332
二、主要检查方法 …………………… 332

三、超声检查的临床适用证 ……… 333
第五节 数字减影血管造影适应证 ……… 333
一、DSA的基本工作原理 ……… 333
二、DSA的适应证范围 ……… 333
第六节 核医学检查和治疗的适应证 ……… 334
第七节 正电子发射计算机断层扫描检查的适应证 ……… 334
一、神经系统方面的应用 ……… 334
二、心血管疾病方面的应用 ……… 335
三、肿瘤学方面的应用 ……… 335
第二十六章 徒手急救医学 ……… 336
第一节 自救与互救的基本技能 ……… 336
一、止血包扎法 ……… 336
二、骨折固定法 ……… 337
三、搬运法 ……… 337
四、对不同类型的病人采取不同的姿势 ……… 338
五、正确判断病情 ……… 338
六、人工呼吸与心外按摩法 ……… 339
七、急救用品代用法 ……… 341
八、急救药盒使用法 ……… 342
九、呼吸、脉搏、体温测量法 ……… 342
十、外敷法 ……… 343
第二节 意外伤害急救 ……… 344
一、家庭急救九大禁忌 ……… 344
二、野外活动中事故的处理 ……… 344
三、指甲受伤急救法 ……… 345
四、烧伤后的紧急处理 ……… 346
五、游泳发生意外的应急方法 ……… 346
六、六种常见中毒的处理 ……… 347

第三篇 预防医学

第二十七章 预防医学 ……… 351
一、三级预防 ……… 351
二、合理营养 ……… 351
三、不同人群的营养与膳食 ……… 352
四、食物中毒及其预防 ……… 353
五、环境和职业性有害因素对健康的影响 ……… 354
六、预防医学的综合策略 ……… 355
主要参考文献 ……… 356
附录 临床常用的化验指标及其临床意义 ……… 357
一、常用的血液检查项目 ……… 357
二、尿液常规检验及其临床意义 ……… 361
三、粪便常规检查及其临床意义 ……… 363
四、痰液检查 ……… 365

绪　论

随着科学技术的不断发展和进步，人们对医学的关注程度也与日俱增。医学(medicine)一词，源于拉丁语"Medeor"，原意为"治疗术"。医学是由古代劳动人民创造的，与人类文明同时产生，而现代医学(20 世纪以后的西医，现代中国医学从 1949 年至今)的发展不过百年历史。人们对医学的认识永远没有止境。

英国《简明大不列颠百科全书》这样描述医学："医学是研究如何维持健康及预防、减轻、治疗疾病的科学，以及为上述目的而采用的技术。"《中国百科大词典》(1990)的定义是："医学是认识、保持和增强人体健康，预防和治疗疾病，促进机体康复的科学知识体系和实践活动。"

我国著名的社会科学家于光远认为：医学既是自然科学又是社会科学，是两大学科门类相结合的科学。当然这是就医学总体的属性来说的，而就构成医学体系的每一个具体学科来说，则要进行区别对待，不能认为每一门具体学科都具有双重属性。有的学科自然科学性很强，甚至完全属于自然科学，如解剖学、生理学、生物化学、微生物学等。有的学科则社会科学性很强，如社会医学、医学伦理学、卫生经济学等。

医学作为一种社会现象，有其发展的过去、现在和将来。随着科学技术的进步，社会的发展和人民对卫生保健与健康的需求，医学的总体观、地位、作用与范畴，也将随之发生规律性的变化。正如 2008 年 11 月在世界卫生组织的北京传统医学大会上，我国卫生部部长陈竺院士指出，我们应逐步突破中西医学之间的壁垒，建立融中西医学思想为一体的 21 世纪的新医学。

一、中、西医学发展史

中医中药是中华民族对人类健康做出的杰出贡献。早在公元前 5 世纪～公元前 3 世纪，我国医学史上最早的一部经典著作《黄帝内经》就从整体观念出发，用朴素的唯物论，即阴阳五行学说、脏腑经络学说等作为说理工具，推断人体生理、病理现象，并指导疾病的诊断、治疗，记载了运用望、闻、问、切四诊来诊察疾病的独特方法。公元前 2 世纪，在我国第一部药物学著作《神农本草经》中总结了药物的一些基本理论知识，记载了 365 种药物；晋代皇甫谧(公元 215～282)著针灸著作《针灸甲乙经》；李时珍(公元 1518～1593)撰成《本草纲目》，书中载药 1892 种，附方 11 096 条。

在免疫学的发生和发展上中医也做出了巨大的贡献。据记载，早在 16 世纪，我国劳动人民就已经发明了人痘接种法预防天花，17 世纪中叶已推广至全国，成为世界医学在免疫学方面的先驱。1688 年以后，俄国派人来我国学习种痘，然后由俄国传至土耳其。约 30 年后，于 1717 年传入英国以预防天花。施行了约 80 年之后，于 1796 年才由英国医生 Jenner 在人痘接种法的基础上，改进成为牛痘接种法。中医学与西医学的发展都反映着人类文明的共同成果。

从巴斯德发现细菌到青霉素的发现，一个个里程碑奠定了现代医学的发展。近半个世纪以来，随着合成化学、电子学、生物科学技术的发展，医学的发展突飞猛进，例如，我们现在常见的合成药物、CT、B 超、器官移植等都体现了这些科学成果。

从病原生物学的发展来看，1796 年英国医生 Jenner 发明种牛痘预防天花，开创了预防接种方法，为人类最终消灭天花做出了贡献。1862 年法国微生物学家巴斯德揭示了病原体的作用，发明了巴氏消毒法并沿用至今。1867 年英国外科医生 Lister 开创了外科消毒方法，倡导无菌手术，大大推动了外科学的发展。1910 年德国细菌学家 Ehrlich 首先用砷凡钠明治疗梅毒，揭开了现代化学疗法的序幕。1928年英国细菌学家Fleming发现了青霉素，开创了抗生素治疗的时代。

从细胞生物学发展的演变来看，19世纪30年代德国植物学家Schleiden和动物学家Schwann创立了细胞学说，认为细胞是生命的基本组成单位。现在看来，细胞和细胞学说的创立对于生命科学如同原子和原子学说对于物理、化学的重要性，它们把生命的奥秘和生命本身浓缩到了一个微观境界。由于细胞的发现，人们不仅知道一切高等有机体都是按照一个共同的规律生长发育的，而且通过细胞的变异，不断地改变自己，并向更高的生命层次迈进。细胞学说、生物进化论、能量守恒和转化定律，被誉为19世纪自然科学的三大发现。

1865年奥地利科学家Mendel创立了遗传学理论，1910年美国科学家Morgan又提出了基因学说，第一次将代表某一特定性状的基因同某一特定的染色体结合了起来，使科学界普遍认识了染色体的重要性，并接受了Mendel的遗传原理。1944年，美国科学家Avery间接证实了脱氧核糖核酸(DNA)就是那个被遗传学家们找了很久的基因物质，在DNA上带有生命的遗传秘密指令。1953年2月，Crick与Watson提出DNA右手双螺旋结构模型，完美地说明了遗传物质的遗传、生化和结构的主要特征。从此，遗传学、生物学和医学的发展正式从细胞阶段进入了分子阶段。1954年，科学家们终于弄清楚，人类的染色体共有46条(即23对)，其中有一半来自父亲，另一半来自母亲。

在西方医学史上有许多值得敬佩的医务工作者，如近代人体解剖学的创始人维萨里(1514～1564)、意大利医生莫尔干尼(1682～1771)为探索疾病的原因与位置的关系而创立病理解剖的基本思路，以及护理学创始人南丁格尔"人生应该像蜡烛一样，燃烧自己，照亮别人"的名言，更为人们所熟知，并曾激励过无数科学家为人类的幸福和健康而努力奋斗着。

现在医学高新技术有了惊人的发展，新技术、新药物的应用日益广泛，如CT、PET、核磁共振、多维超声等影像诊断技术，激光治疗技术、血液透析、人工心肺机、人工心脏、起搏装置、针刺麻醉、器官移植、造血干细胞治疗白血病以及各种程序化、智能化的检测手段，不断更新的新药应用等，大大提高了诊疗的效率，给患者带来了福音。

二、医学的基本范畴

无论是中医还是西医研究的对象都是人。医学研究人的生命(life)活动和人的健康与疾病等问题。因而生命、健康、疾病、衰老和死亡都是医学的基本范畴。

1. 生命 恩格斯在总结19世纪自然科学成就的基础上，对生命的本质，作了精辟的论述。他指出："生命是蛋白体的存在方式。这种存在方式就在于这些蛋白体的化学组成部分的不断自我更新。"这个概括，既揭示了生命的物质基础，也揭示了生命的本质特征。当代生物学的发展已经证实了它的正确性。生物具有新陈代谢、遗传、变异、生长、发育和感应性等特征，但生命体最基本的特征是能够进行自我更新和自我复制，把生命的特征代代相传，使其将固有的特性稳定地遗传下去。

从现代科学研究的成果来看，生命的物质基础是蛋白质和核酸。核酸分子可以通过自我复制，把遗传信息一代一代传下去，又可以通过遗传信息去控制蛋白质的合成。在生物体内，蛋白质的主要功能是负责代谢，核酸则主要负责遗传，而且核酸的遗传信息决定蛋白质的性质。蛋白质的催化作用又控制着核酸的代谢，两者相互配合，相互制约，共同完成各项生命活动。

从生物学上来说，由于受精卵可以发育成人，受精卵便是一个生命个体的开端。然而从社会学上来说，很难认为一个受精卵是一个独立的有人权的个体。人的生命到底从何时开始，许多问题尚在争议与商榷之中。有人认为刚出生的婴儿才能算"人"，因为他开始有感觉。因此，人的生命和生物学的生命是有区别的。

人类有机体从最初的受精卵、胚胎、胎儿到出生为婴儿，经历幼年、少年、青年、中年、壮年、老年，最后死亡。在这个连续的过程中又可划分为许多阶段，每个阶段之间有一定的质的区别。如果认为人的生命从受精卵形成就开始，直到死亡，那就意味着在这连续过程中只有量变，没有质变了。人的生命比生物学的生命应该包括更多的内容。例如，一个去掉大脑皮层的男人，他可以继续产生精子，继续维持他的生物学生命，但是他在社会上作为人存在的实际基础已经失去了，即已经失去了人的生命的价值。Hartt认为，人类生命包括“生物人”(human)和“意识人”(person)两个阶段。生物人属“生物学生命”阶段，意识人属“社会学生命”阶段。

关于人的生命的概念较一致的看法为：人的生命是处于一定社会环境关系中具有自我意识的生物实体。人的生命本质特征是具有自我意识。正是这种自我意识，把人与非人的灵长类区别开，把人与受精卵、胚胎、胎儿以及脑死亡者区别开来。正是这种自我意识，使人体发展的全部连续过程发生质的变化：当人体发展到产生自我意识时，生物学生命发展为人的生命；当人体不可逆地丧失自我意识时，人的生命又回归为生物学生命。

2. 健康 健康(health)与疾病是医学最基本的概念。历史上的各种有关健康与疾病的观念，是当时认识水平的反映，是一定历史时期的产物，其共同的特点是认为健康就是没有疾病，这是健康的消极定义，已受到越来越多的人非议。有人提出在“健康”和“疾病”之间还应有一个“没有疾病”的亚健康状态。健康和疾病是对立的两极，这两极之间存在着过渡状态。例如，斑秃是疾病，但不影响健康；某些残疾人，如聋哑等，虽因疾病导致局部功能障碍，但有的人还能进行体育比赛，我们不能认为他们不健康。从另外一个角度分析，健康不等于没有感染。一些人外表健康，实际上潜伏着感染或存在其他有害因素。例如，一些具有过敏反应体质的人，如果他不与特异的过敏原接触，他的身体处于健康状态，而一旦接触特异的变应原，他就会处于疾病状态，甚至危及生命。那么，对这个人在不接触变应原的时期，我们也不能说他不健康。目前社会上有许多乙型肝炎病毒携带者，他们没有任何症状，也保持着健康状态。此外，一些人身体强壮，能抵抗感染，能适应物理环境的改变，可他的精神不健全，也不能认为他是健康的。

早在1948年世界卫生组织(WHO)就提出了关于健康的定义，即：“健康不仅是没有疾病和衰弱，而且是个体在身体上、精神上、社会上的完满状态(Health is a state of complete physical，mental and social well being and not merely the absence of disease or infirmity)。”这就是人们所指的身心健康，也就是说，一个人在躯体健康、心理健康、社会适应良好和道德健康四方面都健全，才是完全健康的人。有人对这几方面的健康作了如下解释。

躯体健康：一般指人体生理的健康。

心理健康：一般有3个方面的标志：①具备健康心理的人，人格完整，自我感觉良好；情绪稳定，积极情绪多于消极情绪，有较好的自控能力，能保持心理上的平衡；有自尊、自爱、自信心以及有自知之明。②一个人在自己所处的环境中，有充分的安全感，且能保持正常的人际关系。③健康的人对未来有明确的生活目标，能切合实际地、不断地进取，有理想和事业的追求。

社会适应良好：指一个人的心理活动和行为，能适应当时复杂的环境变化，为他人所理解，为大家所接受。

道德健康：最主要的是不以损害他人利益来满足自己的需要，有辨别真伪、善恶、荣辱、美丑等是非观念，能按社会认为规范的准则约束、支配自己的行为，能为人类的幸福做出贡献。

此外，结合世界卫生组织宪章和2000年人人享有卫生保健的要求，从国际社会的高度来认识，享受最高标准的健康被认为是一种基本人权；健康是社会发展的组成部分，健康是对人类的义务，人人都享有健康平等的权利。

世界卫生组织提出健康的10条标准：①精力充沛，能从容不迫地应付日常生活和工作压力而不感到过分紧张。②处事乐观，态度积极，乐于承担责任，事无巨细不挑剔。③善于休息，睡眠良好。④应变能力强，能适应环境的各种变化。⑤能够抵抗一般性感冒和传染病。⑥体重适当，身材匀称，头、臂、臀比例协调。⑦眼睛明亮，反应敏锐，眼睑不发炎。⑧牙齿清洁，无龋齿，无痛感；齿龈颜色正常，不出血。⑨头发有光泽，无头屑。⑩肌肉、皮肤富有弹性，走路轻松有力。

根据世界卫生组织的年龄分期是：44 岁以前的人被列为青年；45～59 岁的人被列为中年；60～74 岁的人为较老年(渐近老年)；75～89 岁的人为老年；90 岁以上为长寿者。健康标准对不同年龄、不同性别的人则有不同的要求。

3. 疾病 疾病(disease)是机体在一定病因的损害性作用下，因自稳调节紊乱而发生的异常生命活动过程。在多数疾病情况下，机体对病因所引起的损害会发生一系列抗损害反应。自稳调节的紊乱，损害和抗损害反应，表现为疾病过程中各种复杂的机能、代谢和形态结构的异常变化，而这些变化又可使机体各器官系统之间以及机体与外界环境之间的协调关系发生障碍，从而引起各种症状、体征和行为异常，特别是对环境适应能力和劳动能力的减弱甚至丧失。疾病的基本特征：

(1) 疾病是有原因的。疾病的原因简称病因，它包括致病因子和条件。目前虽然有些疾病的原因还不清楚，但随着医学科学的发展，迟早总会被阐明的。疾病的发生必须有一定的原因，但往往不单纯是致病因子直接作用的结果，与机体的反应特征和诱发疾病的条件也有密切关系。因此研究疾病的发生，应从致病因子、条件、机体反应性 3 个方面来考虑。

(2) 疾病是一个有规律的发展过程。在其发展的不同阶段，有不同的变化，这些变化之间往往有一定的因果联系。掌握了疾病发展变化的规律，不仅可以了解当时所发生的变化，而且可以预计它可能的发展和转归，及早采取有效的预防和治疗措施。

(3) 患病时，体内发生一系列的功能、代谢和形态结构的变化，并由此而产生各种症状和体征，这是我们认识疾病的基础。这些变化往往是相互联系和相互影响的，但就其性质来说，可以分为两类，一类变化是疾病过程中造成的损害性变化，另一种是机体对抗损害而产生的防御代偿适应性变化。

(4) 疾病是完整机体的反应，但不同的疾病又在一定部位(器官或系统)有它特殊的变化。局部的变化往往受到神经和体液因素调节的影响，同时又通过神经和体液因素而影响全身，引起全身功能和代谢变化。所以认识疾病和治疗疾病，应从整体观念出发，辩证地处理好疾病过程中局部和全身的相互关系。

(5) 患病时，机体内各器官系统之间的平衡关系和机体与外界环境之间的平衡关系受到破坏，机体对外界环境适应能力降低，劳动力减弱或丧失。治疗的着眼点应放在重新建立机体内外环境的平衡关系，恢复劳动力。

病理过程是指存在于不同疾病中共同的、成套的机能、代谢和形态结构的异常变化。例如，阑尾炎、肺炎以及所有其他炎性疾病都有炎症这个病理过程，包括变质、渗出和增生等基本病理变化。病理过程可以局部变化为主，如血栓形成、栓塞、梗塞、炎症等，也可以全身反应为主，如发热、休克等，一种疾病可以包含几种病理过程，如患肺炎球菌性肺炎时有炎症、发热、缺氧，甚至休克等病理过程。

患病机体的主要表现：①对损伤发生抗损伤反应；②存在功能、代谢和形态结构异常变化；③出现症状、体征和(或)社会行为异常；④对环境的适应能力降低和劳动力减弱或丧失。

4. 衰老 衰老(caducity)是指机体性成熟以后，随着年龄的增大显示的由机体某个或某些器官的老化和组织的改变，而导致形态、功能、抵抗力和适应性等各方面退行性变化，是从性成熟以后逐渐加速的、持续不可逆的发展过程，是一个不可抗拒的自然规律。

衰老的进程：一般地，男性 14 岁、女性 12 岁性发育成熟。到 18 岁，男性性能力到达最高峰，每日性荷尔蒙分泌达到最高量。25 岁，肌肉发育达最高峰，头发长得最粗。实际上，在青春发动期之前胸腺分泌的胸腺激素量已开始降低，25 岁时身高可能已开始降低。30 岁以后度过体能巅峰状态，体能将每年降低 0.8%。这一阶段心肌开始变厚，听觉开始衰退(10 岁时达最高峰)，皮肤失去弹性，额纹及笑纹开始出现，肌肉组织仍健全，但脊椎及背间盘开始衰退，使各椎骨间的间隙缩小。40 岁后开始弯腰驼背，女性此时的性能力到达高峰。40 岁至 50 岁，开始衰老。40 岁的男性将较 20 岁时体重增加 10 至 20 磅，身高减少 1/8 英寸。身体的自然抵抗力开始衰退，淋巴细胞杀死癌细胞的能力大减。头发开始灰白、变细，毛囊直径缩小约 2μm。大部分男性 45 岁后视力变成远视。50 岁前期衰退加速，皮肤松弛，皱纹日渐明显，近物看不清楚，原是近视眼者可能变为“正常”，因这两种效果彼此抵消。许多妇女分泌的女性激素开始减少，她们正值更年期，已超过生殖年龄。胰腺产生的胰岛素减少，因而易患糖尿病。指甲长得较慢，味觉渐失敏锐。50岁后期，迅速衰退。到55岁，肌肉及其他组织开始衰老，体重开始减轻，但新陈代谢也逐渐减缓，可能积聚较多脂肪而增加体重。男性仍能生殖，但精液减少。男性讲话的声音可能自C调升至降E调，因为声带僵硬致使其振动频率提高。大脑中数十亿神经细胞变得不甚活泼，但健康的成人只感觉轻微的记忆力损失。60岁至70岁，时钟减慢。60岁的人身高较青年时矮了1/4英寸，到70岁便矮了1英寸。男性到60岁时的臂力只有25岁时的一半，肺活量降低一半。到了70岁，鼻、耳及耳垂增长1/4至半英寸，只剩下36%的味蕾仍有效。

5. 死亡 与生相对应的是死。死亡(death)是生物个体存在的最终阶段，是机体生命活动不可逆转的终结。死亡是医学实践面临的现实问题。死亡的定义随着医学的发展而有所改变。

经典的关于死亡的定义认为："死亡就是生命现象的停止。"1951年Black法律辞典定义为："血液循环的完全停止，呼吸、脉搏的停止。"这就是传统的"循环-呼吸标准"。

由于医学科学的巨大进步，心肺复苏技术可以阻止临床死亡的发展，可使心跳呼吸停止的人复活。还可用人工心脏、人工肺或心脏移植，使心脏停跳或失去原来心脏功能的人继续存活。这时，循环-呼吸标准就不适用了。另一方面，一些大脑已受到不可逆损害的病人，仍可用呼吸机维持肺、心、肾等器官的功能而继续维持心跳，从伦理上，如何看待这些没有大脑活动的植物人，也是现代医学所面临的现实问题。

脑是比心脏更容易死亡的器官。脑血流停止10s，脑细胞活动即迟钝，意识朦胧；脑部停止供氧3～4min，则发生变性和不可逆性损伤，中断6min则出现"脑死亡"。脑死亡是指全脑的功能不可逆地消失和停止，其标准：①不可逆昏迷和大脑全无反应性；②脑电波消失；③呼吸停止，人工呼吸15min仍无自主呼吸；④颅神经反射消失；⑤瞳孔散大或固定；⑥脑血液循环停止(脑血管造影证实)。

三、医学模式和观念

医学模式(medical model)是一个重要的理论概念，是指人们用什么观点方法研究处理健康和疾病问题，是对健康和疾病的总体观。它扼要地勾画出医学科学的总特征和指导思想。在医学研究与医学实践中，人们自觉或不自觉地运用某种观念模式来传授他们的经验和知识，指导医学实践活动。因此，医学模式也可称为医学观。医学模式与医学是紧密相连的。

1. 神灵主义医学模式 远古时代，大约从原始社会末期到奴隶社会初期，由于人们的知识极端贫乏，只能把健康和疾病都归咎为神灵的作用，将疾病的发生归因于天神降灾、恶魔作祟等原因，治疗主要靠祭祀或符咒驱邪等。在实践中积累的一些医药知识也都蒙上了迷信的色彩，巫医在医学活动中占据了统治地位。这就是人类早期的**神灵主义医学模式**，又称巫医模式。它是唯心的、非科学的。但在它的外衣掩护下，古代许多宝贵的医药知识被保存下来了。

2. 自然哲学医学模式 随着社会生产力的发展，人类对自然界的认识能力不断提高，在公元前数百年间，世界上的一些文明古国和自然科学相继诞生。西方的古希腊，东方的中国、古埃及、古印度等地，先后诞生了自然哲学。当时，自然科学和哲学是结合在一起的，自然科学家往往又是哲学家。他们从直观出发，在总体上观察自然界，把自然界的本原归结为某一种或某一些具体的"原初"物质。例如，我国的"五行"学说，就把金、木、水、火、土看成是构成世界的基本物质。那时医学家从理论上和方法上依赖于哲学，甚至干脆用哲学规律和语言去解释医学。医学努力摆脱神学迷信的束缚，巫医分离，进入经验医学阶段，形成朴素的、辩证的整体医学观，即**自然哲学医学模式**。

3. 生物医学模式 15世纪后半期，西欧封建社会开始向资本主义社会过渡，人们的思想从宗教神学的禁锢中解放出来，近代自然科学进入新的发展时期。医学采取了近代自然科学的研究方法和实验手段，探讨人体生命活动的基本规律。医学科学得到了迅速的发展，相继建立了解剖学、生理学、病理学、微生物学等医学基础科学，并把人体分为系统、器官、组织、细胞乃至生物大分子，还对其结构和功能进行了研究,推动了医学科学的进步和发展。由于生物医学建立在生物科学基础上,以实验医学和病理学作基础和支柱,从而创立了**生物医学模式**。

4. 生物-心理-社会医学模式 1977年美国身心医学家恩格尔(Engel)提出**"生物-心理-社会医学模式"**。其思想根基起码可以追溯到1948年世界卫生组织给出的健康定义,即健康不仅是没有疾病的虚弱现象,而且是身体上精神上和社会适应上完好状态的综合表现。换句话说,"生物-心理-社会医学模式"所反映的是半个多世纪之前人们对健康、疾病和医学的认识。

5. 4P医学模式 2008年10月中国卫生部部长陈竺院士明确提出医学新模式,即预防性(preventive)、预测性(predictive)、个体化(personalized)和参与性(participatory)。4P医学模式体现以人为本,开辟了慢性疾病的早期预防和早期治疗的新途径。参与性医学指每个个体均应对自身健康尽责,积极参与疾病防控和健康促进。陈部长还强调中西医结合,"治未病",以预防为主。

四、现代医学科学的分类

医学发展到今天,已经成为一个庞大、复杂的科学体系,由众多的学科群及其分支构成(图0-1)。各学科相互联系,相互依存,相互交叉,同时又有各自的研究领域,担负着不同的任务。

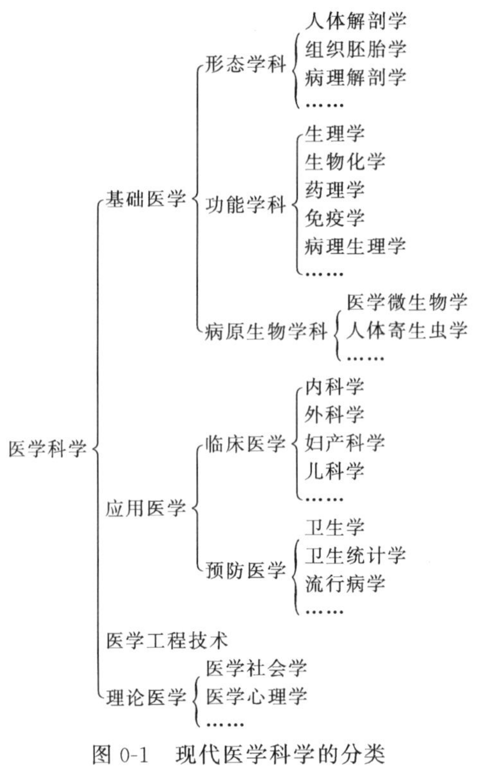

图0-1 现代医学科学的分类

(王莲芸 邵 莉)

【思考题】

1. 何谓脑死亡?脑死亡的标准是什么?
2. 健康的定义是什么?
3. 了解医学模式的发展,恩格尔提出的医学模式有何意义?
4. 4P医学模式有什么现实意义?

第一篇　基础医学

第一章　人体胚胎发生

人胚胎在母体子宫中发育经历38周(约266天)，可分为3个时期：从受精到第2周末二胚层和胚盘出现为**胚前期**；从第3周至第8周末为**胚期**(embryonic period)，在这一期末，胚(embryo)的各器官、系统与外形发育初具雏形；从第9周至出生为**胎期**(fetal period)，此期内的胎儿(fetus)逐渐长大，各器官、系统继续发育成形，部分器官出现一定的功能活动。此外，从第26周的胎儿至出生后4周的新生儿这一发育阶段被称为**围产期**。此时期的母体与胎儿及新生儿的保健医学称**围产医学**。**推算预产期的方法**是从末次月经的第一天起，产月等于月份加9(适用于末次月经在1～3月者)或月份减3(适用于末次月经在4～12月者)，产日等于天数加7。

一、胚胎第1周的发育变化(从受精到植入)

生殖细胞(germ cell)又称配子(gamete)，包括精子和卵子，均为单倍体细胞，即仅有23条染色体，其中一条是性染色体。

1. 精子的获能　精子中的半数含Y染色体(23,Y)，半数含X染色体(23,X)。射出的精子虽有运动能力，却无穿过卵子周围放射冠和透明带的能力。这是由于精子头的外表有一层能阻止顶体酶释放的糖蛋白。精子在子宫和输卵管中运行的过程中，该糖蛋白被女性生殖管道分泌物中的酶降解，获得受精能力，此现象称**获能**。精子在女性生殖管道内的受精能力一般可维持1天。

2. 卵子的成熟　从卵巢排出的卵子处于第二次成熟分裂的中期，并随输卵管伞的液流进入输卵管，在受精时才完成第二次成熟分裂。若卵子未能与精子相遇，则于排卵后12～24h退化，并随月经排出体外。

3. 受精　受精(fertilization)是精子的头(细胞核)进入卵子内形成受精卵的过程(图1-1，图1-2)。它始于精子细胞膜与卵子细胞膜的接触，终于两者细胞核的融合。因此受精卵的细胞核包含了父母双方细胞核的DNA，受精卵的染色体又恢复到原来的46条。受精卵细胞的新陈代谢也发生剧

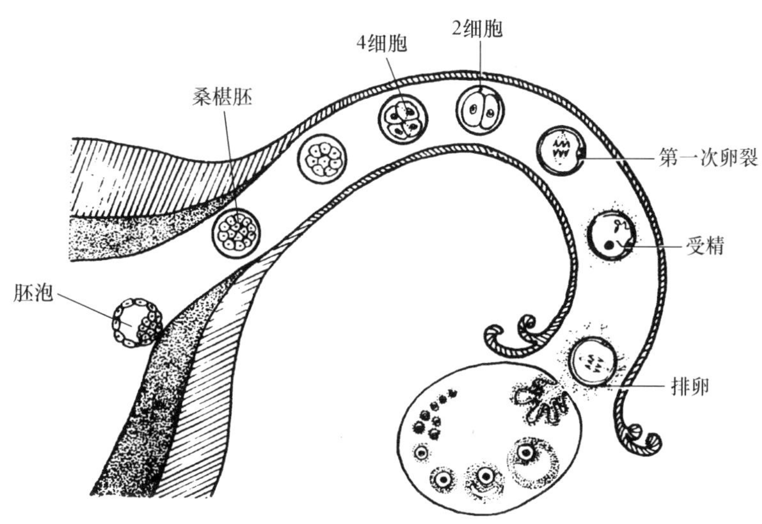

图1-1　排卵、受精与卵裂过程

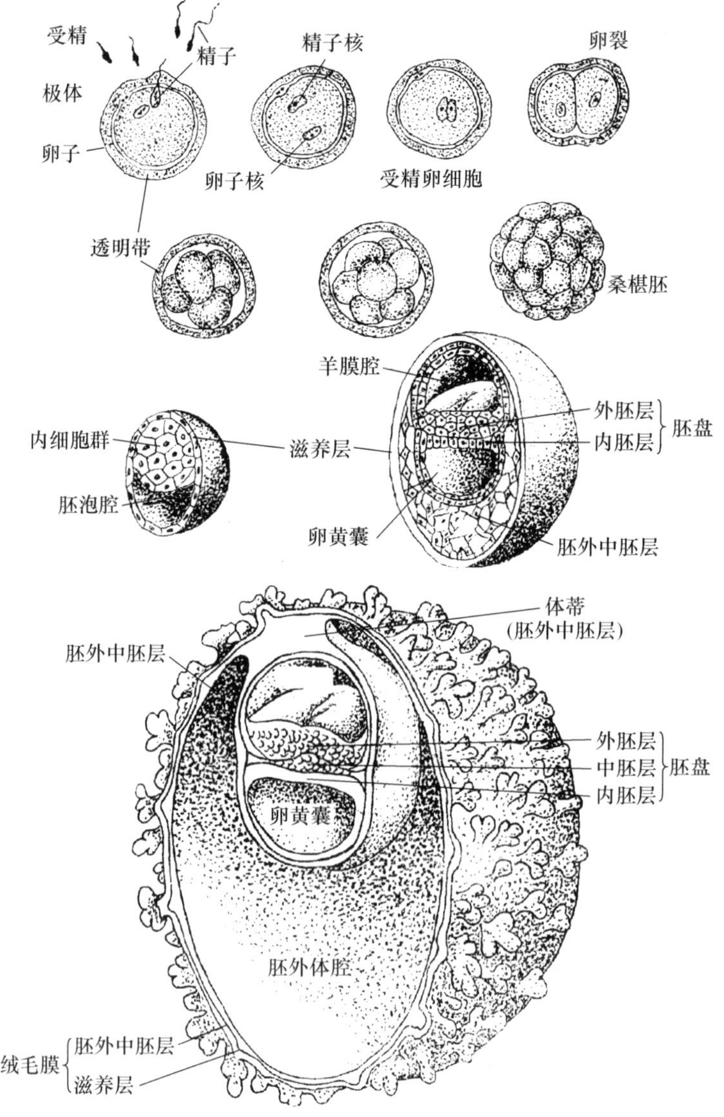

图 1-2 受精、卵裂和三胚层的形成模式图

烈变化,促进细胞分裂和生长。受精一般发生在输卵管壶腹部。卵巢排出的卵子,进入输卵管。精子由阴道,经子宫腔到输卵管的壶腹部,与卵子相遇,继而精子进入卵子内。应用避孕套、输卵管粘堵或输精管结扎等措施,可阻止精子与卵子相遇,从而阻止受精。

受精的意义在于:①受精使卵子的缓慢代谢转入旺盛代谢,从而启动细胞不断地分裂;②精子与卵子的结合,恢复了二倍体,维持了物种的稳定性;③受精决定性别,带有 Y 染色体的精子与卵子结合发育为男性,带有 X 染色体的精子与卵子结合则发育为女性;④受精卵的染色体来自父母双方,加之生殖细胞在成熟分裂时可能发生染色体联会和片断交换,使遗传物质重新组合,使新个体具有与亲代不完全相同的性状。

4. 卵裂和胚泡形成 受精卵由输卵管向子宫运行时,不断进行细胞分裂,此过程称**卵裂**。卵裂后的子细胞称卵裂球。受精后第 3 天卵裂球的数目达 12～16 个,外观像桑椹,故称**桑椹胚**(图 1-1,图 1-2),此时已由输卵管运行到了子宫腔。桑椹胚的细胞继续分裂,细胞间逐渐出现小的腔隙,最后汇合成一个大腔，桑椹胚转变为中空的**胚泡**。胚泡外表为一层扁平细胞，称**滋养层**，中间的腔称**胚泡腔**，腔内一侧的一群细胞，称**内细胞群**，即**胚胎干细胞（embryonic stem cell，ES 细胞）**具有向各种系统细胞分化转变的能力，是一种高度未分化的全能干细胞，它具有发育的全能性，能分化成人体。研究和利用的 ES 细胞是受精 5～7 天的细胞。

胚泡逐渐长大，与子宫内膜接触，植入开始。

5. 植入　胚泡侵入子宫内膜的过程称**植入**，又称**着床**。植入约于受精后第 6～7 天开始，第 11～12天完成。胚泡植入后，在子宫内表面显示约有豌豆大小的隆起。在植入过程中，与子宫内膜接触的滋养层细胞迅速增殖，滋养层增厚，并分化为内、外两层。外层称**合体滋养层**，内层称**细胞滋养层**。植入是由于滋养层细胞在此时能产生一种蛋白酶，分解蛋白质，将接触部分的子宫内膜侵蚀，形成一个缺口，并且继续由缺口处沉入子宫内膜深处，不久缺口处逐渐被新生的子宫内膜组织所愈合。

二、胚胎第 2 周到第 3 周的发育变化（胚盘时期）

在胚泡尚未进入子宫内膜之前，大约在受精后的第 7 天，内细胞群就已分化为两层细胞，上方的一层柱状细胞称上胚层（又称初级外胚层）；下方的一层立方细胞称下胚层（又称初级内胚层）。由上、下两个胚层构成的椭圆形细胞盘称为**二胚层胚盘**。

在第 2 周胚泡植入时，胚盘由内、外两个胚层组成。至第 3 周初，胚盘外层细胞增殖，在胚盘外胚层尾侧正中线上形成一条增厚区，称为**原条**。原条的头端略膨大，称为**原结**。至此，内、外胚层之间出现的第三层细胞称为**中胚层**（图 1-2）。

原条的出现使胚盘有了明显的头端和尾端、左右两侧之别。继而在原条的中线出现浅沟，原结的中心出现浅凹，分别称为原沟和原凹。通过原凹胚盘头端的外胚层细胞形成头突，以后演化为脊索。脊索在早期胚胎起一定的支架作用。脊索向头端生长，原条则相对缩短，最终消失。若原条细胞残留，在人体骶尾部可分化形成由多种组织构成的畸胎瘤。

三、胚胎第 4 周到第 8 周的发育变化（三胚层的分化）

从第 4 周至第 8 周，三个胚层（图 1-2）分化并形成各种组织和器官的原基。

1. 外胚层的分化　脊索形成后，诱导其背侧中线的外胚层增厚呈板状，称为**神经板**。神经板随脊索的生长而增长，且头侧宽于尾侧。继而神经板中央沿长轴凹陷形成神经沟，沟两侧边缘的隆起称为神经褶，两侧神经褶在神经沟中段靠拢并愈合，并向两端延伸，使神经沟封闭为**神经管**（图 1-3）。神经管两侧的表面外胚层在管的背侧靠拢并愈合，使神经管位居于表面外胚层的深面。神经管是神经系统的基础。神经管头端膨大，将来发育成脑。在发育过程中，若神经管头端不闭合则形成无脑儿。后端不闭合或闭合不全，则形成脊髓裂。

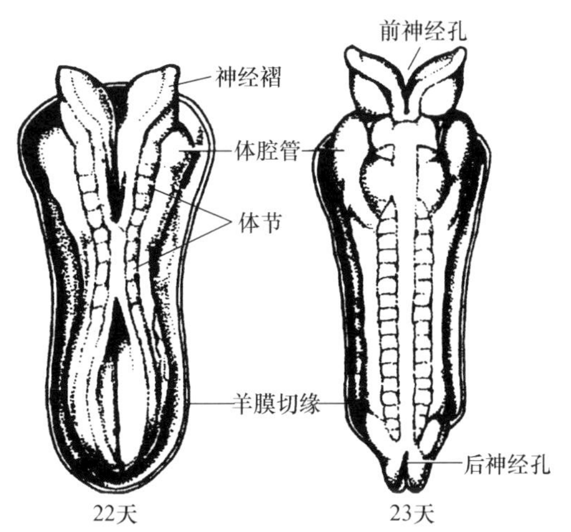

图 1-3　神经管的形成

其余的外胚层分化为松果体、神经垂体、视网膜、周围神经系统及肾上腺髓质等结构。位于体表的表面外胚层，将分化为皮肤的表皮及其附属器，以及牙釉质、角膜上皮、晶状体、内耳膜迷路、腺垂体、口腔、鼻腔及肛门的上皮等。

2. 内胚层的分化　在胚体形成的同时，内胚层卷折形成原始消化管。原始消化管将分化为消化管、消化腺、下呼吸道和肺的上皮组织，以及中耳、甲状腺、甲状旁腺、胸腺、膀胱和阴道等的上皮组织。

3. 中胚层的分化 中胚层分化成在表皮与消化管上皮之间的一切器官和组织，如皮肤的真皮、肌肉、骨骼、循环系统、消化和呼吸系统上皮下的组织结构、泌尿和生殖系统及全身的结缔组织。

4. 胚体外形的变化 从第 4 周起，胚体已变成圆桶形，头、尾端向腹侧弯曲(图 1-4)。胚胎发育至第 5 周，上肢芽和下肢芽出现；第 6 周手板和足板形成；第 7 周时出现颈部，躯干和头部有明显的界限，手指和脚趾、颜面形成；第 8 周胚体外表已可见眼、耳和鼻的原基及发育中的四肢，外阴可见，但性别不分，胚体初具人形。

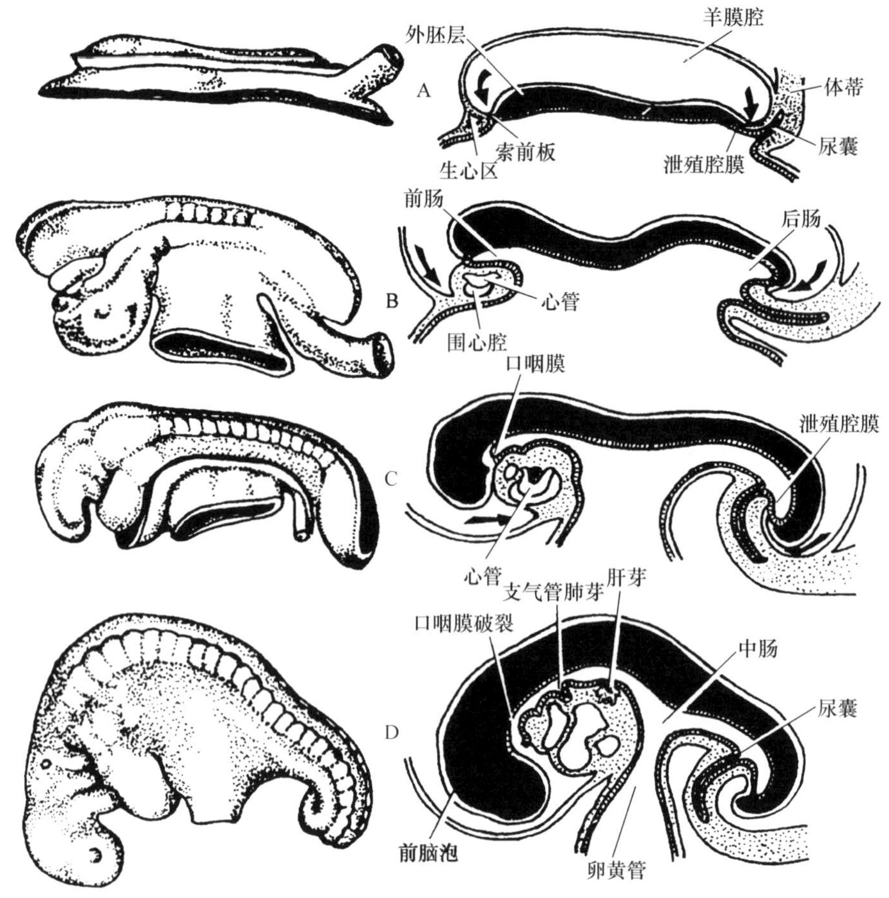

图 1-4　胚体外形的演变和胚体内的相应变化

A. 体节前胚；B. 7 体节胚；C. 14 体节胚；D. 4 周末胚

左列为整体外观，右列为相应的矢状断面观

在胚胎三胚层的分化和器官的发育过程中，对环境因素十分敏感，某些有害因素(病毒、药物等)易通过母体影响胚胎发育，导致某些严重的先天性畸形。致畸作用的最危险时期是受孕后第 8 周，一般在敏感期的早期可致耳部损伤，中期可致手臂畸形，末期可致足部畸形。妊娠第 3 个月到分娩的胎儿期，各器官系统已进入生长发育期，但小脑、大脑皮质及泌尿生殖系统仍在继续分化，因此这些结构仍保持对环境致畸因素的敏感性。

环境致畸作用的后果是：①胚胎死亡、被母体吸收或自然流产；②形成畸胎；③胎儿生长发育迟缓;④胎儿功能缺陷(视听障碍、智力低下等)。

四、第3个月到第10个月(胎儿期)

胚胎从第9周开始到出生,称作胎儿期。在这之后30周,胎儿的生长发育主要是体积增大和内部组织的继续分化成熟。各时期胚胎的外形特征见表1-1。

表1-1 各时期胚胎的外形特征

时 间		主要特征
第1月	第1周	受精,卵裂,胚泡形成,开始植入
	第2周	圆形二胚层胚盘,植入完成,绒毛膜形成
	第3周	梨形三胚层胚盘,神经板和神经褶出现,体节出现
	第4周	胚体逐渐形成,神经管形成,体节出现,脐带与胎盘形成
第2月		初具人体外形和各器官的基本结构
第3月		胎儿头比较大,眼睑闭合,指(趾)甲开始发生,性别已可辨认
第4月		体内肌肉形成,皮肤已生胎毛,母体开始感觉有胎动
第5月		头和身体长出毛发,可以听到胎儿的心音
第6月		眉毛和睫毛生长,皮脂腺开始分泌,但胎儿仍瘦小
第7月		胎儿皮下脂肪少,皮肤红而皱,眼睑张开,若此时早产,通常可发育长大
第8月		皮下脂肪增多,睾丸下降入阴囊
第9月		皮肤红色变淡,光滑,指(趾)甲平齐指尖
第10月		胎体丰满,胎毛基本消失,胎儿已成熟,准备分娩

注:每月按28天计算。

五、胎膜

受精卵在发育过程中,一部分细胞形成套在胎儿外面的两个囊(卵黄囊、羊膜腔),即羊膜与绒毛膜,合称胎膜(图1-2)。在胎儿与胎膜之间由脐带相连。

1. 绒毛膜 为早期胚胎发育提供氧气,丛密绒毛膜参与组成胎盘。在绒毛膜发育过程中,若血管未连通,胚胎可因缺乏营养而发育迟缓或死亡。若绒毛膜发生病变,如绒毛膜上皮癌,不仅严重影响胚胎的发育,还危及母体健康。

2. 羊膜和羊水 在胚胎发育中起重要的保护作用,如胚胎在羊水中可较自由地活动,有利于骨骼肌的正常发育,并防止胚胎局部粘连或受外力的压迫与震荡。临产时,羊水还具扩张宫颈、冲洗产道的作用。随着胚胎的长大,羊水也相应增多,分娩时约有1000~1500mL。羊水过少(500mL以下),易发生羊膜与胎儿粘连,影响正常发育;羊水过多(2000mL以上),也可影响胎儿正常发育。羊水含量不正常,还与某些先天性畸形有关,如胎儿无肾或尿道闭锁可致羊水过少;胎儿消化道闭锁或神经管封闭不全可致羊水过多。穿刺抽取羊水,进行细胞染色体检查或测定羊水中某些物质的含量,可以早期诊断某些先天性异常。

3. 卵黄囊 人类的造血干细胞来自卵黄囊的胚外中胚层(图1-2)。

4. 脐带 是连于胚胎脐部与胎盘的索带(图1-5)。脐带表面有羊膜包裹,内有2条脐动脉和1条脐静脉,是胎儿和母体间养料、废物和气体交换的唯一通道。胎儿出生时,脐带长40~60cm,粗1.5~2.0cm,透过脐带表面的羊膜,可见内部盘曲缠绕的脐血管。脐带过短,胎儿娩出时易引起胎盘过早剥离,造成出血过多;脐带过长,易缠绕胎儿肢体或颈部,可致局部发育不良,甚至导致胎儿窒息或死亡。

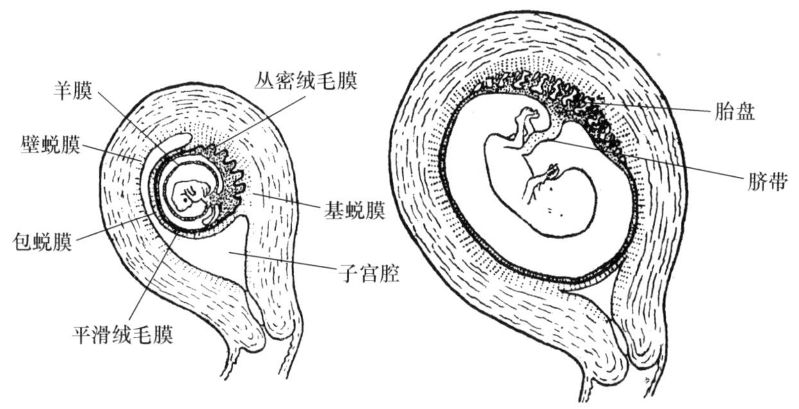

图 1-5　胚胎与子宫蜕膜的关系

六、胎儿与母体的关系

1. 蜕膜　胚泡植入时的子宫内膜处于分泌期，植入后血液供应更丰富，腺体分泌更旺盛，基质细胞变肥大，富含糖原和脂滴，内膜进一步增厚。子宫内膜的这些变化称蜕膜反应，此时的子宫内膜称**蜕膜**。根据蜕膜与胚的位置关系，将其分为 3 部分：①基蜕膜是位于胚深部的蜕膜；②包蜕膜是覆盖在胚宫腔侧的蜕膜；③壁蜕膜是子宫其余部分的蜕膜(图 1-5)。

胚泡的植入部位通常在子宫体部和底部，最多见于后壁；若植入位于近子宫颈处，在此形成胎盘，称**前置胎盘**，分娩时胎盘可堵塞产道，导致胎儿娩出困难。胚泡若植入在子宫以外的部位，称**宫外孕**。宫外孕常发生在输卵管，胚胎多早期死亡。胚泡的植入是以母体性激素的正常分泌使子宫内膜保持在分泌期为基础的。如果母体内分泌紊乱或内分泌受药物干扰，子宫内膜周期性变化则与胚泡的发育不同步；子宫内膜有炎症或有避孕环等异物，均可阻碍胚泡的植入。

2. 胎盘　胎盘(placenta)是由胎儿的丛密绒毛膜与母体的基蜕膜共同组成的圆盘形结构(图 1-5，图 1-6)。胎盘内有母体和胎儿两套血液循环，两者的血液在各自的封闭管道内循环，互不相混，但可进行物质交换。母体动脉血从子宫螺旋动脉流入绒毛间隙，在此与绒毛的毛细血管内的胎儿血

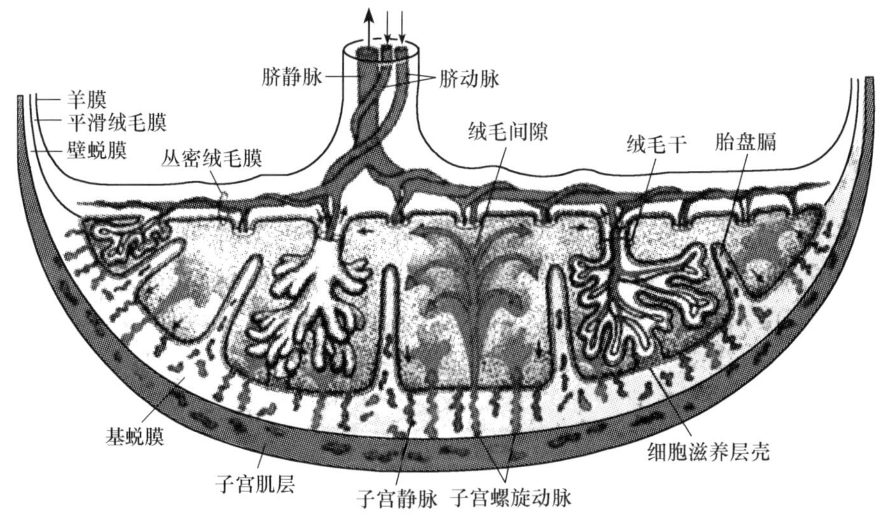

图 1-6　胎盘的结构与血液循环模式图

进行物质交换后，由子宫静脉回流至母体。胎儿的静脉血经脐动脉及其分支流入绒毛毛细血管，与绒毛间隙内的母体血进行物质交换后，成为动脉血，又经脐静脉回流到胎儿(图 1-6)。胎儿血与母体血在胎盘内进行物质交换所通过的结构，称**胎盘膜**或**胎盘屏障(placental barrier)**。

胎盘的主要功能是进行物质交换。胎儿通过胎盘从母血中获得营养和 O_2，排出代谢产物和 CO_2。因此胎盘具有相当于出生后小肠、肺和肾的功能。由于某些药物、病毒和激素可以透过胎盘膜影响胎儿，故孕妇用药需慎重。另外，胎盘可分泌绒毛膜促性腺激素、绒毛膜促乳腺生长激素、孕激素和雌激素。

胎膜和胎盘是对胚胎起保护、营养、呼吸和排泄等作用的附属结构，还有一定的内分泌功能。胎儿娩出后，胎膜、胎盘与子宫蜕膜一并排出，总称衣胞。

七、双胎、多胎和联胎

1. 双胎 双胎(twins)又称孪生，双胎的发生率约占新生儿的1%。双胎有两种：

(1) 双卵孪生：一次排出两个卵子，分别受精后发育为双卵孪生(dizygotic twins)，占双胎的大多数。它们有各自的胎膜与胎盘，性别相同或不同，相貌和生理特性的差异如同一般兄弟姐妹，仅是同龄而已。

(2) 单卵孪生：由一个受精卵发育为两个胚胎，故此种双胎的遗传基因完全一样。它们的性别一致，而且相貌和生理特征也极相似。

2. 多胎 一次娩出两个以上新生儿为多胎。多胎的原因可以是单卵性、多卵性或混合性，常为混合性多胎。多胎发生率低，三胎约万分之一，四胎约百万分之一，四胎以上更为罕见，多不易存活。

3. 联体双胎 在单卵孪生中，当一个胚盘出现两个原条并分别发育为两个胚胎时，若两原条靠得较近，胚体形成时发生局部联接，称联体双胎(conjoined twins)。联体双胎有对称型和不对称型两类。不对称型指两个胚胎一大一小，小者常发育不全，形成寄生胎或胎中胎(图 1-7)。

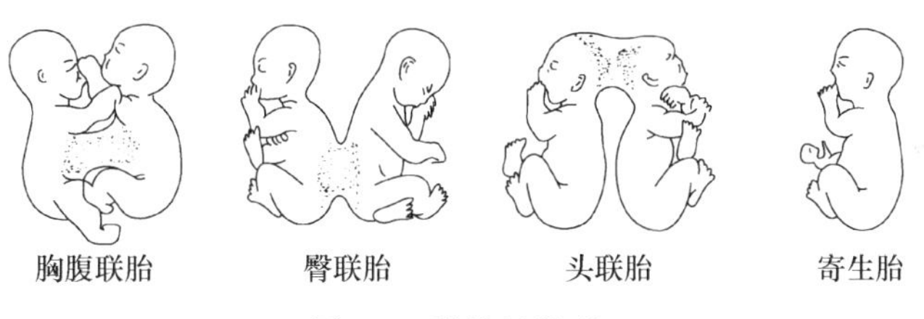

图 1-7 联胎的类型

八、胚胎发育中的某些机理

从受精卵发育为一个新个体历经复杂的演变过程，包括细胞增殖、死亡、分化、识别、迁移和功能表达，以及组织和器官的形成等。这些变化具有严密的规律，具有精细的时间顺序和空间关系。来自同一受精卵的细胞，它们的基因组成是相同的，胚胎发育过程中，基因的表达起决定作用，同时受内外环境因素的影响。目前已知这与多种刺激相应细胞增殖的因子有关，如生长激素、性激素、神经生长因子、表皮生长因子、血细胞生长因子、成纤维细胞生长因子、多种集落刺激因子等。此外，与胚胎组织的相互影响也有关系。相互作用的一方导致另一方的发育发生变化，此现象称为诱导。诱导作用具有严格的组织特异性和发育时期的限制，若此过程受到干扰，改变原有的时空关系，就可能发生先天性畸形。

(陈照丽　王林元　王莲芸)

【思考题】

1. 人胚胎在母体子宫内分为几期？
2. 简述受精的过程及其意义。
3. 什么是干细胞？
4. 简述三胚层的发生和分化。
5. 简述胚胎的供血方式。
6. 人胚胎的哪一期最易受到环境因素的影响？

第二章　人体的四大基本组织

组织(tissue)是由众多细胞(cell)和细胞间质(intercellular substance)组合在一起构成的细胞群体。细胞是组织的结构和功能单位。人体的细胞有成百上千种类型,各种细胞都具有一定的形态结构特点,能合成与功能相关的蛋白质,表现某种代谢特点和功能活动,即为**细胞的表型**(phenotype)。**细胞间质**是由细胞产生的非细胞物质,包括纤维、基质和不断流动的体液(血浆、淋巴、组织液等),它们参与构成细胞生存的微环境(microenvironment),起支持、联系、营养和保护细胞的作用,对细胞的分化、运动、信息沟通也有重要影响。组织微环境的稳定是保持细胞正常增殖、分化、代谢和功能活动的重要条件,微环境成分的异常变动可使细胞发生病理变化。

组织有多种类型,每种组织都具有某些共同的形态结构特点和相关的功能。一般传统地将组织分为四种,即上皮组织、结缔组织、肌组织和神经组织,称为**基本组织**(primary tissue)。但现代组织学的研究越来越多地发现,一种组织内的细胞结构和功能往往是多种多样的,它们的起源也不同。因此应该认识到,组织分类是一种归纳性的相对意义的概念,不能机械僵化地理解。几种组织相互结合,组成**器官**(organ)和**系统**(system),包括神经、内分泌、免疫、循环、皮肤、感官、消化、呼吸、泌尿、生殖等系统。

第一节　上 皮 组 织

上皮组织(epithelial tissue)由密集的细胞组成,细胞形状较规则,细胞间质很少。大部分上皮覆盖于身体表面和衬贴在有腔器官的腔面,称为被覆上皮。有些上皮构成腺体,称为腺上皮。上皮组织的细胞呈现明显的极性(polarity),即细胞的两端在结构和功能上具有明显的差别。上皮细胞的一面朝向身体表面或有腔器官的腔面,称**游离面**;与游离面相对的另一面朝向深部的结缔组织,称**基底面**。上皮细胞基底面附着于基膜,**基膜**是一层薄膜,上皮细胞借基膜与结缔组织相连。上皮组织中没有血管,细胞所需的营养依靠结缔组织内的血管透过基膜供给。位于身体不同部位和不同器官的上皮,处于不同的环境,功能也不相同,细胞顶部常具有不同的结构,以适应各自的功能需要。

上皮组织具有保护、吸收、分泌和排泄等功能,身体不同部位和器官的上皮常以某种功能为主。如体表上皮的功能主要为保护作用。而消化管腔面的上皮除有保护作用外,还有吸收和分泌功能。腺上皮的功能主要是分泌。有些部位的一些上皮细胞能感受某种物理或化学性的刺激,称为感觉上皮细胞(sensory epithelial cell)。

一、被覆上皮

(一) 被覆上皮的类型和结构

被覆上皮(covering epithelium)按照上皮细胞层数和细胞形状可分为单层上皮与复层上皮。单层上皮(simple epithelium)由一层细胞组成,所有细胞的基底端都附着于基膜,游离端可伸到上皮表面。复层上皮(stratified epithelium)由多层细胞组成,最深层的细胞附着于基膜上。

上皮又根据细胞的形状(单层上皮)或浅层细胞的形状(复层上皮)进一步分为扁平、立方和柱状等多种形态(表 2-1)。

表 2-1 被覆上皮的类型和主要分布

类 型		主要分布
单层上皮	单层扁平(鳞状)上皮	内皮:心、血管和淋巴管的腔面
		间皮:胸膜、心包膜和腹膜的表面
		其他:肺泡和肾小囊壁层等的上皮
	单层立方上皮	肾小管和甲状腺滤泡等的腔面
	单层柱状上皮	胃、肠和子宫等的腔面
	假复层纤毛柱状上皮	呼吸管道等的腔面
复层上皮	复层扁平(鳞状)上皮	未角化的:口腔、食管和阴道等的腔面
		角化的:皮肤的表皮
	复层柱状上皮	睑结膜和男性尿道等的腔面
	变移上皮	肾盏、肾盂、输尿管和膀胱等的腔面

1. 单层扁平上皮 单层扁平(鳞状)上皮(simple squamous epithelium)很薄,只由一层扁平细胞组成(图 2-1)。由表面看,细胞呈不规则形或多边形,核椭圆形,位于细胞中央,细胞边缘呈锯齿状或波浪状,互相嵌合。由上皮的垂直切面看,细胞核呈扁形,胞质很薄,只有含核的部分略厚。

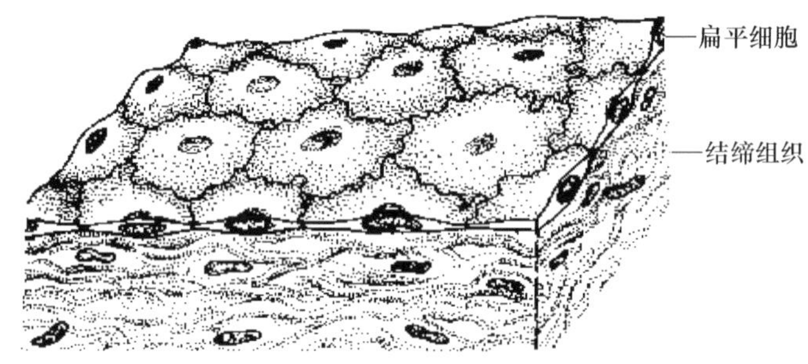

图 2-1 单层扁平上皮模式图

2. 单层立方上皮 单层立方上皮(simple cuboidal epithelium)由一层立方形细胞组成(图 2-2)。从上皮表面看,每个细胞呈六角形或多角形;由上皮的垂直切面看,细胞呈立方形。细胞核圆形,位于细胞中央。这种上皮见于肾小管等处。

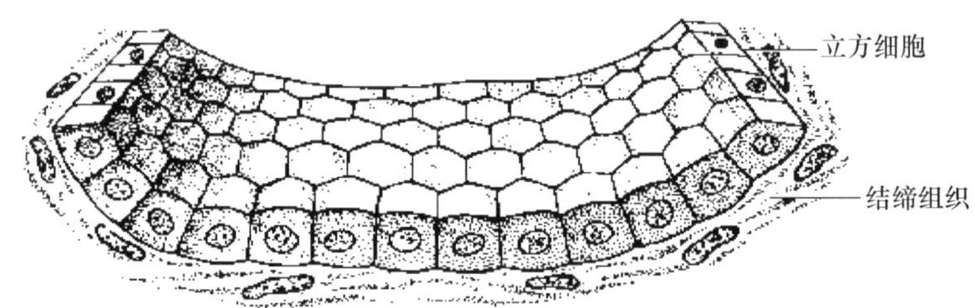

图 2-2 单层立方上皮模式图

3. 单层柱状上皮 单层柱状上皮(simple columnar epithelium)由一层棱柱状细胞组成。从表面看,细胞呈六角形或多角形;由上皮垂直切面看,细胞呈柱状(图 2-3)。细胞核长圆形,多位于细胞近基底部。此种上皮大多有吸收或分泌功能。在小肠和大肠腔面的单层柱状上皮中,柱状细胞间有许多散在的杯状细胞(goblet cell)(图 2-3)。杯状细胞形似高脚酒杯,细胞顶部膨大,充满黏液性分泌颗粒,基底部较细窄。胞核位于基底部,常为较小的三角形或扁圆形,染色质浓密,着色较深。杯状细胞是一种腺细胞,分泌黏液,有滑润上皮表面和保护上皮的作用。

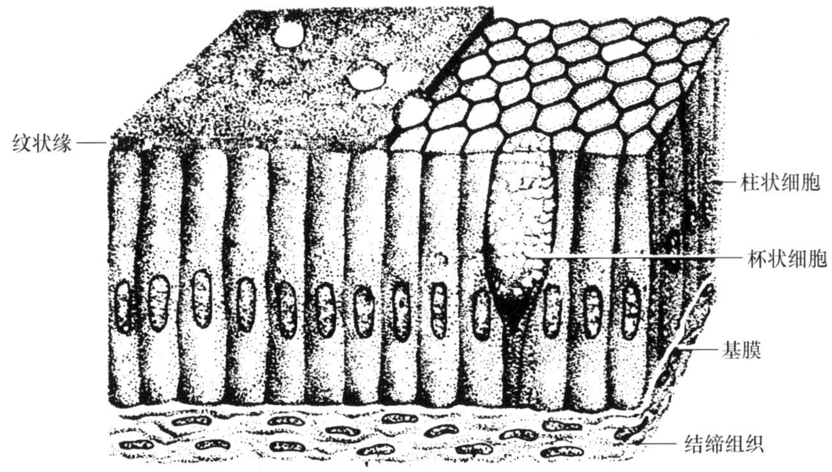

图 2-3　单层柱状上皮模式图

被覆在子宫和输卵管等腔面的单层柱状上皮，细胞游离面具有纤毛，称单层纤毛柱状上皮(simple ciliated columnar epithelium)。

4. 假复层纤毛柱状上皮　假复层纤毛柱状上皮(pseudostratified ciliated columna epithelium)由柱状细胞、梭形细胞和锥体形细胞等几种形状、大小不同的细胞组成。柱状细胞游离面具有纤毛。上皮中也常有杯状细胞。由于几种细胞高矮不等，只有柱状细胞和杯状细胞的顶端伸到上皮游离面，细胞核的位置也深浅不一，故从上皮垂直切面看很像复层上皮。但这些高矮不等的细胞基底端都附在基膜上，故实际仍为单层上皮(图 2-4)。这种上皮主要分布在呼吸管道的腔面。

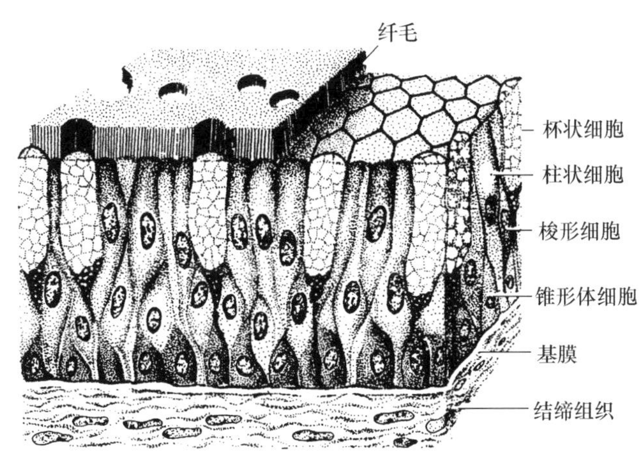

图 2-4　假复层纤毛柱状上皮模式图

5. 复层扁平上皮　复层扁平(鳞状)上皮(stratified squamous epithelium)由多层细胞组成，是最厚的一种上皮(图 2-5)。由上皮的垂直切面看，细胞的形状和厚薄不一。紧靠基膜的一层细胞为立方形或矮柱状，此层以上是数层多边形细胞，再上为梭形细胞，浅层为几层扁平细胞。最表层的扁平细胞已退化，并不断脱落。基底层的细胞较幼稚，具有旺盛的分裂能力，新生的细胞渐向浅层移动，以补充表层脱落的细胞。这种上皮与深部结缔组织的连接面弯曲不平，扩大了两者的连接面(图 2-5)。复层扁平上皮具有很强的机械性保护作用，分布于口腔、食管和阴道等的腔面和皮肤表面，具有耐磨擦和阻止异物侵入等作用。受损伤后，上皮有很强的修复能力。位于皮肤表面的复层扁平上皮，浅层细胞已无胞核，胞质中充满角蛋白（一种硬蛋白），已是干硬的死细胞，具有更强的保护作用。衬贴在口腔和食管等腔面的复层扁平上皮和浅层细胞是有核的活细胞，含角蛋白少，称为未角化的复层扁平上皮。

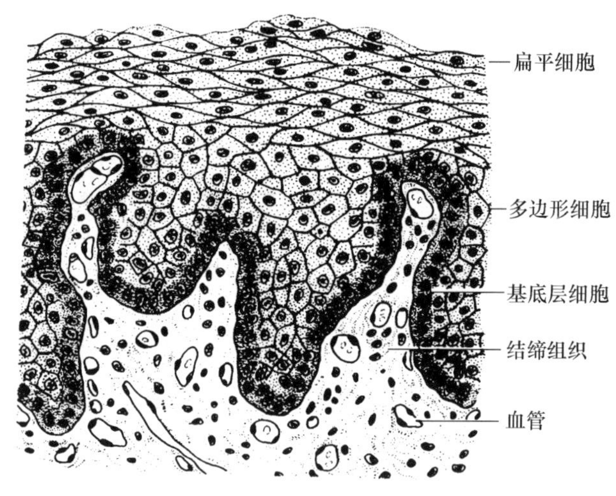

图 2-5　复层扁平上皮模式图

6. 复层柱状上皮　深层为一层或几层多边形细胞，浅层为一层排列较整齐的柱状细胞。此种上皮只见于眼睑结膜和男性尿道等处。

7. 变移上皮　变移上皮又称移行上皮，衬贴在排尿管道（肾盏、肾盂、输尿管和膀胱）的腔面。变移上皮的细胞形状和层数可随所在器官的收缩与扩张而发生变化。如膀胱缩小时，上皮变厚，细胞层数较多，此时表层细胞呈大立方形，胞质丰富，有的细胞含两个细胞核；中层细胞为多边形，有些呈倒置的梨形；基底细胞为矮柱状或立方形；当膀胱充尿扩张时，上皮变薄，细胞层数减少，细胞形状也变扁（图 2-6）。

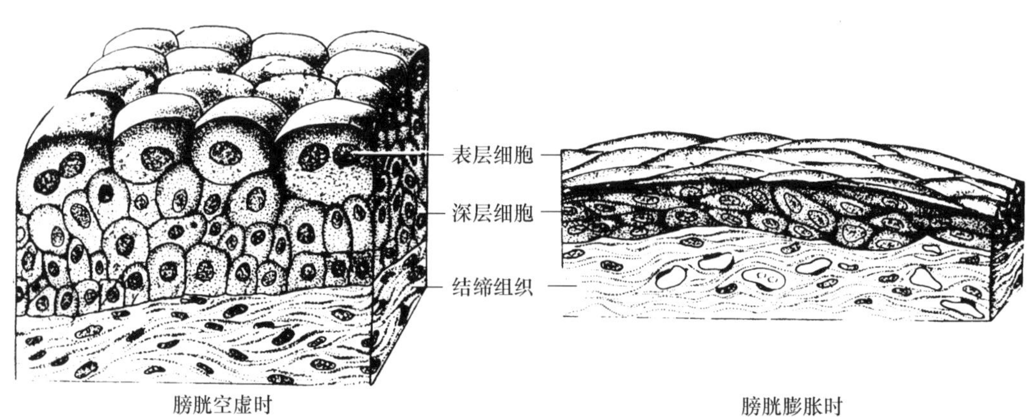

图 2-6　变移上皮模式图（膀胱）

（二）上皮组织的特殊结构

1. 上皮细胞的游离面

（1）细胞衣（cell coat）：为一薄层绒毛状的复合糖，包括糖蛋白、糖脂及蛋白多糖。细胞衣具有黏着、支持、保护、物质交换及识别等功能。

（2）微绒毛（microvillus）：是上皮细胞游离面伸出的细小指状突起，在电镜下才能清楚辨认。

（3）纤毛（cilium）：是细胞游离面伸出的能摆动的较长的突起，比微绒毛粗且长，在光镜下能看见。一个细胞可有几百根纤毛。纤毛具有沿一定方向节律性摆动的能力。许多纤毛的协调摆动像风吹麦浪起伏，把黏附在上皮表面的分泌物和颗粒状物质朝一定方向推送。例如，呼吸道大部分的腔面为有纤毛的上皮，由于纤毛的定向摆动，可把吸入的灰尘和细菌等排出。

2. 上皮细胞的侧面　在细胞相邻面形成的细胞连接（cell junction）起机械连接的作用，有些细胞连接还有与细胞功能相关的作用。主要有紧密连接、中间连接、桥粒和缝隙连接。

二、腺上皮和腺

有些部位的被覆上皮除有保护和吸收功能外，也有分泌作用，如胃的单层柱状上皮等。人体还有许多主要行使分泌功能的上皮，这些上皮称腺上皮。以腺上皮为主要成分组成的器官称为**腺**（gland）。腺细胞的分泌物中含酶、糖蛋白（也称黏蛋白）或激素等，各有特定的作用。

1. 外分泌腺和内分泌腺　腺的导管部分延伸到器官腔面或身体表面，分泌物经导管排出，称**外分泌腺**，如汗腺、胃腺等；如果形成的腺没有导管，分泌物经血液和淋巴输送，称**内分泌腺**，如甲状腺、肾上腺等（图 2-7）。

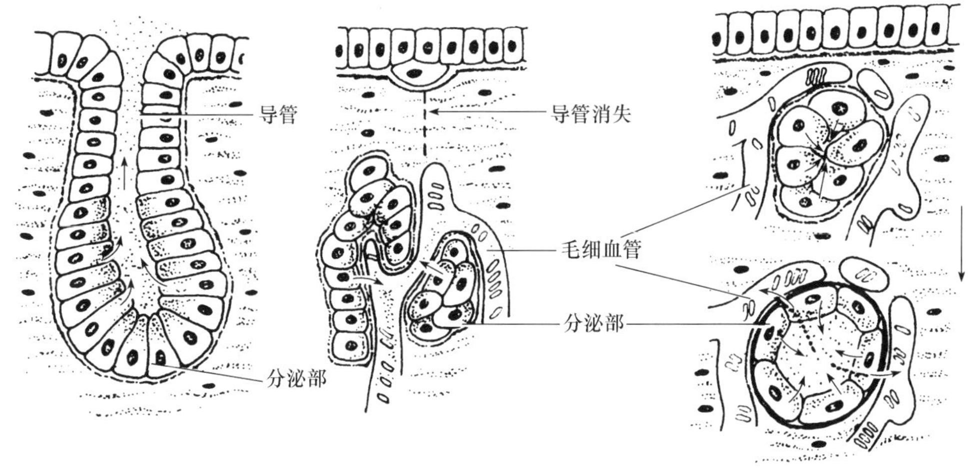

图 2-7　腺的结构模式图

2. 外分泌腺的结构　消化系统和呼吸道的一些外分泌腺，有以下几种类型：①浆液性腺，腺的分泌部都由浆液性细胞组成；②黏液性腺，腺的分泌部都由黏液性细胞组成；③混合性腺，是指由浆液性腺泡和黏液性腺泡共同组成的腺，并常有由浆液性细胞和黏液性细胞一起组成的混合性腺泡。外分泌腺导管（duct）与分泌部直接连通，由单层或复层上皮构成，可分为单管状腺、复泡状腺和复管泡状腺（图 2-8）。导管主要是排出分泌物，但有些腺的导管还有吸收水和电解质及分泌作用。

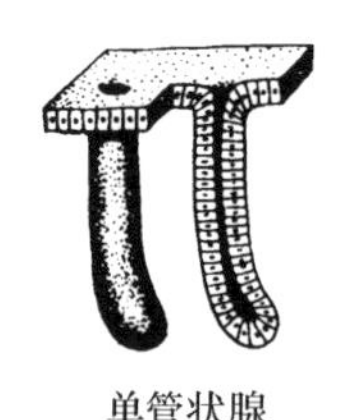

单管状腺

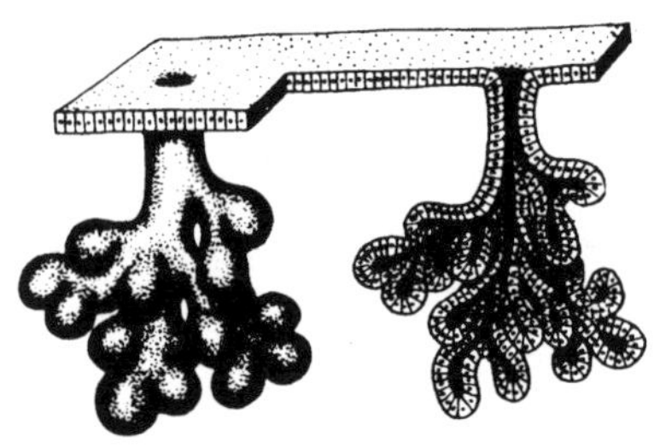

复泡状腺

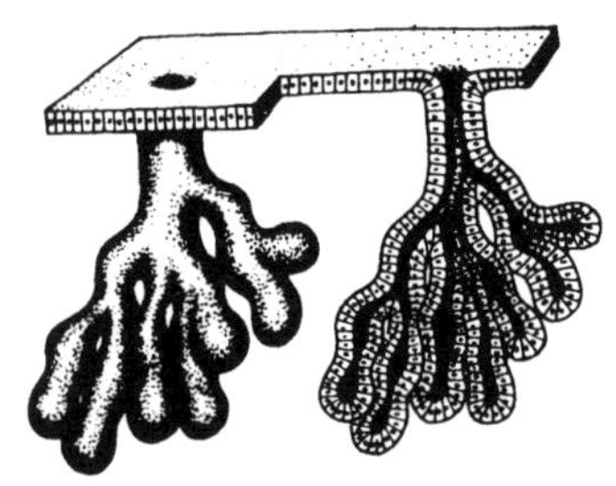

复管泡状腺

图 2-8　外分泌腺的形态分类

3. 多肽分泌细胞　多肽分泌细胞能摄取胺或胺前体物，并经脱羧作用将胺前体物转变为胺，并能合成肽。分泌物以胞吐或分子渗出方式释放到细胞外。

4. 类固醇分泌细胞　类固醇分泌细胞的分泌物为类固醇激素（也称甾类激素）。

5. 蛋白质分泌细胞　蛋白质分泌细胞也称浆液性细胞。当分泌物释放时，分泌颗粒的膜与顶部细胞膜融合，以出胞方式将分泌物释放到细胞外。

6. 糖蛋白分泌细胞　糖蛋白分泌细胞分泌糖蛋白，也称黏蛋白。细胞分泌的糖蛋白释放后与水结合成黏性液体，称黏液（mucus），覆盖在上皮游离面，起滑润和保护上皮的作用。人体分泌黏液的细胞很多，主要分布于消化管和呼吸道。杯状细胞是散在于上皮中的一种典型的分泌黏液的细胞。

三、上皮组织的更新和再生

上皮组织具有较强的再生能力。在生理状态下，有些部位的被覆上皮的细胞不断死亡脱落，这在皮肤的复层扁平上皮和胃肠的单层柱状上皮尤为明显。上皮细胞死亡脱落后，不断由上皮中存在的幼稚细胞增殖补充，这些幼稚细胞具有分裂能力，这是生理性的更新。由于炎症或创伤等病理原因所致的上皮损伤，由周围未受损伤的上皮细胞增生补充，新生的细胞移到损伤表面，形成新的上皮，这是病理性再生。

第二节　结缔组织

结缔组织（connective tissue）由大量细胞间质和散在于其中的细胞构成。结缔组织的细胞间质包括基质、细丝状（胶原、弹性、网状）纤维和不断循环更新的组织液，具有重要的功能意义。细胞散居于细胞间质内，分布无极性。广义的结缔组织包括血液、松软的固有结缔组织和较坚固的软骨与骨；一般所说的结缔组织仅指固有结缔组织。结缔组织在体内广泛分布，具有连接、支持、营养、保护等多种功能。

一、致密结缔组织

致密结缔组织（dense connective tissue）是一种以纤维为主要成分的固有结缔组织。其纤维粗大，排列致密，以支持和连接为主要功能。根据纤维的性质和排列方式，可分为以下几种类型：

1. 规则的致密结缔组织　主要构成肌腱和腱膜。大量密集的胶原纤维顺着受力的方向平行排列成束，基质和细胞很少，位于纤维之间。

2. 不规则的致密结缔组织　见于真皮、硬脑膜、巩膜及许多器官的被膜等，其特点是方向不一的粗大的胶原纤维彼此交织成致密的板层结构，纤维之间含少量基质和成纤维细胞。

3. 弹性结缔组织　弹性结缔组织（elastic tissue）是以弹性纤维为主的致密结缔组织。粗大的弹性纤维或平行排列成束，如项韧带和黄韧带，以适应脊柱运动；或编织成网膜状，如弹性动脉中膜，以缓冲血流压力。

二、疏松结缔组织

疏松结缔组织(loose connective tissue)又称蜂窝组织(areolar tissue)。其特点是纤维较少，排列稀疏，细胞种类较多。疏松结缔组织在体内广泛分布，位于器官之间、组织之间以及细胞之间，起连接、支持、营养、防御、保护和修复等功能。疏松结缔组织的细胞种类较多，其中包括成纤维细胞、巨噬细胞、浆细胞、肥大细胞、脂肪细胞、未分化的间充质细胞(图 2-9)。此外，血液中的白细胞，如嗜酸性粒细胞、淋巴细胞等在炎症反应时也可游走到结缔组织内。各类细胞的数量和分布随疏松结缔组织存在的部位与功能状态不同而不同。

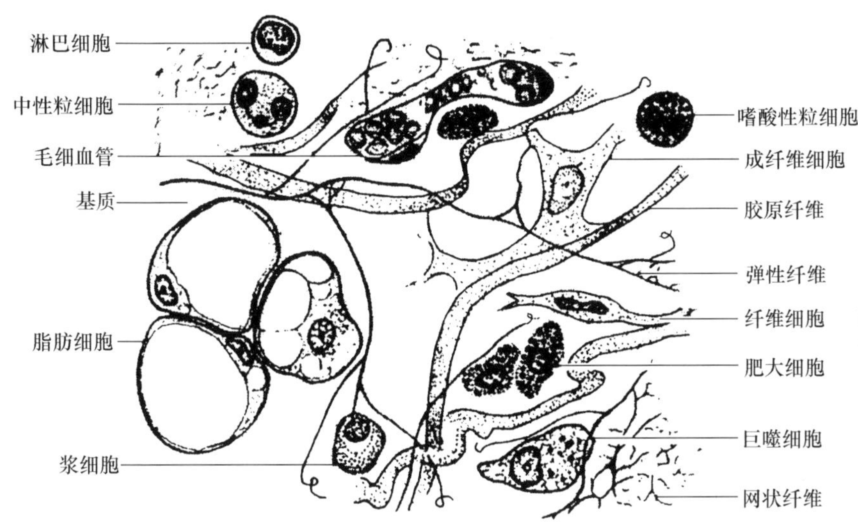

图 2-9　疏松结缔组织铺片模式图

三、脂肪组织

脂肪组织(adipose tissue)主要由大量群集的脂肪细胞构成，由疏松结缔组织分隔成小叶。根据脂肪细胞结构和功能的不同，脂肪组织分为两类：

1. 黄(白)色脂肪组织　即通常所说的脂肪组织，主要分布在皮下、网膜和系膜等处，约占成人体重的10%，是体内最大的贮能库。参与能量代谢，并具有产生热量、维持体温、缓冲保护和支持填充等作用。

2. 棕色脂肪组织　特点是组织中含有丰富的毛细血管，在成人极少，新生儿及冬眠动物体内较多，在新生儿主要分布在肩胛区、腋窝及颈后部等处。棕色脂肪组织的主要功能是，在寒冷的刺激下，棕色脂肪细胞内的脂类分解、氧化，散发大量热能，而不转变为化学能。这一功能受交感神经调节。

四、网状组织

网状组织是造血器官和淋巴器官的基本组织成分，由网状细胞、网状纤维和基质构成。网状细胞是有突起的星状细胞，胞核较大，圆或卵圆形，着色浅，常可见 1～2 个核仁，胞质较多，粗面内质网较发达，相邻细胞的突起相互连接成网。网状细胞产生网状纤维。网状纤维分支交错，连接成网，并可深陷于网状细胞的胞体和突起内，成为网状细胞依附的支架(图 2-10)。网状组织为淋巴细胞发育和血细胞发生提供适宜的微环境。

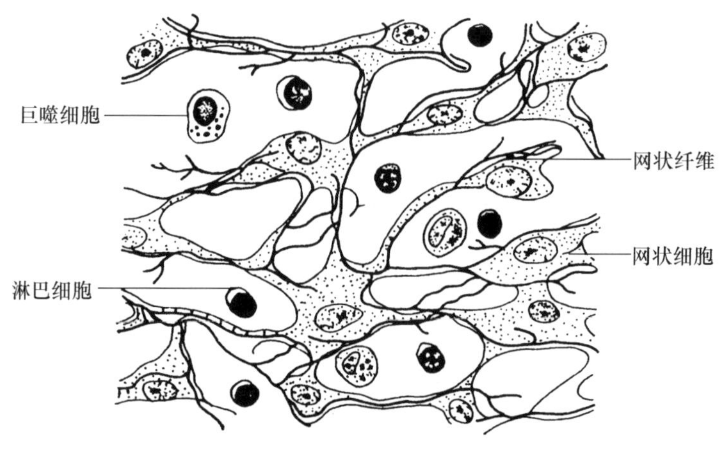

图 2-10　网状组织

第三节　肌　组　织

肌组织(muscle tissue)主要由肌细胞组成。肌细胞之间有少量的结缔组织以及血管和神经，肌细胞呈长纤维形，又称为肌纤维(muscle fiber)。肌纤维的细胞膜称肌膜，细胞质称肌浆，肌浆中有许多与细胞长轴相平行排列的肌丝，它们是肌纤维舒缩功能的主要物质基础。根据结构和功能的特点，将肌组织分为三类：骨骼肌、心肌和平滑肌。骨骼肌和心肌属于横纹肌。骨骼肌受躯体神经支配，为随意肌；心肌和平滑肌受植物神经支配，为不随意肌。

一、心肌

心肌(cardiac muscle)分布于心脏和邻近心脏的大血管近端。心肌收缩具有自动节律性，缓慢而持久，不易疲劳。在光镜下，心肌纤维呈短柱状，多数有分支，相互连接成网状。心肌纤维的连接处称闰盘(intercalated disc)，在 HE 染色的标本中呈着色较深的横形或阶梯状粗线(图 2-11)。心肌纤维的核呈卵圆形，位居中央，有的细胞含有双核。心肌纤维的肌浆较丰富，多聚在核的两端处，其中含有丰富的线粒体和糖原及少量脂滴和脂褐素。

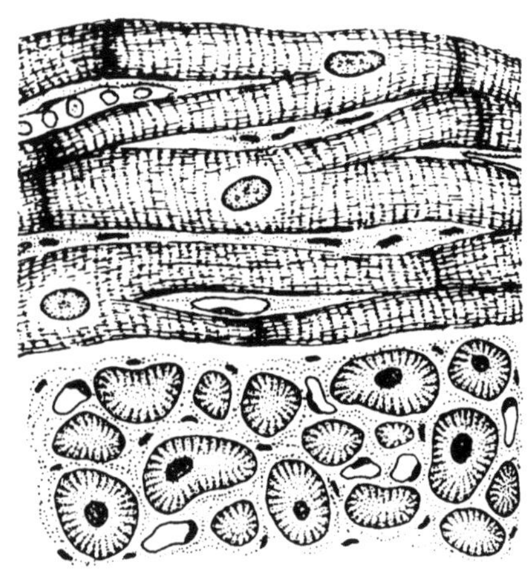

图 2-11　心肌纤维纵横切面

二、骨骼肌

大多数骨骼肌(skeletal muscle)借肌腱附着在骨骼上。分布于躯干和四肢的每块肌肉，均由许多平行排列的骨骼肌纤维组成，它们的周围包裹着结缔组织。包在整块肌肉外面的结缔组织为肌外膜，它是一层致密结缔组织膜，含有血管和神经。肌外膜的结缔组织以及血管和神经的分支伸入肌肉内，分隔和包围大小不等的肌束，形成肌束膜。分布在每条肌纤维周围的少量结缔组织为肌内膜，肌内膜含有丰富的毛细血管。各层结缔组织膜除有支持、连接、营养和保护肌组织的作用外，对单条肌纤维的活动，乃至对肌束和整块肌肉的肌纤维群体活动也起着调节作用。

三、平滑肌

平滑肌(smooth muscle)广泛分布于血管壁和许多内脏器官，又称内脏肌。平滑肌的收缩较为缓慢和持久。

第四节 神经组织

神经组织(nerve tissue)构成神经系统。神经系统分中枢神经系统(脑与脊髓)和周围神经系统(神经和神经节)两大部分，两者是相互联系的整体。神经组织是由神经细胞和神经胶质细胞组成的，它们都是有突起的细胞。

一、神经元

神经细胞是神经系统的结构和功能单位，也称**神经元**(neuron)。它的形态多种多样，但都可分为胞体和突起两部分(图 2-12)。神经元突起又分为树突和轴突两种。树突多呈树状分支，它可接受刺激并将冲动传向胞体；轴突呈细索状，末端常有分支，称轴突终末，轴突将冲动从胞体传向终末。通常一个神经元有一个至多个树突，但轴突只有一条。神经元的胞体越大，其轴突越长。神经元的胞体主要分布在中枢神经系统，如大脑皮质、小脑皮质、脑内众多的神经核团和脊髓灰质；也存在于周围神经系统的神经节内，如脑神经节、脊神经节、植物神经节。神经元的突起则组成中枢神经系统的神经通路和神经网络以及遍布全身的神经。分布到体表和骨骼肌的神经称**躯体神经**，分布到内脏、心血管和腺体的神经称内脏神经或植物神经；植物神经又分交感神经和副交感神经，分别与相应的植物神经节相连。

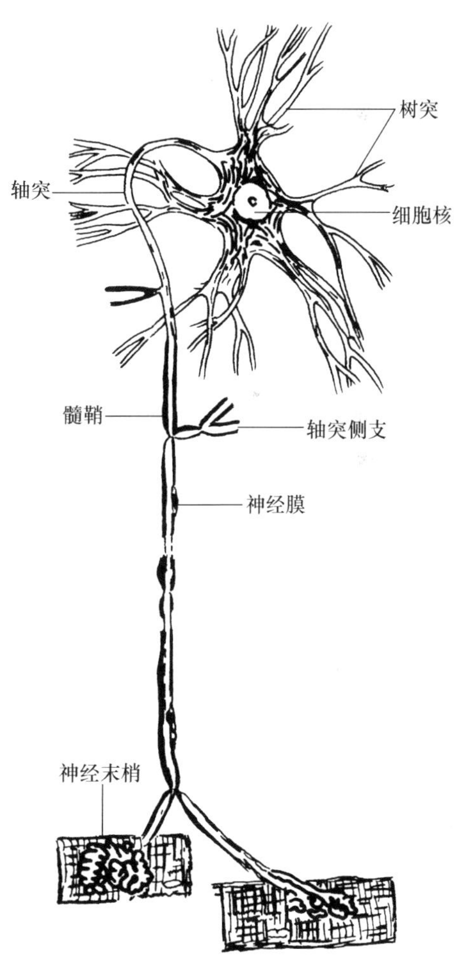

图 2-12 神经元模式图

神经元数量庞大，整个神经系统约有 10^{11} 个。它们具有接受刺激、传导冲动和整合信息的能力。神经元的突起以特化的连接结构——突触彼此连接，形成复杂的神经通路和网络，将化学信号或电信号从一个神经元传给另一个神经元，或传给其他的组织细胞，使神经系统产生感觉和调节其他系统的活动，以适应内、外环境的瞬息变化。有些神经元还有内分泌功能。

神经元根据功能不同可分为：①感觉神经元(或称传入神经元)，胞体主要位于脑脊神经节内，其周围突起的末梢分布在皮肤和肌肉等处，接受刺激，将刺激传向中枢；②运动神经元(或称传出神经元)，胞体主要位于脑、脊髓和植物神经节内，它把神经冲动传给肌肉或腺体，产生效应；③中间神经元介于前两种神经元之间。动物越进化，中间神经元越多，人神经系统中的中间神经元约占神经元总数的99%，构成中枢神经系统内的复杂网络。根据神经元释放的神经递质不同还可分为胆碱能神经元、胺能神经元、肽能神经元和氨基酸能神经元。

二、突触

突触(synapse)是神经元与神经元之间，或神经元与非神经细胞之间的一种特化的细胞连接，通过它的传递作用实现细胞与细胞之间的信号传递。在神经元之间的连接中，最常见的是一个神经元的轴突终末与另一个神经元的树突或胞体连接(图2-13)。此外还有轴-轴和树-树突触等。突触的结构可分突触前成分、突触间隙和突触后成分三部分。突触前、后成分彼此相对的细胞膜分别称为突触前膜和突触后膜，两者之间存在宽约15～30nm的狭窄间隙为突触间隙，内含糖蛋白和一些细丝。

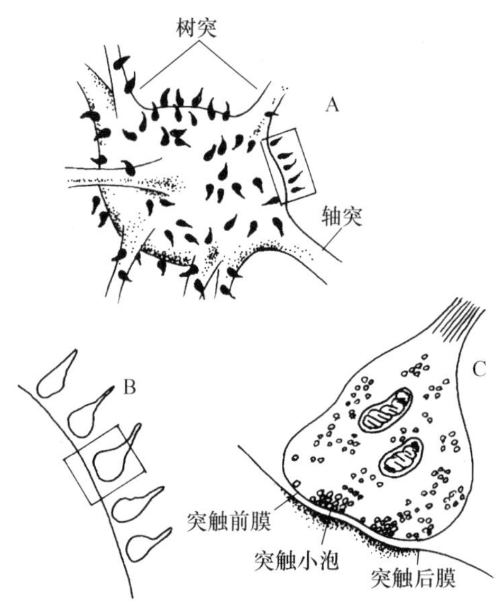

图2-13　神经细胞突触超微结构模式图

突触可分为化学突触和电突触两大类。前者是以化学物质(神经递质)作为通讯的媒介；后者即缝隙连接，是以电流(电讯号)传递信息。哺乳动物神经系统以化学突触占大多数，通常所说的突触是指化学突触而言。

三、神经胶质细胞

神经胶质细胞简称胶质细胞(glial cell)，广泛分布于中枢和周围神经系统，其数量比神经元的数量大得多。胶质细胞与神经元一样具有突起，但不分树突和轴突，也没有传导神经冲动的功能。它们的功能是对神经元起支持、保护、分隔、营养等作用。中枢神经系统损伤时，星形胶质细胞增生、肥大、填充缺损的空隙，形成胶质瘢痕。

四、神经纤维和神经

1. 神经纤维(nerve fiber)　是由神经元的长轴突和外包的胶质细胞所组成，主要构成中枢神经系统的白质和周围神经系统的脑神经、脊神经和植物神经。

2. 神经　周围神经系统的神经纤维集合在一起，构成**神经**(nerve)。分布到全身各器官和组织。一条神经内可以只含有感觉(传入)神经纤维或运动(传出)神经纤维，但大多数神经是同时含有感觉、运动和植物神经纤维的。神经内的血管较丰富，神经外膜内的纵行血管发出分支进入神经束膜，进而在神经内膜形成毛细血管网。神经内膜亦含有淋巴管。

五、神经末梢

周围神经纤维的终末部分终止于全身各种组织或器官内，形成各式各样的神经末梢。按其功能可分为感觉神经末梢和运动神经末梢两大类。

1. 感觉神经末梢　是感觉神经元周围突出的终末部分，该终末与其他结构共同组成感受器。**感受器**能接受内、外环境的各种刺激，并将刺激转化为神经冲动，传向中枢，产生感觉。感觉神经末梢，分布在表皮、角膜和毛囊的上皮细胞间，或分布在各型结缔组织内，如骨膜、脑膜、血管外膜、关节囊、肌腱、韧带、筋膜和牙髓等处。此类末梢感受冷、热、轻触和痛的刺激。另外，触觉小体分布在皮肤真皮乳头内，以手指、足趾的掌侧的皮肤居多，感受触觉。其数量随年龄增长而减少。环层小体广泛分布在皮下组织、肠系膜、韧带和关节囊等处，感受压觉和振动觉。

2. 运动神经末梢 是运动神经元的长轴突分布于肌组织和腺体内的终末结构，支配肌纤维的收缩和腺体的分泌。神经末梢与邻近组织共同组成**效应器**。运动神经末梢又分躯体运动神经末梢和内脏运动神经末梢两类。

六、大脑皮质

在中枢神经系统，神经元胞体集中的部分称**灰质**，不含胞体只有神经纤维的部分称**白质**。大脑和小脑的灰质位于脑的表层，故又称**皮质**(cortex)，皮质下是白质。在脑的白质内，神经元胞体集中而成的一些团块称**神经核**。脊髓的灰质则位于中央，周围是白质。在周围神经系统，神经元胞体集中的部分构成**神经节**。

大脑皮质的神经元都是多极神经元，按其细胞的形态分为锥体细胞、颗粒细胞(包括星形细胞、水平细胞、篮状细胞)和梭形细胞三大类。大脑皮质的这些神经元是以分层方式排列的，除大脑的个别区域外，一般从表面至深层可分为6层(图2-14)：①分子层；②外颗粒层；③外锥体细胞层；④内颗粒层；⑤内锥体细胞层；⑥多形细胞层。

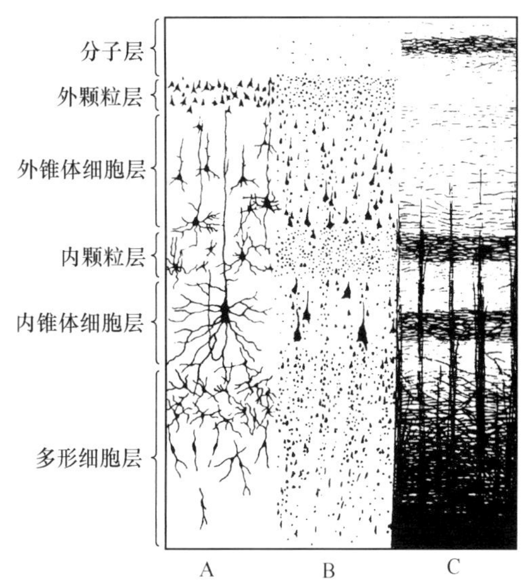

图2-14 大脑皮质6层结构

A. 银染法示神经元形态；B. 尼氏染色示6层结构；C. 髓鞘染色示神经纤维的分布

七、脑脊膜和血-脑屏障

1. 脑脊膜 脑脊膜是包在脑和脊髓外面的结缔组织膜，有3层，由外向内是硬膜、蛛网膜和软膜(图2-15)。硬膜是较厚而坚韧的致密结缔组织，其内表面有一层间皮细胞覆盖。硬膜与蛛网膜之间有一个狭窄的间隙，称硬膜下隙，内含少量液体。蛛网膜是由薄层纤细的结缔组织构成，它与软膜之间有较宽大的腔隙称蛛网膜下腔，其内含脑脊液。软膜是紧贴在脑和脊髓表面的薄层结缔组织，富含血管。血管进入脑内时，软膜和蛛网膜也随之进入脑内，但软膜并不紧包血管，血管与软膜之间仍有空隙，称血管周隙，与蛛网膜下腔相通，内含脑脊液。当小血管进一步分支形成毛细血管时，软膜组织和血管周隙都消失，毛细血管则由星形胶质细胞突起所包裹。

2. 血-脑屏障 脑的毛细血管与身体其他器官的毛细血管不同，它能阻止多种物质进入脑，因此认为血液与脑组织之间在存在一种**血-脑屏障**(blood-brain barrier，BBB)。血-脑屏障由脑毛细血管内皮细胞、基膜和神经胶质细胞膜构成。脑的毛细血管属连续型，毛细血管的内皮细胞之间以紧密连接封闭，内皮外有基膜、周细胞及星形胶质细胞突起的脚板围绕。内皮细胞是构成血-脑屏障的主要结构，它可阻止多种物质进入脑，但营养物质和代谢产物可顺利通过，以维持神经系统内环境的相对稳定。

八、神经干细胞

神经干细胞是中枢神经系统中保持分裂和分化潜能的细胞，是胚胎干细胞的一种。脑和脊髓

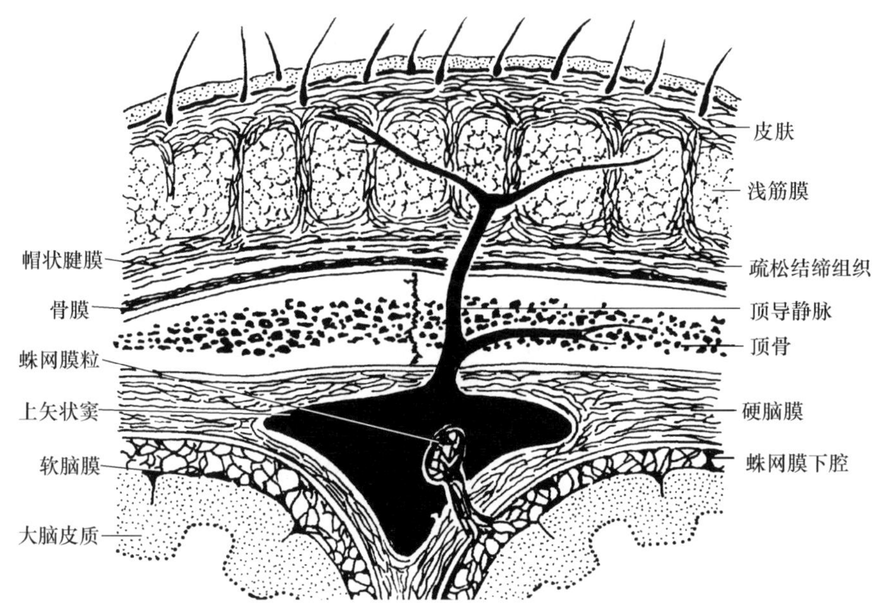

图 2-15　大脑冠状切面(示脑膜和血管)

由于血-脑屏障的存在使之成为免疫系统中较为特殊的器官,神经干细胞移植入中枢神经系统后不具有免疫排斥反应。如给帕金森氏综合征的患者脑内移植含有多巴胺生成细胞的人胚胎脑组织,可以治愈部分患者。

(赵仰星　陈照丽　王莲芸)

【思考题】

1. 组织、器官和系统之间的关系是什么?
2. 上皮组织有几种类型?
3. 结缔组织在体内的作用是什么?
4. 肌肉组织有几种类型?
5. 神经元、神经胶质细胞各有什么作用?
6. 名词解释:白质、灰质、血-脑屏障

第三章　正常人体形态结构

学习人体正常形态结构时，必须了解解剖学的标准姿势、方位术语和人体的轴面。

解剖学姿势，即身体直立，两眼向前平视，上肢垂于躯干两侧，手指并拢，两足并立，掌心及足尖向前。在描述人体形态结构时皆以此为准，如眼位于鼻的外上方，不管人体处在直立或倒立的姿势之下，永远如此描述。按照上述解剖学姿势，描述人体各部分形态结构的位置关系。常用表示方位的术语如下：

上(superior)：近头顶者为上，或称颅侧(cranial)。**下**(inferior)：近足底者为下，或称尾侧(caudal)。**前**(anterior)：距身体腹侧面近者为前，或称腹侧(ventral)。**后**(posterior)：距背面近者为后，或称背侧(dorsal)。

内和**外**(internal and external)：近体腔或脏器内者为内，远离体腔或脏器外者为外。**内侧**和**外侧**(internal and external)：以躯干正中矢状面为准，距其近者为内侧，远者为外侧。**近侧**和**远侧**(proximal and distal)：常用于描述四肢方位，距肢体根部近者为近侧，距指(趾)尖近者为远侧。**浅**和**深**：距皮肤近者为浅，远离皮肤而距人体内部中心近者为深。此外，上肢的内侧又称**尺侧**(ulnar)，外侧又称**桡侧**(radial)，下肢的内侧又称**胫侧**(tibial)，外侧又称**腓侧**(fibular)，手的掌面称**掌侧**(palmar)，足的底面称**跖侧**(plantar)。

以解剖学姿势为准，可将人体设3个典型的互相垂直的轴和面(图3-1)。

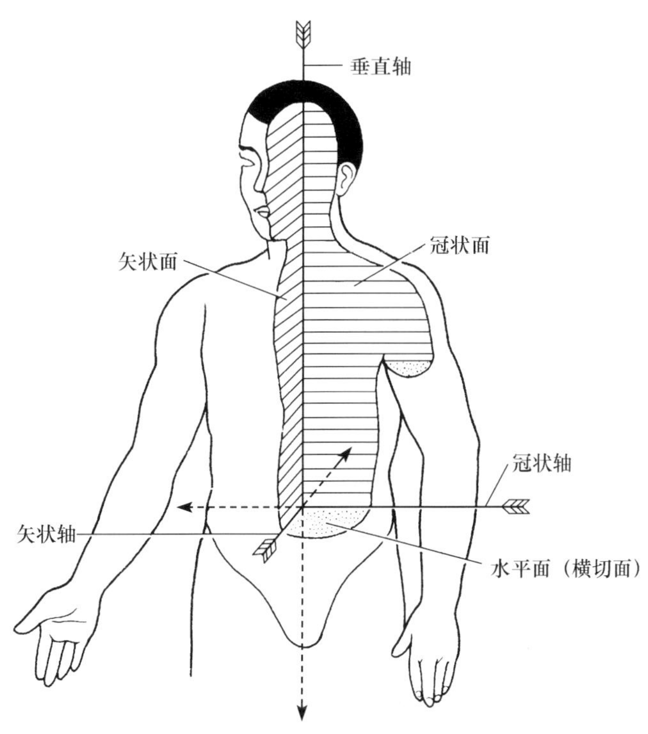

图3-1　人体的轴面

1. 轴(axis) 是通过人体的假想线,用于描述某些器官或结构的形态位置,特别是关节的运动。人体有相互垂直的3种轴。

(1) 垂直轴:与人体长轴相一致,并与地面相垂直的假想线,也称纵轴。

(2) 矢状轴:通过人体前后的假想线,与垂直轴直角相交,与地面平行。

(3) 冠状轴:也称额状轴,是通过人体左右的假想线,与垂直轴和矢状轴均成直角相交。

2. 面 参照上述3种轴的方位,可将人整体或器官切成互相垂直的3种断面。

(1) 矢状面:将人体或器官切为左、右两部分的切面。若将人体分为左右均等的两半的切面,则称为正中矢状切面。

(2) 水平面:也称横断面,是与地面平行将人体或器官分为上下两部分的切面。

(3) 冠状面:也称额状面,是左右方向将人体或器官分为前后两部分的切面。

第一节 人体的骨骼

骨、骨连接和骨骼肌3种器官构成了人体的运动系统,约占成人体重的60%。全身各骨由关节相连形成**骨骼**(skeleton),构成坚硬的骨支架,起支持体重、保护内脏、赋予人体基本形态的作用,如颅保护脑,胸廓保护心、肺、肝、脾诸器官。骨骼肌附着于骨,在神经支配下收缩和舒张,当肌肉收缩时,牵拉其所附着的骨,以关节为支点牵引骨改变位置,产生运动。骨是一种器官,由骨组织构成。人体的骨架见图3-2。

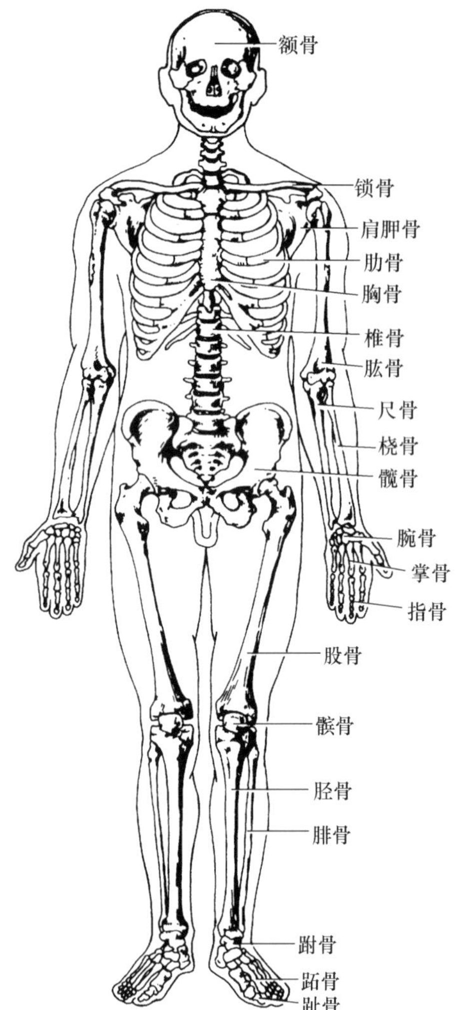

图3-2 全身骨骼(前面)

一、骨的化学成分和物理特征

骨不仅坚硬,而且具一定弹性。这些物理特性是由它的化学成分所决定的。骨组织由有机质和无机质构成,有机质主要是骨胶原纤维束和黏多糖蛋白等,构成骨的支架,赋予骨以弹性和韧性。无机质主要是碱性磷酸钙,使骨坚硬挺实。

有机质与无机质的比例随年龄增长而逐渐变化,幼儿骨的有机质和无机质各占一半,故柔韧性和弹性大,易变形,遇暴力打击时不易完全折断,常发生青枝样骨折。成年人骨的有机质和无机质的比例约为3∶7,最为合适,因而成年人的骨具有很大的硬度和一定的弹性,较坚韧。老年人骨的无机质所占比例更大,但因激素水平下降,影响钙、磷的吸收和沉积,骨质出现多孔性,骨组织的总量减少,表现为骨质疏松症,此时骨的脆性较大,易发生骨折。

二、全身骨的名称及数目

全身骨的数目为206块,详述如下。**颅骨**:脑颅骨6种(额、顶、枕、筛、颞、蝶骨)8块;面颅骨9种(上颌、下颌、鼻、泪、颧、犁、下鼻甲、腭、舌骨)15块;听小骨6块。**躯干骨**:椎骨(颈椎7、胸椎12、腰椎5、骶骨

1、尾骨 1)26 块、肋骨 24 块、胸骨 1 块。**上肢骨**:上肢带骨有肩胛骨 2 块、锁骨 2 块;自由上肢骨为肱骨 2 块、尺骨 2 块、桡骨 2 块、腕骨 16 块、掌骨 10 块、指骨 28 块。**下肢骨**:下肢带骨有髋骨 2 块;自由下肢骨为股骨 2 块、髌骨 2 块、胫骨 2 块、腓骨 2 块、跗骨 14 块、跖骨 10 块、趾骨28 块。

三、骨与骨之间的连结

骨和骨之间藉结缔组织、软骨或骨相连,形成骨连结。按连结的不同方式可分为直接连结和间接连结两大类。

(一) 直接连结

1. 韧带连结 连接两骨的纤维结缔组织比较长,呈索条状或膜板状,如椎骨棘突之间的棘间韧带、前臂骨间膜等。

2. 缝 骨与骨之间有少量结缔组织连结极为紧密,叫做缝,如颅骨的冠状缝和人字缝。

3. 软骨结合 两骨之间以软骨相连。软骨有透明软骨和纤维软骨。如第一肋骨与胸骨间的连接属透明软骨,椎骨的椎体之间的椎间盘为纤维软骨。

4. 骨性结合 两骨间以骨组织连结,常由纤维连结或透明软骨骨化而成,骨与骨之间完全不能活动,如五块骶椎椎骨以骨性结合融为一块骶骨。

(二) 间接连结

间接连结又称**关节**,或**滑膜关节**,是骨连结的最高分化形式。以相对骨面间互相分离,具有充以滑液的腔隙,仅借其周围的结缔组织相连结,因而一般具有较大的活动性。

1. 关节的基本构造

(1) 关节面:骨与骨的接触面称关节面。一般是一凸一凹互相适应。凸的叫做关节头,凹的称为关节窝。关节面上被覆有关节软骨。

(2) 关节囊:是包在关节的周围,附于关节面周缘的纤维结缔组织,可分为外表的纤维层和内面的滑膜层,起封闭关节腔的作用。

(3) 关节腔:由关节囊滑膜层和关节面围成,含少量滑液,呈密闭的负压状态。

2. 关节的辅助结构

(1) 韧带:由致密结缔组织构成,呈扁带状、圆束状或膜状。主要功能是限制关节的运动幅度,增强关节的稳固性。有的韧带如膝关节的髌韧带本身就是由肌腱延续而成的。此外尚有一些韧带位于关节内,称为关节(囊)内韧带,如股骨头韧带、膝交叉韧带等。

(2) 关节盘:是关节腔内的纤维软骨板。关节盘将关节腔分隔成两部。它的作用是使关节头和关节窝更加适应,关节运动可分别在上、下关节腔进行,从而增加了运动的灵活性。此外它也具有缓冲震荡的作用。膝关节内的关节盘是呈半月形的软骨片,叫做半月板。

(3) 关节唇:是由纤维软骨构成的环,围在关节窝的周缘,以加深关节窝,增加关节的稳固性,如髋臼唇。

(4) 滑膜襞:是滑膜层突入关节腔所形成的皱襞。滑膜襞增大了滑膜的表面积,有利于滑液的分泌和吸收,起缓和冲撞和震荡的作用。

3. 关节的运动方式 基本沿三个相互垂直的轴做三组拮抗性运动。①屈和伸:关节沿冠状轴运动。运动时两骨之间的角度发生变化,角度变小称屈,角度变大称伸。②内收和外展:关节沿矢状轴运动。运动时骨向正中矢状面靠拢,称内收;反之称外展。③旋内和旋外:关节沿垂直轴运动。运动时骨向前内侧旋转,称旋内;反之称旋外。④旋转运动:关节运动时,关节头在原位转动,骨的远端做圆周运动。

第二节　头　部

人体头部由颅和面部两部分组成(图 3-3,图 3-4)。颅内包含脑,面部有眼、耳、鼻、舌等特殊感觉器官和呼吸、消化系统的起始部。头部以下颌骨的下缘、下颌角、乳突、上项线、枕外隆凸与下方的颈部分界。头部以眶上缘、颧弓、外耳门上缘、乳突、上项线和枕外隆凸的连线为界,可分为后上方的颅部和前下方的面部。脑的结构将在神经系统疾病一章学习。

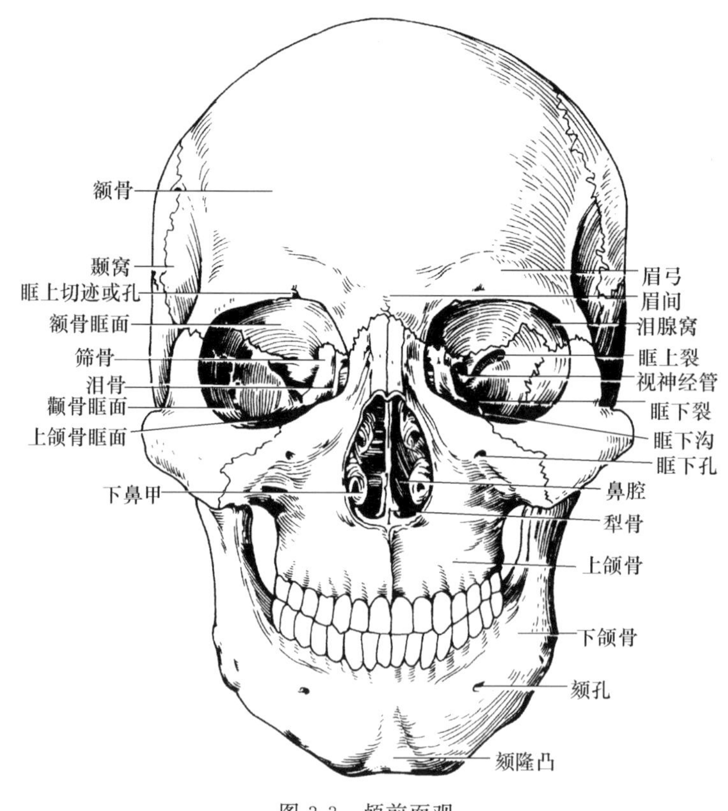

图 3-3　颅前面观

一、颅部

(一) 颅顶

1. 额顶枕区　颅顶部前起眶上缘,后抵上项线和枕外隆凸,两侧借上颞线与颞区分界。覆盖此区的软组织,由浅入深可分为皮肤、浅筋膜、帽状腱膜及额枕肌、腱膜下组织和颅骨外膜 5 层。其中浅部的 3 层紧密相连,不易分开,故总称为头皮。

2. 颞区　位于颅顶的两侧。其上界为上颞线;下界为颧弓上缘;前界为颧骨的额突和额骨的颧突;后方为上颞线的后下段。层次由浅入深分为皮肤、浅筋膜、颞筋膜浅层和深层、颞肌及颅骨外膜。

(二) 颅底

颅底内面与大脑的额叶、颞叶以及小脑相适应而形成三个窝,分别叫做颅前窝、颅中窝和颅后窝(图 3-5,图 3-6)。

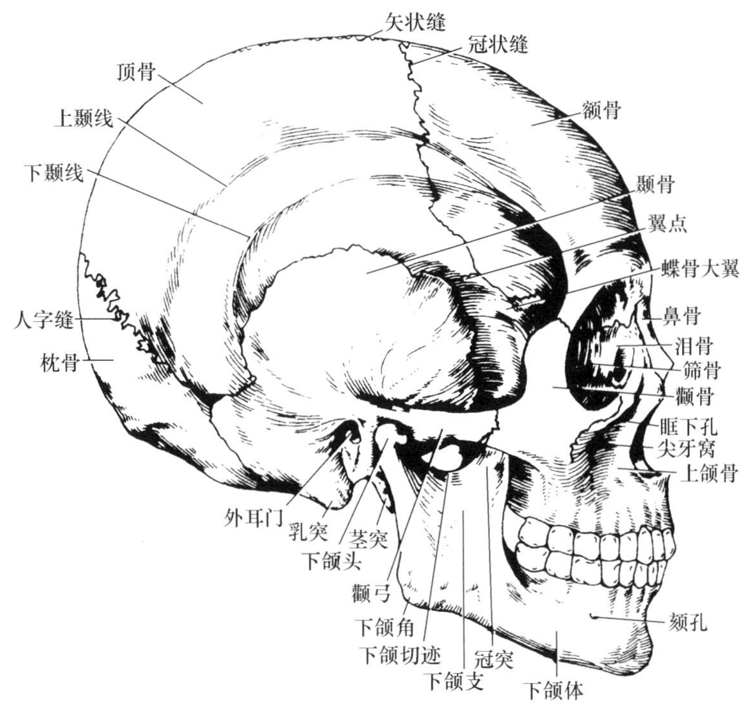

图 3-4　颅侧面观

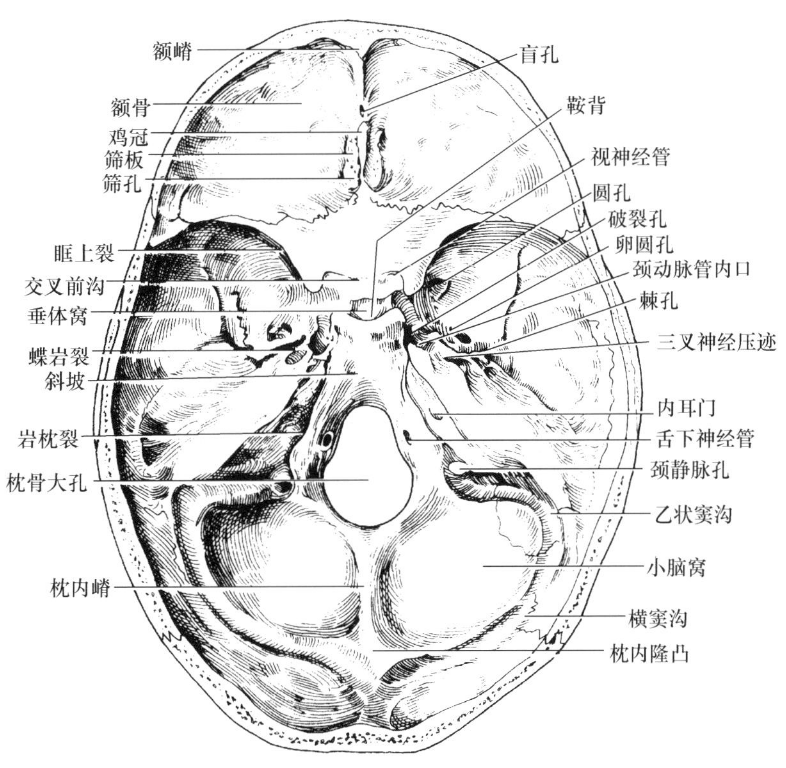

图 3-5　颅底内面观

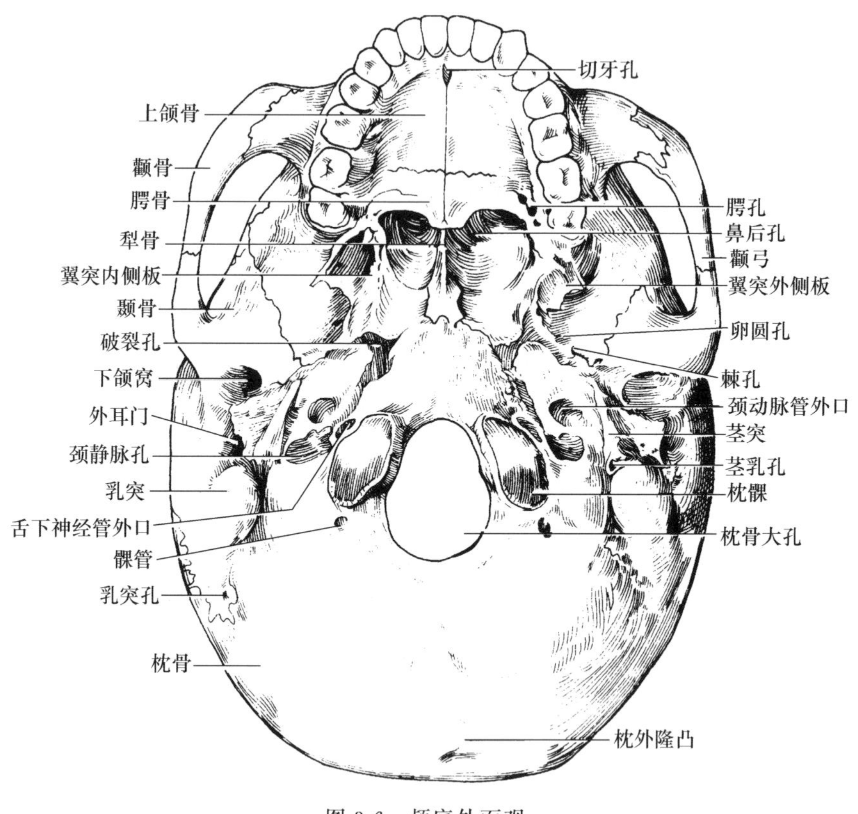

图 3-6　颅底外面观

二、面部

面部浅层结构有以下特点：

1. 皮肤与浅筋膜　面部皮肤薄而柔软，富于弹性，含有较多的皮脂腺、汗腺和毛囊，是皮脂腺囊肿与疖肿的好发部位。浅筋膜薄由疏松结缔组织构成，其中颊部脂肪较多称颊脂体，睑部皮下脂肪少而疏松，水肿时睑部出现较早。浅筋膜中的弹性纤维及肌纤维与皮肤真皮层相连，形成皮肤的自然皮纹，面部手术的切口，应尽可能与皮纹一致。浅筋膜中有神经、血管和腮腺管等穿行，血管丰富，故创伤后愈合快，但出血较多。面部的静脉与颅内静脉有交通，故面部的感染可能向颅内蔓延。

2. 面肌　面部表情肌属于皮肌，为一些薄而纤细的肌纤维。一般起于骨或筋膜，止于皮肤。收缩时牵动皮肤，使面部呈现出各种表情。主要分布于面部孔、裂的周围，如眼裂、口裂和鼻孔周围。可分为环形肌和辐射肌两种，有闭合或开大上述孔裂的作用，如眼轮匝肌位于眼裂周围，呈扁椭圆形，收缩时可使眼裂闭合。由于少量肌束附着于泪囊，促使泪液经鼻泪管流入鼻腔。人类面部表情肌较其他动物发达，而人耳周围肌已明显退化。

3. 面部静脉与颅内海绵窦相通　面静脉（图 3-7）通过眼上静脉和眼下静脉与颅内的海绵窦相交通。由于面静脉无瓣膜，故面部感染可经静脉逆行蔓延于颅内，导致海绵窦血栓或颅内感染，因此把鼻根与口角之间的三角区称为“**危险三角**”。

4. 面浅部的淋巴　面浅部淋巴管丰富，连成网状，收纳眼睑、睑结膜、鼻、口、颊部皮肤和黏膜的淋巴，其输出管注入下颌下淋巴结。故当这些器官发生炎症时会引起下颌下淋巴结肿大（图 3-8）。

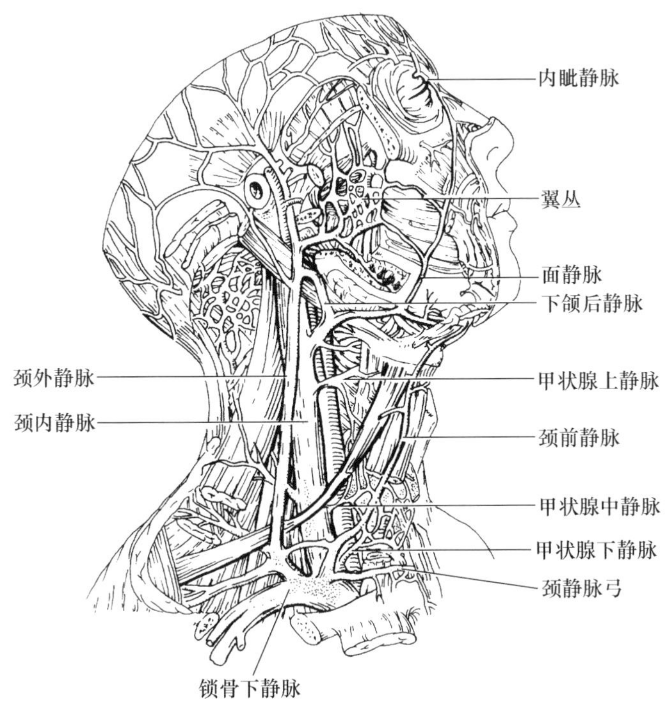

图 3-7 面静脉及其交通

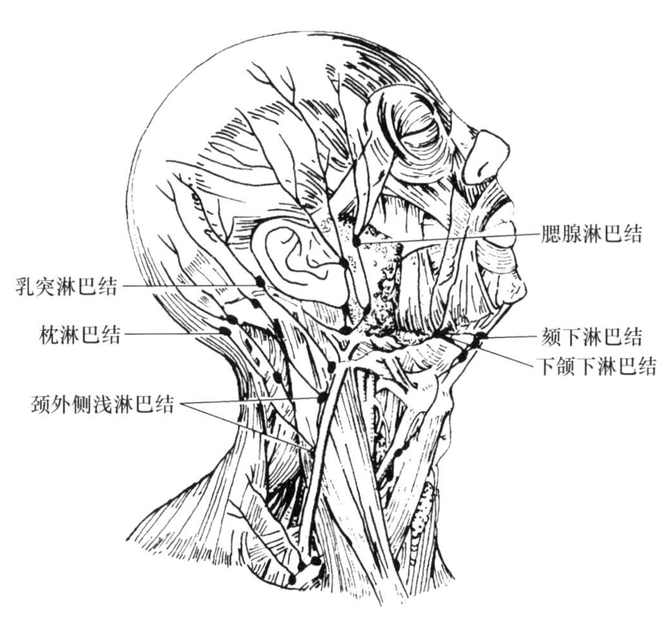

图 3-8 头颈部淋巴结和淋巴管

5. 面部的神经

(1) **三叉神经**:属于第五对脑神经(图 3-9),分为眼神经、上颌神经和下颌神经三支,运动纤维仅含于下颌神经中,支配咀嚼肌和与吞咽运动有关的肌肉;感觉纤维除分布于面深部的各种结构外,还形成皮支，自面颅的孔洞中穿出，分布于相应区域的皮肤。眼神经分布于额前部的皮肤，上颌神经的末支分布于下睑、鼻背外侧及上唇的皮肤，下颌神经的末支分布于下唇及颏部的皮肤。

(2) **面神经**：属于第七对脑神经(图 3-9)，是混合性神经，大部分纤维为运动性纤维，主要支配面部表情肌；小部分为内脏感觉纤维和内脏运动纤维。内脏感觉纤维分布于舌前 2/3 的味蕾，感受传递味觉刺激。内脏运动纤维为副交感纤维，经下颌下神经节及翼腭神经节换神经元后，节后纤维支配舌下腺、下颌下腺、泪腺以及腭和鼻腔黏膜腺的分泌。面神经出脑干后进入内耳门，经过内耳道底入面神经管，再经前庭窗的上方弓形向下，出茎乳孔，向前穿入腮腺，分布于面部表情肌。所以，急、慢性化脓性中耳炎的炎症侵袭引起面神经水肿，或胆脂瘤型中耳炎的胆脂瘤破坏面神经骨管，直接压迫、损伤面神经可引起耳源性面瘫。

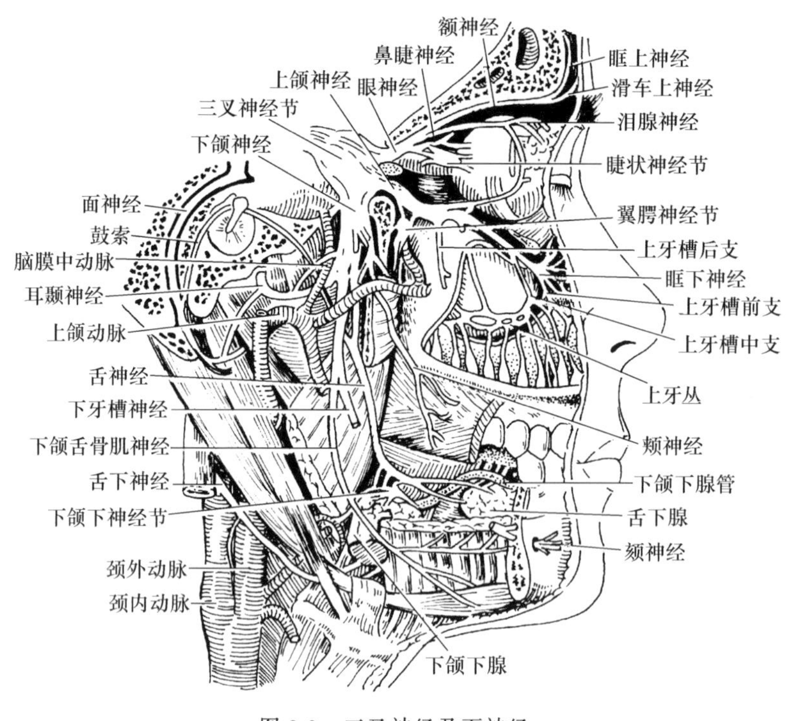

图 3-9　三叉神经及面神经

6. 腮腺　是三大唾液腺中最大的一对，位于外耳道的前下方，上平颧弓，下至下颌角，后抵乳突前缘，前缘达咬肌表面(图 3-8)。

第三节　脊柱和四肢

一、脊柱

脊柱位于背部正中，上端接颅骨，下端达尾骨尖，分颈、胸、腰、骶及尾五段，由 24 个椎骨、一个骶骨和一个尾骨组成(图 3-10)。它们借韧带、软骨和关节连成一个完整的脊柱。脊柱的运动在相邻两椎骨之间是有限的，但整个脊柱活动的范围较大，可做伸、屈、侧屈、旋转和环转运动。

椎管由 24 个游离椎骨的椎孔和骶骨的骶管构成，上接枕骨大孔，通向颅腔；下达骶管裂孔。椎

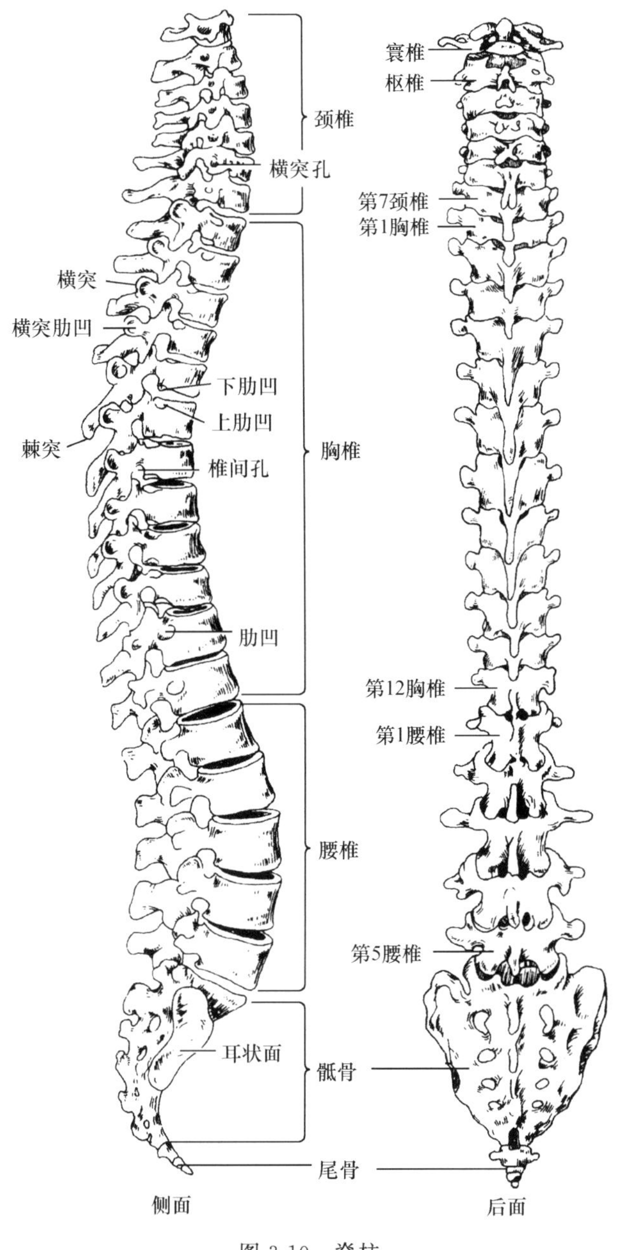

图 3-10　脊柱

管的内容为脊髓、脊神经根以及脊髓周围的血管和被膜(图 3-11)。脊髓为中枢神经的低级部分,为一前后稍扁的圆柱体。上端在枕骨大孔处与脑干的延髓连续,下端在成人平对第 1 腰椎体下缘,形成脊髓圆锥。脊髓各段的直径并不均匀。全长有两个膨大:颈膨大和腰膨大,支配上肢和下肢的神经在这两个膨大处出入。脊髓表面有脊神经根的根丝附着。前外侧沟有前根根丝,为运动纤维;后外侧沟有后根根丝,为感觉纤维。前、后根在椎间孔处会合成脊神经出椎管,后根上有一个膨大为脊神经节。腰骶部脊神经根在椎管内先向下行,围绕终丝构成马尾,然后再从相应椎骨下方的椎间孔或骶孔出椎管。

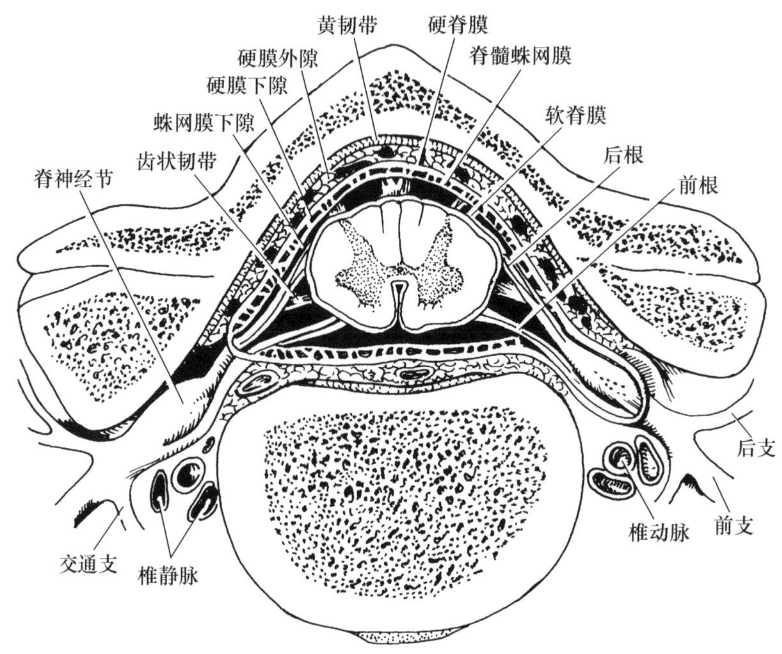

图 3-11　椎管及其内容物横断面(模式图)

二、四肢

(一) 上肢

上肢可分为肩部、臂部、前臂部和手部,藉上肢带连于躯干。运动上肢的肌肉包括运动上肢带关节的肌肉和游离上肢关节的肌肉,前者包括胸锁关节和肩锁关节,凡是跨越这两个关节的肌肉具有运动作用,如斜方肌、菱形肌、肩胛提肌、肩部周围的肌肉以及锁骨下肌和前锯肌等。胸锁关节可沿矢状轴、冠状轴和垂直轴三个运动轴进行运动。是上肢与躯干连接的唯一关节,肩锁关节属平面关节,可做上、下、前、后和旋转运动,这两个关节的活动度均较小。但由于它们的存在,尤其是锁骨支撑肩部向后外方向,大大地扩大了游离上肢的活动范围。上肢的肱动脉(图 3-12)比较表浅能触知其搏动,当前臂和手出血时,可在臂中部将该动脉压向肱骨以暂时止血。临床上测量血压时听诊器安放在肘部就是听肱动脉的搏动音。桡动脉(图 3-12)是临床触摸脉搏的部位。

(二) 下肢

借肢带与躯干相连,上界前方以腹股沟和腹部分界;后上方以髂嵴和腰部分界;内侧以腹股沟和会阴分界;后内侧以骶尾骨外缘和骶部分界。下肢的主要功能是支持体重和运动,以及维持身体的直立姿势。下肢可分臀部、股部、小腿部和足部。臀部以臀沟与股部分界。股部介于髋与膝之间,又可分为股前部和股后部。小腿部为膝关节和踝关节之间的部分,也可分为小腿前部与小腿后部。踝关节以下为足部,又可分为足背与足底两区。

下肢的大隐静脉约有 9～10 对静脉瓣(图 3-13),以保证血液向心流动,防止倒流。其中大隐静脉汇入股静脉处的静脉瓣比较恒定,作用较为重要。大隐静脉在行程中,有许多交通支与深部静脉及小隐静脉联系。交通支的静脉瓣开向深静脉,以防止深静脉的血液倒流入浅静脉。大隐静脉行程长且位置表浅,是静脉曲张的好发部位。

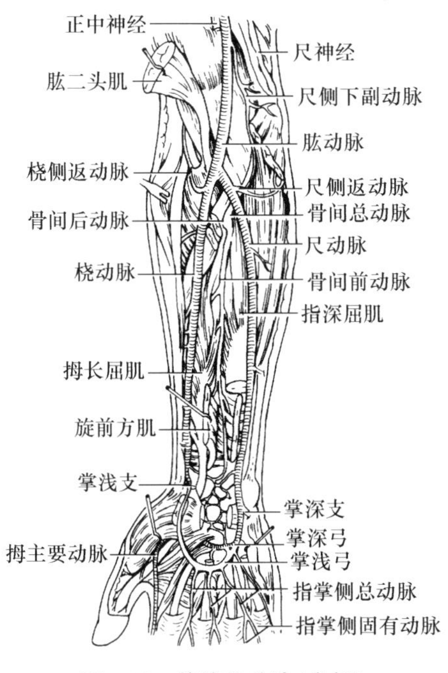

图 3-12　前臂的动脉(掌侧)

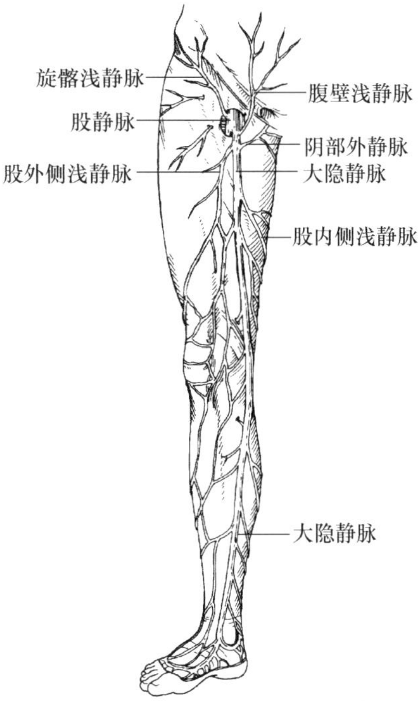

旋髂浅静脉
股静脉
股外侧浅静脉
腹壁浅静脉
阴部外静脉
大隐静脉
股内侧浅静脉
大隐静脉

图 3-13　大隐静脉及其属支

第四节　颈　　部

颈部介于头部、胸部和上肢之间。颈部又以斜方肌前缘为界(自乳突到肩峰的连线),划分为前份固有颈部和后份的项部(图 3-14)。颈腔内容纳呼吸道和消化道的颈段及其两侧的大血管、神经淋巴结等。颈根部还有胸膜顶及肺尖等自胸廓上口突入。这些结构间有疏松结缔组织填充,并于肌肉、器官与血管、神经周围形成筋膜和筋膜间隙。

1. 颈部淋巴结　分深浅两组:①颈浅淋巴结(图 3-8)沿颈外静脉排列,收纳外耳部分、腮腺区下部和下颌角等区域的浅淋巴管,其输出管注入颈深淋巴结;②颈深淋巴结收纳颈浅部、腮腺、下颌下、颏下等淋巴结群的输出管,即头部的淋巴最后均直接或间接地注入颈深上淋巴结。此外,咽、喉、食管、气管和腭扁桃体的淋巴管亦注入颈深上淋巴结。沿锁骨下动脉排列的淋巴结称锁骨上淋巴结,肺癌时可转移到此群淋巴结,胃癌或食管癌患者可经胸导管逆流转移到左侧锁骨上淋巴结。

2. 颈动脉窦　是颈内动脉起始处的膨大部分(图 3-15),壁内有特殊的感觉神经末梢(压力感受器)。当动脉压升高时,引起窦壁扩张,刺激神经末梢,向中枢发放神经冲动,反射性地引起心跳减慢,末梢血管扩张,从而降低血压。

3. 颈动脉体(球)　是一个红褐色的扁椭圆形小体,位于颈内、外动脉分叉处的后方,以结缔组织连于动脉壁上,它由特殊的细胞团包以结缔组织构成,是感受血中 CO_2 浓度变化的化学感受器,能反射性地调节呼吸运动。

4. 颈内动脉　在颈动脉三角内平甲状软骨上缘处(图 3-15),起自颈总动脉。先在颈外动脉后外侧,后转向其后内侧,在第 1～3 颈椎横突前方上行,抵达颅底,经颈动脉管入颅中窝。颈内动脉为大脑的大部分及眼眶内各结构提供营养。它在颈部无分支,这是鉴别颈内、外动脉的一个依据。

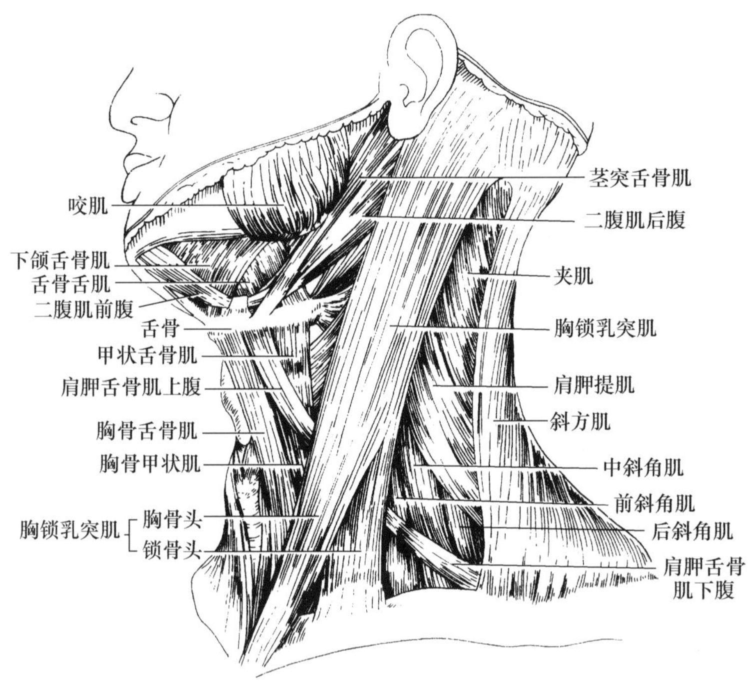

图 3-14　颈部肌

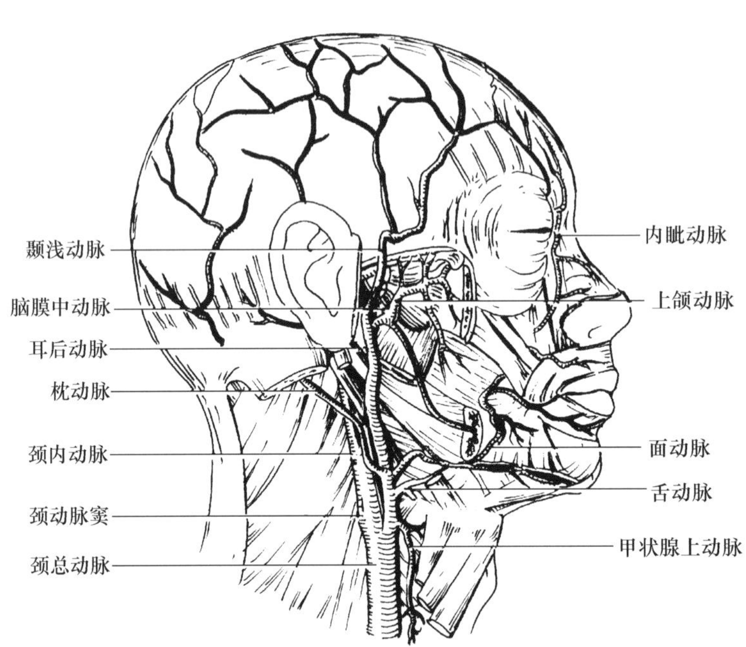

图 3-15　颈总动脉及其分支

5. 甲状腺　贴附喉下部和气管上部的侧面，上端达甲状软骨中部，下端抵第6气管环，长约5cm，宽约2.4cm，呈H形（图3-16）。甲状腺属内分泌腺，分泌的激素主要作用是促进机体的新陈代谢，维持机体正常生长发育，尤其是对骨骼和神经系统的发育有重要影响。在正常生理情况下，甲状腺大小变化较大，可随年龄、季节、营养状况而有所不同。尤其是女性在月经期、青春期或妊娠期，由于激素的刺激，甲状腺可稍增大。

6. 甲状旁腺　为扁圆形小体，直径6～8mm，一般左、右各2个，呈棕黄色，多位于甲状腺侧叶后面，甲状腺旁腺分泌的甲状旁腺素调节机体的钙磷代谢。

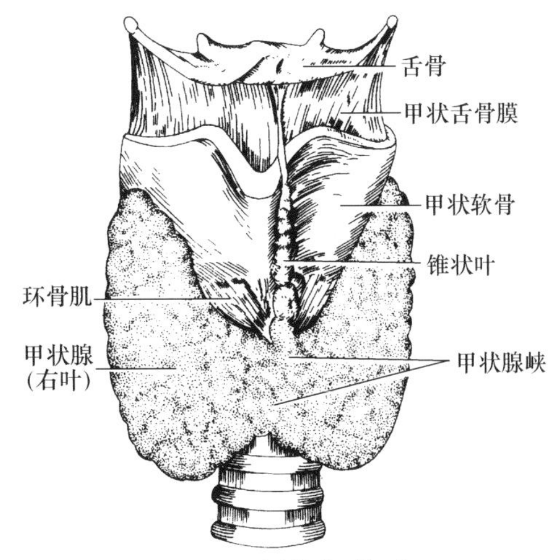

图3-16　甲状腺（前面）

第五节　胸　　部

胸部由胸壁和它内面包藏的内脏、神经、血管等组成。胸壁的骨骼由后方的胸椎、两侧的肋骨和前方的胸骨藉骨连接构成**骨性胸廓**，肋间肌充填于肋间隙内。胸壁和膈共同围成胸腔。胸腔内有肺脏（见临床医学篇·呼吸系统疾病），纵隔中有心脏和大血管（见临床医学篇·循环系统疾病）以及胸腺（见基础医学篇·人体的免疫反应）。本节主要介绍胸部的常用标志和重要结构的体表投影。

1. 常用的体表标志和胸部的标志线（图3-17）

（1）**胸骨角**：胸骨角平面为上、下纵隔的分界面。位于此平面上的有主动脉弓起，气管分叉及左主支气管与食管相交处。胸骨角的两侧连接第2肋软骨，可作为计数肋骨的标志。

（2）**剑突**：向后平第9胸椎，恰为食管与胸主动脉交叉高度。剑突两侧与第7肋软骨相连。

（3）**肋**：除第1肋在锁骨内侧端的后方不易摸到外，其余肋均可触及。肋间隙的序数与上位肋骨序数相同。在胸前壁的下缘可摸到肋弓。肋弓与剑突共同形成向下开放的角叫**胸骨下角**。肋弓与剑突间的夹角为**剑肋角**，左侧剑肋角常作为心包穿刺的进针部位。

（4）**乳头**：男性乳头平第4肋间隙高度，女性乳头高度随乳房形态不同而有所改变。

2. 胸膜　胸膜（pleura）是一层薄而光滑的浆膜，具有分泌和吸收等功能。可分为互相移行的内、外两层，内层被覆于肺的表面，称为**脏胸膜或肺胸膜**；外层衬于胸腔壁内面，称为**壁胸膜**。脏胸膜的神经来自肺丛，经肺门沿肺动脉的外膜、支气管周围和小叶间隔进入肺表面，属内脏感觉神经。支配壁胸膜的神经为肋间神经和膈神经，属躯体感觉神经，胸膜炎等疾患刺激神经引起的疼痛不仅可沿肋间神经向胸、腹壁放射，也可沿膈神经向颈部和肩部放射。

3. 胸腔　经胸廓上口与颈部相通。胸廓下口有穹窿形的膈肌附着，将胸腔和腹腔分开。膈肌向上凸入胸部，顶部高达第5～6肋平面。胸壁不仅保护着胸部脏器，同时还保护着腹部上部的器官。新生儿胸部横切面接近圆形，左右径与前后径几乎等长。成人胸部横切面呈肾形，左右径较前后径约大1倍。

4. 纵隔　是两侧纵隔胸膜之间所有器官的总称。纵隔内的器官主要包括心包、心脏及出入心的大血管、气管、食管、胸导管、神经、胸腺和淋巴结等。它们借疏松的结缔组织互相连结，以利于各器官的活动。纵隔的前界是胸骨，后界为脊柱胸段，两侧壁为纵隔胸膜，上经胸廓上口与颈部相通，底为膈。成人纵隔稍偏向左侧。纵隔的正常位置的维持取决于两侧胸膜腔压力的平衡。当一侧胸膜腔压力增高（如气胸）或降低（如肺不张）时，可引起纵隔的位移或摆动（图3-18）。

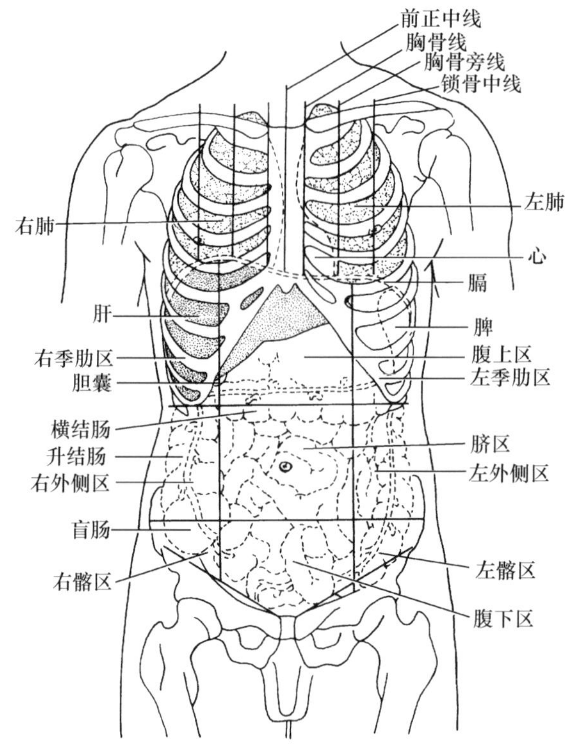

图 3-17 胸部标志线及腹部的分区(前面)

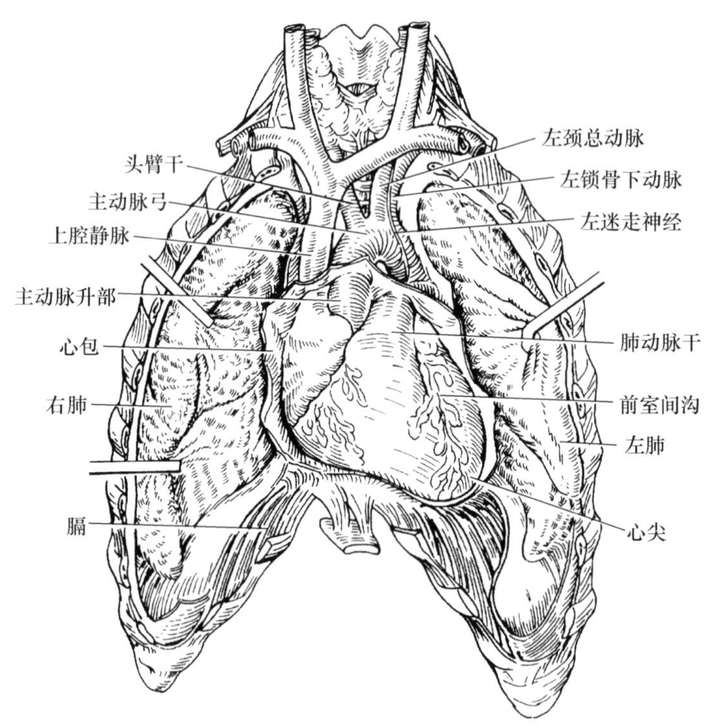

图 3-18 纵隔的前面观

第六节 腹 部

腹部位于胸部和骨盆之间，其上界可触及的体表标志有剑突、肋弓；下界有耻骨联合上缘、耻骨结节、腹股沟韧带、髂前上棘和髂嵴。

腹部包括腹壁、腹腔和腹腔器官。腹壁以腋后线为界分为前方的腹前外侧壁和后方的腹后壁。腹腔的顶为膈所封闭，从而与胸腔分离，向下经骨盆入口续于盆腔。腹腔器官包括消化器官的大部、部分泌尿器官及脾等，由于膈穹向胸腔膨隆，所以一些腹腔器官（如肝、胃、肾等）的上部与胸部相重叠。另外，一些器官（如小肠、乙状结肠）部分经骨盆上口落入盆腔中。

一、腹部的分区

为了便于描述腹腔脏器的位置和进行体表触摸，常将腹部以两条水平线和两条垂直线划分为九个区。上水平线为通过两侧肋弓最低点的连线，下水平线是通过两侧髂嵴最高点的连线。两条垂直线分别通过两侧腹股沟韧带的中点。九个区的名称是：腹上区和左、右季肋区；脐区（腹中区）和左、右外侧区；腹下区和左、右髂区（图 3-17）。

二、腹壁的结构

腹前外侧壁由浅入深分为 6 层：皮肤、浅筋膜、肌层、腹横筋膜、腹膜外脂肪与腹膜壁层。腹前壁的浅静脉很丰富，彼此吻合成网，尤以脐区最发达。脐以上的浅静脉经腹外侧部位的胸腹壁静脉汇入胸外侧静脉，再汇入腋静脉。脐以下的浅静脉经腹壁浅静脉和旋髂浅静脉汇入于大隐静脉，回流于股静脉，从而沟通了上、下腔静脉系的血液。脐区的浅静脉与深部的腹壁上、下静脉之间有吻合，此外还与门静脉的属支附脐静脉相吻合。所以当患门脉高压症时，门静脉的血液可经脐周的静脉网回流，致使脐周静脉怒张、弯曲，貌似希腊海蛇女神的卷发，故称**海蛇头**。

三、腹膜和腹膜腔

腹膜（peritoneum）属于浆膜，覆盖于腹、盆腔壁的内面和脏器的外表，薄而透明，光滑且有光泽。依其覆盖的部位不同可分为壁腹膜（腹膜壁层）和脏腹膜（腹膜脏层）。前者被覆于腹壁、盆壁和膈下面；后者包被脏器，构成脏器的浆膜。两者互相延续构成**腹膜囊**。男性腹膜囊是完全封闭的，女性由于输卵管腹腔口开口于腹膜囊，因而可经输卵管、子宫和阴道腔而与外界相通。腹膜脏层与脏层，脏层与壁层之间的不规则腔隙，叫做腹膜腔（peritoneal cavity）。腹膜腔内含少量浆液，有润滑和减少脏器运动时相互摩擦的作用（图 3-19）。

腹膜除对脏器有支持固定的作用外，还具有分泌和吸收功能。由于腹膜具有广阔的表面积，所以有较强的吸收能力。在病理情况下，腹膜渗出增加则可形成腹水。

腹膜具有较强的修复和愈合能力，因而在消化道手术中浆膜层的良好缝合可使接触面光滑，愈合速度加快，且减少粘连。如果手术操作粗暴，腹膜受损则术后并发粘连。由于腹膜具有这一特征，腹膜还具有防御机能，一方面其本身具有一些防御或吞噬机能的细胞；另一方面，当腹腔脏器感染时，周围的腹膜形成物尤其是大网膜可迅速趋向感染病灶、包裹病灶或发生粘连，使病变局限不致迅速蔓延。

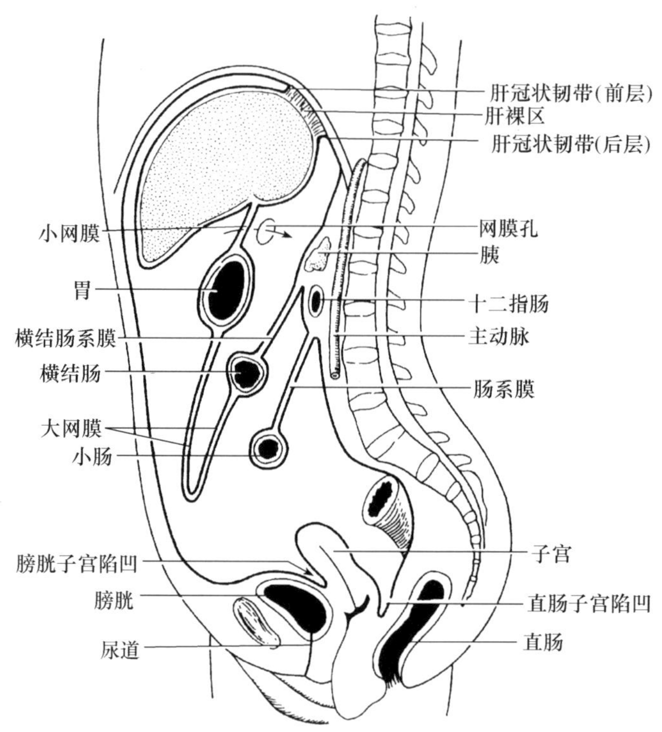

图 3-19　女性腹膜及腹膜腔(矢状面)

四、腹腔器官

腹腔器官包括消化器官的大部、部分泌尿器官及脾等。

(1) 食管腹部:甚短,约 1～2cm,在通过食管裂孔处形成第三狭窄。下端与胃贲门相续。

(2) 胃、小肠、大肠、肝脏、胆囊:见临床医学篇·消化系统疾病。

(3) 胰腺:见临床医学篇·内分泌与代谢性疾病。

(4) 脾脏:见基础医学篇·人体的免疫反应,临床医学篇·血液与造血系统疾病。

(5) 肾脏、输尿管和膀胱:见临床医学篇·泌尿系统疾病。

第七节　盆腔和会阴部

骨盆(pelvis)以骶岬、弓状线、耻骨梳、耻骨结节和耻骨联合上缘的连线为界线,分为上方的大骨盆和下方的小骨盆。大骨盆参与腹腔的组成。盆部系指界线以下的小骨盆部分,它包括盆壁、盆膈和盆腔器官等,盆腔上口由界线围成,下口封以盆膈。盆膈以下的软组织称为会阴。盆腔脏器分属泌尿系统、生殖系统和消化系统。它们在盆内大致的排列关系是:泌尿系统器官在前,消化系统器官在后,而生殖系统器官基本上位于二者之间。

广义的会阴(perineum)是指盆膈以下的所有软组织。其境界与骨盆下口一致,呈菱形,前为耻骨联合,后为尾骨尖,两侧为坐骨结节,前外侧以腹股沟和股部分界,后外侧以臀大肌下缘和臀部分界。经两侧坐骨结节作一连线,可将其分为前后两个三角区:前部为尿生殖区,内有生殖器的部分器官;后部为肛区,内有肛管。狭义的会阴,即临床所指的会阴,在男性是指阴囊根部至肛门之间、在女性是指阴道口与肛门之间的软组织结构。

一、泌尿系统器官

1. 膀胱 膀胱(urinary bladder)是储存尿液的肌性囊状器官，其大小、形状和位置均随其充盈程度而变化。膀胱的平均容量正常成年人约为300～500mL，最大容量可达800mL。新生儿的膀胱容量为成人的1/10。老年人由于膀胱肌紧张降低，容积增大。女性膀胱容量较男性小。成人的膀胱位于小骨盆腔的前部，前方有耻骨联合，后方在男性有精囊腺、输精管壶腹和直肠，女性的膀胱(图3-15)后方为子宫和阴道。

2. 尿道 女性尿道在解剖上有尿道短(3～5cm)，距离肛门口近等特点，所以很容易发生感染。男性尿道见临床医学篇·常见的生殖系统疾病。

二、生殖器官

生殖系统包括内生殖器和外生殖器两个部分(见临床医学篇·常见的生殖系统疾病)。男性内生殖器由睾丸、附睾、输精管、射精管和尿道、精囊腺、前列腺、尿道球腺组成。外生殖器包括阴囊和阴茎。女性内生殖器由卵巢、输卵管、子宫、阴道和前庭大腺组成。外生殖器即女阴。

三、盆腔内消化器官

1. 乙状结肠 乙状结肠(sigmoid colon)位于左髂窝，在髂嵴处续于降结肠，呈S形弯曲，至第三骶椎高度移行于直肠，长40～45cm，借乙状结肠系膜系于左髂窝，属腹膜内位器官，活动度大，其长度和形态个体间差异甚大。有人系膜过长，可导致扭转。

2. 直肠和肛管 直肠(rectum)和肛管(图3-15)为消化道的终末段。直肠在第三骶椎水平续于乙状结肠，在穿盆膈处移行为肛管，肛管的下端开口于肛门。直肠全长约11cm，肛管长约4cm。肛管上部黏膜有8～10条纵襞，称为肛柱。相邻肛柱下端有半月状的皱襞相连，称为肛瓣。在肛柱和肛瓣之间的间隙为肛窦。窦口向上。窦底或肛瓣上有肛腺的开口。窦内常有粪渣存积，易感染形成肛窦炎，甚至发展成脓肿，是肛瘘形成的原因之一。所有的肛瓣互相连接形成锯齿状的环形线，称为齿状线或肛皮线。齿状线下方约有1cm宽、表面平滑的环状带称为肛梳(痔环)。肛梳下方有一个浅沟称为白线或Hilton氏线，为肛门内括约肌与肛门外括约肌皮下部的分界处，线下1cm左右即为肛门。

直肠和肛管的肌层为平滑肌，其中环形肌在肛管下端增厚形成肛门内括约肌。在肛门内括约肌的外下方还有横纹肌组成的肛门括约肌。

直肠和肛管的静脉首先在黏膜下层和外膜分别形成直肠内静脉丛与直肠外静脉丛，二者之间有丰富的吻合。齿状线以上肠管的静脉丛经直肠上静脉和直肠下静脉分别回流到肠系膜下静脉和髂内静脉。齿状线以下肛管的静脉丛经肛静脉至阴部内静脉最后汇入髂内静脉。直肠内静脉丛由于缺乏周围组织支持易发生静脉曲张形成痔，在齿状线以上者称为内痔，以下者称为外痔。

齿状线以上的肠道接受来自盆丛的交感和副交感神经支配，传入纤维属内脏传入纤维，经腹下丛或盆内脏神经入中枢，对痛刺激不敏感。齿状线以下的肛管接受阴部神经的分支肛神经支配，属躯体神经，对痛刺激敏感，定位确切。所以内痔一般不太疼痛而外痔有明显的疼痛。

总之，齿状线具有重要的解剖学和临床意义：①齿状线是黏膜和皮肤的移行处，所以在齿状线以上的恶性肿瘤多数为腺癌，以下为鳞状上皮癌；②齿状线为血管、神经分布和淋巴回流的分界线。

(赵仰星　张建军　陈照丽)

【思考题】

1. 如何描述人体的方位？
2. 骨与骨之间的连结方式是什么？
3. 面部的静脉有何特点？何谓危险三角区？
4. 人体有多少块骨头？
5. 急、慢性中耳炎为什么会引起面神经麻痹？
6. 颈动脉窦和颈动脉体各有何生理意义？
7. 内痔和外痔的分界标志是什么？

第四章　人体正常生理功能

探讨生命现象可从分子、细胞和器官三个不同的层面进行。本章主要介绍细胞的基本功能，机体的内环境、生理功能的调节和生命活动的基本特征。

第一节　细胞的基本功能

细胞是人体和其他生物体的基本结构单位。体内所有的生理功能和生化反应，都是在细胞及其产物（如细胞间隙中的胶原蛋白和糖蛋白）的物质基础上进行的。

一、细胞膜的化学组成和基本分子结构

细胞膜主要由脂质、蛋白质和糖类等物质组成；一般是以蛋白质和脂质为主，糖类只占极少量。液态镶嵌模型（图 4-1）认为膜的共同结构特点是以液态的脂质双分子层为基架，其中镶嵌着具有不同分子结构因而也具有不同生理功能的蛋白质。胆固醇含量在两层脂质中无大差别，但它们含量的多少和膜的流动性大小有一定关系，一般是胆固醇含量越多，流动性越小。

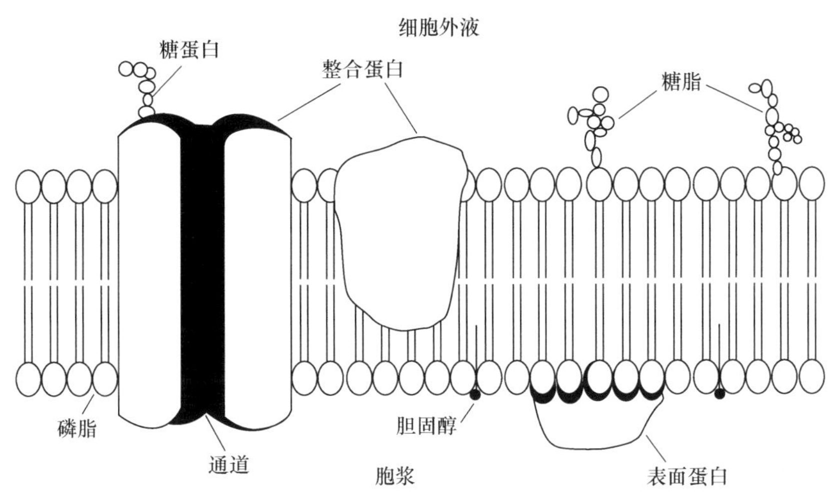

图 4-1　膜的液态镶嵌模型

细胞膜的功能主要通过细胞膜蛋白来实现。根据细胞膜蛋白的功能，可分为酶蛋白、转运蛋白、受体蛋白等。根据它们在膜上存在的形式，可分为表面蛋白和整合蛋白。与物质跨膜转运有关的功能蛋白，如载体、通道、离子泵都属于整合蛋白。

细胞膜所含糖类甚少，主要是一些寡糖和多糖链，它们都以共价键的形式和膜脂质或蛋白质结合，形成糖脂和糖蛋白，这些糖链绝大多数是裸露在膜的外面一侧的。这些糖链的意义之一在于其单糖排列顺序上的特异性，可以作为它们所结合的蛋白质的特异性的“标志”。如人的红细胞 ABO 血型系统中，红细胞的不同抗原特性就是由结合在膜脂质的鞘氨醇分子上的寡糖链所决定的，A 型抗原和 B 型抗原的差别仅在于此糖链中一个糖基的不同。由此可见，生物体内不仅是多聚核苷酸

中的碱基排列顺序和肽链中氨基酸的排列顺序可以起“分子语言”的作用，而且有些糖类物质中所含糖基排列顺序的不同也可起类似的作用。

二、细胞膜的跨膜物质转运功能

1. 单纯扩散 是一种简单的物理扩散，扩散的方向和速度取决于物质在膜两侧的浓度差与膜对物质的通透性。扩散的最终结果是该物质在膜两侧的浓度差消失。在生物体系中，细胞外液和细胞内液都是水溶液，溶于其中的各种溶质分子，只要是脂溶性的，就可能按单纯扩散转运，如氧和二氧化碳等气体分子，它们能溶于水，也溶于脂质，因而可以靠各自的浓度差通过细胞膜或肺泡中的呼吸膜。

2. 易化扩散 有很多物质虽然不溶于脂质，或溶解度很小，但它们也能由膜的高浓度一侧向低浓度一侧较容易地移动，这是通过膜结构中一些特殊蛋白质分子(如载体或转运蛋白)的“协助”完成的，因而称为易化扩散。如细胞外液中的葡萄糖、氨基酸等，就是采用易化扩散的方式，顺着它们各自的浓度差快速地进入或移出细胞。

(1) 由载体蛋白介导的易化扩散：这种易化扩散的特点是膜结构中具有称为载体(carrier)的蛋白质分子。

(2) 由离子通道介导的易化扩散：它们常与一些带电的离子如 Na^+、K^+、Ca^{2+}、Cl^- 等由膜的高浓度一侧向膜的低浓度一侧的快速移动有关。对于不同的离子的转运，膜上都有结构特异的通道蛋白参与，可分为别称为 Na^+ 通道、K^+ 通道、Ca^{2+} 通道等。

3. 生物膜的主动转运 生物膜的主动转运指细胞直接利用代谢产生的能量将物质逆浓度梯度或电位梯度跨膜转运的过程。介导这一过程的蛋白质称为**离子泵**(ion pump)。离子泵可将细胞内的 ATP 水解为 ADP，并利用高能磷酸键贮存的能量完成离子的跨膜转运。各种细胞的细胞膜上普遍存在着一种**钠-钾泵**的结构，简称钠泵，其作用是在消耗代谢能的情况下逆浓度梯度将细胞内的 Na^+ 移出膜外，同时把细胞外的 K^+ 移入膜内，因而保持了膜内高 K^+ 和膜外高 Na^+ 的不均衡离子分布。

主动转运是人体最重要的物质转运形式，除上述的钠泵外，目前了解较多的还有**钙泵**等。钙泵主要分布在骨骼肌和心肌细胞内部的肌浆网上，激活时可将胞浆中的 Ca^{2+} 迅速集聚到肌浆网内部，使胞浆中 Ca^{2+} 浓度在短时期内下降达 100 倍以上，这是诱发肌肉舒张的关键因素。H^+-K^+ 泵主要分布在胃黏膜壁细胞表面，与胃酸的分泌有关。

4. 出胞与入胞式物质运输 大分子物质或物质颗粒(如蛋白质、多聚核苷酸)的跨膜转运都是通过出胞和入胞完成。

出胞是指细胞内大分子物质或颗粒的外排，如内分泌腺把激素分泌到细胞外液中，外分泌腺把酶原颗粒和黏液等分泌到腺管的管腔中，以及神经细胞的轴突末梢把神经递质分泌到突触间隙中。这个过程主要是由膜外的特殊化学信号或膜两侧电位改变，引起了局部膜中的 Ca^{2+} 通道的开放，由内流的 Ca^{2+} 触发囊泡的移动、融合和排放。

入胞和出胞相反，指大分子物质或物质的团块(如细菌、细胞碎片等)进入细胞的过程。这些物质入胞时，首先是细胞环境中的某些物质与细胞膜接触，引起该处的质膜发生内陷，以至包被吞食物，再出现膜结构的断离，最后是异物连同包被它的那一部分膜整个地进入细胞浆中。入胞有两种类型，即吞噬和吞饮。**吞噬**是指物质颗粒或团块进入巨噬细胞和中性粒细胞的过程。**吞饮**又可分为液相入胞和受体介导入胞。

三、细胞膜的生物电现象

目前，对健康人和患者进行心电图、脑电图、肌电图，甚至视网膜电图、胃肠电图的检查，已经成为发现、诊断和判断疾病进程的重要手段。但人体和各器官的电现象的产生，是以细胞水平的生物电现象为基础的。不同组织或细胞受刺激而发生反应时，外部可见的反应形式有可能不同，如各种肌细胞表现机械收缩，腺细胞表现分泌活动等，但所有这些变化都是由刺激引起的，因此把这些反应称之为**兴奋**。

静息电位是指细胞在未受刺激时存在于细胞膜内外两侧的电位差。细胞在安静状态下，细胞膜维持静息电位。在此基础上，如果细胞受到一个适当的刺激，膜电位会发生迅速的一过性波动，这种膜电位的波动称为**动作电位**（峰电位）。各种细胞所表现的其他外部反应，如机械收缩和分泌活动等，实际上都是由细胞膜的动作电位进一步触发和引起的。在神经细胞，特别是它的延续很长、起着信息传送作用的轴突（神经纤维），在受刺激而兴奋时并无肉眼可见的外部反应，其反应体现在用灵敏的电测量仪器才能测出的动作电位。在多数可兴奋细胞（以神经和骨骼肌、心肌细胞为主），当动作电位在受刺激部位产生后，还可以沿着细胞膜向周围扩散，使整个细胞膜都产生一次类似的电变化。

四、肌细胞的收缩功能

人体各种形式的运动，主要靠一些肌细胞的收缩活动来完成，如躯体的各种运动和呼吸动作由骨骼肌的收缩来完成；心脏的射血活动由心肌的收缩来完成；一些中空器官如胃肠、膀胱、子宫、血管等器官的运动，则由平滑肌的收缩来完成。不同肌肉组织在功能和结构上各有特点，但从分子水平来看，各种收缩活动都与细胞内所含的收缩蛋白质，主要与肌凝蛋白和肌纤蛋白的相互作用有关；舒张和收缩过程的控制，也有某些相似之处。

第二节　机体的内环境

成人体内的液体约占体重的60%，称为**体液**，其中2/3（约占体重的40%）分布在细胞内，称为**细胞内液**；1/3（约占体重的20%）分布在细胞外，称为**细胞外液**。细胞外液中，约1/4（约占体重的5%）分布在心血管系统内，即**血浆**；其余3/4（约占体重的15%）为分布在组织间隙中的**组织液**和少量存在于一些体腔内的液体，如关节腔内的滑液，胸膜腔、腹膜腔、心包腔内的液体，以及眼内液和脑脊液等。

一、机体的内环境

一般来说，细胞内液是细胞内各种生物化学反应得以进行的场所，细胞外液则是细胞直接生活的液体环境。因此，如果大气是整个人体的**外环境**，那么，细胞外液就是细胞生活的**内环境**。在细胞外液中，组织液占3/4，血浆占1/4；由于血浆能在血管中不断循环流动，是内环境中最为活跃的部分，成为沟通各部分组织液以及和外环境进行物质交换的中间环节。内环境的相对恒定主要是在神经-内分泌调节下实现的。

机体在生活期间，干扰内环境理化性质的因素是不断出现的。机体细胞与细胞外液的物质交换，经常改变内环境的理化性质；一些外环境因素的急剧变化也倾向于直接或间接（通过机体活动变化）改变内环境的理化性质。但与此同时，消化道不断补充营养物质，肺不断补充氧和排出二氧化碳，肾不断排出各种代谢废物、调整水与各种无机盐及小分子物质的排泄量，皮肤也不断散失代谢所产生的热量；而且，这些活动都处于整体的神经和体液调节之下，从而使内环境的理化性质只能做较小幅度的波动，保持着动态平衡，这一状态称为**稳态**（homeostasis）。

二、血液与内环境稳态

1. 血浆的组成　1L血浆中约含900g水，65～85g蛋白质和20g低分子物质（包括电解质和小分子有机化合物，如代谢产物和某些激素等）。血浆中电解质含量与组织液基本相同（表 4-1）。血浆和组织液的主要区别是血浆蛋白的浓度，因为血浆蛋白的分子很大，不能透过毛细血管管壁。在生物化学研究中，用盐析法将血浆蛋白分为白蛋白、球蛋白与纤维蛋白原三大类。

表 4-1　人体各部分体液中的电解质含量(mmol/L)

项　目		血　浆	组织液	细胞内液
正离子	Na^+	142.0	145	12
	K^+	4.3	4.4	139
	Ca^{2+}	2.5	2.4	<0.001(游离)[a]
	Mg^{2+}	1.1	1.1	1.6(游离)[a]
	总计	149.9	152.9	152.6
负离子	HCO_3^-	24	27	12
	Cl^-	104	117	4
	$HPO_4^{2-}/H_2PO_4^-$	2	2.3	29
	蛋白质[b]	14	0.4	54
	其他	5.9	6.2	53.6
	总计	149.9	152.9	152.6

注：a. 表示游离 Ca^{2+} 和 Mg^{2+} 浓度，是离子活性的一种量度；b. 蛋白质是以当量浓度(mEq/L)表示，而不是用摩尔浓度。

2. 血浆蛋白的生理功能

(1) 营养功能：成人 3L 左右的血浆中约含有 200g 蛋白质，它们起着营养贮备的功能。

(2) 运输功能：蛋白质分子巨大的表面，分布有众多的亲脂性结合位点，它们可以与脂溶性物质结合，使之成为水溶性，便于运输；血浆蛋白还可以与血液中的小分子物质（如激素、各种正离子）可逆性的结合，既可防止它们从肾流失，又由于结合状态与游离状态的物质处于动态平衡之中，可使处于游离状态的这些物质在血液中的浓度保持相对稳定。

(3) 缓冲功能：血浆白蛋白和它的钠盐组成缓冲对，与其他无机盐缓冲对（主要是碳酸和碳酸氢钠）一起，缓冲血浆中可能发生的酸碱变化，保持血液 pH 的稳定。

(4) 形成胶体渗透压：调节血管内外水的分布。

(5) 参与机体的免疫功能：如免疫球蛋白、补体等都属于血浆球蛋白。

(6) 参与凝血和抗凝血功能：血浆凝血因子和抗凝物质等都是血浆蛋白的组成部分。

第三节　生理功能的调节

生理功能的调节是机体对细胞、器官功能活动的调节方式为，即神经调节、体液调节和自身调节。

1. 神经调节　神经系统在调节机体的活动中，对内、外环境的刺激所做出的适当反应，叫做**反射**。反射是神经系统的基本活动方式。反射活动的形态学基础是**反射弧**（图 4-2），包括感受器→传入神经元（感觉神经元）→中枢→传出神经元（运动神经元）→效应器（肌肉、腺体）五个部分。只有在反射弧完整的情况下，反射才能完成。感受器是接受刺激的器官，效应器是产生反应的器官，中枢在脑和脊髓中，传入和传出神经是将中枢与感受器和效应器联系起来的通路。例如，当血液中氧分压下降时，颈动脉体等处的化学感受器产生兴奋，通过传入神经将信息传至呼吸中枢引起中枢兴奋，再通过传出神经使呼吸肌运动加强，吸入更多的氧使血液中氧分压回升，维持内环境的稳态。反射调节是机体重要的调节机制，神经系统功能不健全时，调节将发生混乱。

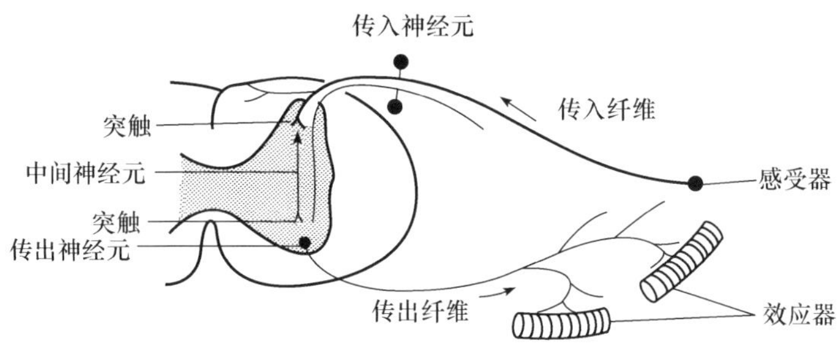

图 4-2　神经反射弧

2. 体液调节　体液调节是指机体某些细胞能生成某些特殊的化学物质，如激素，通过各种体液途径到达组织细胞，作用于细胞上相应的**受体**，改变细胞的活动，从而实现调节作用。体内有多种内分泌细胞，能分泌各种**激素**，激素由血液运输至全身各处，调节细胞的活动。例如，胰岛β细胞分泌的胰岛素能调节组织细胞的糖与脂肪的新陈代谢，有降低血糖的作用。内环境血糖浓度之所以能保持相对稳定，主要依靠这种体液调节。有一些细胞释放的激素可不经过血液运输，而是在局部组织液内扩散，改变邻近组织细胞的活动。这种调节可看作是局部性体液调节，或称为**旁分泌**调节。此外，脑内有一些神经元能合成激素，激素随轴浆流至神经末梢，由末梢释放并进入血液，这种激素分泌方式称为**神经分泌**。相对神经调节而言，体液调节一般比较缓慢、作用持久。

3. 自身调节　自身调节是指组织、细胞在不依赖于外来的或体液调节情况下，自身对刺激发生的适应性反应过程。例如，血管平滑肌在受到牵拉刺激时，会发生收缩反应。

第四节　人体生命活动的基本特征

人体生命活动的基本特征包括呼吸、血液循环、消化吸收、代谢与排泄。呼吸、血液循环、消化吸收及排泄将在临床医学篇的相关章节中介绍，本节主要介绍能量代谢和体温。

一、基础代谢

基础代谢(basal metabolism)是指基础状态下的能量代谢。基础代谢率(basal metabolic rate，BMR)是指单位时间内的基础代谢，即在基础状态下，单位时间内的能量代谢。所谓基础状态是指人体处在清醒而又非常安静、不受肌肉活动、环境温度、食物及精神紧张等因素的影响时的状态。基础代谢率，要在清晨未进餐以前测定。

基础代谢率以每小时、每平方米体表面积的产热量为单位，通常以 $kJ/(m^2 \cdot h)$来表示。要用每平方米体表面积而不用每公斤体重的产热量来表示，是因为基础代谢率的高低与体重并不成比例关系，而与体表面积基本上成正比。关于我国正常人基础代谢率的水平，男女各年龄组的平均值如表 4-2 所示。基础代谢率随性别、年龄的不同而有生理变化。但是，同一个体的基础代谢率，只要在测定时的条件完全符合前述的要求，则不同时日重复测定的结果基本上无差异。这就反映了正常人的基础代谢率是相当稳定的。当测定情况相同时，男子的基础代谢率平均比女子的高；幼年人比成年人的高；年龄越大，代谢率越低。在各种疾病中，甲状腺功能的改变总是伴有基础代谢率的异常。一般说来，体温每升高 1℃，基础代谢率可升高 13%。

表 4-2 我国人正常的基础代谢率平均值[kJ/(m² · h)]

年龄(岁)	11～15	16～17	18～19	20～30	31～40	41～50	51 以上
男性	195.5	193.4	166.2	157.8	158.7	154.0	149.0
女性	172.5	181.7	154.0	146.5	141.7	142.4	138.6

二、体温

人和高等动物机体都具有一定的温度,这就是体温。体温是机体进行新陈代谢和正常生命活动的必要条件。

临床上通常用口腔温度、直肠温度和腋窝温度来代表体温。直肠温度的正常值为 36.9～37.9℃,但易受下肢温度影响。当下肢冰冷时,由于下肢血液回流至髂静脉时的血液温度较低,会降低直肠温度;口腔温度(舌下部)平均比直肠温度低 0.3℃,但它易受经口呼吸、进食和喝水等影响;腋窝温度平均比口腔温度低 0.4℃,但由于腋窝不是密闭体腔,易受环境温度、出汗和测量姿势的影响,不易正确测定。

在一昼夜之中,人体体温呈周期性波动。清晨 2～6 时体温最低,午后 1～6 时最高。波动的幅值一般不超过 1℃。体温的这种昼夜周期性波动称为昼夜节律或日周期。

女子的基础体温随月经周期而发生变动。在排卵后体温升高,这种状态一直持续至下次月经开始(图 4-3)。这种现象很可能同性激素的分泌有关。实验证明,这种体温的变化同血液中孕激素及其代谢产物的变化相吻合。

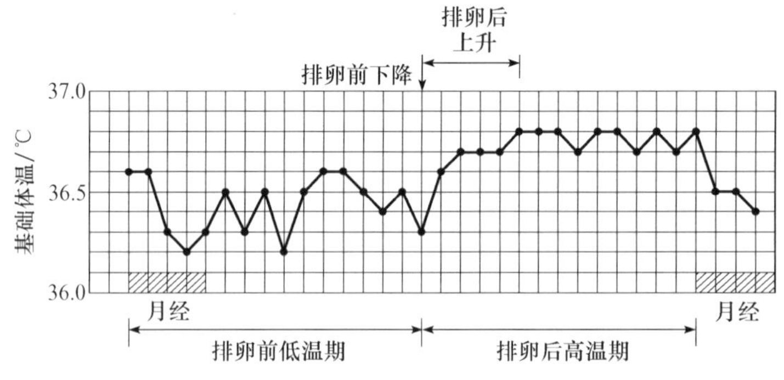

图 4-3 女子的基础体温曲线

体温也与年龄有关。一般说来,儿童的体温较高,新生儿和老年人的体温较低。新生儿,特别是早产儿,由于体温调节机制发育还不完善,调节体温的能力差,所以他们的体温容易受环境温度的影响而变动。因此对新生儿应加强护理。

肌肉活动时代谢加强,产热量因而增加,结果可导致体温升高。所以,临床上应让病人安静一段时间以后再测体温。测定小儿体温时应防止哭闹。此外,情绪激动、精神紧张、进食等情况对体温都会有影响,环境温度的变化对体温也有影响,在测定体温时,要考虑到这些情况。

在炎热环境中,交感神经紧张度降低,皮肤小动脉扩张,动-静脉吻合支开放,皮肤血流量因而大大增加(据测算,全部皮肤血流量最多可达到心输出量的 12%)。于是较多的体热从机体深部被带到体表层,提高了皮肤温度,增强了散热作用。

在寒冷环境中,交感神经紧张度增强,皮肤血管收缩,皮肤血流量剧减,散热量也因而大大减少。此时机体表层宛如一个隔热器,起到了防止体热散失的作用。

发汗(sweating)是指汗腺分泌汗液的活动。发汗是可以意识到的明显的汗液分泌,因此,汗液的蒸发又称为**可感蒸发**。发汗是反射活动。人体汗腺接受交感胆碱能神经纤维的支配，所以乙酰胆碱对小汗腺有促进分泌作用。发汗中枢分布在从脊髓到大脑皮层的中枢神经系统中。在正常情况下，起主要作用的是下丘脑的发汗中枢，它可能位于体温调节中枢之中或其附近。精神紧张或情绪激动而引起的发汗称为精神性发汗。主要见于掌心、脚底和腋窝。精神性发汗的中枢神经可能在大脑皮层运动区。精神性发汗在体温调节中的作用不大。

体温调节是生物自动控制系统的实例，下丘脑体温调节中枢，包括**调定点**(set point)神经元在内，属于控制系统。它的传出信息控制着产热器官如肝、骨骼肌以及散热器官如皮肤血管、汗腺等受控系统的活动，使受控对象——机体深部温度维持在一个稳定水平。而输出变量体温总是会受到内、外环境因素的影响(譬如机体的运动或外环境气候因素的变化，如气温、湿度、风速等)。此时则通过温度检测器——皮肤及深部温度感受器(包括中枢温度感受器)将干扰信息反馈于调定点，经过体温调节中枢的整合，再调整受控系统的活动，仍可建立起当时条件下的体热平衡，收到稳定体温的效果。

对温度敏感的感受器称为**温度感受器**，温度感受器分为外周温度感受器和中枢温度感受器。外周温度感受器在人体皮肤、黏膜和内脏中。温度感受器又分为冷觉感受器和温觉感受器，它们都是游离的神经末梢。当皮肤温度升高时，温觉感受器兴奋，而当皮肤温度下降时，则冷觉感受器兴奋。从记录温度感受器发放的冲动可以看到，冷觉感受器在 28℃时发放冲动的频率最高，而温觉感受器则在 43℃时发放冲动的频率最高。当皮肤温度偏离这两个温度时，两种感受器发放冲动的频率都逐渐下降。此外，温度感受器对皮肤温度变化的速率更敏感。中枢温度感受器位于脊髓、延髓、脑干网状结构及下丘脑中。

由细菌所致的发热是由于热敏神经元的阈值受到致热原的作用而升高，调定点上移(如 39℃)的结果。因此，发热反应开始先出现恶寒、战栗等产热反应，直到体温升高到 39℃以上时才出现散热反应。只要致热因素不消除，产热与散热两个过程就继续在此新的体温水平上保持着平衡。应该指出的是，发热时体温调节功能并无阻碍，而只是由于调定点上移，体温才被调节到发热水平。

第五节　血型与输血

血液由血浆和血细胞组成，血浆的成分及其生理功能已在本章第二节　机体的内环境中介绍，血细胞的功能将在临床医学篇·第五章　血液与造血系统疾病概述中叙述。自 1901 年发现了第一个 ABO 血型系统，从此为人类揭开了血型的奥秘。

1. 血型　血型(blood group)是指红细胞膜上特异性抗原的类型。

(1) ABO 血型的分型：ABO 血型是根据红细胞膜上是否存在的凝集原 A 与凝集原 B 而将血液分为四型。凡红细胞只含 A 凝集原的称为 **A 型**；只含 B 凝集原的称为 **B 型**；若 A 与 B 两种凝集原都有的称为 **AB 型**；这两种凝集原都没有的则称为 **O 型**。不同血型的人的血清中各含有不同的凝集素，但不含有对抗其自身红细胞凝集原的凝集素(表 4-3)。

表 4-3　ABO 血型系统中的凝集原和凝集素

型	凝集原	凝集素	型	凝集原	凝集素
A 型	A	抗 B	AB 型	A+B	无
B 型	B	抗 A	O 型	无	抗 A+抗 B

(2) ABO 血型的检测：正确测定血型是保证输血安全的基础。在一般输血中只有 ABO 系统的血型相合才能考虑输血。测定 ABO 系统的方法是：在玻片上分别滴上一滴抗 B、一滴抗 A 和一滴抗 A、抗 B 血清，在每一滴血清上再加一滴红细胞悬浮液，轻轻摇动，使红细胞和血清混匀，观察有

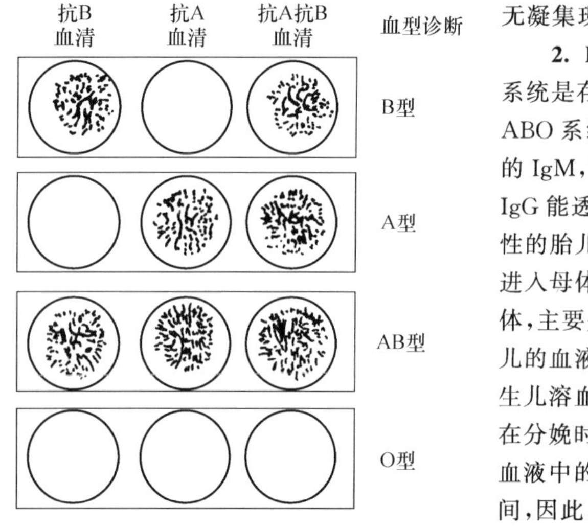

图 4-4 ABO 血型的测定

无凝集现象(图 4-4)。

2. Rh 血型系统在医学实践中的意义 Rh 血型系统是存在于红细胞膜上的另一种抗原。Rh 系统与 ABO 系统比较，ABO 系统的抗体一般是分子量较大的 IgM，而 Rh 系统的抗体主要是分子量较小的 IgG，IgG 能透过胎盘。因此，当 Rh 阴性的母亲怀有 Rh 阳性的胎儿时，胎儿的少量红细胞或 Rh 的 D 抗原可以进入母体，通过免疫反应，在母体的血液中产生免疫抗体，主要是抗 D 抗体。这种抗体可以透过胎盘进入胎儿的血液，可使胎儿的红细胞发生凝集和溶血，造成新生儿溶血性贫血，严重时可致胎儿死亡。但一般只有在分娩时才有较大量的胎儿红细胞进入母体，而母体血液中的抗体浓度是缓慢增加的，一般需要数月的时间，因此，第一次妊娠常不产生严重反应。如果 Rh 阴性母亲再次怀有 Rh 阳性胎儿时，此时，母体血液中高浓度的 Rh 抗体将会透过胎盘，破坏胎儿大量红细胞。在我国各族人中，汉族和其他大部分民族的人，属 Rh 阳性的约占 99%，Rh 阴性的人只占 1%左右。但是在另一些少数民族中，Rh 阴性的人较多，如苗族为 12.3%、卡塔尔族为 15.8%。

3. 白细胞抗原的临床意义 白细胞上有组织相容性抗原，即人白细胞抗原(human leukocyte antigen，HLA)，它对选择器官组织的移植和血液成分的输注的合适供应者(donor)有重要意义。HLA 还可应用于亲子鉴定和人类学研究。在亲子鉴定时，由于 HLA 的数目极多，出现相同表型的机会极少。

4. 输血的原则 在 ABO 系统血型相同的人之间进行输血，在输血前必须进行交叉配血试验(cross-match test)，即不仅把供血者的红细胞与受血者的血清进行血清配合试验(这称为交叉配血主侧)；而且要把受血者的红细胞与供血者的血清做配合试验(这称为交叉配血次侧)。这样，既可检验血型测定是否有误，又能发现他们的红细胞或血清中，是否还存在一些其他的凝集原或凝集素，足以引起红细胞凝集反应。如果交叉配血试验的两侧都没有凝集反应，即为配血相合，可以进行输血。

以往曾经把 O 型的人称为“万能供血者”，认为他们的血液可以输给其他血型的人。但目前认为这种输血是不可取的，因为，虽然 O 型的红细胞上没有 A 和 B 凝集原，因而不会被受血者的血浆凝集，然而，O 型人的血浆中的抗 A 和抗 B 凝集素能与其他血型受血者的红细胞发生凝集反应。当输入的血量较大较快时，供血者血浆中的凝集素未被受血者的血浆足够稀释时，受血者的红细胞会被广泛凝集。

(王林元　赵仰星　郭东星)

【思考题】

1. 细胞膜的跨膜物质转运方式有几种？
2. 试述氧、氨基酸和葡萄糖分别以何种方式进入细胞内。
3. 血浆蛋白的生理功能是什么？
4. 人类血型主要有哪些类型？O 型血的人被称为“万能供血者”对吗？
5. 输血时的注意事项是什么？
6. 何为基础代谢率？

第五章　人体常见的病理形态改变

疾病是一个极其复杂的过程，在致病因子和机体反应功能的相互作用下，患病机体有关部位的形态结构、代谢和功能都会发生种种改变，这是研究和认识疾病的重要依据。各个器官虽然在功能和结构上互不相同，但在各种致病因子的影响下，不同器官却可呈现同样的基本病理反应和结构改变。例如，肝炎、肺炎、脑膜炎、阑尾炎、腹膜炎等，发生于不同的器官，虽然各自有其本身的病因和独特的病变，但却都属于炎性疾患，都具有细胞、组织损伤，局部血液循环障碍，炎性渗出和细胞、组织增生等共同的炎症基本改变，其本质也都是病因对机体的损伤和机体对损伤的防御反应在相应局部的表现。人体病理形态改变主要阐述细胞和组织的损伤、损伤的修复、局部血液循环及体液循环障碍、炎症以及肿瘤（见临床医学篇・肿瘤）等基本病理过程及其发生发展的基本规律。

第一节　细胞和组织的适应性反应

适应（adaptation）指细胞、组织、器官和机体对于持续性的内外环境刺激做出的非损伤性的应答反应。这种反应能力可保证细胞和组织的正常功能，维护细胞、器官乃至整个机体的生存。适应在形态上表现为肥大、增生、萎缩、化生。

1. 肥大　细胞、组织和器官体积的增大称为**肥大**（hypertrophy）。肥大可分为代偿性肥大与内分泌性肥大。代偿性肥大通常由相应器官的功能负荷加重引起，如高血压引起的心肌肥大等。内分泌性肥大是由内分泌作用引起的肥大，如雌激素影响下的妊娠子宫等。肥大还可分为生理性肥大（如运动员的骨骼肌肥大）和病理性肥大（如心肌肥大、一侧肾切除后对侧肾肥大）。

2. 增生　器官或组织的实质细胞数量增多称为**增生**（hyperplasia）。增生可致组织、器官的体积增大。实质细胞的增多是通过有丝分裂来实现的，因此，实质细胞的有丝分裂引起的器官（肝、子宫、前列腺等）的体积增大常常是通过增生和肥大共同完成的。增生可分生理性增生（如青春期女性乳腺上皮增生）和病理性增生（如肝细胞毒性损伤后的再生）。

3. 萎缩　发育正常的器官或组织，由于实质细胞体积或数目减少使器官或组织体积缩小称为**萎缩**（atrophy），萎缩一般是可恢复的。根据病因，可将萎缩概括地分为生理性萎缩及病理性萎缩。生理性萎缩是生命过程的正常现象，当机体发育到一定阶段时，许多结构、组织和器官可逐渐萎缩，这种现象也称为退化。例如，在青春期后胸腺的逐步退化等；此外，在高龄时期，几乎一切器官和组织均不同程度地出现萎缩，即老年性萎缩，尤以脑、心、肝、皮肤、骨骼等为明显。病理性萎缩，即在病理状态下出现的萎缩，根据原因不同分为：营养不良性萎缩（如消化道梗阻）、废用性萎缩、去神经性萎缩（肌肉萎缩）、压迫性萎缩（如肾盂积水时的肾实质萎缩）、内分泌性萎缩（如脑垂体功能低下时，病人的甲状腺、肾上腺和性腺等都萎缩）。

4. 化生　一种分化成熟的细胞为另一种分化成熟的细胞所替代的过程称为**化生**（metaplasia）。但这种转化过程并非表现为已分化的细胞直接转变为另一种细胞，而是由较幼稚的细胞通过增生转变而成，因此，化生只出现在具有增生能力的细胞。上皮细胞的化生，以鳞状上皮化生最为常见。如长期吸烟者，气管和支气管黏膜的假复层纤毛柱状上皮化生为鳞状上皮细胞。

第二节　细胞和组织的损伤及修复

一、细胞、组织损伤的原因

引起细胞和组织损伤的原因多种多样，其作用的强弱和持续的时间决定着损伤的程度，有的引起较轻的可复性损伤，有的则引起严重的不可复性损伤，导致细胞、组织的死亡。损伤的原因包括缺氧、物理因子(机械性、高温、低温、电流、射线等刺激因子)、化学因子、生物因子(细菌、病毒、真菌、原虫、寄生虫等)、免疫反应等。

二、细胞和组织损伤的形态学改变

较轻的细胞损伤是可逆的。严重的细胞损伤是不可逆的，最终导致细胞死亡，包括坏死和凋亡。

各种细胞损伤的早期改变为ATP的减少、细胞膜完整性的缺失、蛋白质合成下降、细胞骨架损伤和DNA损伤。在一定限度内损伤引起的改变是可逆的，传统形态学上亦称**变性**(degeneration)。如果引起损伤的刺激因素持续存在或过于强烈则导致不可逆的细胞损伤，细胞出现坏死。此时，大部分细胞质膜均受到损伤，溶酶体肿胀、线粒体空泡化、ATP产生减小或停止。细胞外钙流入细胞内，储存的钙释放出来，导致多种酶被激活，分解细胞膜、蛋白质、ATP和核酸。由于细胞膜的破坏，细胞内的蛋白和酶类释放到细胞外，临床上检测血中某些酶的含量的变化可以推测细胞损伤的严重程度，如血清中谷-丙转氨酶(SGPT)含量的高低可反映肝细胞的损伤程度，血清中的肌酸磷酸激酶(CPK)的浓度改变可用来诊断心肌梗塞。

在细胞损伤和出现形态学改变之间有一定的时间间隔。用组织化学和超微结构技术，在缺血后几分钟即可看到改变。但在光镜下出现病变则需要几小时或十几小时。

(一)可逆性损伤(变性)

1. 细胞肿胀　在一些细胞损伤因子(缺氧、缺血、电离辐射以及冷、热、微生物毒素)的作用下，细胞的能量供应不足，细胞膜上的钠泵受损，使细胞膜对电解质的主动转运功能发生障碍；或细胞膜直接受损时，则导致细胞内水分增多，形成细胞水肿，在光镜下可见损伤细胞胞质中出现细小的空泡，有时称为**水变性**或**空泡变性**。细胞水肿通常为细胞的轻度或中等程度损伤的表现，当原因消除后仍可恢复正常。但如进一步继续发展，则可能形成脂肪变性，甚或坏死。

2. 细胞内(外)物质积聚

在病理状态下，不同的原因可以导致多种不同的物质在细胞和间质内异常沉积，它是变性的主要表现。具体可分为以下几种：

(1) 脂肪沉积：正常情况下，除脂肪细胞外，其他细胞内一般不见或仅见少量脂滴在缺氧、中毒或代谢障碍的情况下，细胞质内出现脂滴或脂滴明显增多，则称为**脂肪变**(fatty change)，如肝、肾、心等，尤以肝最为常见(因为肝是脂肪代谢的重要场所)(图5-1)。

(2) 玻璃样变性：又称透明变性(hyaline degeneration)，为十分常见的变性，主要见于结缔组织、血管壁，有时也可见于细胞内。①结缔组织玻璃样变，常见于纤维瘢痕组织、纤维化的肾小球，以及动脉粥样硬化的纤维性瘢块等；②血管壁玻璃样变，这种改变常见于高血压病时的肾、脑、脾及视网膜的细动脉；③细胞内玻璃样变，亦称为细胞内玻璃样小滴变性。这种情况常见于肾小球肾炎或其他疾病而伴有明显蛋白尿时。

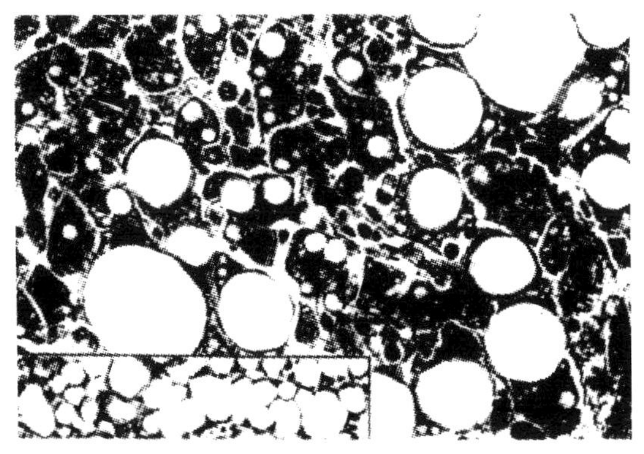

图 5-1 肝细胞脂肪变性

肝细胞胞浆内出现大小不等的脂肪空泡

(3) 纤维素样变性:为间质胶原纤维及小血管壁的一种变性,主要见于急性风湿病及结节性动脉周围炎等变态反应性疾病。

(4) 黏液样变性:组织间质内出现类黏液的积聚称为黏液样变性。

(5) 淀粉样变性:组织内有淀粉样物质沉积称为淀粉样变性。淀粉样变性可分为全身性和局部性两种。前者在我国极为罕见,多发生在长期慢性化脓、骨髓瘤及结核病等情况下。局部性淀粉样变性则较常见,好发于眼睑结膜及上呼吸道等处的慢性炎症且伴有大量浆细胞浸润。

(6) 病理性色素沉积:组织中可有各种色素沉积,其中有的来源于机体自身,称为内源性色素,如含铁血黄素、胆色素、脂褐素、黑色素等;有的则来自体外,为外源性色素,如炭末及纹身所用的色素。

(7) 病理性钙化:在骨和牙之外的其他部位组织内有固态的钙盐沉积,则称为病理性钙化,如结核坏死灶、脂肪坏死灶、动脉粥样硬化斑块内的变性坏死区的钙化。

(二) 不可逆损伤(细胞死亡)

1. 坏死 坏死(necrosis)是指活体内的局部组织、细胞的死亡。凡一切损伤因子,只要其作用达到一定的强度或持续一定的时间,从而使受损组织、细胞的代谢完全停止时,就引起组织、细胞的死亡(坏死)。

在多数情况下,坏死是由组织、细胞的变性逐渐发展而来的,一旦组织、细胞坏死就发生不可逆的损伤。在个别情况下,由于致病因子极为强烈,坏死可迅速发生,有时甚至无明显的形态学改变。例如,将活检的组织、细胞立即投入甲醛溶液中固定时,细胞迅速死亡,但形态上则保持完好,故单纯从形态上有时难以判断细胞是否死亡。

(1) 坏死的基本病变:包括细胞核及细胞浆的变化。

1) 细胞核的改变。细胞核的改变是细胞坏死的主要形态学标志,表现为:①核浓缩,即由于核脱水使染色质浓缩,染色变深,核的体积缩小;②核碎裂,核染色为小碎片,核膜破裂,染色质碎片分散,崩解在胞浆中;③核溶解,在脱氧核糖核酸酶的作用下,染色质的 DNA 分解,核失去对碱性染料的亲和力,因而染色质变淡,甚至只能见到核的轮廓。往后染色质中残余的蛋白质被溶蛋白酶所溶解,核便完全消失(图 5-2)。这一状态约经几小时才能见到。

坏死细胞核的上述变化过程可因损伤因子作用的强弱和发展过程的快慢而有所不同。损伤因子的作用较弱、病变经过缓慢时,上述核的改变可按顺序发生,即先出现核浓缩,然后碎裂,最后核溶解;但如损伤因子作用强烈,经过急剧(如中毒),则往往先发生染色质聚集,随后即进入核碎裂,甚至可从正常核迅速发生核溶解。

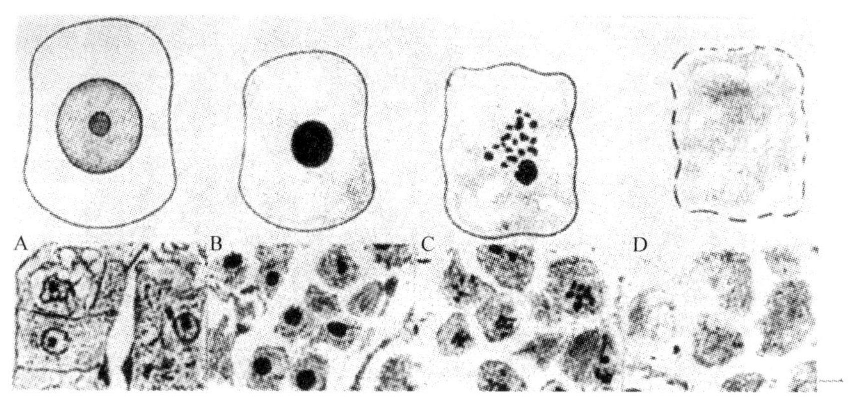

图 5-2　细胞坏死时核的变化模式图

A. 正常细胞；B. 核浓缩；C. 核碎裂；D. 核溶解

图上例：细胞坏死模式图；图下例：肝细胞坏死

2）细胞浆的改变。坏死细胞的胞浆结构崩解，呈颗粒状。

3）间质的改变。实质细胞坏死后一段时间内，间质常无改变，以后在各种溶解酶的作用下，基质崩解，胶原纤维肿胀并崩解、断裂或液化。

临床上将这种已失去生活能力的组织称为**失活组织**，在治疗中必须将其清除，以防细菌在失活组织中生长繁殖，合并感染。

（2）坏死的类型：引起形态学改变有两个基本过程，即蛋白质的变性和细胞的酶性消化。根据坏死的形态表现，坏死可分以下几类：

1）凝固性坏死。坏死组织由于失水变干、蛋白质凝固而变成灰白或黄白色比较坚实的凝固体，故称凝固性坏死（coagulation necrosis）。其特点是坏死组织的水分减少，而结构轮廓则依然较长时间地保存。例如，肾的贫血性梗塞初期，虽然细胞已呈坏死改变，但肾小球、肾小管以及血管等的轮廓仍可辨认；脾的贫血性梗塞也是如此。凝固性坏死包括结核杆菌引起的干酪样坏死（caseous necrosis，caseation）及坏疽（gangrene）。

干酪样坏死表现为组织彻底崩解，镜下不见组织轮廓，只见一些无定形的颗粒状物质（图 5-3），由于坏死组织含有较多脂质（来自崩解的粒细胞和结核杆菌），故略带黄色，同时脂质又阻抑了溶酶体酶的溶蛋白作用，结果形成了状如干酪的物质，因而得名。

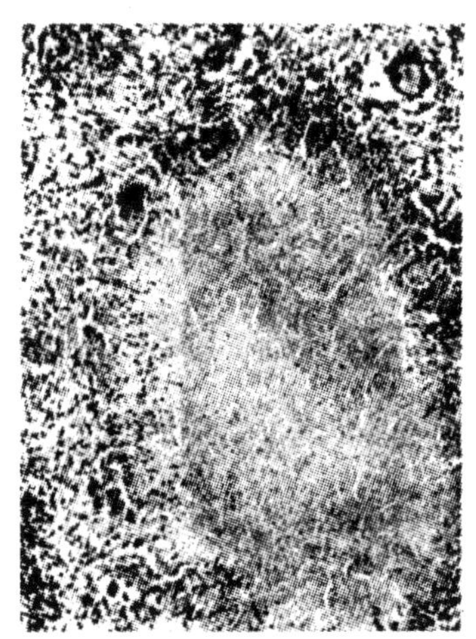

图 5-3　干酪样坏死（镜下）

结核病灶中心的干酪样坏死呈一片模糊细颗粒状无结构物质

坏疽为组织坏死后又发生了继发性改变的结果。当大块组织坏死后，由于发生了不同程度的腐败菌感染和其他因素的影响而呈现黑色、污绿色等特殊形态改变，即成为坏疽。坏死组织经腐败菌分解，产生硫化氢，后者与血红蛋白分解产物铁相结合，形成黑色的硫化铁，使坏死组织呈黑色。坏疽又可表现为**干性坏疽**（多发生在下肢，图 5-4）、**湿性坏疽**（多发生在与体表相通的内脏，如肺、肠和子宫等）和**气性坏疽**（多见于深在的开放性创伤合并产气夹膜杆菌感染）。

2）液化性坏死（liquefaction necrosis）。坏死组织起初肿胀，随即发生酶性溶解，形成软化灶。此时，坏死组织的水解占主导地位。与凝固性坏死相反，液化性坏死主要发生在含可凝固的蛋白质少而脂质多（如脑），或产生蛋白酶多（如胰腺）的组织。当凝固性坏死的组织发生细菌感染时，白细胞的水解酶也能引起组织溶解液化（如感染的肺梗塞）。

（3）坏死的结局：坏死的结局包括溶解吸收，分离排出，机化，包裹和钙化等。

1）溶解吸收。这是机体处理坏死组织的基本方式。来自坏死组织本身和中性粒细胞的溶蛋白酶将坏死物质进一步分解、液化，然后由淋巴管或血管加以吸收，不能吸收的碎片则由巨噬细胞加以吞噬消化，留下的组织缺损则由细胞再生或肉芽组织形成予以修复或形成含有淡黄色液体的囊腔（如脑软化灶）。

2）分离排出。较大坏死灶不易完全吸收，其周围发生炎性反应，其中的白细胞释放溶蛋白酶，加速坏死边缘坏死组织的溶解吸收，使坏死灶与健康组织分离。坏死灶如位于皮肤或黏膜，则坏死组织脱落后形成溃疡；肾、肺等内脏器官坏死组织液化后可经相应管道（输尿管、气管等）排出，留下空腔，称为空洞。溃疡和空洞以后仍可修复。

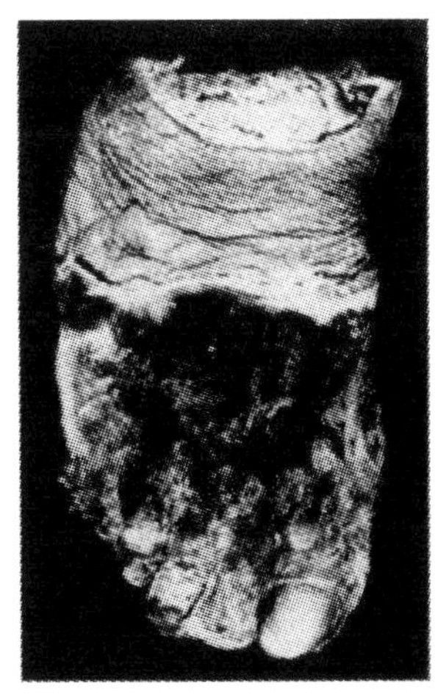

图 5-4　足干性坏疽

3）机化。坏死组织如不能完全溶解吸收或分离排出，则由周围组织新生毛细血管和纤维母细胞等组成肉芽组织，长入坏死灶，逐渐加以溶解、吸收和取代，最后成为瘢痕组织。这种由新生肉芽组织取代坏死组织（或其他异物如血栓等）的过程称为机化。

4）包裹、钙化。如果坏死灶较大，或坏死物质难以溶解吸收，或不能完全机化，则常由周围新生结缔组织加以包裹，其中的坏死物质有时可发生钙化，如结核病灶的干酪样坏死即常发生这种改变。

（4）坏死对机体的影响：主要与下列因素有关：①坏死细胞的生理重要性，如心肌、脑组织的坏死后果严重；②坏死细胞的数量，如肝细胞的广泛性坏死后果严重；③坏死细胞所在器官的再生能力，如肝细胞易于再生，如果不是广泛性坏死，坏死后容易恢复；④发生坏死器官的贮备代偿能力，如肾、肺为成对器官，贮备能力强，即便发生部分坏死也不会明显影响功能。

2. 凋亡（apoptosis）　大多为细胞的生理性死亡，也可是病理性的细胞死亡，是细胞衰老过程中各个细胞功能逐渐息灭的结果，它是由一系列基因控制的，类似树叶的枯萎凋谢过程。凋亡时激活的酶导致细胞自身的 DNA 和核内及胞质内蛋白的降解，但细胞膜仍完整，故凋亡细胞很快被吞噬细胞清除。因无细胞内容的泄露，故不引起炎症反应，这与坏死不同（表 5-1），有时二者可同时存在。

表 5-1　凋亡与通常的细胞坏死的区别

	坏　死	凋　亡
诱导原因	仅见于病理性损伤（缺氧、毒素等）	生理性和病理性均可
组织学改变		
范围	一般发生于多数细胞	多发生于单个细胞
胞质	肿胀	皱缩
线粒体	肿胀→破坏	致密
其他细胞器	肿胀→破坏	致密
染色质	凝聚成块状	致密
细胞膜	完整性破坏，坏死细胞崩解	保持完整性，形成凋亡小体
炎症反应	存在	缺乏，凋亡小体被吞噬
DNA 分解机制	随意性，弥漫性； ATP 减少，膜损害，自由基损害	核小体（nucleosome）间分解（180～200bp）； 基因活化（新蛋白质合成），核酸内切酶激活

三、细胞老化

个体的生命过程一般经过发育、成熟、衰老和死亡几个阶段。机体成熟后，随着年龄的增大，几乎所有的器官系统均发生生理功能和组织结构的退行性改变。这种退行性改变一般统称为老化(aging)或衰老(senescence)。

细胞的老化(cellular aging)是个体老化的基础,表现在许多细胞功能的降低和组织形态学的改变。老化细胞在代谢和功能方面表现为线粒体氧化磷酸化功能减弱、核酸和蛋白质合成减少、摄取营养物质的能力降低和DNA或线粒体损伤修复能力减弱等。在形态学上表现为细胞核不规则、异常分叶、线粒体空泡化、内质网减少、高尔基体扭曲和脂褐素沉积等。

为什么会发生细胞的老化,老化时钟(aging clock)学说认为,细胞增殖的次数是由基因中的记时器(与端粒和端粒酶有关)所控制;也有人提出代谢遗传损害积累学说。

四、损伤的修复

损伤造成机体部分细胞和组织的结构和功能丧失后,机体对所形成缺损进行修补恢复的过程,称为**修复**(repair),修复后可完全或部分恢复原组织的结构和功能。修复可分为两种不同的过程及结局:①由损伤部周围的同种细胞来修复,称为再生(regeneration),如果完全恢复了原组织的结构及功能,则称为**完全再生**;②由纤维结缔组织来修复,称为**纤维性修复**,常见于再生能力弱或缺乏再生能力的组织。当其发生缺损时,不能通过原来的组织再生修复,而是由肉芽组织填补,以后将形成瘢痕,故也称**瘢痕修复**(或不完全再生)。在多数情况下,由于有多种组织发生损伤,上述两种修复过程常同时存在。

1. 再生 可分为生理性再生及病理性再生。生理性再生是指在生理过程中,有些细胞、组织不断老化、消耗,由新生的同种细胞不断补充,始终保持着原有的结构和功能,维持着机体的完整与稳定。例如,表皮的表层角化细胞经常脱落,而表皮的基底细胞不断地增生、分化,予以补充;消化道黏膜上皮约1~2天就更新一次;子宫内膜周期性脱落,又由基底部细胞增生加以恢复。病理性再生是病理状态下细胞、组织缺损后发生的再生。

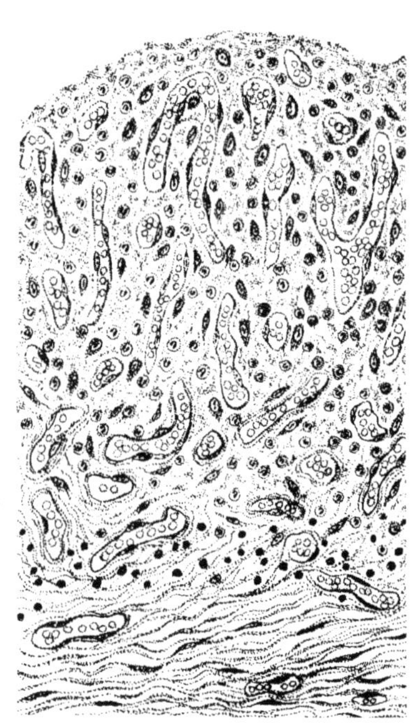

图5-5 肉芽组织镜下结构模式图
图示:新生毛细血管、纤维母细胞及各种炎性细胞

人体组织细胞按再生能力的强弱可分为三类:①表皮细胞、呼吸道和消化道黏膜被覆细胞、男性及女性生殖器官管腔的被覆细胞、淋巴及造血细胞、间皮细胞等的再生能力相当强,总在不断地增殖,以代替衰亡或破坏的细胞;②细胞增殖现象不明显,但受到组织损伤的刺激时,表现出较强的再生能力,这类细胞包括各种腺体或腺样器官的实质细胞,如肝、胰、唾液腺、内分泌腺、汗腺、皮脂腺和肾小管的上皮细胞等以及原始的间叶细胞及其分化出来的各种细胞,如骨折愈合时,间叶细胞增生,并向软骨母细胞及骨母细胞分化;③神经细胞、骨骼肌细胞及心肌细胞,在出生后都不能分裂增生,一旦遭受破坏则成为永久性缺失,但这不包括神经纤维。在神经细胞存活的前提下,受损的神经纤维有着活跃的再生能力。

2. 纤维性修复 修复首先通过肉芽组织增生、溶解、吸收损伤局部的坏死组织及其他异物,并填补组织缺损,然后肉芽组织转化成以胶原纤维为主的瘢痕组织。

(1) 肉芽组织(granulation tissue):由增生旺盛的毛细血管及纤维结缔组织和各种炎性细胞组成,肉眼表现为鲜红色,颗粒状,柔软湿润,形似鲜嫩的肉芽而得名(图5-5)。肉芽组织在修复过程中有着很重要的作用:①机化血凝块、坏死组织及其他异物;②抗感染及保护创面;③填补伤口及其他组织缺损。

(2) 瘢痕组织(scar tissue):是肉芽组织逐渐纤维化的过程。和肉芽组织相比,瘢痕组织中血管稀少,纤维母细胞转变为纤维细胞,网状纤维及胶原纤维增多,肉眼呈白色,质地坚韧。瘢痕的形成宣告修复完成,然而瘢痕本身仍在缓慢变化,如瘢痕收缩等。由于瘢痕坚韧又缺乏弹性,加上瘢痕收缩可引起器官变形及功能障碍,如在消化道、泌尿道等腔室器官则引起管腔狭窄,在关节附近则引起运动障碍。一般情况下,瘢痕中的胶原还会逐渐被分解、吸收,以至改建,因此瘢痕会缓慢地变小变软;但偶尔也有的瘢痕胶原形成过多,成为大而不规则的隆起硬块,称为**瘢痕疙瘩**,常见于烧伤或反复受异物等刺激的伤口,其发生机制不明,一般认为与体质有关。

第三节 炎 症

外源性和内源性损伤因子可引起细胞各种各样的损伤性病变,与此同时机体的局部和全身则发生一系列复杂的反应,以局限和消灭损伤因子,清除和吸收坏死组织、细胞,并修复损伤,这就是机体的防御性反应——**炎症**(inflammation)。

在炎症过程中,一方面损伤因子可直接或间接损伤机体的细胞和组织,另一方面通过包括一系列的血管反应、液体渗出、白细胞渗出和激活,可稀释、中和、杀伤和包围损伤因子,同时机体通过实质和间质细胞的再生使受损伤的组织得以修复和愈合。可以说炎症是损伤、抗损伤和修复的综合过程。机体的许多成分参与炎症反应过程,包括白细胞、血浆蛋白、血管壁、结缔组织细胞、细胞外基质和炎症介质等。

一、炎症的原因

1. 物理性因子 高热、低温、放射线及紫外线等。

2. 化学性因子 包括外源性和内源性化学物质。外源性化学物质,有强酸、强碱等腐蚀性物质及松节油、芥子气等。内源性化学毒物,包括坏死组织的分解产物及在某些病理条件下堆积于体内的代谢产物,如尿素等。

3. 机械性因子 如切割、撞击、挤压等。

4. 生物性因子 细菌、病毒、立克次体、支原体、真菌、螺旋体和寄生虫等为炎症最常见的原因。它们通过在体内繁殖,产生、释放毒素,直接导致细胞和组织损伤,而且还可通过其抗原性诱发免疫反应导致炎症。

5. 变态反应 各型变态反应均能造成组织和细胞损伤而导致炎症,如由Ⅰ型变态反应引起的过敏性鼻炎和荨麻疹,Ⅱ型变态反应引起的基底膜性肾小球肾炎,Ⅲ型变态反应引起的免疫复合物性肾小球肾炎和Ⅳ型变态反应引起的结核等。此外还有某些自身免疫性疾病,如淋巴性甲状腺炎、溃疡性结肠炎等。

损伤因子作用于机体是否引起炎症,以及炎症反应的强弱不仅与损伤因子的性质和损伤的强度有关,而且还与机体对损伤因子的敏感性有关,如幼儿和老年人免疫功能低下,易患肺炎,病情也较严重;接种过预防疫苗的儿童,对该病原体常表现为不感染,或即使感染病情也较轻。因此,炎症反应的发生和发展取决于损伤因子和机体反应性两方面的综合作用。

二、炎症的基本病理变化

炎症的基本病理变化包括局部组织的变质、渗出和增生。在炎症过程中这些病理变化按照一定的先后顺序发生,一般早期以变质和渗出变化为主,后期以增生为主,但三者是密切联系的。

1. 变质 炎症局部组织发生的变性和坏死称为变质。变质既可发生于实质细胞,也可见于间质细胞。实质细胞常出现的变质包括细胞水肿、脂肪变性、凝固性或液化性坏死等。间质细胞的变质可表现为黏液变性、纤维素样变性或坏死等。

2. 渗出 炎症局部组织血管内的液体、蛋白质和血细胞通过血管壁进入间质、体腔、体表或黏膜表面的过程称为渗出。以血管反应为中心的渗出性病变是炎症的重要标志，在局部具有重要的防御作用。

3. 增生 在致炎因子、组织崩解产物或某些理化因子刺激下，炎症局部的巨噬细胞、内皮细胞和纤维母细胞增生，在某些情况下局部的上皮细胞或实质细胞也可增生。正是这种增生反应使损伤组织得以修复，其机制与再生和修复过程相似。

三、炎症的局部表现和全身反应

1. 炎症的局部表现 炎症的局部临床特征是红、肿、热、痛和功能障碍。红、热是由于炎症局部血管扩张、血流加快所致。肿是由局部炎症性充血、血液成分渗出引起。疼痛是由于渗出物压迫或某些炎症介质直接作用于神经末梢而引起。此外，由于炎症的部位、性质和严重程度的不同将引起不同的功能障碍，如肺炎影响气血交换而引起缺氧和呼吸困难等，关节炎可引起关节活动不灵。

2. 全身反应 炎症的的全身急性期反应包括发热、慢波睡眠增加、厌食、肌肉蛋白降解加速、补体和凝血因子合成增多，以及末梢血白细胞数目改变。发热在感染性炎症，特别是当病原体蔓延入血时常表现得很突出；然而，某些病毒性疾病和伤寒等炎症，出现末梢血白细胞计数降低。

炎症是机体的防御性反应，通常对机体是有利的。如果没有炎症反应，人们将不能长期生存于这个充满致炎因子的自然环境中。

但是，炎症对机体也有很大的潜在危害性。严重的过敏反应可危及病人的生命；心包腔内纤维素性渗出物机化可形成缩窄性心包炎，进而影响心功能；发生于脑实质或脑膜的炎症可引起颅内压升高，甚至形成脑疝，致使生命中枢受压而造成病人死亡；此外，声带急性炎症水肿可导致窒息，等等。因此，在一定情况下应采取措施控制炎症反应。

四、炎症的类型

炎症通常依病程经过分为两大类：急性炎症和慢性炎症。

1. 急性炎症 急性炎症起病急骤，持续时间短，仅几天到一个月，以渗出病变为特征，炎症细胞浸润以中性粒细胞为主。在急性炎症过程中，如渗出和增生等抗损伤过程占优势，则炎症逐渐向痊愈方向发展；相反，如损伤性变化占优势，则炎症逐渐加重并可向全身扩散；若损伤和抗损伤变化暂时难分“胜负”，则炎症转变为慢性。

2. 慢性炎症 慢性炎症持续时间较长，常数月到数年，常以增生病变为主，其炎症细胞浸润则以巨噬细胞和淋巴细胞为主。致炎因子持续存在并且损伤组织，是发生慢性炎症的根本原因。各种器官的慢性炎症除从急性炎症转化而来外，还可以其他方式发生。急性炎症反复发作，而发作间期无明显症状也属于慢性炎症，如慢性胆囊炎、慢性肾盂肾炎等。慢性炎症还可潜隐缓慢地逐渐发生，临床上开始并无急性炎症表现，常见于细胞内感染（如结核杆菌、病毒感染），这些病原体的毒力不强，但可引起免疫反应；或长期受不能降解却有潜在毒性物质的刺激（如矽肺）；或持续存在的、对抗自身组织的免疫反应即自身免疫性疾病（如类风湿性关节炎）。

五、炎症的经过和结局

1. 痊愈 大多数炎症病变能够痊愈。

（1）完全痊愈：在炎症过程中，清除病因，溶解吸收少量的坏死物和渗出物，通过周围健康细胞的再生达到修复，最后完全恢复原来组织的结构和功能。

（2）不完全痊愈：如炎症灶的坏死范围较广，则由肉芽组织修复，留下瘢痕，不能完全恢复原有组织的结构和功能。

2. 迁延不愈、转为慢性 致炎因子不能在短期内清除，或在机体内持续存在，而且不断损伤组织，造成炎症过程迁延不愈，急性炎症转化为慢性炎症，病情时轻时重。

3. 蔓延扩散 由于机体抵抗力低下，病原微生物毒力强、数量多，病原微生物可不断繁殖并直接沿组织间隙向周围组织、器官蔓延，或向全身扩散。

(1) 局部蔓延：炎症局部的病原微生物可经组织间隙或器官的自然通道向周围组织和器官扩散，如肾结核可沿泌尿道下行播散，引起输尿管和膀胱结核。

(2) 淋巴道扩散：急性炎症时，病原微生物可随炎性渗出液进入淋巴管，引起继发性淋巴管炎及所属淋巴结炎。例如，足部感染时，下肢因淋巴管炎可出现红线；腹股沟淋巴结炎表现为局部肿大，并引起疼痛。

(3) 血行扩散：炎症病灶的病原微生物或某些毒素可侵入血液循环或被吸收入血液，引起菌血症、毒血症、败血症和脓毒性败血症等。

菌血症(bacteremia)：细菌由局部病灶进入血液，从血液中可查到细菌，但全身并无中毒症状，称为菌血症。一些炎症性疾病的早期都有菌血症，如大叶性肺炎等。在菌血症阶段，肝、脾、骨髓的吞噬细胞可组成一道防线，以清除病原体。

毒血症(toxemia)：细菌的毒素或毒性产物被吸收进入血液，而细菌本身没有入血，称为毒血症。临床上出现高热、寒战等中毒症状，同时伴有心、肝、肾等实质细胞的变性或坏死，如白喉杆菌外毒素所引起的心肌广泛坏死，严重时甚至出现中毒性休克，如患中毒性痢疾时出现的中毒性休克。

败血症(septicemia)：毒力强的细菌进入血液中不仅未被清除，而且还大量繁殖，并产生毒素，引起全身中毒症状和病理变化，称为败血症。患者除有严重的毒血症临床表现外，还常出现皮肤、黏膜的多发性出血斑点和脾及全身淋巴结肿大等(此时血液中常可培养出致病菌)，严重者可因中毒性休克而死亡。临床上，败血症常由葡萄球菌、脑膜炎双球菌等感染引起。

脓毒性败血症(pyemia)：由化脓菌引起的败血症称为脓毒性败血症。除有败血症的表现外，同时还在一些器官(如肺、肾、肝等)形成多发性小脓肿，这些脓肿是由于细菌菌落栓塞于器官或组织的毛细血管而引起，故称之为**栓塞性脓肿**(embolic abscess)。

第四节 局部血液循环障碍

局部血液循环障碍表现为：①局部循环血量的异常，包括充血和缺血；②血液性状和血管内容物的异常，包括血栓形成、栓塞及梗塞；③水肿和积液。

一、充血

器官或局部组织的血管内血液含量增多称为**充血**(hyperemia)，分为动脉性充血和静脉性充血两类。

1. 动脉性充血 局部器官或组织由于动脉血输入量增多而发生的充血，称为动脉性充血(arteial hyperemia)，简称充血。充血如发生于体表，可见局部组织的颜色鲜红，温度升高。动脉性充血是暂时性的血管反应，原因消除后，局部血量迅速恢复正常，不遗留不良后果，对机体无重要影响。炎症反应的动脉性充血，是一系列血管反应的初始，它参与炎症血管现象，具有积极的作用。

2. 静脉性充血 局部器官或组织由于静脉血液回流受阻而淤积于小静脉和毛细血管内发生的充血，称为静脉性充血(venous hyperemia)，简称淤血(congestion)。静脉性充血是一个被动的过程，具有重要的临床和病理意义。

长期的静脉性充血，局部组织内代谢中间产物蓄积，从而损害毛细血管，使其通透性增高，加之淤血时小静脉和毛细血管内流体静压力升高，导致局部组织发生水肿，严重时甚至发生漏出性出血。如肺淤血时，肺泡壁毛细血管扩张、充血，严重时肺泡腔内可出现水肿液，甚至出血。长期淤血，由于氧和营养物质供应不足和代谢中间产物堆积，还可引起实质细胞的萎缩和变性。

二、出血

血液自心血管腔外流出，称为出血(hemorrhage)。流出的血液逸入体腔或组织内者，称为内出血；血液流出体外，称为外出血。按血液逸出的机制可将出血分为破裂性出血和漏出性出血两种：

1. 破裂性出血 破裂性出血是由于心脏或血管壁破裂所致。破裂可发生于心脏(如心壁瘤的破裂)，也可发生于动脉，其原因既可为动脉壁本身的病变(如主动脉瘤)，也可因动脉旁病变侵蚀动脉壁(如肺结核空洞对肺血管壁的破坏，肺癌、胃癌、子宫颈癌的癌组织侵蚀局部血管壁，胃和十二指肠慢性溃疡的溃疡底的血管被病变侵蚀)。静脉破裂性出血的原因除创伤外，较常见的例子是肝硬变时食管静脉曲张的破裂。毛细血管的破裂性出血发生于局部软组织的损伤。

2. 漏出性出血 由于毛细血管后静脉、毛细血管以及毛细血管前动脉的血管壁通透性增高，血液通过扩大的内皮细胞间隙和受损的血管基底膜而漏出于管腔外。出血性体质所发生的自发性出血，即是漏出性出血。

出血对机体的影响取决于出血量、出血速度和出血部位。漏出性出血过程一般比较缓慢，出血量较少，不会引起严重后果。但如漏出性出血广泛时，比如，肝硬变时因门静脉高压发生的广泛性胃肠黏膜漏出性出血，可因短时内大量出血而导致出血性休克。破裂性出血的过程一般比较迅速，如在短时间内丧失循环血量的20%～25%时，即可发生出血性休克。

发生在重要器官的出血，即使出血量不多，亦可致命。比如，心脏破裂引起心包内出血，由于心包填塞，可导致急性心功能不全；脑出血，尤其是脑干出血，可因重要神经中枢受压致死。局部的出血，可导致相应的功能障碍。比如，脑内囊出血引起对侧肢体偏瘫，视网膜出血引起视力减退或失明。慢性出血可引起贫血。

三、血栓形成

在活体的心脏或血管腔内，血液发生凝固或血液中的某些有形成分互相黏集，形成固体质块的过程，称为血栓形成(thrombosis)，所形成的固体质块称为血栓(thrombus)。

(一) 血栓形成的条件和机制

1. 心血管内膜的损伤 血小板的活化在触发凝血过程中起核心作用。在内皮损伤后，暴露的胶原首先激活血小板，继而凝血连锁反应被启动而触发凝血过程。因此，血栓多见于静脉内膜炎、结节性多动脉炎、动脉粥样硬化溃疡、风湿性和细菌性心内膜炎、心肌梗塞等病变的心血管内膜(壁)上。

2. 血流状态的改变 在正常流速和正常流向的血液内，血小板的外围是一层血浆带(边流)，阻止血小板和内膜接触。当血流缓慢或血流产生漩涡时，血小板得以进入边流，增加了和血管内膜接触的机会与黏附于内膜的可能性。此外，血流缓慢或血流产生漩涡时，被激活的凝血因子和凝血酶能在局部达到凝血过程所必需的浓度。例如，静脉发生血栓约比动脉发生血栓多4倍，静脉血栓常发生于久病卧床或静脉曲张的患者。

3. 血液凝固性增加 血液呈高凝状态，见于弥散性血管内凝血。

需要强调的是，上述血栓形成条件，往往是同时存在的。例如，患者手术后卧床容易引起血栓的形成，既由于血液的凝固性增加，又由于静卧时血流缓慢和下肢静脉(尤其是腓肠肌内的静脉)受压。

（二）血栓形成的过程及血栓的形态

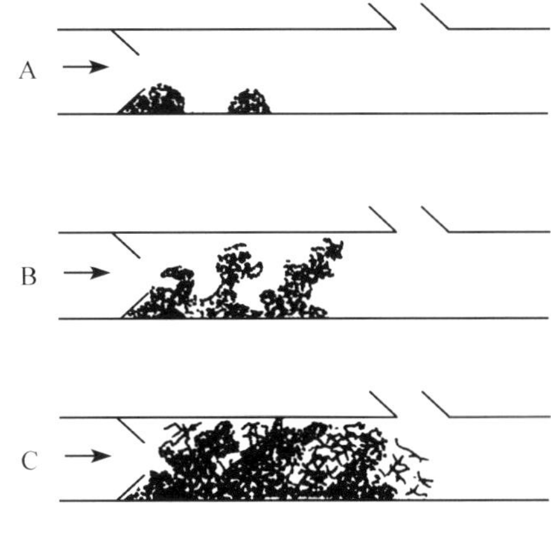

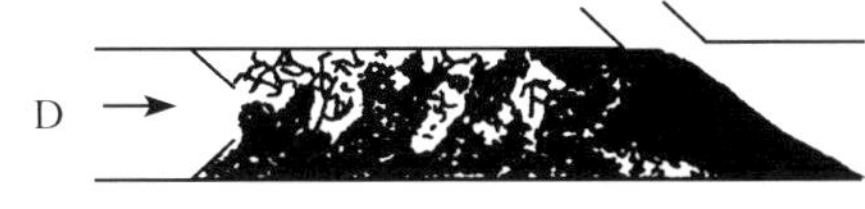

图 5-6 静脉内血栓形成过程示意图

A. 血管内膜粗糙，血小板黏集成堆，使局部血流形成漩涡；B. 血小板继续黏集形成多数小梁，小梁周围有白细胞黏附；C. 小梁间形成纤维素网，并充满红细胞；D. 局部血液凝固、管腔阻塞、血流停滞

无论心内膜或动脉、静脉内的血栓，其形成过程（图 5-6），都从血小板黏附于内膜裸露的胶原开始。当内源性和外源性凝血途径启动后，最后产生的凝血酶将纤维蛋白原水解，其纤维蛋白单体再聚合成纤维蛋白多聚体（纤维素），纤维素和内皮下的纤维连接蛋白共同使凝集的血小板牢固地黏附于受损内膜表面，不再离散。血小板黏集的形成是血栓形成的第一步，以后血栓形成的过程及血栓的组成、形态、大小都取决于血栓发生的部位和局部血流速度。

（三）血栓的结局

1. 软化、溶解、吸收 活化的凝血因子（第Ⅻ因子）可激活纤维蛋白溶酶系统，裂解纤维蛋白原和纤维素，此外，血栓内的白细胞，其溶蛋白酶也有溶解血栓成分的能力。当溶解血栓成分的酶量多、活性强时，血栓可被溶解，小血栓可完全被溶解吸收。

2. 机化 血栓形成后，从血管壁向血栓内长入的内皮细胞和纤维母细胞，随即形成肉芽组织。肉芽组织伸入血栓，逐渐加以取代血栓的过程，称为**血栓机化**。机化的血栓和血管壁有牢固的黏着，不再有脱落的危险。血栓机化中的新生内皮细胞，被覆血栓内，由于血栓干涸产生的裂隙，形成新的血管，并互相吻合沟通，使被阻塞的血管部分地重建血流，这一过程称为**再通**（recanalization）。

3. 钙化 若血栓未能软化又未完全机化，可发生钙盐沉着。在静脉即形成静脉石。

（四）血栓对机体的影响

血栓的形成能对破裂的血管起堵塞作用，阻止出血，这是对机体有利的一面，然而，在多数情况下，血栓造成的血管管腔阻塞和其他影响，对机体造成严重的甚至致命的危害。

1. 阻塞血管 动脉血栓未完全阻塞管腔时，可引起局部器官缺血而萎缩；如完全阻塞或引起必需的供血量不足，而又缺乏有效的侧支循环时，可引起局部器官的缺血性坏死，如脑动脉血栓引起脑梗塞，心冠状动脉血栓引起心肌梗塞，以及血栓闭塞性脉管炎引起患肢坏疽等。

2. 栓塞 在血栓未能和血管壁牢固黏着之前，血栓的整体或部分可以脱落，形成栓子，随血流运行，引起栓塞。如栓子内含着细菌，可引起栓塞组织的败血性梗塞或栓塞性脓肿。

3. 心瓣膜变形 心瓣膜血栓机化，可引起瓣膜粘连，造成瓣膜狭窄，如在机化过程中纤维组织增生后瘢痕收缩，可造成瓣膜关闭不全，见于风湿性心内膜炎和亚急性细菌性心内膜炎。

4. 微循环的广泛性微血栓形成，即 DIC，可引起全身性广泛出血和休克。

四、栓塞

在循环血液中，出现的不溶于血液的异常物质，随着血液流动，阻塞血管管腔，这种现象称为栓塞（embolism），阻塞血管的物质称为栓子（embolus）。最常见的栓子是脱落的血栓，在少见的情况下，脂肪、空气和羊水也可引起栓塞。

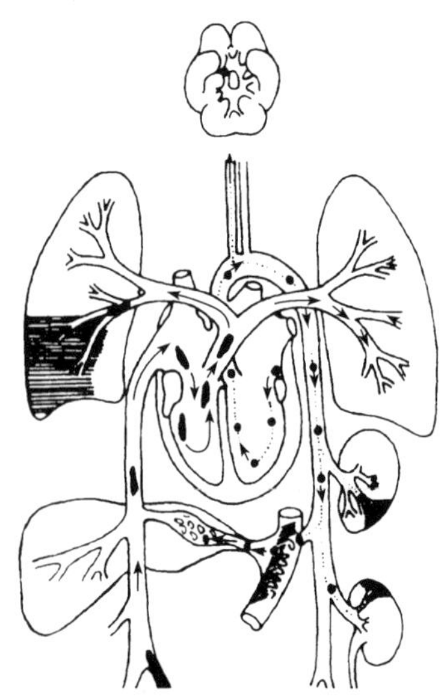

图 5-7　栓子运行途径模式图

（一）栓子的运行途径

栓子运行途径一般随血流方向运行（图 5-7）。左心和大循环动脉内的栓子，最终停留在口径与其相当的动脉分支，并阻断血流；大循环静脉和右心内的栓子，栓塞肺动脉干或其分支；肠系膜静脉的栓子，引起肝内门静脉分支的栓塞；在有房间隔或室间隔缺损者，心腔内的栓子可由压力高的一侧通过缺损进入另侧心腔，再随动脉血流栓塞相应的动脉分支。

（二）血栓栓塞对机体的影响

1. 肺动脉栓塞　造成肺栓塞的栓子 95%以上来自下肢膝以上的深部静脉，栓塞后对机体的影响取决于栓子的大小和数量。例如，即使栓子体积不大，但数量多，将广泛地栓塞肺动脉分支；如果栓子大，将栓塞动脉主干或大分支，患者即发生气促、紫绀、休克，甚至急性呼吸循环衰竭而猝死。巨大的血栓栓子主要来源于下肢静脉，有时可来自右心附壁血栓，特别长的栓子可形成骑跨性栓塞，阻塞左右肺动脉干。

2. 大循环的动脉栓塞　动脉栓塞以下肢、脑、肾、脾常见，当栓塞的动脉缺乏有效地侧支循环时，则不可避免地引起局部组织的梗塞。肝脏，因有肝动脉和门静脉双重血液供应，所以肝动脉分支栓塞很少引起梗塞。

五、梗塞

器官或局部组织由于血管阻塞、血流停止导致缺氧而发生坏死，称为梗塞（infarction）。梗塞一般由动脉阻塞引起局部组织缺血坏死，但静脉阻塞，局部血流停滞和缺氧，也可引起梗塞。

（一）梗塞的原因

任何原因引起血管管腔阻塞，导致局部组织缺血均可引起梗塞。

（1）血栓形成是梗塞的最常见原因，如心冠状动脉和脑动脉的粥样硬化合并血栓形成，可分别引起心肌梗塞和脑梗塞；趾、指的血栓闭塞性脉管炎引起趾、指梗塞（坏疽）。

（2）动脉栓塞也是梗塞的常见原因，在肾、脾和肺的梗塞中，由栓塞引起者远比动脉血栓形成引起者多见。

（3）血管受压，闭塞动脉受肿瘤或其他机械性压迫而致管腔闭塞时可引起局部组织梗塞。例如，肠套叠、肠扭转和嵌顿性疝时，肠系膜静脉受压，血液回流受阻，同时肠系膜动脉亦因受压而致输入血量不同程度地减少，局部组织血液循环停顿，引起肠梗塞。

（4）动脉痉挛，严重的心冠状动脉硬化时，如发生动脉痉挛，亦可能引起心肌梗塞。

（二）梗塞的影响和结局

梗塞对机体的影响决定于发生梗塞的器官和梗塞灶的大小和部位。肾脏，因有较大的代偿功能，肾梗塞通常只引起腰痛和血尿，但不影响肾功能。四肢的梗塞即坏疽，可引起毒血症，必要时需截肢。肺梗塞有胸膜刺激征和咯血。心肌梗塞可影响心功能，严重者可致心功能不全。脑梗塞，因不同定位而有不同症状，梗塞灶大者可致死。

梗塞灶形成时，病灶周围的血管扩张充血，并有白细胞和巨噬细胞渗出，继而形成肉芽组织。在梗塞发生24～48h后，肉芽组织已开始从梗塞灶周围长入病灶内，小的病灶可被肉芽组织所取代，以后变为瘢痕。大的梗塞灶不能完全被机化时，则由肉芽组织和后来转变成的瘢痕组织加以包裹，病灶内部则可钙化。脑梗塞，则液化成囊腔，周围由增生的胶质瘢痕包裹。

六、水肿

组织间隙内体液增多称为**水肿**（edema），体腔内体液增多则称**积水**（hydrops）。水肿可表现为局部性或全身性，**全身性水肿**（anasarca）时往往伴有浆膜腔积水，如腹水、胸腔积水和心包腔积水等。

（一）水肿的原因和机制

在生理状态下，血液的流体静力压和组织液的胶体渗透压与血浆的胶体渗透压和组织液的流体静力压是两组互相拮抗的压力，这两组压力保持动态平衡。其中，组织液胶体渗透压、血浆胶体渗透压和组织液流体静力压皆相对稳定，而血液的流体静力压则在毛细血管的动脉端和毛细血管静脉端有明显差别。在毛细血管动脉端，血管内流体静力压与组织液胶体渗透压之和大于血浆胶体渗透压与组织液流体静力压之和，所以液体从毛细血管内移向血管外；而在毛细血管静脉端则相反，由于血浆胶体渗透压与组织液流体静力压之和大于血管内流体静力压与组织液胶体渗透压之和，液体则从组织间隙移入毛细血管内，小部分组织液可通过淋巴管回流入血液，使组织液的形成和吸收处于动态平衡。水肿形成的机制，即上述平衡失调，导致体液自血管内渗出到组织间隙过多和（或）体液自组织间隙回流入血液过少。

1. 血浆胶体渗透压降低 如血浆白蛋白量减少时，就可出现全身性水肿。见于蛋白质吸收不良、营养不良且伴有大量蛋白尿的肾脏疾患，或在出血性休克后只补给电解质和葡萄糖而未及时输血、代血浆或白蛋白等。

2. 毛细血管内流体静力压升高 见于各种原因引起的静脉阻塞或静脉回流障碍，局部静脉回流受阻引起相应部位的组织水肿或积水。如肝硬变时引起胃肠壁水肿和腹水，心力衰竭时腔静脉回流障碍而引起全身性水肿。

3. 毛细血管壁通透性增高 血管活性物质（组胺、激肽等）、细菌毒素、缺氧等可增加毛细血管壁的通透性而引起水肿。炎性病灶的水肿即主要由于毛细血管壁的通透性增高，血管神经性水肿和变态反应引起的水肿亦属此机制。这类水肿通常发生于血管壁受损的局部。

4. 淋巴回流受阻 乳腺癌根治术后，由于腋窝淋巴结切除后的局部淋巴液循环被破坏，可引起侧上肢水肿；患丝虫病时，下肢和阴囊由于淋巴管被虫体阻塞，常发生下肢和阴囊水肿。此外，淋巴管广泛性的癌细胞栓塞可引起局部水肿。

5. 其他 在心力衰竭、肝硬变、肾病综合征的水肿形成中，肾素-血管紧张素-醛固酮系统起了辅助作用。

（二）水肿对机体的影响

除炎症性水肿液具有稀释毒素、运送抗体等有利作用外，水肿对机体都有不同程度的不利影响。

1. 皮下水肿 右心心力衰竭性水肿是典型的体位性水肿，长期站立时发生下肢水肿，而卧床时骶部水肿。肾脏疾患早期影响疏松结缔组织基质，表现为眼睑和眼周水肿。皮肤水肿时表面紧张、苍白，用手指压时留下凹陷，称为凹陷性水肿。

2. 肺水肿 肺泡腔内充满水肿液，阻碍气体交换，多见于左心心力衰竭。

3. 脑水肿 脑回变扁平,脑沟变浅,可引起颅内压增高,脑疝形成,病人死亡。

4. 喉头水肿 可引起气管阻塞,病人窒息死亡。

（张华屏　张建军　王莲芸）

【思考题】

1. 细胞和组织的适应性反应有哪些?
2. 细胞内物质沉积有哪几种? 坏死形态学分类有哪几种?
3. 菌血症、毒血症、败血症和脓毒性血症有何区别?
4. 纤维修复有哪几种? 各有何特点?
5. 炎症的概念是什么? 炎症的病理改变有哪些? 炎症的局部表现和全身反应是什么?
6. 水肿和积水一样吗?
7. 血栓形成的条件有哪些?
8. 何为血栓、栓塞、栓子和梗塞?

第六章　人体病理生理的基本过程

人体患病是一个极其复杂的过程。尽管疾病种类繁多，但是所有的疾病，都具有一些共同规律。人体病理生理基本过程是指不同器官、系统在许多不同疾病中可能出现的共同的病理变化，如水、电解质和酸碱平衡紊乱，缺氧，发热，炎症，应激和休克等。

第一节　水、电解质代谢紊乱

水是机体内重要的、含量最多的构成物质。体内并无纯净水，体内的水与溶解在其中的物质共称为体液。体液占体重的多少因不同的年龄、性别和胖瘦而不同。新生儿占体重约 80%，婴幼儿占 70%，学龄儿童占 65%。一般成年男性占体重约 60%，女性因皮下脂肪较丰富，约占体重 50%，肥胖者水占体重的百分比较小。老年人占体重约 45%。其中 2/3 的水位于细胞内，其余位于细胞外，主要是细胞间隙(血浆仅占总体重的 5%)。

体液中的溶质包括电解质与非电解质两大类。后者在溶液中不解离，因而是不带电荷的溶质，包括蛋白质、尿素、葡萄糖、氧、二氧化碳和有机酸等。各种盐在水中解离为带一个或多个电荷的颗粒(离子)，称为**电解质**。体内主要的电解质有 Na^+、K^+、Ca^{2+}、Mg^{2+}、Cl^-、HCO_3^-、HPO_4^{2-} 等(表 6-1)。电解质的主要功能是：①维持体液的渗透压和酸碱平衡；②维持神经、肌肉、心肌细胞的静息电位，参与其动作电位的形成；③参与新陈代谢等生理活动。

表 6-1　细胞内、外液主要电解质含量

离　子	细胞外液(血浆)/(mmol/L)	间质-淋巴液/(mmol/L)	细胞内液/(mmol/L)
Na^+	142	145	10
K^+	4	4	160
Ca^{2+}	2.5	1.5	极微
Mg^{2+}	1.5	1.0	17.5
Cl^-	103	115	2
HCO^{3-}	27	30	8
HPO_4^{2-}	1	1	70
SO_4^{2-}	0.5	0.5	

体液渗透压分为**胶体渗透压**(由蛋白质等大分子，即胶体颗粒形成的渗透压)和**晶体渗透压**(由 Na^+、K^+ 等离子，即晶体颗粒形成的渗透压)。

溶液无论是晶体液还是胶体液，其渗透压的大小仅取决于溶液中渗透活性颗粒的数目，而与颗粒大小、电荷或质量无关。体液内起渗透作用大的溶质主要是电解质。体液的渗透压 90%～95% 来源于 Na^+、Cl^- 和 $HCO_3{}^-$，其余 5%～10% 由 Ca^{2+}、Mg^{2+} 等其他离子、葡萄糖、氨基酸、尿素及蛋白质等构成。

血浆总的渗透压是由血浆中电解质与非电解质分子等所有溶质颗粒加在一起所表现出来的渗透效应。血浆渗透压中由血浆蛋白质产生的胶体渗透压仅占血浆渗透压的 1/200，血浆中晶体物质的浓度尽管不大，还不足 10g/L，但其粒子的相对分子质量很小，粒子数目比蛋白质多得多，故血浆渗透压主要决定于离子，尤其是 Na^+ 浓度的高低。

血浆渗透压的正常范围为 280～310mOsm/kg（280～310mOsm/L），称为等渗。低于280mOsm/kg 为低渗，高于 310mOsm/kg 为高渗。

一、水、电解质平衡的调节

水、电解质的平衡，受神经系统和某些激素的调节，而这种调节又主要是通过神经系统或某些激素对肾处理水和电解质的影响而得以实现的。

1. 渴感 血浆晶体渗透压的升高使下丘脑的口渴中枢的神经细胞缺水而引起渴感。渴则思饮寻水，饮水后血浆渗透压回降，渴感消失。

2. 抗利尿激素 抗利尿激素是下丘脑视上核神经细胞分泌并在神经垂体中贮存的激素，促使抗利尿激素释放的主要刺激是血浆晶体渗透压的增高和循环血量的减少。

3. 醛固酮 醛固酮是肾上腺皮质分泌的盐皮质激素，具有排钾、排氢、保钠、保水的作用。

4. 心房利钠因子 哺乳动物心房利钠因子主要存在于心房肌细胞的细胞浆中。急性的血容量增加可使心房利钠因子释放入血，从而引起强大的排钠和利尿作用；反之，限制钠、水摄入或减少静脉回心血量则能减少心房利钠因子的释放。

5. 甲状旁腺激素 甲状旁腺激素是甲状旁腺分泌的激素。它能促进肾远曲小管和集合管对 Ca^{2+} 的重吸收，抑制近曲小管对磷酸盐的重吸收，抑制近曲小管对 Na^+、K^+ 和 HCO_3^- 的重吸收。

二、水、钠代谢紊乱

（一）体液容量不足

体液容量不足（fluid volume deficit）曾被称为脱水（dehydration），在临床上见于各科疾病。

1. 高渗性缺水 即高渗性体液容量不足（hypertonic fluid volume deficit），以失水多于失钠、血清钠浓度＞150mmol/L（150mEq/L）、血浆渗透压＞310mOsm /kg 为主要特征。

（1）原因和机制。

单纯失水 机体的总钠含量可以正常，可经肺、皮肤、肾脏丢失水分。

失水大于失钠 低渗液的丧失，机体既失水，又失钠，但失水不成比例地多于失钠。可由于胃肠道失液、大量出汗、经肾丧失低渗尿等原因引起。

饮水不足 该原因在渴感正常的人，在可以得到水喝和能够喝水的情况下，很少引起高渗性缺水。血浆渗透压稍有增高时，就会刺激口渴中枢，喝水后，血浆渗透压即可恢复。因此，只有在水分得不到及时补充时才会发生明显的高渗性缺水。

（2）对机体的影响：高渗性缺水时细胞内、外液都有所减少，但因细胞外液可能从几方面得到补充，故细胞外液和血容量的减少不明显，发生休克者也较少。如果细胞外液渗透压的增高使脑细胞缺水，可引起一系列中枢神经系统功能障碍，症状包括嗜睡、肌肉抽搐、昏迷，甚至导致死亡。脑体积因缺水而显著缩小时，颅骨与脑皮质之间的血管张力增大，因而可导致静脉破裂而出现局部脑内出血和蛛网膜下出血。

2. 低渗性缺水 即低渗性体液容量不足（hypotonic fluid volume deficit），以失钠多于失水、血清钠浓度＜130mmol/L（130mEq/L）、血浆渗透压＜280mOsm/kg 为主要特征。

（1）原因和机制：低渗性缺水的发生，往往与措施不当（失钠后只补水而不补充钠）有关：①丧失大量消化液而只补充水分是最常见的原因；②大汗后只补充水分；③大面积烧伤；④肾性失钠。但是，即使没有这些不适当的措施，大量体液丢失本身也可以使有些患者发生低渗性缺水。这是因为大量体液丢失所致的细胞外液容量的显著减少，可通过对容量感受器的刺激而引起抗利尿激素分泌增多，结果是肾脏重吸收水分增加，因而引起细胞外液低渗(低渗性缺水)。

(2) 对机体的影响：在细胞外液容量尚未减少时，由于细胞外液渗透压降低，抗利尿激素分泌减少，故肾小管上皮细胞对水重吸收减少而导致肾脏排出的水分增多。因此，早期患者可排出较多的低渗尿。水分排出的增多一方面可使细胞外液容量进一步减缩，因而使患者发生休克；另一方面可使细胞外液渗透压得到一定程度的恢复，因而又具有一定的代偿意义。如果细胞外液的渗透压仍然得不到恢复、则细胞外液可向渗透压相对较高的细胞内转移，故细胞内液并无丢失而细胞外液量则显著减少，患者易发生休克。

3. 等渗性缺水 即等渗性体液容量不足(isotonic fluid volume deficit)，通常称为低容量血症(dehydration)，水与钠按其在正常血浆中的浓度成比例丢失时，但血钠浓度仍维持在130～145mmol/L、渗透压仍保持在280～310mOsm/L者。

(1) 原因及机制：①小肠液丢失，从十二指肠到回盲部的所有小肠分泌液以及胆汁和胰液的钠浓度都在120～140mmol/L之间，因此，小肠炎所致的腹泻、小肠瘘、小肠梗阻等可引起等渗体液的丢失；②大量胸水和腹水形成等。

(2) 对机体的影响：细胞外液容量减少而渗透压在正常范围，故细胞内外液之间维持了水的平衡，细胞内液容量无明显变化。血容量减少又可通过醛固酮和抗利尿激素的增多而使肾对钠、水的重吸收增加，因而细胞外液得到一定的补充。如血容量减少得迅速而严重，患者也可发生休克。如不予及时处理，则可通过不显性蒸发继续丧失水分而转变为高渗性缺水；如只补充水分而不补钠盐，又可转变为低渗性缺水。

(二) 体液容量过多

水和钠在体内潴留过多会引起体液容量过多(fluid volume excess)。多见于充血性心力衰竭、肝硬化、肾病综合征等。如果钠和水等比例在体内增多，导致等渗性体液容量增多，等渗液体由血管内转移至组织间隙而引起水肿(见基础医学篇·人体常见的病理形态改变)。

低渗性体液容量过多(水中毒)(hypotonic fluid volume excess)即水过量、细胞外液容量扩张，血钠浓度因稀释而降低。正常人摄入较多的水时，由于神经-内分泌系统和肾脏的调节作用，可将体内多余的水很快经由肾脏排出，故不致发生水潴留，更不会发生水中毒。当抗利尿激素分泌过多或肾脏排水功能低下的患者输入过多的水分时，则可引起水在体内潴留，并伴有包括低钠血症在内的一系列症状和体征，即出现所谓水中毒。

1. 原因

(1) 抗利尿激素分泌过多：由于抗利尿激素具有促进肾脏远曲小管和集合管上皮细胞重吸收水的作用，故各种原因引起的抗利尿激素分泌过多，均可使水分经肾排出减少，从而使机体易于发生水中毒。

(2) 肾排水功能不足：在急慢性肾功能不全少尿期，因肾脏排水功能急剧降低，如果进水量不加以限制，则可引起水在体内潴留。严重心力衰竭或肝硬变时，由于有效循环血量和肾血流量减少，肾脏排水也明显减少，若增加水负荷则易引起水中毒。

(3) 低渗性缺水晚期：由于细胞外液低渗，细胞外液向细胞内转移，可造成细胞内水肿，如此时输入大量水分就可引起水中毒。

2. 对机体的影响 急性水中毒时，由于脑神经细胞水肿和颅内压增高，故脑症状出现最早而且突出。可发生各种神经精神症状，如凝视、失语、精神错乱、定向失常、嗜睡、烦躁等并可有视神经乳头水肿，严重者可因发生脑疝而致呼吸心跳骤停。轻度或慢性水中毒患者，发病缓慢，症状常不明显，多被原发病的症状、体征所掩盖，可有嗜睡、头痛、恶心、呕吐、软弱无力及肌肉痉挛痛等症状。

三、钾代谢紊乱

钾代谢紊乱主要是指细胞外液中钾离子浓度的异常变化，即低钾血症和高钾血症。

（一）低钾血症

血清钾浓度低于 3.5mmol/L（正常人血清钾浓度的范围为 3.5～5.5mmol/L）称为低钾血症。

1. 原因和机制

（1）钾摄入减少：因病不能进食的患者在静脉输入营养时没有同时补钾或补钾不够，就可导致缺钾和低钾血症。

（2）钾排出过多：①经胃肠道失钾：常见于严重腹泻、呕吐等伴有大量消化液丧失的患者；②经肾失钾：常见于长期连续使用利尿药者，某些肾脏疾病患者，肾上腺皮质激素过多者；③经皮肤失钾：在一般情况下，出汗不致引起低钾血症，但在高温环境中进行重体力劳动时，大量出汗亦可导致钾的丧失。

2. 对机体的影响 低钾血症对机体的影响，在不同的个体有很大的差别。血清钾浓度越低，症状越严重。

（1）对骨骼肌的影响：出现肌肉无力、弛缓性麻痹，严重者可发生呼吸肌麻痹，这是低钾血症患者的主要死亡原因之一。

（2）对心脏的影响：发生心律失常，其原因是心肌的自律性增高，而传导性降低。

（3）对肾的影响：尿浓缩功能障碍，出现多尿、低比重尿。

（4）对胃肠的影响：钾缺乏可引起胃肠运动减弱，患者常发生恶心、呕吐和厌食，严重缺钾可致难以忍受的腹胀甚至麻痹性肠梗阻。

（5）对代谢的影响：易发生高血糖、负氮平衡。

（二）高钾血症

血清钾浓度高于 5.5mmol/L 称为高钾血症。

1. 原因和机制

（1）钾潴留：①钾摄入过多：在肾功能正常时，因钾摄入过多而引起高钾血症是罕见的；②肾排钾减少：这是引起高钾血症的主要原因，见于肾功能衰竭；③盐皮质激素缺乏：如低醛固酮血症；④保钾利尿药的大量使用：安体舒通是醛固酮的对抗药，能抵消醛固酮的排钾保钠作用，长时间大量应用时可导致钾在体内潴留而导致高钾血症。氨苯喋啶能抑制远曲小管和集合管对钾的分泌，长时间大量应用也可引起钾在体内潴留和高钾血症。

（2）细胞内钾释出过多：①酸中毒：酸中毒可伴有高钾血症，因为酸中毒时细胞外液的 H^+ 进入细胞而细胞内的 K^+ 释出至细胞外；②缺氧：缺氧时细胞内 ATP 生成不足，细胞膜上钠-钾泵运转发生障碍，故钠离子潴留于细胞内，细胞外液中的 K^+ 不易进入细胞；③高钾性周期性麻痹，机制不清；④细胞和组织的损伤，如血管内溶血和挤压综合征伴有肌肉组织大量损伤时，细胞内 K^+ 大量释出到细胞外。

2. 对机体的影响

（1）对神经、肌肉的影响：临床上可出现肢体感觉异常、刺痛、肌肉震颤等症状。严重高钾血症（血清钾 7～9mmol/L）还可出现肌肉软弱，甚至弛缓性麻痹等症状。

（2）对心脏的影响：心肌的自律性降低，传导性下降，甚至心脏骤停。

第二节　酸碱平衡和代谢性酸中毒

生理状态下，血液 pH 保持在 7.35～7.45，为变动范围狭窄的弱碱性环境。这是保证细胞进行正常代谢和机能活动的基本条件。在生命活动的过程中，体内不断生成酸性或碱性产物，亦从体外经常摄入酸性或碱性物质，但是通过机体多方面的调节活动，血液 pH 稳定在正常范围内。这种在生理条件下维持体液酸碱度的相对稳定性称为酸碱平衡(acid-base balance)。

体液中的酸碱物质主要是细胞在物质代谢的过程中产生的，少量来自食物。在普通膳食条件下，正常人体内酸性物质的生成量远远超过碱性物质的生成量。体液中的酸性物质主要有两类：

(1) 挥发酸：糖、脂肪和蛋白质氧化分解的终产物 CO_2，与 H_2O 结合生成 H_2CO_3。正常成人在安静状态下，每天约生成 CO_2 300～400L，如全部生成 H_2CO_3 可释放出 15molH^+，成为体内酸性物质的最主要来源。H_2CO_3 可转变成 CO_2 经肺排出体外。

(2) 固定酸：主要包括磷酸、硫酸、尿酸、有机酸(如乳酸、丙酮酸、乙酰乙酸等)。这类酸性物质需经肾随尿排出，不能经肺呼出。正常成人每日由固定酸释放出的 H^+ 约为 50～100mmol。

体液中碱性物质的主要来源是食物中的有机酸盐，如柠檬酸钠、苹果酸钠等，在体内代谢过程中生成碳酸氢钠。体内物质代谢过程中亦可生成碱性物质，如氨基酸脱氨基生成的 NH_3。但由于 NH_3 在肝内转变成尿素，故对体液酸碱度影响不大。

一、正常平衡的调节

在正常情况下，人体血浆 pH 平均为 7.4，变动范围很小(pH 7.35～7.45)。而机体每日代谢产酸量是很大的。例如，非挥发酸可达 50～100 毫克当量，CO_2 可达 400L。这些酸性物质必须及时处理，否则血浆 pH 不能保持正常。

1. 化学缓冲物质的作用　血液中含有一系列缓冲物质，可以归纳为四个主要的缓冲对：即 $NaHCO_3/H_2CO_3$，Na_2HPO_4/NaH_2PO_4，B·血浆蛋白/H·血浆蛋白，B·Hb/H·Hb。每一对缓冲物质既能缓冲酸也能缓冲碱，其中以 $NaHCO_3/H_2CO_3$ 这一对最为重要，因为它的量最大。它对酸的缓冲反应为：

$$\underset{(\text{强酸})}{HCl} + NaHCO_3 \rightarrow NaCl + \underset{(\text{弱酸})}{H_2CO_3} \rightarrow H_2O + \underset{(\text{呼出体外})}{CO_2\uparrow}$$

从上面的反应可以看出，经 $NaHCO_3$ 缓冲，解离度大的强酸 HCl 转变为解离度小的弱酸 H_2CO_3。后者在体液中的解离度仅约为前者的 1/1500，因此使[H^+]大为减小。而且 H_2CO_3 还能分解为 H_2O 和 CO_2，CO_2 又能呼出体外。血浆中的 $NaHCO_3$ 称为碱贮备，用二氧化碳结合力来表示(CO_2-CP，正常范围为 22～31mmol/L)。

2. 呼吸调节　[H^+]增高和[CO_2]增高，均能刺激呼吸中枢；H^+ 还对颈动脉体和主动脉体的化学感受器起刺激作用，这都可引起呼吸加深加快，使 CO_2 排出增加。

3. 肾脏调节　肾脏是酸碱平衡调节的最终保证，因为只有 CO_2 可以通过呼吸排出体外，而其他如乳酸、丙酮酸、β-羟丁酸、乙酰乙酸、硫酸、磷酸、尿酸、草酸等均为非挥发性酸，最终均需通过肾脏把前面三项调节所造成的变动调整过来。

二、代谢性酸中毒

代谢性酸中毒是指血浆 HCO_3^- 原发性减少而导致 pH 下降。

(一) 原因和机制

1. 肠道丢失 HCO_3^- 过多　在肠液、胰液和胆汁中的 HCO_3^- 均高于血浆中的 HCO_3^- 水平，当腹泻、肠瘘、肠道减压引流等时，可因大量丢失 HCO_3^- 而引起代谢性酸中毒。

2. 酸性物质产生过多

(1) 乳酸酸中毒：各种原因引起的缺氧，使糖酵解过程加强，乳酸生成增加，因氧化过程不足而积累，导致血乳酸水平升高。

(2) 酮症酸中毒：酮体包括丙酮、β-羟丁酸、乙酰乙酸。大量动用脂肪的情况下，脂肪酸在肝内氧化加强，酮体生成增加并超过了肝外利用量，因而出现酮血症。

3. 肾功能衰竭 肾小管上皮细胞 H^+ 排泌减少，碳酸氢盐生成减少，肾小球滤过率严重下降等均能引起肾性代谢性酸中毒。

4. 酸或成酸性药物摄入或输入过多 氯化铵、氯化钙、阿司匹林等药物的大量使用可引起酸中毒；甲醇中毒时由于甲醇在体内代谢生成甲酸，亦可引起严重酸中毒；当肾功能低下时，高蛋白饮食也可能导致代谢性酸中毒；输注氨基酸溶液或水解蛋白溶液过多时，亦可引起代谢性酸中毒。

（二）机体的代偿调节

发生代谢性酸中毒时，机体发挥代偿调节作用，如能保持 pH 在正常范围内则称代偿性代谢性酸中毒；pH 低于正常下限则为失代偿性代谢性酸中毒。

1. 血液的缓冲及细胞内的缓冲代偿调节作用 酸中毒时细胞外液[H^+]升高，立即引起缓冲化学反应。

2. 肺的代偿调节作用 [H^+]升高时，刺激延髓呼吸中枢，颈动脉体和主动脉体化学感受器，引起呼吸加深加快，肺泡通气量加大，排出更多 CO_2。

3. 肾脏代偿 不是因肾脏功能障碍引起的代谢性酸中毒，可由肾脏代偿。

（三）对机体的影响

代谢性酸中毒对心血管和神经系统的功能有影响，特别是严重的酸中毒，发展迅速时可由于这两大重要系统的功能障碍而导致死亡。

1. 心血管系统功能障碍 [H^+]升高时，心血管系统可发生下述变化。

(1) 毛细血管前括约肌在[H^+]升高时，对儿茶酚胺类的反应性降低，因而松弛扩张；但微静脉、小静脉都不敏感，因而仍能在一定[H^+]限度内保持原口径。这种前松后不松的微循环血管状态，导致毛细血管容量不断扩大，回心血量减少，血压下降，严重时可发生休克。

(2) 心脏收缩力减弱，搏出量减少：正常时 Ca^{2+} 与肌钙蛋白的钙受体结合是心肌收缩的重要步骤，但在酸中毒时 H^+ 与 Ca^{2+} 竞争而抑制了 Ca^{2+} 的这种结合，故心肌收缩性减弱。既可加重微循环障碍，也可因供氧不足而加重已存在的酸中毒。

(3) 心律失常：当细胞外液[H^+]升高时，H^+ 进入细胞内换出 K^+，使血钾浓度升高而出现高钾血症，从而引起心律失常。

2. 神经系统功能障碍 代谢性酸中毒时神经系统功能障碍主要表现为抑制，严重者可发生嗜睡或昏迷。

（四）防治原则

(1) 积极防治引起代谢性酸中毒的原发病，纠正水、电解质紊乱，恢复有效循环血量，改善组织血液灌流状况，改善肾功能等。

(2) 给碱纠正代谢性酸中毒：严重酸中毒危及生命，则要及时给碱纠正。一般多用 $NaHCO_3$ 以补充 HCO_3^-，去缓冲 H^+。

(3) 处理酸中毒时的高钾血症和病人失钾时的低钾血症：酸中毒常伴有高钾血症，在给碱纠正酸中毒时，H^+从细胞内移至细胞外不断被缓冲，K^+则从细胞外重新移向细胞内从而使血钾下降。

第三节 缺 氧

氧为生命活动所必需。当组织得不到充足的氧，或不能充分利用氧时，组织的代谢功能，甚至形态结构都可能发生异常变化，这一病理过程称为**缺氧**(hypoxia)。成年人需氧量约为250mL/min，而体内贮存的氧仅1.5L，因此，一旦呼吸、心跳停止，数分钟内就可能死于缺氧。缺氧是临床极常见的病理过程，是很多疾病引起死亡最重要的原因。

一、常用的血氧指标及其意义

氧参与生物氧化，是正常生命活动不可缺少的物质。成人在静息状态下，每分钟耗氧量约250mL；活动时，耗氧量增加。但人体内氧储量极少，有赖于外界环境氧的供给和通过呼吸、血液循环不断地完成氧的摄取和运输，以满足细胞生物氧化的需要。

血氧反映组织的供氧与耗氧状况，常用的血氧指标有：

1. 氧分压(PO_2) 指溶解于血液中的氧所产生的张力。正常动脉血氧分压约为100mmHg，静脉为40mmHg。

2. 氧容量 指100mL血液中Hb(血红蛋白)被氧充分饱和时的最大氧量。

3. 氧含量 为100mL血液的实际带氧量，包括Hb实际结合的氧和血浆中物理溶解的氧。

4. 氧饱和度(SO_2) 是指Hb与氧结合达到饱和程度的百分数。氧饱和度可用下列公式表示：

$$SO_2 = \frac{\text{氧含量} - \text{溶解的氧量}}{\text{氧容量}} \times 100\%$$

正常动脉血氧饱和度约95%～97%，静脉血氧饱和度约70%。

5. 动-静脉血氧含量差 即动脉血氧含量减去静脉血氧含量所得的体积，即组织对氧消耗量。由于各组织器官耗氧量不同，各器官动-静脉血氧含量差很不一样。正常动脉血与混合静脉血氧差约5mL。

二、缺氧的原因和类型

根据缺氧发生的速度，分为急性缺氧和慢性缺氧；根据缺氧时PO_2的变化，分为低张性低氧血症和等张性低氧血症；根据缺氧的原因，分为乏氧性缺氧、血液性缺氧、循环性缺氧、组织性缺氧。

(一) 低张性缺氧

低张性缺氧指由PO_2降低引起的组织供氧不足。其主要原因为：①吸入气氧分压低：如高原或高空，大气压低；通风不好的矿井、坑道内；吸入低氧的混合气体(如高浓度的氮、氢或笑气)。②外呼吸功能障碍：呼吸运动减弱或肺的疾患(如窒息、慢性阻塞性肺疾患、肺水肿、肺炎等)，致肺泡通气量减少。由呼吸功能障碍而引起的缺氧，又称呼吸性缺氧。③静脉血分流入动脉：多见于先天性心脏病，如室间隔缺损等。

低张性缺氧的特点：①动脉血氧分压、氧饱和度和氧含量都降低，静脉血氧分压、氧饱和度和氧含量亦随之降低。②动脉血和静脉血氧容量正常，如果由于慢性缺氧，使单位容积血液内红细胞数和血红蛋白量增多，氧容量增加。

(二) 血液性缺氧

血液性缺氧是指由于血红蛋白含量减少或性质发生改变，致血液携带的氧减少，血氧含量降低，或血红蛋白结合的氧不易释出所引起的缺氧。由于以物理状态溶解在血液内的氧不受血红蛋白的影响，这种缺氧的 PO_2 正常，属于等张性低氧血症。其原因是：①贫血：单位容积血液内红细胞数和血红蛋白量减少，氧容量降低，氧含量随之减少。②高铁血红蛋白血症：高铁血红蛋白的三价铁因与羟基牢固结合而丧失携带氧的能力，使组织缺氧。较常见的是食用大量含硝酸盐的腌菜后，经肠道细菌将硝酸盐还原为亚硝酸盐，吸收后形成高铁血红蛋白血症，称为“肠源性紫绀”。③碳氧血红蛋白血症：俗称 CO 中毒。CO 与 Hb 的亲和力为 O_2 与 Hb 亲和力的 218 倍（37℃），Hb 与 CO 结合后就不能与 O_2 结合。

血液性缺氧的特点：①PO_2 正常，氧容量和氧含量减少。②血红蛋白氧饱和度：贫血性缺氧正常，高铁血红蛋白血症和碳氧血红蛋白血症降低。③严重贫血出现紫绀，高铁血红蛋白呈咖啡色（皮肤、黏膜青紫），碳氧血红蛋白呈樱桃红色。

（三）循环性缺氧

循环性缺氧是指组织的血液减少而引起的组织供氧不足，又称低动力性缺氧。循环性缺氧可以是局部的（如血管狭窄或阻塞），也可以是全身性的（如心力衰竭、休克）。由于动脉狭窄或阻塞，致动脉血灌流不足而引起的缺氧，又称缺血性缺氧；由于静脉血回流受阻，血流缓慢，微循环淤血，导致动脉血灌流减少而引起的缺氧，称淤血性缺氧。其原因为：①全身性循环障碍：见于休克和心力衰竭。休克病人心输出量减少比心力衰竭者更严重，全身缺氧也更严重，病人可死于因心、脑、肾等重要器官严重缺氧而发生的功能衰竭。②局部性循环障碍：可见于血管的栓塞、受压、血管的病变如动脉粥样硬化或脉管炎与血栓形成等。

（四）组织性缺氧

由组织细胞利用氧异常所引起的缺氧称为组织性缺氧。其原因为：①细胞中毒：如氰化物、硫化氢、磷等可引起组织中毒性缺氧。氰化物可由消化道、呼吸道或皮肤进入体内，迅速与氧化型细胞色素氧化酶的三价铁结合为氰化高铁细胞色素氧化酶，使之不能还原成还原型细胞色素氧化酶，以致呼吸链中断，组织不能利用氧。②细胞损伤：如大量放射线照射、细菌毒素作用等可损伤线粒体，引起氧的利用障碍。

三、缺氧时机体的功能代谢变化

外界氧被吸入肺泡、弥散入血液，再与血红蛋白结合，由血液循环输送到全身，最后被组织细胞摄取利用。其中任一环节发生障碍都能引起缺氧。动脉氧分压低于 60mmHg 会引起机体的代偿反应；低于 30mmHg 可导致严重的代谢功能障碍。

（一）代偿性反应

动脉血氧分压一般要降至 60mmHg 以下，才会使组织缺氧，引起机体的代偿反应，包括增强呼吸、血液循环，增加血液运送氧和组织利用氧的功能等。

1. 呼吸系统 PO_2 降低（低于 60mmHg）可刺激颈动脉体和主动脉体化学感受器，反射性地引起呼吸加深加快，从而使肺泡通气量增加，肺泡气氧分压升高，PO_2 也随之升高。胸廓呼吸运动的增强使胸内负压增大，还可促进静脉回流，增加心输出量和肺血流量，有利于氧的摄取和运输。但过度通气使 PCO_2 降低，减低了 CO_2 对延髓的中枢化学感受器的刺激，可限制肺通气的增强。

2. 循环系统 低张性缺氧引起的代偿性心血管反应，主要表现为心输出量增加、血流分布改变、肺血管收缩与毛细血管增生。

（1）心输出量增加：心输出量增加可提高全身组织的供氧量，故对急性缺氧有一定的代偿意义。

心输出量增加主要是由于:①心率加快:缺氧时心率加快很可能是通气增加所致肺膨胀对肺牵张感受器的刺激作用,反射性地通过交感神经引起的;②心收缩性增强:缺氧作为一种应激原,可引起交感神经兴奋,作用于心脏β肾上腺素能受体,使心收缩性增强;③静脉回流量增加:胸廓呼吸运动及心脏活动增强,可导致静脉回流量增加和心输出量增多。

(2) 血流分布改变:急性缺氧时,皮肤、腹腔内脏交感神经兴奋,缩血管作用占优势,故血管收缩;而心、脑血管因以局部组织代谢的产物的扩血管作用为主,故血管扩张,血流增加。这种血流分布的改变显然对于保证重要生命器官氧的供应是有利的。

(3) 肺血管收缩:肺血管直接对缺氧的反应与体血管相反,肺泡缺氧及混合静脉血的氧分压降低都引起肺小动脉收缩,从而使缺氧的肺泡的血流量减少。

(4) 毛细血管增生:长期慢性缺氧可促使毛细血管增生,尤其是脑、心脏和骨骼肌的毛细血管增生更显著。毛细血管的密度增加可缩短血氧弥散至细胞的距离,增加对细胞的供氧量。

3. 血液系统 慢性缺氧所致红细胞增多主要是骨髓造血增强所致,红细胞增多可增加血液的氧容量和氧含量,从而增加组织的供氧量。

4. 组织细胞的适应 在供氧不足的情况下,组织细胞可通过增强利用氧的能力和增强无氧酵解过程以获取维持生命活动所必需的能量。

(1) 组织细胞利用氧的能力增强慢性缺氧时,细胞内线粒体的数目和膜的表面积均增加;呼吸链中的酶如琥珀酸脱氢酶、细胞色素氧化酶可增加,使细胞的内呼吸功能增强。

(2) 无氧酵解增强:严重缺氧时,ATP生成减少,ATP/ADP比值下降,以致磷酸果糖激酶活性增强,该酶是控制糖酵解过程最主要的限速酶,其活性增强可促使糖酵解过程加强,在一定的程度上可补偿能量的不足。

(3) 肌红蛋白增加:慢性缺氧可使肌肉中肌红细胞蛋白含量增多。肌红蛋白和氧的亲和力较大,当氧分压为1.33kPa(10mmHg)时,血红蛋白的氧饱和度约为10%,而肌红蛋白的氧饱和度可达70%,当氧分压进一步降低时,肌红蛋白可释出大量的氧供细胞利用。肌红蛋白的增加可能具有储存氧的作用。

(二)缺氧时机体的机能代谢障碍

严重缺氧,如低张性缺氧者$PO_2<30mmHg$时,组织细胞可发生严重的缺氧性损伤,器官可发生功能障碍进而功能衰竭。

1. 缺氧性细胞损伤 缺氧性细胞损伤主要为细胞膜、线粒体、溶酶体的变化。

(1) 细胞膜的变化。在细胞内ATP含量减少以前,细胞膜电位已开始下降,其原因为细胞膜对离子的通透性增高,导致离子顺浓度差透过细胞膜。①钠离子内流:细胞内Na^+的增多促使水进入细胞,导致细胞水肿,血管内皮细胞肿胀可堵塞微血管,加重微循环缺氧;②钾离子外流:K^+外流使细胞内缺K^+,导致合成代谢障碍,酶的生成减少,将进一步影响ATP的生成和离子泵的功能;③钙离子内流:Ca^{2+}增多可抑制线粒体的呼吸功能,激活磷脂酶,使膜磷脂分解,引起溶酶体的损伤及其水解酶释出,还可激活一种蛋白酶,使黄嘌呤脱氢酶(D型)转变为黄嘌呤氧化酶(O型),由此增加自由基的形成,加重细胞的损伤。

(2) 线粒体的变化。轻度缺氧或缺氧早期线粒体呼吸功能是增强的;严重缺氧使生物转化过程降低,当线粒体部位氧分压降到临界点(<1mmHg)时,可降低线粒体的呼吸功能,使ATP生成减少。呼吸功能降低主要因脱氢酶活性下降,严重时线粒体可出现肿胀、嵴崩解、外膜破裂和基质外溢等病变。

(3) 溶酶体的变化。缺氧使溶酶体膜磷脂被分解,膜通透性增高,结果使溶酶体肿胀、破裂,大量溶酶体酶释出,进而导致细胞本身及其周围组织的溶解、坏死。

2. 中枢神经系统的机能障碍 脑重仅为体重的2%左右，而脑血流量约占心输出量的15%，脑耗氧量约为总耗氧量的23%，所以，脑对缺氧十分敏感。急性缺氧可引起头痛、情绪激动、思维力、记忆力、判断力降低及运动不协调等。慢性缺氧者则有易疲劳、嗜睡、注意力不集中及精神抑郁等症状。严重缺氧可导致烦躁不安、惊厥、昏迷甚而死亡。正常人脑静脉血氧分压约为34mmHg，当降至28mmHg以下时可出现神经错乱等；降至19mmHg以下时可出现意识丧失；低达12mmHg时将危及生命。缺氧引起脑组织的形态学变化主要是脑细胞变性、坏死、脑细胞肿胀及脑水肿。

3. 循环功能障碍 严重的全身性缺氧时，心脏可受累，如高原性心脏病、肺原性心脏病、贫血性心脏病等，甚至发生心力衰竭。

(1) 肺动脉高压。肺泡缺氧所致肺血管收缩反应可增加肺循环阻力，可导致严重的肺动脉高压。慢性缺氧使肺小动脉长期处于收缩状态，可引起肺血管中膜平滑肌肥大，血管硬化，形成稳定的肺动脉高压。肺动脉高压可导致右心室肥大，甚至心力衰竭。

(2) 心肌的收缩与舒张功能降低。心肌缺氧可降低心肌的舒缩功能，甚而使心肌发生变性、坏死。

(3) 心律失常。严重缺氧可引起窦性心动过缓、期前收缩，甚至发生心室纤颤致死。

(4) 静脉回流减少。脑严重缺氧时，呼吸中枢的抑制使胸廓运动减弱，可导致静脉回流减少，全身性极严重而持久的缺氧使体内产生大量乳酸、腺苷等代谢产物，后者可直接扩张外周血管，使外周血管床扩大，大量血液淤积在外周，回心血量减少，使心输出量减少，而引起循环衰竭。

第四节　发　　热

人体正常体温范围：腋窝温度为36.2～37.2℃，口腔温度为36.6～37.6℃，直肠温度为36.9～37.9℃。人的体温在一昼夜间发生周期性波动，凌晨2～5点体温最低，午后2～5点体温最高，但波动一般不超过1℃。另外，人的体温存在性别和年龄差异。女性的平均体温高于男性(0.2℃)，老年人的体温低于年轻人。

1. 发热(fever) 是指在致热原的作用下，体温调节中枢的调定点上移而引起的调节性体温升高，临床上常把体温上升超过正常值的0.5℃，通称为发热。发热通常不是独立疾病，而是许多疾病的重要病理过程和临床表现。体温升高不超过38℃为低热；38～39℃为中等热；39～40℃为高热；超过41℃为超高热。许多疾病常是由于早期出现发热而被察觉的，因而它是疾病的重要信号，甚至是潜在恶性病灶(肿瘤)的信号。

2. 过热(hyperthermia) 属于病理性体温升高，但并非是致热因子导致“调定点”上移而引起的体温升高。如因环境中温度过高，人体排汗障碍，导致体温调节失调，而引起的“中暑”。

3. 生理性体温升高 如女性排卵后、妊娠期和剧烈运动等生理条件下，体温可升高0.3～0.5℃。

一、发热的原因和机制

(一) 致热原和激活物的概念

能引起人体或动物发热的物质，通称为致热原。根据来源又把致热原划分为外源性致热原和内生性致热原，用以表示来自体外或体内。

(二) 发热激活物的主要种类和性质

1. 微生物 革兰氏阴性细菌的菌壁所含的内毒素是一种有代表性的细菌致热原。内毒素的活性成分是脂多糖。革兰氏阳性细菌感染可能是外毒素引起发热,如从葡萄球菌分离出的肠毒素和从A型溶血性链球菌分离出的红疹毒素都是强激活物。病毒可通过激活产内生致热原细胞,产生释放白细胞致热原引起发热。另外,病毒包膜中的脂蛋白、立克次体、衣原体、钩端螺旋体等致病微生物的胞壁中亦含有脂多糖,可能都与发热有关。

2. 致炎物和炎症灶激活物 有些致炎物如硅酸结晶、尿酸结晶等,在体内不但可引起炎症反应,其本身还具有激活内生性致热原细胞的作用。

3. 抗原-抗体复合物 抗原-抗体复合物引起的免疫应答过程能引起机体发热。

4. 淋巴因子 淋巴细胞不产生和释放内生性致热原,但抗原或外凝集素能刺激淋巴细胞产生淋巴因子,后者对产生内生性致热原细胞有激活作用。

5. 类固醇 体内某些类固醇(steroid)产物对人体有明显的致热性,睾丸酮的中间代谢产物本胆烷醇酮是其典型代表。

(三) 内生性致热原

1. 白细胞致热原 单核细胞是产生白细胞致热原的主要细胞。此外,组织巨噬细胞,包括肝星状细胞、肺泡巨噬细胞、腹腔巨噬细胞和脾巨噬细胞等,以及某些肿瘤细胞,均可产生并释放白细胞致热原。白细胞致热原除引起发热外,其生物活性与白细胞介素-1(interleukin-1,IL-1)一致,现已公认白细胞致热原就是IL-1。

2. 干扰素 干扰素是T淋巴细胞对病毒感染的反应产物,这种糖蛋白物质去糖后仍具活性,本身具有致热性。

3. 肿瘤坏死因子 肿瘤坏死因子是巨噬细胞分泌的一种蛋白质,具有致热性,长期使用不产生耐热性。

4. 巨噬细胞炎症蛋白-1 一种单核细胞因子,是另一种具有致热性的细胞因子。

二、发热时机体的主要机能和代谢改变

(一) 代谢改变

发热机体的代谢改变包含两个方面,一方面是在致热原作用后,体温调节中枢对产热进行调节,提高骨骼肌的物质代谢,使调节性产热增多;另一方面是体温升高本身的作用,一般公认,体温升高1℃,基础代谢率提高13%,因此持久发热使物质消耗明显增多。如果营养物质摄入不足,就会消耗自身物质,并易出现维生素C和B的缺乏。故必须保证有足够能量供应,包括补充足量维生素。

(二) 生理机能改变

发热时有一系列生理机能改变,有的是体温升高引起,有的不是,有的则未确定。

1. 心血管机能改变 体温上升1℃,心率每分钟平均增加18(12～27)次,这是血温升高刺激窦房结及交感神经-肾上腺髓质系统活动增强所致。心率加快一般使心输出量增多,但对心肌劳损的病人,则加重了心肌负担,可诱发心力衰竭。在寒战期动脉血压可轻度上升,是外周血管收缩和心率加快的结果;在高峰期由于外周血管舒张,动脉血压轻度下降,高血压病人下降较为明显。体温骤退,特别是用解热药引起体温骤退时,可因大量出汗而导致休克。

2. 呼吸机能改变 发热时呼吸加快,是上升的血温刺激呼吸中枢以及提高呼吸中枢对CO_2的敏感性所致,是一种加强散热的反应。

3. 消化机能改变 发热时出现食欲不振和唾液分泌减少。前者使饮食减退,后者使口腔黏膜

干燥，当然后者与水分蒸发过多也有关。有些发热病人还会发生胃液和胃酸分泌减少，胃肠道蠕动减弱。

4. 中枢神经系统机能改变 高热时对中枢神经系统的影响较大，突出表现是头痛，机制未明。有的病人有谵语和幻觉。小儿在高热中可出现搐搦，常见于出生后6个月到4岁之间的儿童，称高热惊厥。多为全身搐搦，发作时间较短，称单纯性热惊厥。这种儿童的脑本来正常，无既往脑病史；而有些原来有既往脑病史的儿童，其热惊厥则表现为局部搐搦，发作持续时间也较长。热惊厥的发作，可能与体温上升的高度和上升的速度都有一定关系。对原来有脑病史的儿童，发热可能降低搐搦发作的刺激阈。

三、发热的利弊

发热有利有弊。但如何看待发热的利弊，长期以来不但在理论上存在着争议，在医疗实践中更是一个看似简单，但实际上却常常颇难应对的两难问题。

1. 有利的方面 总体看来，一定程度的发热有利于机体抵抗感染、清除对机体有害的致病因素。从机制上看，内生性致热原都是一些免疫调节因子，它们可强化机体的特异与非特异免疫反应以及体液与细胞免疫反应。

2. 有害的方面 包括体温升高本身的危害，以及发热激活物、内生性致热原和发热给机体各个重要脏器和细胞器带来的变化。

四、发热的处理原则

(1) 对一般发热不急于解热。因为发热是一个重要的疾病信号，典型的热型常常具有重要的诊断价值。

(2) 当发热的不利影响占主导地位时，如持续高热（体温40℃以上）可能造成机体过度消耗，或诱发心力衰竭，或幼儿高热惊厥时，则应及时退热。

(3) 物理降温：对高热患者头部的物理降温可能有助于保护大脑。

(4) 选用适宜的解热措施：①针对发热病因，消除传染原和传染灶，应解热药与抗感染疗法合并使用；②针对发热机制中心环节，目前临床上采用的解热药包括化学解热药（水杨酸盐）和类固醇（糖皮质激素）。

(5) 加强对高热或持久发热病人的护理。注意水盐代谢，补足水分，预防缺水；保证充足易消化的营养食物；监护心血管功能，对心肌劳损者，在退热期或用解热药致大量排汗时，要防止休克的发生。

第五节 应　　激

应激是指机体在受到内外环境因素及社会、心理因素刺激时所出现的全身性非特异性适应反应。任何种类的刺激，如高温、寒冷、创伤、烧伤、冻伤、感染、中毒、发热、放射线的作用、出血、缺氧、手术、疼痛、体力消耗、饥饿、疲劳、情绪紧张、恐怖与愤怒等，当达到一定强度时，除了引起与刺激因素直接相关的特异性变化外，都可引起一组与刺激因素性质无关的非特异性适应反应。生物机体对上述刺激因素的非特异性反应称为**应激**（stress）或应激反应（stress response），而这些刺激因素称为应激原（stressor）。

一、应激时激素和神经递质的变化

各种应激原刺激时出现以交感神经兴奋和垂体-肾上腺皮质分泌增多为主的反应，以及由此而引起的各种机能和代谢的改变。

(一) 交感神经-肾上腺髓质反应

应激时交感神经-肾上腺髓质系统迅速出现反应,即出现血浆肾上腺素、去甲肾上腺素和多巴胺的浓度迅速增高,对机体既有防御意义又有不利方面。

1. 防御意义 主要表现在以下五方面:①心率加快、心收缩力加强、外周总阻力增加,有利于提高心脏每搏和每分钟输出量,提高血压。②血液的重分布。交感-肾上腺髓质系统兴奋时,皮肤、腹腔内脏、肾等的血管收缩,脑血管口径无明显变化,冠状血管反而扩张,骨骼肌的血管也扩张,从而保证了心、脑和骨骼肌的血液供应。这对于调节和维持各器官的功能,保证骨骼肌在应付紧急情况时的加强活动,有很重要的意义。③支气管舒张。有利于改善肺泡通气,向血液提供更多的氧。④促进物质代谢。促进糖原分解,升高血糖;促进脂肪分解,使血浆中游离脂肪酸增加,从而保证了应激时机体对能量需求的增加。⑤儿茶酚胺对许多激素的分泌有促进作用(即允许作用)。

2. 对机体不利方面 ①外周小血管收缩,微循环灌流量少,导致组织缺血。②儿茶酚胺促使血小板聚集,小血管内的血小板聚集可引起组织缺血。③过多的能量消耗。④增加心肌的耗氧量。

(二) 肾上腺糖皮质激素反应

1. 糖皮质激素分泌增加 应激时几乎无例外地出现血浆糖皮质激素的浓度升高,反应迅速,升高的幅度大。

2. 糖皮质激素分泌调节 应激时糖皮质激素的分泌加强是通过下丘脑-垂体前叶-肾上腺皮质轴的相互作用实现的。

3. 糖皮质激素分泌增多的生理意义 对机体的抗有害刺激起着极为重要的作用,体现在以下四方面:①促进蛋白质分解和糖异生作用,从而可以补充肝糖原的储备,还能抑制组织对葡萄糖的利用,从而提高血糖水平。②提高心血管对儿茶酚胺的敏感性。③具有稳定溶酶体膜,防止或减少溶酶体酶外漏的作用。④抑制化学介质的生成、释放和激活。

(三) 其他激素反应

1. 胰高血糖素分泌增加 可能是交感神经兴奋和儿茶酚胺在血中浓度的升高所致。

2. 生长激素分泌增多 交感神经通过α受体可刺激生长激素的分泌。生长激素的作用是:促进脂肪的分解和动员;能促进甘油、丙酮酸合成葡萄糖,抑制组织对葡萄糖的利用,因而具有升高血糖的作用;生长激素还能促进氨基酸合成蛋白质,在这一点上它可以对抗皮质醇促进蛋白质分解的作用,因而对组织有保护作用。

3. 血浆胰岛素含量偏低 这是由于交感神经兴奋,血浆中儿茶酚胺升高所致。

4. 血浆醛固酮水平常升高 这主要是由于交感-肾上腺髓质系统兴奋使肾血管收缩,因而肾素-血管紧张素-醛固酮被激活。

5. 抗利尿激素分泌释放增加 使尿量减少。

二、应激时的物质代谢变化

应激时物质代谢发生相应变化,总的特点是分解增加、合成减少。

1. 高代谢率(超高代谢) 严重应激时,代谢率升高十分显著。如大面积烧伤病人,对能量需要可高达5000kcal/天(正常成年人在安静条件下为2000kcal/天),相当于重体力劳动时的代谢率。

2. 糖代谢的变化 应激时,糖代谢变化的主要表现为高血糖,甚至可以超过葡萄糖的肾阈而出现糖尿。

3. 脂肪代谢的变化 应激时由于肾上腺素、去甲肾上腺素、胰高血糖素等脂解激素增多，脂肪的动员和分解加强，因而血中游离脂肪酸和酮体有不同程度的增加。

4. 蛋白质代谢的变化 应激时，蛋白质分解加强，尿氮排出量增加，出现负氮平衡，严重应激时，负氮平衡可持续较久。

三、应激时机体的机能变化

1. 中枢神经系统的变化 主要涉及大脑皮层、边缘系统、下丘脑及脑桥的蓝斑等，使机体出现兴奋、紧张、焦虑、恐惧及愤怒等情绪反应。

2. 心血管系统的变化 主要为交感-肾上腺髓质系统兴奋所引起的心率加快、心收缩力加强、外周总阻力增高，以及血液的重新分布等变化，有利于提高心输出量、提高血压、保证心、脑和骨骼肌的血液供应，因而有十分重要的防御代偿意义。但同时也有使皮肤、腹腔内脏和肾缺血缺氧、心肌耗氧量增多等不利影响，而且当应激原的作用特别强烈和(或)持久时，还可引起休克。

3. 消化道的变化 消化系统功能障碍者较为常见，但各种应激原所致的消化系统功能障碍并不一致，较严重的是由应激引起的消化道溃疡，称为应激性溃疡。

4. 凝血和纤溶的变化 有暂时性的血液凝固性升高，外伤后数小时内，病人凝血时间和血凝块溶解时间都缩短。应激时凝血和纤溶的变化是严重创伤或感染时易于发生弥散性血管内凝血的因素之一；然而，应激时血液凝固性的增高也不乏有利的一面，因为它可以促进组织损伤时的止血。

5. 泌尿机能的变化 泌尿机能的主要变化是尿少，尿比重升高，水和钠排出减少。肾泌尿功能变化的防御意义在于减少水钠的排出，有利于维持循环血量；但肾缺血所致是肾泌尿功能障碍，却可导致内环境的紊乱。

6. 免疫功能的变化 免疫功能的减弱，是肾上腺糖皮质激素分泌增加的结果。

第六节 休 克

休克音译自英文单词 shock，原意是“打击、震荡”。19 世纪对休克的认识，首先是症状描述，即面色苍白或紫绀、四肢湿冷、脉搏细速、脉压小、尿量少、神志淡漠；随后认为休克的关键是血压下降；20 世纪 60 年代，根据多种休克时器官血流量和血流动力学的研究，提出了“微循环学说”：认为休克的关键不在于血压而在于血流。

根据微循环学说，认为休克是由各种原因(如大出血、创伤、烧伤感染、过敏、心泵衰竭等)引起有效循环血量减少，微循环灌流障碍和重要生命器官血液灌流不足，从而导致各重要器官机能代谢紊乱和结构损害的一种危重和复杂的全身性病理过程。

一、休克的分类

(一) 按休克的原因分类

1. 失血性休克 大量失血引起的休克称为失血性休克。如外伤、消化性溃疡出血、食管静脉曲张出血及产后大出血等。休克的发生取决于失血的量和失血的速度。休克往往是在快速、大量(超过总血量的 20%左右)失血而又得不到及时补充的情况下发生的。

2. 创伤性休克 严重创伤并伴有一定量出血时常引起休克，称为创伤性休克。

3. 烧伤性休克 大面积烧伤伴有大量血浆丧失者常导致烧伤性休克。

4. 感染性休克 严重感染特别是革兰氏阴性细菌感染常可引起感染性休克。在革兰氏阴性细菌引起的休克中，细菌的内毒素起着重要的作用，故亦称内毒素性休克或中毒性休克。感染性休克常伴有败血症，故又称败血症性休克。

5. 心源性休克　见于大面积急性心肌梗塞、急性心肌炎、心包填塞等。

6. 过敏性休克　给某些有过敏体质的人注射某些药物(如青霉素)、血清制剂或疫苗时可引起过敏性休克。

7. 神经源性休克　剧烈疼痛、高位脊髓麻醉或损伤等可引起神经源性休克。

(二) 按休克发生的始动环节分类

尽管引起休克的原因很多,但休克的始动环节不外乎血容量减少,有效循环血量下降;或心脏泵血功能严重障碍,引起有效循环血量下降和微循环流量减少;或由于大量毛细血管和小静脉扩张,血容量扩大,血容量相对不足,使有效循环血量下降。据此,可将休克作如下的分类。

1. 低血容量性休克　始动环节是血容量减少。快速大量失血,大面积烧伤所致的大量血浆丧失,大量出汗,严重腹泻或呕吐等情况所引起的大量体液丧失都可使血容量急剧减少而导致。

2. 心源性休克　始动环节是心输出量的急剧减少。常见于大面积心肌梗塞、急性心肌炎、严重的心律失常、心力衰竭等。

3. 血管源性休克　始动环节是外周毛细血管扩张所致的血管容量扩大。此时血容量和心泵功能可能正常,但由于广泛的小血管扩张和血管床扩大,大量血液淤积在外周微血管中而使回心血量减少。血管床的总面积很大,毛细血管内表面积达 6000m^2 以上。正常毛细血管是交替开放的,大部分处于关闭状态,毛细血管血量仅占总血量的 6%左右。如果全部开放,仅肝毛细血管就可以容纳全身血量。过敏性休克时,组胺、激肽、补体和慢反应物质等作用,使后微小动脉扩张,微静脉收缩,微循环淤血,通透性增加。

(三) 按休克时血液动力学的特点分类

1. 低排高阻型休克　亦称低动力型休克,其血液动力学特点是心脏排血量低,而总外周血管阻力高。由于皮肤血管收缩,血流量减少,使皮肤温度降低,故也称“冷性休克”,本型休克在临床上最为常见。低血容量性、心源性、创伤性和大多数感染性休克均属本类。

2. 高排低阻型休克　亦称高动力型休克,其血液动力学特点是总外周血管阻力低,心脏排血量高。因皮肤血管扩张,血流量增多,使皮肤温度升高,也称“温性休克”。部分感染性休克属本类。

二、休克的分期与发病机制

(一) 微循环变化

休克时微循环的变化,分为三期,即休克的缺血缺氧期、休克的淤血性缺氧期和难治性休克期。下面以低血容量性休克为例阐述微循环障碍的发展过程及其发生机制。

1. 休克的缺血缺氧期(休克的代偿期)　此期微循环变化的特点是:微动脉、后微动脉和毛细血管前括约肌收缩,微循环灌流量急剧减少,压力降低;微静脉和小静脉对儿茶酚胺敏感性较低,收缩较轻;动静脉吻合支可能有不同程度的开放,血液从微动脉经动静脉吻合支直接流入小静脉。

2. 休克的淤血性缺氧期(可逆性失代偿期)　①小动脉和微小动脉收缩,动静脉吻合支仍处于开放状态,进入毛细血管的血液仍很少。②由于组织缺氧,组织胺、缓激肽、氢离子等舒血管物质增多,微小动脉和毛细血管前括约肌舒张,毛细血管开放,血管容积扩大,进入毛细血管内的血液流动很慢。③由于交感神经兴奋,肾上腺素和去甲肾上腺素分泌增多(可能还有组织胺的作用),使微静脉和小静脉收缩,毛细血管后阻力增加,结果毛细血管扩张淤血。

3. 难治性休克期　①由于组织严重缺氧、酸中毒,毛细血管壁受损害和通透性升高,毛细血管内血液浓缩,血流淤滞;另外血凝固性升高,结果在微循环内产生弥散性血管内凝血(DIC,disseminated intravascular coagulation)。②由于微血栓形成,更加重组织缺氧和代谢障碍,细胞内溶酶体破裂,组织细胞坏死，引起各器官严重的功能障碍。③由于凝血因子（如凝血酶原、纤维蛋白原等）和血小板大量被消耗，纤维蛋白降解产物增多，又使血液凝固性降低，加之血管壁损害，继而发生广泛性出血。

（二）血液流变学的变化

血液是由水、无机盐、蛋白质、脂类、糖等大小分子所组成的混合液，其中还悬浮着大量具有可塑性的红细胞，所以血液是一种高浓度的悬浊液。休克时血液流变学的主要变化是：血细胞比容增高，血液黏度增大，血流阻力增加，而血流量减少，血流更加缓慢；红细胞变形能力降低，聚集力增强；白细胞黏着和嵌塞；在微血管中有血小板黏附、聚集和血小板微血栓的形成；血浆黏度增大，尤其是严重创伤或烧伤休克时，血液浓缩，使血浆纤维蛋白原浓度升高。

（三）休克时细胞代谢、功能和结构的变化

1. 休克时细胞的代谢变化

（1）糖酵解加强。休克时有氧氧化受阻，无氧酵解过程加强，使乳酸产生增多，易致酸中毒。

（2）脂肪代谢障碍。休克时，组织细胞的缺血缺氧和酸中毒，使脂肪酸的活化和转移发生障碍，加重细胞的损害。

（3）细胞膜上的钠泵运转失灵，细胞内的 Na^+ 泵出减少，导致细胞内钠水潴留，细胞外 K^+ 增多，引起高钾血症。

2. 休克时细胞的损害

（1）细胞膜的损害。细胞膜通透性增高，细胞膜内外 Na^+、K^+ 分布的变化，使细胞膜 Na^+-K^+-ATP 酶活性增高，因而 ATP 消耗增加。由于细胞膜的完整性在维持细胞的生命活动中起着重要作用，故当膜完整性破坏时，即意味着细胞不可逆性损伤的开始。

（2）线粒体损害。呼吸功能和 ATP 合成受抑制，线粒体 ATP 酶活性降低。线粒体是维持细胞生命活动的“能源供应站”。线粒体损害时，由于氧化磷酸化受阻，产能减少乃至终止，故必然导致细胞损害和死亡。

（3）溶酶体破裂。休克早期，肝、脾、肠等细胞即出现溶酶体肿大、颗粒丧失和酶释放增加；内毒素休克时血液和淋巴中水解酶浓度增高，且与休克严重程度呈正相关。

（四）器官功能的改变

1. 中枢神经系统功能的改变　休克早期，如果能通过代偿性调节维持脑的血液供给，除因应激反应而有兴奋性升高外，一般没有明显的脑的功能障碍。休克进一步发展，心输出量减少和血压降低，不能维持脑的血液供给，则发生缺氧。严重的缺氧和酸中毒使脑的微循环血管内皮细胞和小血管周围的神经胶质细胞肿胀，致脑微循环狭窄或阻塞，动脉血灌流更加减少。

2. 心脏功能的改变　除心源性休克伴有原发性心功能障碍外，其他各类型休克也都可引起心功能的改变。一般而言，休克的早期可出现心的代偿性加强，此后心脏的活动即逐渐被抑制，甚至可出现心力衰竭。

3. 肾功能的改变　在休克早期就可发生功能性急性肾功能衰竭，因为它还不伴有肾小管的坏死。其主要临床表现为少尿（＜400mL/天）或无尿（＜100mL/天）。当休克持续时间较长时，可引起急性肾小管坏死，发生器质性的肾功能衰竭。

4. 肺功能的改变　在休克早期，由于呼吸中枢兴奋，故呼吸加快加深，通气过度，甚至可以导致低碳酸血症和呼吸性碱中毒；继之，由于交感-儿茶酚胺系统兴奋和其他血管活性物质的作用，可使肺血管阻力升高；如果肺低灌流状态持续较久，则可引起肺淤血、水肿、出血、局限性肺不张、微循环血栓形成和栓塞以及肺泡内透明膜形成等重要病理改变，此即所谓“休克肺”。

5. 肝和胃肠功能的改变

（1）肝功能的改变。休克时常有肝功能障碍，肝功能障碍又可加重休克。

（2）胃肠功能的改变。休克早期因微小血管痉挛而发生缺血，继而可转变为淤血，肠壁出现水肿甚至坏死；有时可由于胃肠肽和黏蛋白对胃肠黏膜的保护作用减弱，而使胃肠黏膜糜烂或形成应激性溃疡。

6. 多器官功能衰竭 多器官功能衰竭是指在心、脑、肺、肾、肝、胃肠、胰腺及血液等器官中，有两个或两个以上的器官相继或同时发生功能衰竭。多器官功能衰竭在临床上有两种表现形式，一是创伤和休克直接引起的速发型，又称单相型，发生迅速，发病后很快出现肝、肾和呼吸功能障碍，在短期内或者死亡，或者恢复；二是创伤、休克后继发感染所致的迟发型，又称双相型。

引起多器官功能衰竭的主要原因是：①重症感染：约有70%～80%的多器官功能衰竭是在重症感染的基础上发生的。②休克时组织较长时间的低灌流和交感神经的高反应性。③非感染性的严重病变如急性胰腺炎、广泛性组织损伤等。

三、休克的防治原则

（一）病因学防治

积极防治休克的原发病是休克防治的关键。如对感染性休克应及早清除感染灶，给以抗生素，而对失血性休克则应采取止血措施以防血容量进一步减少。

（二）发病学防治

1. 纠正酸中毒 提供细胞营养药物和能量。纠正酸中毒是改善心肌代谢、防止细胞损害和提高药物疗效的重要措施。

2. 扩充血容量 改善微循环、提高组织灌流量，及早、及时、快速补充血容量。输液原则为“需多少，补多少”。

3. 合理使用血管活性药物 包括缩血管药物（间羟胺、去甲肾上腺素、去氧肾上腺素）和扩血管药物（阿托品、异丙肾上腺素和酚妥拉明等）。应注意：必须在纠正酸中毒的基础上应用这类药。

4. 细胞损伤的防治 改善微循环是防止细胞损伤的重要措施。此外，可用稳膜、补充能量及抗氧自由基等治疗。

5. 防治器官功能衰竭 休克时如出现器官功能衰竭，则除了采取一般治疗措施外，尚应针对不同的器官衰竭采取不同的治疗措施，如出现心力衰竭时，除停止或减慢补液外，尚应强心，利尿，并适当降低前、后负荷；如出现呼吸衰竭时，则应给氧，改善呼吸功能；如发生急性肾功能衰竭时，可考虑采用利尿、透析等措施。

（刘立民　王林元　钟　鸣）

【思考题】

1. 晶体渗透压和胶体渗透压是如何形成的？
2. 体液容量不足有几种表现形式？各有什么含义？
3. 高血钾、低血钾对机体有何危害？
4. 代谢性酸中毒的发生原因及调节机制是什么？
5. 缺氧可引起哪些机能代谢变化？
6. 何谓发热？其意义如何？发热时机体有何主要机能和代谢变化？
7. 应激反应时，机体可发生哪些变化？
8. 何谓休克？休克分几期？各期有何特点？

第七章　常见的医学病原生物

医学病原生物主要包括细菌、病毒、真菌、支原体、衣原体、螺旋体、立克次体、寄生虫等。

一、常见的致病细菌

细菌的种类很多，凡能引起人类疾病的细菌，统称为病原菌或致病菌(pathogenic bacterium)。细菌在人体内寄生、增殖并引起疾病的特性称为细菌的致病性或病原性(pathogenicity)，致病性是细菌的特征之一。病原菌的致病作用与其毒力、侵入机体的数量、侵入途径及机体的免疫状态密切相关。引起呼吸道感染的以革兰氏阳性球菌多见，消化道和泌尿系统感染以革兰氏阴性杆菌多见。

1. 葡萄球菌属(*Staphylococcus*)　是一群革兰氏阳性球菌，常堆聚成葡萄串状。多数为非致病菌，少数可导致疾病。葡萄球菌是最常见的化脓性球菌，也是医院交叉感染的重要来源。其致病物质包括血浆凝固酶、葡萄球菌溶血素、杀白细胞素、肠毒素(可污染牛奶、肉类、鱼虾、蛋类)、表皮溶解毒素等。葡萄球菌所致的常见疾病有：①**皮肤软组织感染**：主要有疖、痈、毛囊炎、痤疮、甲沟炎、麦粒肿、蜂窝组织炎、伤口化脓等。②**其他器官感染**：如肺炎、脓胸、脑膜炎、心包炎、心内膜炎等。③**全身感染**：如败血症、脓毒血症等。④**食物中毒**：进食肠毒素污染的食物后1～6h即可出现症状，如恶心、呕吐、腹痛、腹泻，大多数病人于数小时至1日内恢复。⑤**烫伤样皮肤综合征**：多见于新生儿、幼儿和免疫功能低下的成人，开始有红斑，1～2天表皮起皱，继而形成水疱，至表皮脱落。⑥**毒性休克综合征**：主要表现为高热、低血压、红斑皮疹伴脱屑和休克等，半数以上病人有呕吐、腹泻、肌痛、结膜及黏膜充血、肝肾功能损害等。⑦**伪膜性肠炎**：肠黏膜被一层炎性假膜所覆盖，该假膜由炎性渗出物、肠黏膜坏死块和细菌组成。

人类对致病性葡萄球菌有一定的天然免疫力，只有当皮肤黏膜受创伤后，或机体免疫力降低时，才易引起感染，患病后所获免疫力不强，难以防止再次感染。应注意个人卫生，皮肤创伤应及时处理，合理用药，避免滥用抗生素。

2. 链球菌(*Streptococcus*)　是化脓性球菌中的一类常见细菌，广泛存在于人及动物的粪便和健康人的鼻咽部，引起各种化脓性炎症。其主要致病物质有链球菌溶血素、致热外毒素、透明质酸酶、链激酶、链道酶和M蛋白等。常见所致疾病：

① **化脓性炎症**：由皮肤侵入，引起皮肤及皮下组织化脓性炎症，如疖、痈、蜂窝组织炎、丹毒等。沿淋巴管扩张，引起淋巴管炎、淋巴腺炎、败血症等。经呼吸道侵入，常有急性扁桃腺炎、咽峡炎，并向周围蔓延引起脓肿、中耳炎、乳突炎、气管炎、肺炎。经产道感染，造成“产褥热”。②**猩红热**：是由产生致热外毒素的A族链球菌所致的急性呼吸道传染病，临床特征为发热、咽峡炎、全身弥漫性皮疹和疹退后的明显脱屑。③**链球菌感染后疾病**：主要是病原菌引起的变态反应性疾病，如风湿热和急性肾小球肾炎。

链球菌感染的防治原则与葡萄球菌相同。链球菌主要通过飞沫传染，应对病人和带菌者及时治疗，以减少传染源。空气、器械、敷料等注意消毒。对急性咽峡炎和扁桃体炎患者，尤其是儿童，须治疗彻底，防止变态反应疾病的发生。所有溶血性A链球菌对磺胺、青霉素及红霉素等都敏感。

3. 肺炎球菌(*Pneumococcus*)　学名为肺炎链球菌，常寄居于正常人的鼻咽部，仅少数有致病力，是细菌性肺炎的主要病原菌。肺炎球菌抵抗力较弱，对一般消毒剂敏感。荚膜菌株抗干燥力较强，在干痰中可存活1～2个月。对青霉素、红霉素、林可霉素等敏感，但亦有耐药菌株出现。肺炎球菌的致病力，主要是荚膜的抗吞噬作用，有荚膜的光滑(S)型菌有毒力，失去荚膜的粗糙(R)型菌毒力降低或消失。肺炎球菌主要引起人类大叶性肺炎(见临床医学篇·第一章·呼吸系统常见疾病)。

4. 大肠杆菌(*Escherichia coli*) 是人和动物肠道中的常居菌,在一定条件下可引起肠道外感染,某些血清型菌株的致病性强,引起腹泻,统称为致病大肠杆菌。所引起的疾病多数为内源性感染,以泌尿系统感染为主,如尿道炎、膀胱炎、肾盂肾炎,多见于已婚妇女。也可引起腹膜炎、胆囊炎、阑尾炎等。婴儿、年老体弱、慢性消耗性疾病、大面积烧伤患者,大肠杆菌可侵入血流,引起败血症。早产儿,尤其是出生后30天内的新生儿,易患大肠杆菌性脑膜炎。某些血清型大肠杆菌能引起人类腹泻。治疗可选用庆大霉素、丁胺卡那霉素等抗生素。

5. 绿脓杆菌(*P. aeruginosa*) 属假单胞菌属,广泛分布于自然界及正常人皮肤、肠道和呼吸道,是临床上较常见的条件致病菌之一。其致病物质有内毒素、外毒素A、弹性蛋白酶、胶原酶、胰肽酶等,其中以外毒素A最为重要。绿脓杆菌感染可发生在人体任何部位和组织,常见于烧伤或创伤部位、中耳、角膜、尿道和呼吸道,也可引起心内膜炎、胃肠炎、脓胸甚至败血症。患者感染后可产生特异性抗体,有一定的抗感染作用。治疗选用半合成青霉素类、氨基甙类、头孢类等抗生素,联合用药可减少耐药菌株的产生。绿脓杆菌是临床感染的常见病原菌,所以消毒措施对预防感染有重要作用。

二、常见的致病病毒

病毒(virus)是一类非细胞形态的微生物,主要有下列基本特征:①个体微小,能通过细菌滤器,大多数病毒必须用电镜才能看到。②仅具有一种类型的核酸,RNA或DNA。③严格的活细胞内复制增殖。④具有受体连接蛋白,与敏感细胞表面的病毒受体连接,进而感染细胞。⑤对抗生素不敏感,对干扰素敏感。

病毒主要通过皮肤、黏膜(呼吸道、消化道或泌尿生殖道)传播,但在特定条件下可直接进入血液循环(如输血、机械损伤、昆虫叮咬)而感染机体。病毒进入人体后,先在咽部或消化道上皮细胞和淋巴组织内繁殖。在敏感的儿童或缺乏免疫力的成人中,病毒进一步扩散到血液循环,引起病毒血症,此时病人出现低热。随后病毒很快进入全身单核巨噬细胞系统继续繁殖,同时侵犯敏感的器官或组织,引起以炎症为主要病理变化的多种特殊临床表现。在炎症反应中可看到细胞坏死及单核细胞浸润,在中枢神经系统中,炎症反应在血管周围比较明显。肠道病毒可直接引起组织病理损害,如脊髓灰质炎、无菌性脑膜炎、疱疹性咽峡炎、结膜炎、流行性肌痛、甲型肺炎等。另外近年来的研究结果表明,由肠道病毒引起的心肌炎或心包炎、肾炎、肌炎等除病毒原发感染作用外,还有免疫病理反应的参与。常见的致病病毒见表7-1。

表7-1 常见的致病病毒

病毒	所致主要疾病
流感病毒(甲、乙、丙三型)	流行性感冒
副流感病毒	普通感冒、小儿支气管炎
呼吸道合胞病毒、麻疹病毒	细支气管炎、肺炎、麻疹
腮腺炎病毒	流行性腮腺炎
风疹病毒	风疹、先天畸形
鼻病毒、柯萨奇病毒和埃可病毒的部分型别	普通感冒、支气管炎
冠状病毒	普通感冒、上呼吸道感染
呼肠孤病毒	流行性腹泻
腺病毒	支气管炎、肺炎、结膜炎、扁桃腺炎
人疱疹病毒	口唇疱疹、宫颈炎
巨细胞病毒	传染性单核细胞增多症
脊髓灰质炎病毒	脊髓灰质炎
肝炎病毒(甲、乙、丙、丁、戊型)	病毒性肝炎
人类免疫缺陷病毒(HIV-1、HIV-2型)	艾滋病(AIDS)

三、常见的真菌性疾病

对人类致病的真菌分浅部真菌和深部真菌，前者侵犯皮肤、毛发、指甲，为慢性，对治疗有顽固性，但对机体的影响较小；后者可侵犯全身脏器，严重的可引起死亡。此外有些真菌寄生于粮食、饲料、食品中，能产生毒素，引起中毒性真菌病。

1. 真菌性感染 主要是外源性感染，浅部真菌有嗜角质性，侵犯皮肤、指甲及须发等组织，顽强繁殖，发生机械刺激损害，同时产生酶及酸等代谢产物，引起炎症反应和细胞病变。深部真菌可侵犯皮下、内脏及脑膜等处，引起慢性肉芽肿及坏死。

2. 条件性真菌感染 主要是内源性感染（如白色念珠菌），亦有外源性感染（如曲霉菌），此类感染与机体抵抗力、免疫力降低及菌落失调有关，常发生于长期应用抗生素、激素、免疫抑制剂、化疗和放疗的患者。

3. 过敏性真菌病 在各种过敏性或变态反性疾病中，由真菌性过敏原（如孢子抗原）引起的过敏症，如哮喘、变态反应性肺泡炎和癣菌疹等。

4. 真菌毒素中毒症 真菌毒素已发现100多种，可侵害肝、肾、中枢神经系统及造血组织。如黄曲霉素可引起肝脏病变，导致肝坏死、肝硬化，甚至肝癌；橘青霉素可损害肾小管和肾小球，发生急、慢性肾病；黄绿青霉素引起中枢神经损害；某些镰刀菌素和黑葡萄穗素主要引起造血系统损害，发生造血组织坏死或造血机能障碍。

真菌对干燥、阳光、紫外线及一般化学消毒剂有一定耐受力，但充分暴露于阳光、紫外线及干燥情况下大多数真菌可被杀死，且对2.5%碘酒、10%福尔马林和热敏感，一般60℃、1h可杀死真菌菌丝和孢子。防治原则主要是注意公共卫生和个人卫生。碘化物治疗孢子丝菌病、毛霉菌病有一定疗效。制霉菌素、灰黄霉素、克霉唑、硝酸咪康唑、酮康唑、伊曲康唑、氟康唑等外用或内服对癣菌症和白色念珠菌病等有较好疗效。5-氟胞嘧啶治疗单细胞真菌感染疗效显著。二性霉素B用于深部真菌感染。

四、衣原体、支原体、螺旋体、立克次体

1. 衣原体（chlamydia） 是一类严格在真核细胞内寄生，有独特发育周期，能通过滤器的原核细胞型微生物，衣原体的共同特性是：①革兰氏染色阴性，呈圆形或椭圆形体。②含有DNA和RNA两类核酸。③具有独特的发育周期，行二分裂方式繁殖。④具有细胞壁，其组成与革兰阴性菌相似。⑤含有核糖体和较复杂的酶类，能进行多种代谢，但缺乏供代谢所需的能量来源，必须依靠宿主细胞的三磷酸盐和中间代谢产物作为能量来源。⑥对许多抗生素敏感。

与人类有关的衣原体病包括沙眼、包含体性结膜炎、衣原体性肺炎、非淋菌性尿道炎、衣原体性宫颈炎、性病淋巴肉芽肿等。

2. 支原体（mycoplasma） 是一类没有细胞壁的原核细胞型微生物，是目前已知的能在无生命培养基中生长繁殖的最小微生物，繁殖方式多样，主要呈二分裂繁殖，还有断裂、分枝、出芽等方式。与人类感染有关的主要是肺炎支原体、人型支原体、生殖器支原体和溶脲脲原体。支原体大多不侵入机体组织与血液，一般为表面感染，在呼吸道或泌尿生殖道上皮细胞黏附并定居后，通过不同机制引起细胞损伤，如获取细胞膜上的脂质与胆固醇造成膜的损伤，释放有毒的代谢产物如神经（外）毒素、磷酸酶及过氧化氢等。支原体对热的抵抗力与细菌相似。对环境渗透压敏感，渗透压的突变可致细胞破裂。支原体对重金属盐、石炭酸、来苏尔敏感，红霉素、四环素、链霉素及氯霉素等可抑制或影响其蛋白质合成，有杀灭支原体的作用。

3. 螺旋体（spirochete） 是一类细长、柔软、螺旋状、运动活泼的原核细胞型微生物。在生物学上的位置介于细菌与原虫之间。它与细菌的相似之处是：具有与细菌相似的细胞壁，内含脂多糖和

胞壁酸，以二分裂方式繁殖，无定型核，对抗生素敏感；与原虫的相似之处有：体态柔软，胞壁与胞膜之间绕有弹性轴丝，借助它的屈曲和收缩能活泼运动，易被胆汁或胆盐溶解。在分类学上由于更接近于细菌而归属在细菌的范畴。

对人体有致病性的有回归热螺旋体（引起回归热）、奋森氏螺旋体（引起咽峡炎和溃疡性口腔炎等）、梅毒螺旋体（引起梅毒）及钩端螺旋体（引起人和动物的钩端螺旋体病）。螺旋体感染首选青霉素类的抗生素。

4. 立克次体（rickettsia） 是一类严格细胞内寄生的原核细胞型微生物，在形态结构、化学组成及代谢方式等方面均与细菌类似：具有细胞壁，以二分裂方式繁殖，含有 RNA 和 DNA 两种核酸，由于酶系不完整需在活细胞内寄生，对多种抗生素敏感。

立克次体病多数是自然疫源性疾病，且人畜共患。节肢动物和立克次体病的传播密切相关，或为储存宿主，或同时为传播媒介。

立克次体感染的传播媒介是节肢动物，如虱、蚤、蜱、螨等。进入人体后，立克次体首先侵入局部淋巴组织或小血管内皮细胞内，随后分裂繁殖，导致细胞肿胀、中毒，出现血管炎症、管腔堵塞而形成血栓，导致组织坏死，而且血管内皮细胞的破坏，导致血管透性增加、血容量下降和水肿。立克次体也能进入血流而扩散，到达皮肤、肝、脾、肾等处而出现毒血症症状。另外，血管活性物质的激活可加剧血管扩张，导致血压降低、休克等。发病后期由于免疫复合物等的参与还可使病理变化和临床表现加重。

由立克次体引起的疾病统称为立克次体病，不同的立克次体所引起的疾病各不相同，主要包括斑疹伤寒、恙虫病、Q 热、埃立克体病、巴通体病等。

立克次体对一般消毒剂敏感，对四环素和氯霉素敏感。

五、常见的人体寄生虫

人体寄生虫包括医学原虫、医学蠕虫和医学节肢动物，主要通过传染源、传播途径引起人体寄生虫病。

1. 常见的医学原虫 原虫为单细胞真核动物。引起人体疾病的主要原虫有：

（1）溶组织内阿米巴：经口传染，阿米巴滋养体可侵入肠黏膜，吞噬红细胞，破坏肠壁，引起肠壁溃疡，也可随血流进入其他组织，导致肠内或肠外阿米巴病。

（2）杜氏利什曼原虫：通过白蛉叮刺传播，无鞭毛体在人的巨噬细胞内繁殖，使巨噬细胞大量破坏和增生，主要累及脾、肝、淋巴结和骨髓等器官，致黑热病。

（3）阴道毛滴虫：经性传播，毛滴虫的滋养体主要寄生于女性阴道，男性感染者一般寄生于尿道、前列腺，致滴虫性阴道炎和尿道炎。

（4）疟原虫：主要传播媒介为按蚊，疟原虫在人体内先后寄生于肝细胞和红细胞内，进行裂体增殖，致疟疾。患者的寒战、高热和出汗是由红细胞内的裂体增殖所致。

（5）弓形虫：猫和猫科动物的粪便是重要的传染源，弓形虫的速殖子可寄生在除红细胞以外的几乎所有的有核细胞中，致弓形虫病。孕妇应避免与猫和猫粪接触。

2. 常见的医学蠕虫 蠕虫为多细胞无脊椎动物，因借肌肉的收缩而做蠕动状运动，故通称为蠕虫。

（1）血吸虫：学名裂体吸虫，成虫寄生于哺乳动物（包括人）的静脉血管内，故称血吸虫。它的中间宿主为淡水螺。血吸虫的尾蚴钻入人皮肤，在宿主的皮下组织作短暂停留后，进入血管或淋巴管，随血流经肺，再由左心进入体循环，到达肠系膜动脉的童虫可穿过毛细血管进入肝门静脉，引起血吸虫病和尾蚴性皮炎。

（2）绦虫：经口传播，绦虫的成虫寄生于宿主肠道，幼虫在人体寄生造成的危害远较成虫大，囊尾蚴和裂头蚴若侵入眼、脑(囊虫病)等重要器官则引起严重后果。

(3) 蛔虫:人蛔虫是一种最常见的人体消化道寄生虫,虫卵污染食物,经口传播。

(4) 钩虫:经口传播,寄生于人体小肠,引起钩虫病。

(5) 丝虫:主要通过蚊和蠓叮刺传播,累及人的淋巴系统,致死虫病。

(6) 广州管圆线虫:经口传播,严重者引起嗜酸性粒细胞增多性脑膜炎。

3. 常见的医学节肢动物 对人体有直接和间接危害。

(1) 直接危害:①骚扰和吸血:蚊、白蛉、虱子、臭虫、蠓、虻、蜱、螨等昆虫都能叮刺吸血,致局部瘙痒和皮肤风团。②蛰刺和毒害:将毒液注入人体而使人受害。③过敏反应:节肢动物的分泌物、排泄物和脱落的表皮都可引起皮肤过敏、哮喘与过敏性鼻炎。④寄生:如疥螨寄生于皮下引起疥疮。

(2) 间接危害:他们携带病原微生物或寄生虫在人和(或)动物之间传播。

(郭东星　王莲芸　刘立民)

【思考题】

1. 葡萄球菌和链球菌引起的疾病有哪些?
2. 常见的真菌性疾病包括哪些?
3. 病毒的基本特征有哪些?
4. 病原生物有哪些类型?
5. 常见的人体寄生虫有哪些?

第八章　人体的免疫反应

免疫(immunity)系指机体对感染有抵抗能力而不患疫病或传染病。宿主体内的免疫系统,能识别并清除从外环境中入侵的病原体及其产生的毒素和内环境中基因突变产生的肿瘤细胞,实现免疫防卫功能,保持机体内环境稳定。免疫是针对外源物质而出现的一种应答,外源物质包括微生物、大分子物质如蛋白质和多糖,这种应答的结局是生理性或病理性的。免疫应答包括固有免疫应答(又称非特异性免疫反应、天然免疫)和适应性免疫应答(又称特异性免疫反应、获得性免疫反应、后天免疫)。

第一节　免疫系统的组成

免疫系统由免疫组织和器官、免疫细胞和免疫活性分子组成。

一、免疫器官

人的免疫器官可分为中枢免疫器官和外周免疫器官。中枢免疫器官是免疫细胞发生、分化和成熟的场所,对外周免疫器官的发育起主导作用,包括骨髓、胸腺。外周免疫器官是T细胞和B细胞等定居的场所,也是这些细胞识别外来抗原后发生免疫应答的部位,包括淋巴结、脾脏和其他淋巴组织,后者指的是扁桃体、阑尾、肠道集合淋巴结、消化道和呼吸道黏膜下层的淋巴小结以及全身各处的弥散淋巴结(图8-1)。

1. 骨髓　骨髓是人和其他哺乳动物的造血器官,也是各种免疫细胞的发源地(见临床医学篇·第五章　血液系统结构与功能特点)。骨髓中的多能干细胞具有强大的分化潜力,能分化为淋巴干细胞,然后发育成淋巴样祖细胞。B淋巴细胞在骨髓中成熟,T淋巴祖细胞随血流迁入胸腺后发育成熟、再分布于全身。

2. 胸腺　胸腺位于胸腔纵隔上部、胸骨后方,分左、右两叶。胸腺的大小和结构随年龄和机体状态而变化,出生时重量约为10～15g,出生后两年内迅速增大,此期为胸腺活动的高峰期,直至青春期达最重,约30～40g。青春期以后胸腺开始退化。进入老年,胸腺组织大部分被脂肪组织代替,但仍残留一定的功能。胸腺是诱导T淋巴细胞分化、成熟的主要器官。

3. 淋巴结　在身体浅表部位,淋巴结常位于凹陷隐蔽处,如腋窝、腹股沟等处。内脏的淋巴结群多位于器官门附近,沿着血管干排列,如肺门淋巴结。这些部位是易受微生物或其他抗原性物质侵入的部位。淋巴结内的淋巴细胞大约75%为T细胞、25%为B细胞。T、B细胞在免疫应答过程中生成的致敏T细胞及特异性抗体都汇集于淋巴结髓窦内,由淋巴管输出,最后进入血液循环分布至全身,发挥免疫作用。淋巴结还有重要的滤过作用。微生物及其毒素、癌细胞等有害物质从组织液进入毛细淋巴管内,随淋巴液流入淋巴结,被淋巴结内的巨噬细胞和抗体等清除。若有害物超越淋巴结的防御能力,则可继续沿淋巴管蔓延,并进入血流向全身扩散。

4. 脾脏　脾脏是人体最大的淋巴器官,脾脏中B淋巴细胞约占55%,T淋巴细胞约占35%,巨噬细胞约占10%。脾脏的功能:①是全身血液的过滤器,清除混入血液中的病原体及衰老的红细胞。②是进行免疫应答及产生免疫效应物质的重要基地。③能合成干扰素、补体、细胞因子等生物活性物质。④能贮存和调节血量。

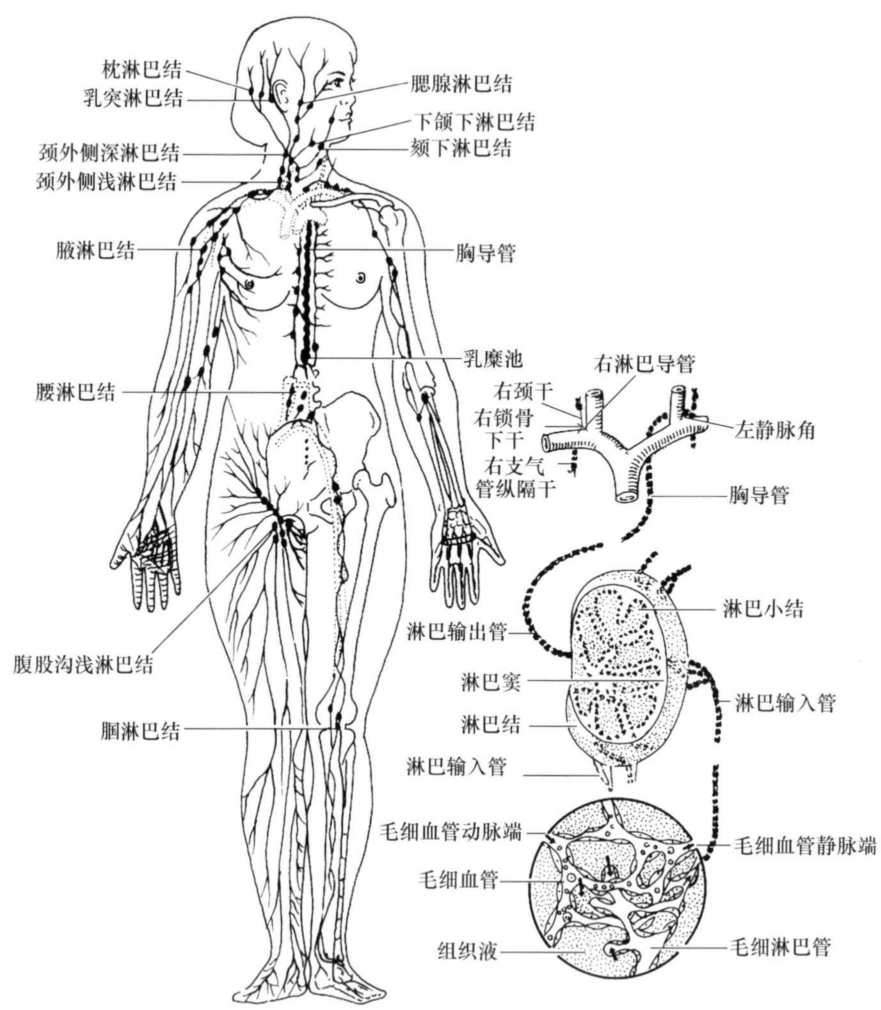

图 8-1　全身的淋巴管、淋巴结和免疫器官

二、免疫细胞

免疫细胞泛指所有参与免疫应答或与免疫应答有关的细胞及其前身，包括造血干细胞、淋巴细胞、单核/巨噬细胞及其他抗原提呈细胞、粒细胞、红细胞、肥大细胞等。

淋巴细胞是分布于血液、淋巴液、淋巴器官及淋巴组织中体积较小的游离细胞，在免疫应答过程中起核心作用。人的淋巴细胞，主要存在于外周淋巴器官或组织中。根据细胞的功能以及细胞膜表面的标志将淋巴细胞分为四群：T 细胞、B 细胞、NK 细胞和 K 细胞。

1. T 淋巴细胞　T 细胞来源于骨髓中的多能造血干细胞，成熟于胸腺，占外周血淋巴细胞总数的 60%左右。T 细胞还可根据功能的不同分作四个亚群，即辅助性 T 细胞(Th)、抑制性 T 细胞(Ts)、杀伤性 T 细胞(CTL)和迟发型超敏反应性 T 细胞。不同的细胞亚群在免疫应答中的作用是不相同的。

2. B 淋巴细胞　来源于骨髓多能造血干细胞的前 B 细胞，在哺乳动物的骨髓或鸟类的腔上囊中分化、成熟为 B 细胞，占外周血淋巴细胞总数的 30%左右，其主要功能是合成抗原特异性的抗体分子。表面膜免疫球蛋白(SmIg)是镶嵌于B细胞膜上的一种免疫球蛋白，为B细胞特有的表面标记。它既是B细胞识别抗原的受体，能与相应的抗原特异地结合，同时又能作为表面抗原与相应的抗免疫球蛋白抗体特异地结合。因此可以根据SmIg的特性鉴定B细胞。

3. 自然杀伤细胞 即NK(natural killer)细胞，占淋巴细胞总数的5%～10%，具有杀伤被病毒感染细胞或者肿瘤细胞的能力。NK细胞的活化不需抗原的刺激，其生物学效应也不需抗体的参与，在机体的抗肿瘤、抗感染和免疫调节中起重要作用。

4. K细胞 K细胞也是一类具有杀伤作用的淋巴细胞，占淋巴细胞总数的5%～10%，存在于腹腔渗出液、脾脏、淋巴结等处。与NK细胞不同的是K细胞只能杀伤被抗体覆盖的靶细胞，这种作用称为抗体依赖性细胞介导的细胞毒作用。被K细胞杀伤的靶细胞一般比较大，不易被吞噬细胞所吞噬，如寄生虫、真菌、病毒感染细胞、恶性肿瘤细胞及同种移植物组织细胞等。K细胞本身的杀伤作用是非特异的，凡结合了抗体的靶细胞均可被K细胞杀伤。

5. 单核/巨噬细胞 外周血中的单核细胞穿过血管内皮细胞接合处，移行至全身各组织并发育成熟为巨噬细胞，其胞浆中富含溶酶体，是一类主要的抗原呈递细胞(antigen presenting cell，APC)，在特异性免疫应答的诱导、调节和非特异性免疫中起着关键的作用。

6. 树突状细胞(dendritic cells) 广泛分布于皮肤、黏膜和淋巴结中，它的功能是向淋巴细胞呈递抗原。

三、免疫系统的功能

1. 免疫防御(Immune defense) 指机体抵御、清除入侵病原微生物的免疫保护作用，即通常指的抗感染免疫。免疫防御应答过强会产生超敏反应，过弱则产生免疫缺陷(后两种情况均属异常反应)。

2. 自身稳定(homeostasis) 指机体可及时清除体内损伤、衰老、变性的血细胞和抗原-抗体复合物，而对自身成分保持免疫耐受，从而维持内环境相对稳定。如果免疫自身稳定发生功能紊乱会导致自身免疫病。

3. 免疫监视(immune surveillance) 是指机体免疫系统及时识别、清除体内突变、畸变和病毒干扰细胞的一种生理保护作用。若免疫监视功能失调，可能发生肿瘤。

第二节 免疫分子

免疫分子是指与免疫应答相关的物质，主要包括抗体、补体、细胞因子以及主要组织相容性抗原分子等，绝大多数情况下免疫分子是以蛋白质的形式存在。免疫分子之间以及免疫分子与细胞内外环境中的其他分子之间的相互作用构成了机体免疫应答的立体网络。

1. 抗体(antibody) 是B细胞识别抗原后增殖分化为浆细胞所产生的能够与抗原特异结合的一种蛋白质，又称**免疫球蛋白**(immunoglobulin，Ig)。抗体主要存在于血清，也存在于呼吸道和小肠黏膜、唾液以及乳汁中。抗体分子的基本结构是由两条相同的重链(H)和两条相同的轻链(L)通过链间二硫键连接而成的四肽链，呈"Y"形分子(图8-2)，Fc段是抗体的受体结合部位，Fab段是与抗原结合的部位。各类免疫球蛋白的特性及功能如下：

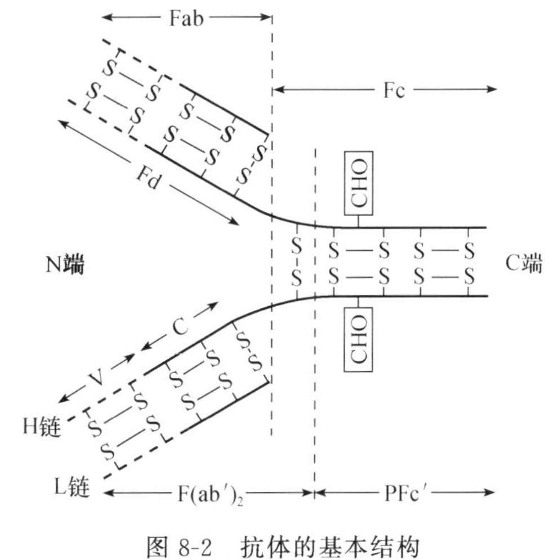

图8-2 抗体的基本结构

IgG 存在于血清和其他体液中，婴儿出生后3个月开始合成；含量最高，占血清Ig总量的3/4，达6～16g/L；半衰期最长，达23天；是主要的抗感染抗体；是唯一能穿过胎盘的抗体。

IgM 分子量最大，又称巨球蛋白；主要分布于血液中，占血清总Ig的1/10；是个体发育中出现最早的抗体，胎儿晚期合成；感染后最早出现，半衰期短，一旦出现提示有近期感染；杀菌、溶菌、调理吞噬、激活补体的能力最强。

IgA 包括血清型和分泌型两种，血清型IgA含量2～5g/L，占血清总Ig的10%～15%，具有中和毒素、调理吞噬的作用；分泌型IgA主要分布于各种黏膜表面和唾液、泪液、初乳中，可有效地抵御病原体经由黏膜上皮的感染。婴儿出生后4～6个月开始合成，但能从母乳中获得分泌型IgA。

IgD 人类血清IgD的含量为每毫升3～40μg，能够分泌IgD的细胞数量很少，存在于脾和扁桃体中。现在认为膜IgD是B淋巴细胞发育分化成熟的标志。

IgE 是种系进化过程中最晚出现、含量最少的Ig；由黏膜固有层中的浆细胞合成分泌；特异性IgE通过Fc段同位于肥大和嗜碱性粒细胞表面的FcεR结合，参与超敏反应的发生，并与寄生虫免疫有关。

2. 补体 是新鲜血清中存在着的一种不耐热的具有酶活性的蛋白质，可辅助特异性抗体介导的免疫应答。

3. 细胞因子 是由免疫细胞和某些非免疫细胞经刺激而合成并分泌的一类生物活性分子，它们介导细胞之间的信息交换与相互调节，参与免疫应答和炎症反应过程。依据结构和功能，细胞因子可分为白细胞介素、干扰素、肿瘤坏死因子、集落刺激因子、趋化性细胞因子和生长因子六类。

4. 主要组织相容性复合体(major histocompatibility complex, MHC) 在众多的组织相容性抗原系统中，能引起强烈而迅速排斥反应的抗原系统，称为主要组织相容性系统(MHS)；代表个体特异性的引起排斥反应的同种异型抗原，叫作组织相容性抗原，可编码MHS的基因在同一染色体上呈一组紧密连锁的基因群，将这一连锁群统称为主要组织相容性复合体。人的MHS称为人类白细胞抗原(human leukocyte antigen, HLA)，参与器官移植的排斥反应和抗原呈递，在人群中有高度多态性，多用于亲子鉴定和器官移植前的配型。

第三节 免疫应答

机体接受抗原性异物刺激后，体内的抗原呈递细胞首先对抗原进行加工、处理和呈递，继而抗原特异性淋巴细胞对呈递的抗原进行识别后，引起相应的淋巴细胞发生活化、增殖、分化，进而产生一系列免疫效应，从而将入侵的抗原性异物进行排除的整个生理过程，称为**免疫应答**(immune response)。

在体内有两种免疫应答类型：一种是遇到抗原后，首先并迅速起防卫作用的，称为**固有性免疫应答**(innate immune response)。执行固有性免疫应答功能的有皮肤、黏膜的物理阻挡作用及局部细胞分泌的抑菌、杀菌物质的化学作用，有吞噬细胞的吞噬病原体作用，自然杀伤细胞对病毒感染靶细胞的杀伤作用，及血液和体液中存在的抗菌分子，如补体。固有免疫在感染早期(数分钟至96h内)执行防卫功能。

另一种是**适应性免疫应答**(adaptive immune response)，其执行者是T和B淋巴细胞。T及B细胞识别抗原后被激活，活化后并不即刻表现防卫功能，而经免疫应答过程，约4～5天后，才生成效应细胞，对已被识别的病原体起杀伤清除作用。适应性免疫应答是继固有免疫应答之后发挥效应的，在最终清除病原体，促进疾病治愈及在防止再感染中，起主导作用。适应性免疫应答又可分为体液免疫(B细胞介导)、细胞免疫(T细胞介导)和免疫耐受(特异性无应答)。免疫应答发生的主要场所为外周免疫器官(淋巴结和脾脏)。

免疫应答的意义：及时清除外来异物，保持机体内环境的稳定，但不适当的免疫应答也会造成机体的损伤。

抗原是一种能够刺激机体免疫系统使之产生特异性免疫应答，并能与相应免疫应答产物即抗体或效应T细胞在体内或体外发生特异性结合的物质。在自然界中存在的抗原称为天然抗原，如细菌、病毒、寄生虫、真菌花粉、螨抗原等。人工合成多肽和基因重组蛋白等则为人工抗原。根据抗原性物质与机体的亲缘关系可分为自身抗原和外来抗原。来自同一种属其他个体且与自身抗原不同者为同种异型抗原，来自不同种属动物的抗原为异种抗原。

免疫细胞在抗原识别过程中，可被诱导活化、分化并产生效应分子(抗体)和效应细胞，称为**正免疫应答**。免疫细胞亦可被诱导而处于不活化状态，称为**免疫耐受或负免疫应答**。

在免疫功能正常条件下，机体对"非已"抗原可形成正免疫应答，并产生排异效应，发挥免疫保护作用，如抗感染免疫和抗肿瘤免疫。而对"自己"抗原，则形成自身耐受状态或负免疫应答，因而不能产生排已效应。机体通过上述两种机制，借以维持自身免疫稳定性。

一、免疫应答的过程

免疫应答的过程分三个阶段。

1. 感应阶段 指抗原呈递细胞对抗原性异物的捕获、加工处理和呈递以及特异性淋巴细胞对呈递抗原的识别。

2. 反应阶段 识别抗原后的淋巴细胞在细胞因子的作用下发生活化、增殖、分化为致敏淋巴细胞和浆细胞的阶段。此阶段包括抗原特异性淋巴细胞识别抗原后的活化、增殖与分化过程。T淋巴细胞增生分化为淋巴母细胞，最终成为效应淋巴细胞；B细胞增殖分化为浆细胞，合成和分泌抗体；部分T、B细胞中途分化为记忆细胞。此阶段涉及多种细胞间的协作和多种细胞因子的参与。

3. 效应阶段 指浆细胞分泌的抗体和致敏淋巴细胞释放效应性淋巴因子或直接发挥特异性细胞杀伤作用的过程。

二、B细胞介导的体液免疫应答

外来抗原进入机体后诱导抗原特异性抗体产生的过程称为体液免疫应答。

(一) 体液免疫应答的基本特点

(1) 胸腺依赖性抗原诱导的抗体产生过程需要T细胞的存在。抗体产生的指令来自辅助性T淋巴细胞(Th)的辅助刺激信号和抗原与B细胞表面抗原受体相互作用产生的信号。胸腺非依赖性抗原诱导的抗体应答则不需要Th细胞的辅助信号。

(2) 初次和再次抗体应答在质与量方面存在着明显的不同。首先，再次抗体应答出现比初次抗体应答所需时间短，前者可在抗原免疫后1～3天产生，而后者需要5～20天。同时再次抗体应答时抗体的产量明显高于初次应答时的产量。其次，由于静息B细胞仅表达IgM，故初次抗体应答分泌的抗体主要是IgM；而再次抗体应答时其他类型的抗体量相对增多；第三，再次抗体应答时，特异性抗体的平均亲和力要高于初次应答过程中产生的抗体的亲和力。

(3) 产生记忆细胞。

(二) 浆细胞与抗体分泌

B细胞在外周成熟、发育过程的最后阶段是成为专门合成和分泌抗体分子的浆细胞。浆细胞的高尔基体发达、代谢活跃，但没有继续分裂、增殖的能力。浆细胞寄居在脾脏或者骨髓中，集中所有的能量生产并分泌抗体分子。抗体分子的重链和轻链在内质网上合成并组装，然后由高尔基体运输至细胞表面并分泌于细胞外。

在B淋巴细胞扩增的过程中，其所合成的抗体分子重链发生类别改变（但抗原特异性不变）的现象称为类别转换。例如，初次体液免疫应答早期的血清抗体以IgM为主，而晚期以IgG为主。类别转换发生的原因在于不同亚群的T细胞提供的细胞因子的种类有所差别。再次体液免疫应答主要由在体内长期存在的记忆性B细胞介导。记忆性B细胞遇到特异性抗原后很快被激活（无需T细胞的帮助），使得再次体液免疫应答无论是反应速度还是强度都明显的高于初次应答。更为重要的是，记忆性B细胞大多数经过类别转换和抗体亲和力成熟，由它们分化而来的浆细胞主要分泌高亲和力的IgG。

（三）抗体介导的免疫效应

抗体是介导体液免疫反应的重要分子，它可通过多种机制发挥免疫效应。抗体效应在多数情况下对机体是有利的，但在某些情况下也可导致病理损伤。

1. 中和作用 针对细菌外毒素或类毒素产生的抗毒素（即抗体）能在体内外中和外毒素的毒性作用；针对病毒产生的中和抗体可以阻止病毒吸附于易感细胞。

2. 免疫调理或促吞噬作用 IgG类抗体与细菌菌体结合后，激活吞噬细胞的吞噬作用；IgG和IgM类抗体与相应抗原结合后可激活补体，也可促进吞噬细胞的吞噬作用。

3. 免疫溶解作用 IgG和IgM类抗体与相应抗原结合形成的复合物，如果抗原为活的细菌，则可通过激活补体来杀菌、溶菌，这主要针对的是革兰氏阴性细菌。

4. 介导细胞毒性作用 IgG可参与抗体依赖性细胞介导的细胞毒性作用。

5. 分泌型IgA（sIgA）的局部抗感染作用 胃肠道和呼吸道是微生物侵入的门户，分泌型抗体在黏膜免疫防护中十分重要。抗原须直接刺激黏膜才能诱导分泌型抗体的产生。sIgA对黏膜的保护主要在于防止抗原和微生物黏附到黏膜上皮。

6. 免疫损伤作用 由抗体引起的免疫损伤主要是Ⅰ、Ⅱ、Ⅲ型超敏反应和自身免疫性疾病。此外，针对移植物抗原还可导致超急性排斥反应。肿瘤患者产生的某些IgG亚类可作为封闭因子，阻碍特异性细胞毒性T细胞对肿瘤细胞的识别和杀伤，因此有促进肿瘤细胞生长的作用。

三、T细胞介导的细胞免疫应答

凡是由免疫细胞发挥效应以清除异物的作用即称为**细胞免疫应答**。广义上的细胞免疫应答包括吞噬细胞的吞噬作用和K细胞、NK细胞介导的细胞毒作用，以及T细胞介导的特异性细胞免疫。狭义的细胞免疫应答则仅指T细胞介导的特异性细胞免疫。K细胞、NK细胞的表面不具有抗原识别受体，因此它们的活化无须经抗原激发即能发挥效应细胞的作用，故可视之为非特异性细胞免疫。而效应T细胞则具有抗原识别受体，因此它们必须经抗原激发才能活化发挥其效应细胞的作用，故称为特异性细胞免疫。

T细胞介导的细胞免疫应答有两种基本形式：一是迟发型超敏反应，T细胞通过释放细胞因子，引起以单核细胞浸润为主的炎症反应；另一种是杀伤性T细胞介导的特异性细胞毒作用。

四、免疫应答的调节

免疫调节是指在免疫应答过程中，各种免疫细胞及免疫分子相互促进或抑制，两方面的因素相互交织，构成正负作用的网络结构，并在遗传基因的控制下完成免疫系统对抗原的识别和应答。如果调节机制异常，就有可能导致各种免疫性疾病的产生。

根据参与调节因素的性质，免疫调节可分为内调节和外调节。前者指的是免疫系统内部各因素之间的相互作用；后者指的是免疫系统以外诸因素的调节，包括神经系统、内分泌系统以及环境因素等。

1. 抗原的调节 免疫应答是由抗原激活的，因此，抗原的性质和进入机体的途径将影响免疫应答的类型。

2. 抗原递呈细胞的作用 递呈抗原细胞的性质可决定免疫应答是否产生。

3. 抗体的反馈调节 当抗体产生后，可不断与抗原结合，并清除抗原。这是抗原被清除的原因之一，因此可终止免疫应答发生。

4. 免疫抑制细胞的作用 免疫系统存在抑制性 T 细胞，即 Ts 细胞，对免疫应答有重要调节作用。当免疫应答发展到一定程度时，即能诱发抑制性 T 细胞的作用。其作用机制可能是通过它分泌的特异性抑制性因子参与网络调节。

5. 免疫网络调节 每一种特异性抗体分子都具有其独特型决定簇，并具有自己的抗原性。当抗体分子产生至一定量时，其独特型决定簇可激发自身产生抗独特型抗体，并可连续发展下去。此种抗独特型抗体可促进或抑制免疫应答。独特型决定簇除存在于 B 细胞的抗原受体外，也存在于 Th 和 Ts 细胞的抗原识别受体分子上，因此抗独特型抗体亦可通过 Th 及 Ts 细胞的作用发挥免疫调节作用。这就是独特型免疫网络学说。

第四节　特异性免疫防治

人工主动免疫是采用人工方法接种菌苗或类毒素，使机体通过免疫系统的应答，产生特异性免疫力。这种免疫力出现较慢，一般在接种后 2～4 周才产生，经再次接种后则免疫应答迅速且产生的免疫力较强。人工主动免疫的维持时间可为半年至数年不等，常用于传染病的预防。

1. 菌苗 用细菌体制成的生物制品称菌苗，可分为减毒活菌苗和死菌苗两类。

(1) 减毒活菌苗：常用的有预防结核病的卡介苗(BCG)、预防鼠疫的鼠疫活菌苗等。

(2) 死菌苗：用化学或物理方法将病原菌杀死后，仍保持病原菌的免疫原性，据此可制备死菌苗。常用的死菌苗有霍乱菌苗，伤寒菌苗，副伤寒甲、乙混合菌苗，百日咳菌苗等。

2. 类毒素 细菌的外毒素经 0.3%～0.4%甲醛处理，毒性消失但仍保留其免疫原性，即成类毒素。常用的类毒素有破伤风类毒素、白喉类毒素等。类毒素可与死菌苗合制成联合疫苗。目前使用的白、百、破三联疫苗即白喉类毒素、百日咳死菌苗与破伤风类毒素混合制成，主要用于儿童。

3. 多糖疫苗 如脑膜炎双球菌、流感杆菌中的多糖成分为可引起产生保护性抗体的部分，提取后可制成多糖疫苗。

4. 基因工程疫苗 用分子克隆技术将病原体相应抗原基因克隆、表达、纯化后用作疫苗。目前此方面应用较多的是病毒疫苗，如乙肝的基因工程疫苗已取得满意的结果。细菌方面，结核的基因工程疫苗正在研制中。

5. 合成肽疫苗 把病原体抗原决定簇中的反应表位的氨基酸序列分析清楚后，用人工方法合成肽后连结于大分子上用作疫苗。目前，合成肽疫苗仅限于实验室研究，由于肽合成价格昂贵，尚不能普及应用。

人工被动免疫是使用制备的特异性免疫物质，使宿主机体即刻获得免疫力的方法。常用的制剂主要有抗毒素、丙种球蛋白、胎盘球蛋白和细胞因子等。人工被动免疫主要用于治疗或紧急预防(表 8-1)。

表 8-1 人工主动免疫与人工被动免疫比较

内 容	人工主动免疫	人工被动免疫
免疫物质	抗原	抗体或细胞因子
免疫出现时间	慢(注射后 2～4 周)	快(即时生效)
免疫维持时间	长(数月至数年)	短(2～3 周)
主要用途	预防	治疗或紧急预防

第五节 超敏反应

超敏反应(hypersensitivity)是指机体对某些抗原初次应答后，当再次接触相同抗原刺激时，发生的一种以机体生理功能紊乱或组织细胞损伤为主的特异性免疫应答。超敏反应又称变态反应(allergy)或过敏反应(anaphylaxis)。超敏反应可分为四型，其中Ⅰ～Ⅲ型由抗体介导，而Ⅳ型由 T 细胞介导。Ⅳ型反应发生较慢，又称为迟发型超敏反应。

一、Ⅰ型超敏反应(速发型变态反应)

Ⅰ型超敏反应主要由 IgE 抗体介导产生，可发生于局部，亦可发生于全身。其特征是：①再次接触抗原后发生反应快，消退亦快。②通常使机体出现功能紊乱性疾病，而不发生严重的组织细胞损伤。③具有明显的个体差异和遗传背景，对过敏原产生 IgE 型抗体应答的超敏患者，称为特应性素质个体。

(一) Ⅰ型超敏反应的特点

1. 变应原 凡经吸入或食入等途径进入体内后能引起 IgE 抗体产生并导致变态反应的抗原性物质称为变应原。多数天然变应原的分子质量为 1×10^4～7×10^4Da。分子质量过大不能有效地穿过呼吸道和消化道黏膜，而分子质量过小难以将肥大细胞和嗜碱性粒细胞膜上两个相邻近 IgE 抗体及其受体“桥联”起来，因而不能触发介质的释放。引起变态反应的重要变应原有吸入性变应原、食物变应原和药物等。

(1) 吸入性变应原：广泛存在于自然界中，预防接触吸入性变应原较难。如植物花粉，真菌，螨，家养狗、猫和兔等的脱落上皮，屋尘，羽毛等。

(2) 食物变应原：常见的有蛋白质含量较高的牛奶和鸡蛋、海产类食物、食物添加剂、防腐剂、保鲜剂和调味剂等。

(3) 药物类：药物可经口服、注射和吸入等途径进入体内，少数病人用药后出现局部或全身药物过敏反应，如青霉素过敏性休克、药疹、阿司匹林性哮喘等。

2. Ⅰ型超敏反应的特点 ①发生快，几秒钟至几十分钟内出现症状，消退亦快，为可逆性反应。②由结合于肥大细胞和嗜碱性粒细胞上的 IgE 抗体所介导。③主要病变在小动脉，表现为毛细血管扩张，通透性增加，平滑肌收缩。④有明显个体差异和家族史。⑤补体不参与此型反应。

(二) Ⅰ型超敏反应发生过程和机制

1. 机体致敏阶段 变应原初次进入机体后，刺激机体的 B 细胞分化成浆细胞，产生特异性 IgE 抗体，这些抗体同肥大/嗜碱性粒细胞表面的 FcεR 结合，形成致敏的肥大细胞和嗜碱性粒细胞，这种致敏状态可维持半年至数年。

2. 激发阶段 机体再次接触相同的变应原后，可迅速同结合在肥大细胞和嗜碱性粒细胞表面FcεR上紧密相连的IgE抗体形成“桥联”结合，使肥大细胞和嗜碱性粒细胞脱颗粒，释放出胞内的生物活性介质，如组织胺，引起过敏反应。

3. 效应阶段 指生物活性介质作用于效应器官，引起局部或全身过敏反应的阶段。

（三）生物活性介质及其生物学效应

1. 颗粒内预先存在的介质及其作用

(1) 组胺：使毛细血管扩张、通透性增强，平滑肌痉挛，腺体分泌增多，作用于神经末梢，致奇痒。

(2) 激肽酶原：促进血浆中的缓激肽和其他激肽类物质的转换与释放，导致平滑肌收缩，毛细血管扩张、通透性增强，刺激痛觉神经产生疼痛。

(3) 嗜酸性粒细胞趋化因子：吸引嗜酸性粒细胞向局部聚集。

2. 细胞内新合成的介质

(1) 白三烯：是细胞膜磷脂代谢产物花生四烯酸的衍生物，可使平滑肌强烈长久收缩、痉挛且不能被抗组胺药缓解。

(2) 前列腺素 E(PGE_2)：也是花生四烯酸的代谢产物，使平滑肌收缩、毛细血管扩张，并调节组胺的释放。

(3) 血小板活化因子(PAF)：花生四烯酸的代谢产物，可凝聚和活化血小板而使之释放组胺、5-羟色胺等物质，使毛细血管扩张、通透性增强。

（四）常见的Ⅰ型超敏反应性疾病

急性过敏反应的常见疾病有：过敏性休克，以青霉素等药物和再次使用抗毒素血清时容易出现；其他如过敏性哮喘、过敏性鼻炎、过敏性肠炎和特应性皮肤超敏反应等也常出现。

（五）防治原则

1. 预防原则 查明变应原并避免接触；特异性脱敏治疗。

2. 药物治疗 抑制活性介质释放的药物(如色甘酸钠)和生物活性介质拮抗药(如扑尔敏)。

二、Ⅱ型超敏反应(细胞毒型)

Ⅱ型超敏反应是由IgG或IgM类抗体与靶细胞表面相应抗原结合后，在补体、吞噬细胞和NK细胞的参与作用下，引起的以细胞溶解或组织损伤为主的病理性免疫反应。此型超敏反应也称抗体依赖的细胞毒超敏反应、溶细胞型或细胞毒型超敏反应。该型反应中的靶细胞主要是血细胞和某些组织成分。

（一）Ⅱ型超敏反应的发生过程

1. 抗原 机体产生抗细胞表面抗原或组织抗原的原因可能有：

(1) 同种异型抗原或抗原体的输入：同种不同个体间血型不匹配的输血引起的输血反应以及母子因Rh或ABO血型不符所致的新生儿溶血症是典型的例子。

(2) 感染：病原微生物特别是病毒感染可致自身细胞或组织抗原的抗原性改变，以致机体将它们视为外来异物发生免疫应答；有些病原微生物与自身组织抗原有交叉反应性，如有的链球菌株细胞壁与人肺泡基底膜及肾小球毛细血管基底膜具有交叉抗原性，因此抗链球菌的抗体也能与肺、肾组织中的交叉抗原结合并引起损伤。

(3) 药物：多数药物为半抗原，它们可吸附在血细胞表面，成为新抗原被机体免疫系统识别。

（4）免疫耐受机制的破坏：因物理、化学、生物、外伤等使机体免疫耐受机制失灵，从而产生了抗自身抗原的抗体。

2. 抗体 介导Ⅱ型超敏反应的抗体主要为IgG和IgM类，是针对自身细胞或组织抗原的，因此多为自身抗体。

3. 靶细胞或组织损伤的主要机制

（1）补体介导的细胞溶解：IgM或IgG类自身抗体与靶细胞上的抗原特异性结合后，经过经典途径激活补体系统，最后形成膜攻击单位，直接引起膜损伤，靶细胞溶解死亡。

（2）炎症细胞的募集和活化：补体活化产生的过敏毒素对中性粒细胞和单核细胞具有趋化作用，因此常可见有这两类细胞的聚集。这两类细胞的表面均有IgG的Fc段受体，可因IgG抗体的结合而激活，产生水解酶和细胞因子引起细胞或组织损伤。

（3）覆盖有抗体的靶细胞被吞噬：如自身免疫性溶血性贫血时机体产生了抗自身红细胞的抗体，被自身抗体结合和调理的红细胞易于被肝脾中的巨噬细胞所吞噬，因而红细胞减少引起贫血。

（4）抗体依赖性细胞介导的细胞毒作用。

（5）自身抗体也具有重要致病作用。

（二）常见疾病

血型不合的输血反应、新生儿溶血症、自身免疫性溶血性贫血（因感染或药物引起）及药物过敏性血小板减少症。

三、Ⅲ型超敏反应（免疫复合物型）

Ⅲ型超敏反应是由中等大小可溶性免疫复合物沉积于局部或全身毛细血管基底膜、肾小球基底膜、皮肤或滑膜等组织中，通过激活补体和在血小板、嗜碱性粒细胞和中性粒细胞的参与下，引起的以充血水肿、局部坏死和中性粒细胞浸润为主要特征的炎症反应和组织损伤。常见病如初次接受一种动物抗血清治疗1～2周后出现的血清病、链球菌感染后的肾小球肾炎和风湿热、类风湿性关节炎、系统性红斑狼疮等结缔组织病。其发病机制如下：

（1）免疫复合物与补体结合：补体被活化，释放出过敏毒素（C3a和C5a）。过敏毒素引起肥大细胞脱颗粒，释放出组胺、趋化因子等生物活性介质，从而使血管通透性增加，造成局部组织损伤和炎症反应。

（2）免疫复合物引起血小板聚合：结果释放出5-羟色胺等血管活性胺以及形成血栓，后者使血流淤滞或血管完全被堵，导致局部组织缺血。

（3）免疫复合物在巨噬细胞内不易被消化，而成为一个持续的活化刺激动因，加重炎症反应。

四、Ⅳ型超敏反应（迟发型超敏反应）

Ⅳ型超敏反应是由效应T细胞与相应抗原作用后，引起的以单个核细胞浸润和组织细胞变性坏死为特征的局部炎症反应。此型超敏反应发生较慢，当机体再次接触抗原后24～72h发生，与抗体和补体无关。其发生机制与细胞免疫应答的过程一样。常见病有结核、胞内寄生菌引起的感染、接触性皮炎、器官抑制排斥反应和某些自身免疫病等。

上述四型超敏反应各具特征，Ⅰ型主要由IgE抗体介导，补体不参与，由肥大细胞等释放的介质引起组织损伤，症状发生和消退在四个型中最快，与遗传关系也最明显。Ⅱ型由抗组织和细胞表面抗原的IgG或IgM类抗体介导，血细胞是主要靶细胞，补体活化、白细胞聚集并活化以及受体功能异常为该型反应机制。Ⅲ型由循环可溶性抗原与IgM或IgG类抗体形成的复合物介导，补体参与反应，白细胞聚集和被激活。Ⅰ～Ⅲ型均可经血清抗体转移。Ⅳ型超敏反应由T细胞介导，引起组织损伤的机制是巨噬细胞和淋巴细胞的局部浸润、活化及细胞因子的产生。

第六节　肿瘤免疫

肿瘤免疫学是研究肿瘤的抗原性、机体的免疫功能与肿瘤发生、发展的相互关系，机体对肿瘤的免疫应答及其抗肿瘤免疫的机制、肿瘤的免疫诊断和免疫防治的科学。

一、肿瘤抗原

肿瘤抗原是指细胞恶性变过程中出现的新抗原性物质的总称。细胞恶性变过程中由于基因突变或正常静止基因的激活产生新的蛋白分子；此外，某些细胞在恶性变后，可使正常情况下处于隐蔽状态的抗原决定簇暴露出来，成为肿瘤相关抗原。

1. 肿瘤特异抗原　肿瘤特异抗原是指只存在于某种肿瘤细胞表面而不存在于正常细胞的新抗原。鉴于此类抗原一般是通过动物肿瘤移植排斥实验所证实，故又称为肿瘤特异移植抗原或肿瘤排斥抗原。

2. 肿瘤相关抗原　肿瘤相关抗原是指一些肿瘤细胞表面糖蛋白或糖脂成分，它们在正常细胞上有微量表达，但在肿瘤细胞表达明显增高。此类抗原一般可被B细胞识别并产生相应的抗体。

3. 胚胎抗原　胚胎抗原是在胚胎发育阶段由胚胎组织产生的正常成分，在胚胎后期减少，出生后逐渐消失，或仅存留极微量。当细胞恶性变时，此类抗原可重新合成。胚胎抗原可分为两种，一种是分泌性抗原，由肿瘤细胞产生和释放，如肝细胞癌变时产生的甲种胎儿球蛋白(AFP)；另一种是与肿瘤细胞膜有关的抗原，疏松地结合在细胞膜表面，容易脱落，如结肠癌细胞产生癌胚抗原(CEA)。

二、机体抗肿瘤免疫的机制

机体的免疫功能与肿瘤的发生有密切关系，当人体免疫功能低下或受抑制时，肿瘤发生率增高。正常机体每天有许多细胞可能发生突变，并产生有恶性表型的瘤细胞，但一般都不会发生肿瘤。机体免疫系统通过细胞免疫机制能识别并特异地杀伤突变细胞，使突变细胞在未形成肿瘤之前即被清除。但当机体免疫监视功能不能清除突变细胞时，则可形成肿瘤。

肿瘤发生后，机体可通过免疫效应机制发挥抗肿瘤作用。机体抗肿瘤免疫的机制包括细胞免疫和体液免疫两方面，这两种机制不是孤立存在和单独发挥作用的，它们相互协作，共同杀伤肿瘤细胞。一般认为，细胞免疫是抗肿瘤免疫的主要方式，体液免疫通常仅在某些情况下起协同作用。对于大多数免疫原性强的肿瘤，特异性免疫应答是主要的；而对于免疫原性弱肿瘤，非特异性免疫应答可能具有更重要的意义。

三、肿瘤的免疫学检测

肿瘤免疫学检测的主要目的是对肿瘤进行免疫学诊断和评估宿主的免疫功能状态。

1. 检测肿瘤抗原　这是目前最常用的肿瘤免疫学诊断法，如AFP的检测对原发性肝细胞性肝癌有诊断价值，CEA的检测有助于诊断直肠癌、胰腺癌等。但对于人类肿瘤特异性抗原的检测进展不大。

2. 检测肿瘤抗体　如在黑色素瘤患者血清中可查到抗自身黑色素瘤抗体，在鼻咽癌和Burkitt淋巴瘤患者的血清中检测出EB病毒的抗体，且抗体水平的变化与病情的发展和恢复有关。

3. 肿瘤的放射免疫显像诊断　将放射性核素如^{131}I与抗肿瘤单抗结合后，从静脉注入体内或腔内注射均可将放射性核素导向肿瘤的所在部位，用γ照相机可以显示清晰的肿瘤影像，目前已用于临床诊断，是一种有较好前景的肿瘤诊断新技术。

4. 对肿瘤患者免疫功能状态的评估 一般肿瘤病人的免疫功能变化不大，晚期肿瘤病人免疫功能可受抑制，在治疗后免疫功能状态改善，表明治疗方法得当，患者生存期可延长。

第七节 移植免疫

在医学上应用正常的细胞、组织或器官置换有病的或功能缺损的细胞、组织或器官，以维持和重建机体的生理功能，这种治疗方法称为细胞移植、组织移植或器官移植。提供移植物的个体称为供者，接受移植物的个体称为受者。经移植后，如果供、受者的遗传背景有差异，移植物即可刺激受者的免疫系统，诱发免疫应答，即移植免疫，由此引起的免疫反应称为移植排斥反应。移植免疫学就是研究移植排斥反应发生的机制，以及如何防治排斥反应的发生以维持移植物的正常功能和长期存活的科学。

根据移植物的来源及其遗传背景不同，可将移植分作四类：自体移植、同系移植、同种（异体）移植以及异种移植。

一、移植排斥反应的机制

（一）移植排斥的遗传学基础

在同种异体器官移植中，移植物之所以不能存活，是因供、受者之间组织抗原不同所致。这种能引起移植排斥反应的抗原，称为移植抗原或组织相容性抗原，它们存在于细胞膜表面。

组织相容性抗原有主要和次要之分，能引起强烈排斥反应者称为主要组织相容性抗原（MHC），引起较弱排斥反应者称为次要组织相容性抗原。人类主要组织相容性抗原称为人类白细胞抗原（HLA），由于 HLA 抗原的多态性，在同种异体移植中，除单卵双生者外，在随机人群中极难找到 HLA 抗原型别完全相同的供者。

次要组织相容性抗原亦存在于组织细胞表面，所以组织是特异性的或是性别特异性的，后者如雄性小鼠的 H-Y 抗原，此抗原主要存在于精子、表皮细胞及脑细胞，在其他细胞上含量很少。

（二）移植排斥的免疫学基础

移植排斥反应与一般免疫应答一样，包括识别、增殖分化与效应阶段。排斥反应是否发生及其反应的强弱，与供、受者之间组织相容性抗原的差异程度、受者的免疫功能状态、移植物种类以及排斥反应预防措施等因素有关。

1. 细胞免疫在移植排斥中的作用 在移植排斥中，抗原呈递细胞在启动移植排斥的免疫应答中的作用至关重要。外来移植物一旦被抗原呈递细胞当作“异己”而被识别，就会激发受者的免疫系统。T 辅助细胞激活后释放一系列细胞因子，这些细胞因子作用于识别了移植抗原的细胞，使后者增殖、分化为效应细胞，导致移植排斥的发生。目前认为，细胞免疫应答是移植排斥的主要机制。$CD4^+$ T 细胞和 $CD8^+$ T 细胞是主要的效应细胞。

2. 抗体在移植排斥中的作用 抗体在移植排斥中的作用比较复杂。它可以通过活化补体和抗体依赖性细胞介导的细胞毒作用参与移植排斥，也可以起到封闭抗体的作用，保护移植物不受排斥。

(1) 抗体激活补体参与移植排斥：参与这种作用的抗体主要是 IgM 类抗体，在肾移植中最为常见。抗体与移植抗原结合后，可以激活补体，直接破坏靶细胞。

(2) 抗体通过抗体依赖性细胞介导的细胞毒作用参与移植排斥。

(3) 增强抗体与移植排斥:抗体除参与移植排斥外,在某些情况下可保护移植物不被排斥,这种抗体称为增强抗体。增强抗体可与植入组织上的抗原结合,但不激活补体,也不引起细胞毒效应,却可阻断其他抗体或 T 细胞与这一抗原决定簇结合,从而对移植物起到保护作用,因此,此类抗体又称为封闭抗体。

二、移植排斥反应的预防

(一) HLA 配型

器官移植的供、受者之间组织相容性程度越高,器官存活的机率就越大。因此,在器官移植前,慎重选择供者是至关重要的。一般供者的 ABO 血型必须与受者一致,这是比较容易做到的。此外,供者的 HLA 组织型别也应尽可能与受者相近。

(二) 免疫抑制

1. 免疫抑制药物 免疫抑制药物的应用,促进了人体器官移植的发展。常用的免疫抑制药物有硫唑嘌呤、糖皮质激素、抗人胸腺细胞球蛋白、环孢素 A 以及真菌代谢产物 FK-506 等。

2. 输血效应 移植前接受输血的病人,肾移植存活时间可明显延长。输血的这种作用的机制还不是很清楚,一般认为可能是:①输血可活化抑制性 T 细胞;②输血可产生封闭抗体;③输血可产生抗 T 细胞的独特型抗体,阻断 T 细胞识别抗原。确切机制尚有待进一步阐明。

(张华屏 郭东星 王莲芸)

【思考题】

1. 什么是抗体? 抗体具有哪些类型和特点?
2. 什么是免疫应答? 免疫应答的过程是什么?
3. 什么是细胞因子?
4. 超敏反应有几种类型? 常见的疾病有哪些?
5. 免疫接种属于哪一种免疫反应?
6. 什么是抗原? 什么是肿瘤抗原?

第九章　药物与机体间的相互作用

药物与机体间的相互作用包括两方面的研究内容:一方面探讨药物如何影响机体细胞功能的变化,另一方面研究机体如何对药物进行处理。

第一节　药物的基本作用

药物作用(drug action)是指药物与机体细胞间的初始作用,是动因,是分子反应机制,有其特异性(specificity)。药理效应(pharmacological effect)是药物作用的结果,是机体反应的表现,对不同脏器有其选择性(selectivity)。因此,药理效应实际上是机体器官原有功能水平的改变。药理效应与治疗效果(简称疗效)并非同义词,如具有扩张冠脉效应的药物不一定都是抗冠心病药,抗冠心病药也不一定都会取得缓解心绞痛的临床疗效,有时还会产生不良反应(adverse reaction)。这就是药物效应的两重性:药物既能治病也能致病。

1. 治疗作用

(1) 对因治疗:用药目的在于消除原发致病因子,彻底治愈疾病的称为对因治疗,或称治本,如抗生素消除体内致病菌。

(2) 对症治疗:用药目的在于改善症状的称为对症治疗,或称治标。对症治疗不能根除病因,但对诊断未明、病因未明或暂时无法根治的疾病却是必不可少的。在某些危重急症如休克、惊厥、心力衰竭、高热、剧痛时,对症治疗可能比对因治疗更为迫切。

(3) 补充疗法:也称替代疗法,指补充营养物质或内源性活性物质(如激素)。

2. 不良反应　凡不符合用药目的并为病人带来不适或痛苦的反应统称为药物不良反应。多数不良反应是药物固有效应的延伸,在一般情况下是可以预知的,但不一定是可以避免的。少数较严重的不良反应是较难恢复的,称为药源性疾病,如庆大霉素引起的神经性耳聋等。

(1) 副反应(side reaction):副反应是由于药理效应选择性低,涉及多个效应器官,当某一效应用作治疗目的时,其他效应就成为副反应(通常也称副作用)。例如,阿托品用于解除胃肠痉挛时,将会引起口干、心悸、便秘等副反应。副反应是在常用剂量下发生的,一般不太严重,但是难以避免。

(2) 毒性反应(toxic reaction):毒性反应是指在剂量过大或蓄积过多时发生的危害性反应,一般比较严重,但是可以预知,也是应该避免发生的不良反应。急性毒性反应多损害循环、呼吸及神经系统功能;慢性毒性反应多损害肝、肾、骨髓、内分泌等功能,致癌、致畸胎、致突变也属于慢性毒性范畴。可见,企图增加剂量或延长疗程以达到治疗目的是有限度的,过量用药是十分危险的。

(3) 后遗效应:指停药后,血药浓度已降至阈浓度以下时残存的药理效应。例如,长期应用肾上腺皮质激素,停药后肾上腺皮质功能低下,数月内难以恢复。

(4) 停药反应(withdrawal reaction):指突然停药后原有疾病的加剧,又称回跃反应。例如,长期服用可乐定降血压,停药次日血压将激烈回升。

(5) 变态反应:属于一类免疫反应,也称过敏反应,反应的严重程度与剂量无关,用药理拮抗药治疗无效。症状可有皮疹、发热、造血系统抑制、肝肾功能损害、休克等全身或局部表现。药物本身、药物的代谢产物、制剂中的杂质和辅剂等均可作为致敏原。大分子多肽或蛋白质物质可直接具有抗原性,小分子药物可作为半抗原与体内蛋白结合形成抗原。抗体的产生一般需要 1～2 周的时间，再次用药即可诱发。

(6) 特异质反应(idiosyncrasy)：少数具有特异性体质的病人对某些药物反应特别敏感，反应性质也可能与常人不同，但与药物固有的药理作用基本一致，反应严重度与剂量成比例，药理拮抗药救治可能有效。研究发现它是一类药理遗传异常所致的反应，如对骨骼肌松弛药司可林特异质反应是由于先天性血浆胆碱酯酶缺乏所致。

第二节　药物作用机制

药物效应多种多样，是不同药物分子与机体不同靶细胞间相互作用的结果。药物作用的性质首先取决于药物的化学结构，包括基本骨架、活性基团、侧链长短及立体构型等因素。这些构效关系是药物化学研究的主要问题，药理效应是机体细胞原有功能水平的改变。从细胞功能角度来说，药物作用机制主要有以下几种：

1. 理化反应　抗酸药中和胃酸以治疗溃疡病，甘露醇在肾小管内提升渗透压而利尿等分别是通过简单的化学反应及物理作用而产生的药理效应。

2. 参与或干扰细胞代谢　补充生命代谢物质以治疗相应缺乏症的药例很多，如铁盐补血、胰岛素治糖尿病等。有些药物化学结构与正常代谢物非常相似，掺入代谢过程却往往不能引起正常代谢的生理效果，实际上导致抑制或阻断代谢的后果，称为伪品掺入，或抗代谢药。例如，5-氟尿嘧啶结构与尿嘧啶相似，掺入癌细胞 DNA 及 RNA 中干扰蛋白合成而发挥抗癌作用。

3. 影响生理物质转运　很多无机离子、代谢物、神经递质、激素等在体内主动转运需要载体参与，干扰这一环节可以产生明显药理效应。例如，一些利尿药是通过抑制肾小管 Na^+-K^+、Na^+-H^+ 交换而发挥排钠利尿作用。

4. 对酶的影响　酶参与所有细胞生命活动，而且极易受各种因素的影响，是药物作用的一类主要对象。多数药物能抑制酶的活性，如新斯的明竞争性抑制胆碱酯酶，奥美拉唑不可逆性抑制胃黏膜 H^+-K^+ ATP 酶(抑制胃酸分泌)；有些药物能提高酶的活性，如尿激酶激活血浆纤溶酶原，苯巴比妥诱导肝微粒体酶，解磷定能使遭受有机磷酸酯抑制的胆碱酯酶复活，而有些药本身就是酶，如胃蛋白酶。

5. 作用于细胞膜的离子通道　细胞膜上无机离子通道控制 Na^+、Ca^{2+}、K^+、Cl^- 等离子跨膜转运，药物可以直接对其作用，从而影响细胞功能。

6. 影响核酸代谢　核酸(DNA 及 RNA)是控制蛋白质合成及细胞分裂的生命物质。许多抗癌药是通过干扰癌细胞 DNA 或 RNA 代谢过程而发挥疗效的，许多抗生素(包括喹诺酮类)也是作用于细菌核酸代谢而发挥抑菌或杀菌效应。

7. 影响免疫机制　除免疫血清及疫苗外，免疫增强药(如左旋咪唑)及免疫抑制药(如环孢霉素)通过影响免疫机制发挥疗效。此外，某些免疫成分也可直接入药。

8. 非特异性作用　非特异性作用是指一些药物并无特异性作用机制，如消毒防腐药对蛋白质的变性作用，因此，它们只能用于体外杀菌或防腐，而不能内用；一些麻醉催眠药对于细胞膜脂质结构的扰乱，对各种细胞均有抑制作用，只是中枢神经系统较敏感罢了；还有一些药物作用在于改变细胞膜兴奋性，但不影响其静息电位，如局部麻醉药阻止动作电位的产生及传导。

9. 受体　受体(receptor)是细胞膜上或细胞内的一种特殊蛋白质，能识别周围环境中某种微量化学物质(如神经递质、激素、自身活性物等)，首先与之结合，并通过中介的信息传导与放大系统，触发随后的生理反应或药理效应。

第三节　药物在体内的过程

1. 药物的吸收(absorption)　是指药物由给药部位进入血液循环的过程。除静脉注射和静脉滴注外，其他给药途径都存在吸收过程。临床上常见的给药途径可分为四类，即胃肠道给药、注射给药、呼吸道给药和经皮给药。

(1) 胃肠道给药：口服(peros)给药是最常用的给药途径。小肠内pH接近中性，黏膜吸收面广，缓慢蠕动增加药物与黏膜接触机会，是主要吸收部位。药物吸收后通过门静脉进入肝脏。有些药物首次通过肝脏就发生转化，减少进入体循环的量。多数药物口服虽然方便有效，但其缺点是吸收较慢、不完全，不适用于胃肠功能被损坏的患者使用；一些对胃刺激较大的药物也不适用于昏迷患者及婴儿等不能口服的病人。在胃肠道给药中，和口服给药相比，舌下及直肠给药吸收较迅速，但因吸收不规则而较少应用。

(2) 注射给药：静脉注射(iv)可使药物不经吸收直接迅速而准确地进入体循环，没有吸收过程。肌肉注射(im)及皮下注射(sc)药物也可全部吸收，一般较口服快，吸收速度取决于局部循环，局部热敷或按摩可加速吸收。动脉注射(ia)可将药物输送至该动脉分布部位，发挥局部疗效以减少全身反应，如将溶栓药直接用导管注入冠状动脉以治疗心肌梗塞。注射给药还可将药物注射至身体任何部位发挥作用，如局部麻醉。然而，注射给药需要医护进行，不太方便，另外，如果计算剂量有误，一旦过量注入将无法回收。

(3) 呼吸道给药：肺泡表面积大，与血液只隔肺泡上皮和毛细血管内皮，而且血流量大，药物只要能到达肺泡，吸收极其迅速。气体及挥发性药物(如全身麻醉药)可直接进入肺泡；一般用气雾剂可将药液雾化，如用于异丙肾上腺素治疗支气管哮喘；较大雾粒的喷雾剂只能用于鼻咽部的局部治疗，如抗菌、消炎、祛痰、通鼻塞等。

(4) 皮肤黏膜给药。

2. 药物的分布　药物吸收后随血液循环到各组织器官中的过程称为**分布**。药物的分布有明显的规律性。第一，药物先向血流量相对多的组织器官分布，然后向血流量相对少的组织器官转移，这种现象称为**再分布**(redistribution)。如静脉麻醉药硫喷妥钠，先向血流量相对大的脑组织分布，迅速产生麻醉效应，然后向脂肪组织转移，效应又迅速消失。第二，药物在体内的分布有明显的选择性，多数呈不均匀分布。如碘制剂集中分布在甲状腺组织中，链霉素主要分布在细胞外液，也有的分布在脂肪、毛发、指甲、骨骼中。第三，给药后经过一段时间，血液和组织器官中的浓度达到相对平衡，此时血浆中的药物浓度水平可以间接反映靶器官的药物浓度水平，后者决定药效强弱。因此，测定血药浓度就可预测药效强弱。机体中有些组织对药物的通透性具有特殊的屏障作用，如血脑屏障、胎盘屏障及血眼屏障等。

血脑屏障是血液与脑组织、血液与脑脊液、脑脊液与脑组织三种隔膜的总称。其中前两者对药物的通过具有重要的屏障作用，这是因为脑内的毛细血管内皮细胞间紧密连接，间隙较小，同时基底膜外还有一层星状细胞包围，大多数药物较难通过，只有脂溶性高、分子质量较小及少数水溶性药物可以通过血脑屏障。新生儿以及炎症时其通透性可以增加。临床上由于治疗的需要，有时将一定容量的药液注入脑脊液，但在注射前应将等量脑脊液放出，避免颅内压增高引起头痛。

胎盘屏障是胎盘绒毛与子宫血窦间的屏障，对胎儿是一种保护性屏障。所有药物均能通过胎盘进入胎儿体内，只是程度、快慢有别。在妊娠早期禁止使用对胎儿发育生长有影响的药物。

血眼屏障是血液与视网膜、血液与房水、血液与玻璃体屏障的总称。它的存在可使药物在眼内的浓度受到影响，脂溶性药物及分子质量小的水溶性药物易于通过。全身给药时，药物在眼内难以达到有效浓度，对此可采取局部滴眼或眼周边给药，包括结膜下注射、球后注射及结膜囊给药等。

3. 药物在体内的生物转化　药物作为外源性物质在体内发生化学结构的改变称为转化或称生物转化(biotransformation)。体内能够使药物发生转化的器官主要是肝脏，其次是肠、肾、肺等组织。药物经过转化后其药理活性发生改变，大多数药物失去活性(减弱或消失)，称为灭活(inactivation)，少数药物可以被活化(activation)而出现药理活性，如可待因在肝脏去甲基后变成吗啡而生效，这种需经活化才能产生药理效应的药物称为前药。另外，原形药物经过转化后生成的代谢产物，有的有药理活性，有的有毒性。如普萘洛尔的代谢物4-羟基普萘洛尔仍然具有β受体阻断效应，但较原形药弱；非那西丁的代谢物醋氨酚有较原形药强的解热镇痛活性，而异烟肼的代谢物乙酰肼对肝脏有较强的毒性。因此，简单地将药物的转化称为“解毒”是不确切的。

4. 药物在体内的排泄 排泄是药物及其代谢产物经机体的排泄器官或分泌器官排出体外的过程。肾脏是主要排泄器官，其次是胆道、肠道、唾液腺、乳腺、汗腺、肺等。

(1) 肾脏：游离的药物能通过肾小球过滤进入肾小管，随着原尿水分的回收，药物浓度上升。当超过血浆浓度时，那些极性低、脂溶性大的药物反向血浆扩散（再吸收），排泄较少也较慢。只有那些经过生物转化后，极性高、水溶性代谢物不被再吸收而顺利排出。有些药物在近曲小管由载体主动转运入肾小管，排泄较快。在该处有两个主动分泌通道，一是弱酸类通道，另一是弱碱类通道，分别由两类载体转运，同类药物间可能有竞争性抑制。例如，丙磺舒抑制青霉素主动分泌，使后者排泄减慢，药效延长并增强。碱化尿液使酸性药物在尿中离子化，酸化尿液使碱性药物在尿中离子化，利用离子屏障原理阻止药物再吸收，加速其排泄，这是药物中毒常用的解毒方法。

(2) 胆汁：药物可自胆汁排泄，原理与肾排泄相似，但不是药物排泄的主要途径。有些药物在肝细胞与葡萄糖醛酸等结合后分泌到胆汁中，随后排到小肠被水解，游离型药物被小肠黏膜重吸收，称为肝肠循环。对胆道引流的病人，某些药物的血浆半衰期将显著缩短，如氯霉素、洋地黄等。

(3) 其他途径：乳汁pH略低于血浆，碱性药物可以自乳汁排泄，哺乳婴儿可能受累。胃液酸度更高，某些生物碱（如吗啡等）注射给药也可向胃液扩散，洗胃是中毒治疗和诊断的措施。药物也可自唾液及汗液排泄。粪中的药物多数是口服未被吸收的药物。经肺脏是某些挥发性药物的主要排泄途径，检测呼出气中的乙醇含量是诊断酒后驾车的快速简便的方法。

第四节 影响药物作用的因素

药理效应与剂量在一定范围内成比例，这就是**剂量-效应关系**。由于药理效应与血药浓度的关系较为密切，所以，同样剂量的某一药物在不同病人不一定都能达到相等的血药浓度，相等的血药浓度也不一定都能达到等同的药效，差异可能很大，甚至出现质的差异，即一般病人不会出现的异常危害性反应。这种因人而异的药物反应称为**个体差异**（individual variation）。因此，要以最大限度地发挥疗效和降低副反应为治疗目的。

一、药物方面的因素

（一）药物剂型

同一药物可有不同剂型，适用于不同给药途径。不同给药途径的吸收速度不同，一般规律是：静脉注射＞肌肉注射＞口服。同时，不同药剂所含的药量虽然相等，即药剂当量相同，但药效强度不尽相等。此外，不同药物剂型，其中药物剂量不同，如硝酸甘油静脉注射5～10μg，舌下含服0.2～0.4mg，口服2.5～5mg与贴皮10mg的药效强度相当。缓释制剂利用无药理活性的基质或包衣阻止药物迅速溶出，以达到比较稳定而持久的疗效。口服缓释片剂或胶囊，每日一次可维持有效血药浓度一天。肠外给药，除一般的油溶长效注射剂外，还有控释制剂可以控制药物按零级动力学恒速释放，恒速吸收。

（二）联合用药及药物相互作用

临床常联合应用两种或两种以上药物，除达到多种治疗目的外，都是利用药物间的**协同作用**以增加疗效，或利用**拮抗作用**以减少不良反应。然而，不恰当的联合用药往往由于药物间相互作用而使疗效降低或出现意外的毒性反应。固定剂量比例的复方制剂虽然应用方便，但针对性不强，较难解决个体差异问题。

1. 配伍禁忌 药物在体外配伍直接发生物理性质或化学性质的相互作用而影响药物疗效或产生毒性反应称为配伍禁忌。在静脉滴注时尤其应注意配伍禁忌。

2. 机体对药物作用的影响因素

(1) 吸收：空腹服药吸收较快，饭后服药吸收较平稳。促进胃排空的药物，如甲氧氯普胺，能加速药物吸收；而抑制胃排空药，如各种具有抗M胆碱作用药物，能延缓药物吸收。对于吸收缓慢的药物，如灰黄霉素，加快胃排空反而减少其吸收；而在胃中易被破坏的药物，如左旋多巴，减慢胃排空反而使其吸收减少。食物对药物吸收的影响，总的来说影响不大，因此基本上没有特异性禁忌；而药物间相互作用影响吸收却不少见，如四环素和 Fe^{2+}、Ca^{2+} 等因络合互相影响吸收。

(2) 血浆蛋白结合：对于那些与血浆蛋白结合率高、分布容积小、安全范围窄及消除半衰期较长的药物，易受其他药物的置换，而使其作用加强，如双香豆素类抗凝药及口服降血糖药易受阿司匹林等解热止痛药置换而分别产生出血及低血糖反应。

(3) 肝脏生物转化：肝药酶诱导药如苯巴比妥、利福平及香烟、酒等能增加在肝转化药物的消除而使药效减弱。肝药酶抑制药如异烟肼、氯霉素、西米替叮等能减慢在肝转化药物的消除而使药效加强。

(4) 肾脏排泄：利用离子屏障原理，碱化尿液可加速酸性药物从肾脏排泄，减慢碱性药物自肾排泄。反之，酸化尿液可加速碱性药物排泄，减慢酸性药物排泄。水杨酸盐竞争性抑制甲氨蝶呤自肾小管排泄而增加后者的毒性反应。

3. 影响药效学相互作用的因素

(1) 生理性拮抗或协同：用催眠镇静药后饮酒、喝浓茶或咖啡会加重或减轻中枢抑制作用而影响疗效。抗凝血药华法林和抗血小板药阿司匹林合用可能导致出血反应。

(2) 受体水平的协同与拮抗：许多抗组胺药，酚噻嗪类，三环类抗抑郁药都有抗M胆碱作用，如与阿托品合用可能引起精神错乱，记忆紊乱等不良反应；β-受体阻断药与肾上腺素合用可能导致高血压危象等，都是非常危险的反应。

(3) 干扰神经递质的转运：三环类抗抑郁药通过抑制儿茶酚胺的再摄取，可增加肾上腺素及其拟似药如酪胺等的升压反应，而抑制可乐定及甲基多巴的中枢降压作用。

二、机体方面的因素

(一) 年龄

儿童：特别是新生儿与早产儿，各种生理功能，包括自身调节功能尚未充分发育，与成年人有巨大差别，对药物的反应一般比较敏感。新生儿体液占体重比例较大，水盐转换率较快；血浆蛋白总量较少，药物血浆蛋白结合率较低；肝肾功能尚未充分发育，药物清除率低，在半岁以内与成人相差很多；小儿的体力与智力都处于迅速发育阶段，易受药物影响等都应引起用药注意，予以充分考虑。例如，新生儿肝脏葡萄糖醛酸结合能力低，应用氯霉素或吗啡将分别导致灰婴综合征及呼吸抑制。新生儿肾功能只有成人的20%，庆大霉素的血浆半衰期长达18h，为成人(2h)的9倍。中枢兴奋药安非他命在小儿科却用于治疗学龄儿童多动症，作用性质也有所改变。儿童服用同化激素影响长骨发育，服用四环素可使牙齿变成灰褐色。

老年人：实际年龄与其生理年龄并不一致，即老人生理功能衰退的迟早快慢因人而异。老人血浆蛋白量较低，体液较少、脂肪较多，故药物血浆蛋白结合率偏低、水溶性药物分布容积较小，而脂溶性药物分布容积较大。肝肾功能随年龄增长而自然衰退，故药物清除率逐年下降，各种药物血浆半衰期都有程度不同的延长，如由肾排泄的氨基苷类抗生素可延长至正常的2倍以上。药效学方面，老人对许多药物反应特别敏感，如中枢神经药物易致精神障碍，心血管药物易致血压紊乱及心律失常，非甾体抗炎药物易致胃肠出血，抗M胆碱药物易致尿潴留、大便秘结及青光眼发作等。

（二）性别

男性对醋氨酚及阿司匹林的清除率分别高于女性40%及60%。妇女月经期不宜服用泻药和抗凝药，以免盆腔充血，月经增多。20世纪50年代末期在西欧因孕妇服用反应停（沙利度胺，催眠镇静药）而生产了1万余例海豹畸形婴儿的悲惨结果，引起了对孕妇用药的警惕。对于已知的致畸药物如锂盐、酒精、华法林、苯妥英纳及性激素等，在妊娠第一期胎儿器官发育期内应严格禁用。此后，在妊娠晚期要考虑药物通过胎盘，影响胎儿的发育成熟，在授乳期间还应考虑乳汁对婴儿生长发育的影响，因为胎盘及乳腺对药物都没有屏障作用。孕妇本身对药物反应也有其特殊情况而需要注意。例如，产前应禁用影响凝血的药物，如阿司匹林等以及影响子宫肌肉收缩的药物。

（三）遗传异常

近年来先天性遗传异常对药物效应的影响日益受到重视，现在已知有100余种遗传异常基因与药物效应有关。如6-磷酸葡萄糖脱氢酶（G6PD）缺乏者对伯氨喹、磺胺药、砜类等药物易发生溶血反应。

（四）病理情况

疾病的严重程度固然与药物疗效有关，但同时存在的其他疾病也会影响药物的疗效。肝肾功能不全时，分别影响药物在肝脏的转化及自肾排泄药物的清除率，可以适当延长给药间隔和（或）减少剂量加以解决。神经功能抑制时，如巴比妥类中毒时，能耐受较大剂量中枢兴奋药而不致惊厥，惊厥时却能耐受较大剂量苯巴比妥。此外，要注意患者有无潜在的疾病影响药物疗效，如氯丙嗪诱发癫痫，非甾体抗炎药导致消化道溃疡病，氢氯噻嗪加重糖尿病，抗M胆碱药诱发青光眼等。在抗菌治疗时，白细胞缺乏、未引流的脓疡、糖尿病等都会影响疗效。

（五）心理因素

患者的精神状态与药物疗效关系密切，安慰剂（placebo）是不具药理活性的剂型（如含乳糖或淀粉的片剂或含盐水的注射剂），对于头痛、心绞痛、手术后疼痛、感冒咳嗽、神经官能症等30%～50%的疗效就是通过心理因素取得的。安慰剂对心理因素控制的自主神经系统功能影响较大，如血压、心率、胃分泌、呕吐、性功能等。然而，它在病人信心不足时还会引起不良反应。安慰剂对任何病人都可能取得阳性效果，因此，医生不可能仅根据安慰剂来判断患者的病情。

（六）机体对药物反应的变化

用药一段时间后机体对药物的反应可能发生改变：

1. 过敏反应 如机体对青霉素产生变态反应。

2. 快速耐受性 药物在短时期内反复应用数次后药效递减直至消失。例如，麻黄碱在静脉注射三四次后升压反应逐渐消失，临床用药两三天后对支气管哮喘就不再有效。这是由于其作用机制在于促进神经末梢释放儿茶酚胺，当释放耗竭时即不再有作用。

3. 耐受性（tolerance） 指连续用药后机体对药物的反应强度递减，其程度比快速耐受性较轻也较慢，不会出现反应消失，增加剂量可保持药效不减。有些药物在产生耐受性后如果停药，病人会发生主观不适感觉，需要再次连续用药。另外，麻醉药品用药时产生欣快感，停药后会出现严重的生理机能的紊乱，称为**成瘾性**（addiction）。

药物滥用(drug abuse)是指无病情根据的大量长期的自我用药,是造成依赖性的原因。麻醉药品的滥用不仅对用药者危害极大,对社会危害也大。吗啡、可卡因、印度大麻及其同类药都属于麻醉药品。苯丙胺类、巴比妥类、苯二氮䓬类等亦被列入国际管制的成瘾性精神药物。

4. 耐药性(resistence) 病原体及肿瘤细胞等对化学治疗药物敏感性降低称为耐药性,也称抗药性。在抗癌化学治疗中也有类似的抗药性问题。

三、合理用药的原则

合理用药是要求充分发挥药物的疗效而避免或减少可能发生的不良反应。做到合理用药,需要注意以下几点:①明确诊断:选药不仅要针对适应证还要排除禁忌证。②根据药理学特点选药:尽量少用所谓的“撒网疗法”,即多种药物合用以防漏诊或误诊,这样不仅浪费而且容易发生相互作用。③了解并掌握各种影响药效的因素:用药必须个体化,不能单纯公式化。④标本兼治并举:在采用对因治疗的同时要采用对症支持疗法。这在细菌感染及肿瘤化学治疗中尤其不应忽视。⑤对病人始终负责:开出处方仅是治疗的开始,必需严密观察病情反应,及时调整剂量或更换治疗药物。要认真分析每一病例的成功及失败的关键因素,总结经验教训,不断提高医疗质量,使用药技术更趋合理化。

附:滥用抗生素的危害

自 1928 年青霉素问世以来,由于生活中和临床上感染的常见,抗生素已成为当前最常用的药物。根据近年的不完全统计,每年药物使用的总费用中,抗生素约占 30%~40%,一直居所有药物的首位。然而,近年来,滥用抗生素问题已成为全球关注的重要公共卫生问题。

(一)滥用抗生素的表现

1. 抗生素就是感冒药 许多人用抗生素治疗感冒,或认为抗生素可以退烧。而事实上,虽然抗生素能抗细菌和某些微生物,但不抗病毒,而感冒大多是病毒感染,如果随便乱用抗生素,只会增加其副作用,并使细菌产生耐药性。另外,病人发生细菌感染时会伴有发热,经过使用抗生素使得炎症消退,体温自然恢复正常。但是,不是所有的发热都是细菌感染引起的,普通感冒常由病毒所致,也发热,但用抗生素无效。

2. 新生代好于前代的抗生素 不少人认为第三代、第四代头孢的品种新、价格贵,疗效一定比第一代、第二代头孢要好。殊不知,每一种抗生素都有各自的特点,问题是病人的感染是由于什么细菌引起的,感染又发生在哪个部位,针对病情选用对致病菌作用强、药物在感染部位浓度较高的品种,才能取得最佳的疗效。经过临床实践证明,价格便宜的第一代头孢对葡萄球菌的抗菌作用要优于第三代、第四代头孢。

3. 随意应用抗生素预防细菌感染 不少人认为谨慎为妙,哪怕是皮肤外伤、手术清除表浅的小囊肿等无菌手术,也一律使用抗生素;如果不幸遭遇脑溢血或者休克,那更要连续注射抗生素。事实上,如此滥用非但预防不了感染,反而引起不良反应增多,一旦感染是耐药菌引起,则给治疗造成很大的困难。

4. 患有细菌感染时不分青红皂白地立即使用抗生素 感染被控制了是靠碰运气,如果疗效不佳,则更换药物,车轮大战,根本不重视必要的细菌培养。目前,医院中患肺炎做痰菌培养、患尿路感染做中段尿培养的比例还不足 1/10。临床医生不能明确致病菌,用药很容易盲目,延误了治疗和抢救的时机。

(二)滥用抗生素的危害

1. 细菌耐药性增长 抗菌药物的经常使用会使人体内外的细菌产生耐药性。如葡萄球菌、肠道革兰氏阳性杆菌、结核杆菌、痢疾杆菌之所以长久地肆虐人类,就是其耐药性不断增强的结果。从理论上讲，细菌的进化永远不会停止，因而对任何抗菌药物都会有产生耐药性的可能。现在抗生素根本杀不死一些“新生代”耐药病菌。青霉素曾经一时所向披靡，如今是“廉颇老矣”。抗生素的王牌“万古霉素”，也有了不怵它的新一代“金黄色葡萄球菌”。美国现在每年要花 20 亿美元对付耐药细菌。

2. 二重感染 也叫菌群交替症(失调症)，是指发生于抗菌药物应用过程中的新感染，其临床表现与原发病不同。因为许多二重感染在临床上并无特殊症状，不经病理检查难以被发现，所以极不易被察觉。人体内有许多有益的菌群，滥用抗生素，结果导致体内菌群失调，耐药细菌乘虚而入。有的造成伪膜性肠炎，死亡率高达 20%，有的酿成凶险的败血症。发生二重感染的病原菌主要为金黄色葡萄球菌、真菌及肠道革兰氏阴性杆菌，这些病原菌由于反复与青霉素、链霉素、氯霉素等常用抗菌药物接触而逐渐产生耐药性，而原发病又使患者抵抗力大大下降，所以，它们的蔓延与肆虐常会危及病人的生命。

3. 毒性反应 这是抗菌药物最多见的一种不良反应，它往往是由于用药剂量过大或时间过长而对人的神经系统、肾脏、肝脏、造血系统、胃肠和局部注射处发生毒性作用。如链霉素、卡那霉素、庆大霉素能引起耳蜗前庭器官损害，导致平衡失调，听觉减退或丧失；服用氯霉素能引起再生障碍性贫血；服用磺胺类抗菌药物能引起皮炎、皮疹、血管神经性水肿等。

4. 过敏反应 几乎每一种抗菌药物都有这种不良反应，这是一种不正常的免疫反应。如青霉素、链霉素、先锋霉素将会造成过敏性休克、药物热、皮疹、血管神经性水肿、血液恶病质、胶原性疾病等过敏反应。其中以迟发性过敏反应危险最大，因常被疏忽而造成无法弥补的危害。

(三) 如何合理应用抗生素

合理应用抗生素应考虑的问题：①患者是否必须使用抗生素。②尽早确定引起感染的细菌种类。③根据最可能的致病菌采用经验治疗。④考虑个体差异(年龄、肝肾功能、怀孕、哺乳、免疫功能等)。⑤重视所用抗生素的主要抗菌谱(表 9-1)。

表 9-1 抗生素的类型及其作用机理、治疗作用和副作用

类　型	作用环节	主要抗菌谱*	主要副作用
青霉素类	抑制细菌细胞壁合成	G^+/G^-	过敏反应
头孢菌素类	抑制细菌细胞壁合成	G^+/G^-	过敏反应
氨基苷类	影响细菌蛋白质合成	G^+	听神经、肾脏毒性
大环内酯类	影响细菌蛋白质合成	G^+	肝脏损害
四环素类	影响细菌蛋白质合成	广谱	影响骨骼、牙齿生长发育
氯霉素类	影响细菌蛋白质合成	广谱	抑制骨髓造血功能
利福霉素类	影响 RNA 合成	广谱	肝脏损害
喹诺酮类	影响 DNA 合成	广谱	对光过敏、软骨损害
磺胺类	影响叶酸代谢	广谱	过敏、尿结石
硝基咪唑类	直接杀灭作用	寄生虫、厌氧菌	胃肠道反应、口腔金属味

*：G^+ 为革兰氏阳性细菌；G^- 为革兰氏阴性细菌。

(四) 几种常用的抗生素

1. 青霉素类抗生素 又称 β-内酰胺类抗生素，常见商品名：阿莫西林。功效：广谱类抗生素，针对多数阳性菌，作用于皮肤黏膜、软组织和泌尿系统感染等。

2. 大环内酯类抗生素 常见商品名：红霉素和阿齐霉素。功效：抑菌剂，主要用于上呼吸道感染等。

3. 喹诺酮类抗生素 一类为氟哌酸，常见商品名：诺氟沙星；另一类为左氧氟沙星片，常见商品名：利复星。其功效：用于上呼吸道、胃肠感染等，对泌尿系统感染效果较为显著。

4. 盐酸小檗碱 常见商品名:黄连素。其功效:微弱抑菌,对痢疾杆菌、大肠杆菌引起的肠道感染效果显著。

(五) 特殊人群用药注意要点

1. 老年人用药注意要点:①选用毒性低的杀菌剂,如青霉素类、头孢菌素类等。②剂量宜低,按肾功能减退程度调整,一般为成人量的2/3～3/4。③毒性明显的药物需个体化给药。④不良反应多,但易疏忽,需严密观察。⑤重视综合治疗。

2. 小儿感染用药注意要点:①宜选用安全有效的杀菌剂,如青霉素类、头孢菌素类等。②按体重、日龄计算剂量。③避免选用毒性明显的药物:庆大霉素等氨基糖苷类、氯霉素、去甲万古霉素、呋喃类、磺胺类、四环素类等。④避免肌注给药。

3. 孕妇用药注意要点:①妊娠期可安全选用的药物,如青霉素类、头孢菌素类、大环内酯类(除酯化物)、磷霉素等。②妊娠期避免选用的药物,如四环素、红霉素酯化物、氨基糖苷类、喹诺酮类、磺胺类、呋喃类。

(郭东星　张建军　邵　莉)

【思考题】

1. 药物引起的不良反应有哪些?
2. 从细胞功能角度来说,药物的作用机制主要有哪几种?
3. 如何理解药物在体内的再分布现象?
4. 影响药物效应的因素有哪些?
5. 试述青霉素类、大环内酯类和喹诺酮类抗生素的作用机理、治疗作用与副作用。
6. 滥用抗生素的危害有哪些?

第二篇　临床医学

第十章　呼吸系统常见疾病

呼吸系统由呼吸道和肺组成，它是机体和外界环境进行气体交换的器官。成年人在静息时每分通气量为6～8L，从事重体力劳动或剧烈运动时可达70L。在呼吸过程中，从外界环境吸取氧，并将二氧化碳排至体外，同时，外界环境中的有机物或无机物，包括各种微生物、异性蛋白过敏原、尘粒及有害气体等皆可吸入呼吸道、肺部引起各种损害，其中以肺部感染最为常见。

第一节　呼吸系统结构与功能特点

一、呼吸系统的基本结构

呼吸器官被人为地分为上、下呼吸道，从鼻腔开始到环状软骨称为上呼吸道，环状软骨以下的气管和支气管为下呼吸道。呼吸性细支气管以下直到肺泡，为气体交换的场所。呼吸系统全貌如图10-1所示。

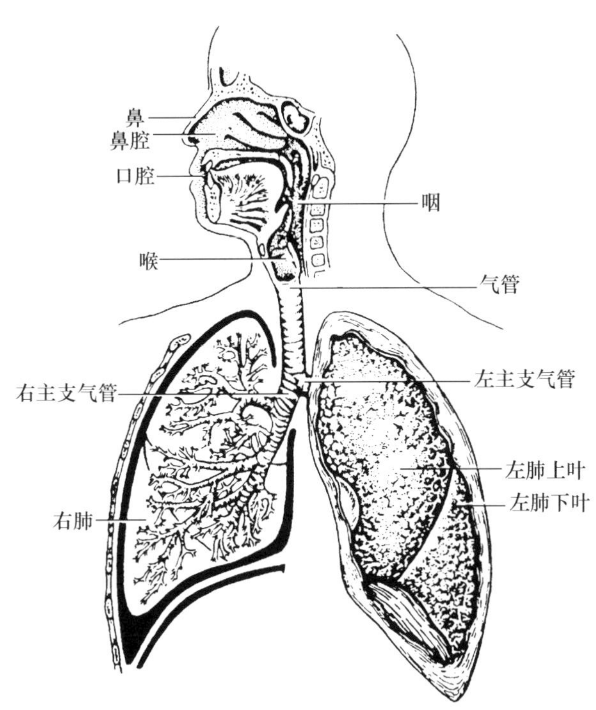

图10-1　呼吸系统全貌

1. 上呼吸道　临床上将鼻腔、咽、喉称为上呼吸道。鼻腔具有鼻毛，富于血管和纤毛上皮的黏膜覆盖于其表面，主要功能是滤清、湿化和加温吸入的空气以适应生理要求。位于鼻咽、口咽和喉部丰富的淋巴组织包括增殖体和扁桃体，发挥着防卫功能。会厌、声门、声带都具有保护性反射作用，在发音、吞咽时防止口腔分泌物和食物误吸入呼吸道。

2. 气管和支气管 气管和支气管均以软骨、肌肉、结缔组织和黏膜构成。软骨为"C"字形的软骨环，缺口向后，各软骨环以韧带连接起来，环后方缺口处由平滑肌和致密结缔组织连接，保持了持续张开状态。管腔衬以黏膜，表面覆盖纤毛上皮，黏膜分泌的黏液可黏附吸入空气中的灰尘颗粒，纤毛不断向咽部摆动将黏液与灰尘排出，以净化吸入的气体。气管上端平第6颈椎下缘处与喉相连，向下至胸骨角平面分为左、右支气管，分叉处叫做气管叉。左、右支气管从气管分出后，斜向下外方进入肺门。两总支气管之间的角度为50°～100°。左支气管细而长，比较倾斜，右支气管短而粗，较为陡直，因而异物易落入右支气管。

3. 肺 肺是进行气体交换的器官，位于胸腔内纵隔的两侧，左右各一。肺上端钝圆叫**肺尖**，向上经胸廓上口伸入颈根部；**肺底**位于膈上面，对着肋和肋间隙的面叫肋面，朝向纵隔的面叫内侧面，该面中央的支气管、血管、淋巴管和神经出入处叫**肺门**，这些出入肺门的结构，被结缔组织包裹在一起叫**肺根**。左肺由斜裂分为上、下两个肺叶，右肺除斜裂外，还有一个水平裂将其分为上、中、下三个肺叶。

肺主要由支气管的反复分支及其末端形成的肺泡共同构成。左、右支气管在肺门分成第二级支气管，第二级支气管及其分支所辖的范围构成一个肺叶。每支第二级支气管又分出第三级支气管，每支第三级支气管及其分支所辖的范围构成一个**肺段**。支气管在肺内反复分支可达23～25级，最后形成肺泡。支气管各级分支之间以及肺泡之间都由结缔组织间质所填充，血管、淋巴管、神经等随支气管的分支分布在结缔组织内。肺泡之间的间质内含有丰富的毛细血管网，是血液和肺泡内气体进行交换的场所。肺表面被覆一层光滑的浆膜，即胸膜脏层。

4. 肺的血液供应 肺有两套血管系统：一套是循环于心和肺之间的肺动脉与肺静脉，属肺的机能性血管。肺动脉从右心室发出伴支气管入肺，随支气管反复分支，最后形成毛细血管网包绕在肺泡周围，之后逐渐汇集成肺静脉，流回左心房。另一套是营养性血管叫支气管动、静脉，发自胸主动脉，攀附于支气管壁，随支气管分支而分支，营养肺内支气管壁、肺血管壁和脏层胸膜。

二、呼吸系统的主要功能

1. 肺的呼吸功能 人体组织细胞不断新陈代谢，代谢所消耗的氧随时从外界环境中吸收，代谢所产生的二氧化碳则排出体外。吸入氧气、排出二氧化碳，称为气体交换，是肺最重要的功能。

2. 呼吸系统的防御功能

(1) 气道领域的防御：是通过对致病因子的沉积、滞留和气道黏液-纤毛的消除作用完成的。上呼吸道的正常菌群对机体来说也是一种防御机制，属于生物学的防御。神经学的防御主要是通过有害因子刺激鼻黏膜、喉及气管时产生的鼻-气管反射、鼻-肺反射、喉反射和咳嗽反射等完成，以清除致病物质。

(2) 气道-肺泡领域的免疫防御：淋巴细胞广泛分布于气道上皮、血管、肺泡间质、胸膜等处，在有害因子的刺激下，可通过细胞免疫和体液免疫发挥防御作用。

(3) 肺泡领域的防御：肺泡巨噬细胞在此领域起主导作用，肺表面活性物质也有增强防御功能的作用。

3. 肺的代谢功能 肺在主司呼吸功能的同时，还对肺内生理活性物质、脂质及蛋白质、活性氧等物质有代谢作用。也可由某种代谢异常引起肺病变，如由于胶原的代谢异常而发生肺纤维化。

4. 肺的神经内分泌功能 肺组织内散在着一种特殊类型的具有神经-内分泌功能的细胞。它们起源于胚胎期前肠膨出部的外胚层部分，与肠道上皮的嗜银细胞很相似，因此称为K细胞或神经内分泌细胞。

第二节 呼吸系统疾病常见的症状

呼吸系统的局部症状主要有咳嗽、咳痰、咯血、呼吸困难、胸痛等，对它们进行周密地分析观察，可为诊断提供线索。

1. 咳嗽 咳嗽是机体清除外界侵入呼吸道的异物和气道内的分泌物，以消除呼吸道刺激因子，抵御感染的一种保护性措施。急性发作的刺激性干咳常为上呼吸道炎症引起，若伴有发热、声嘶，常提示急性病毒性咽、喉、气管、支气管炎。慢性支气管炎时，咳嗽多在寒冷季节发作，气候转暖时缓解。体位改变时咳嗽加剧，常见于肺脓肿、支气管扩张。支气管癌初期出现干咳，当肿瘤增大阻塞气道时，出现高音调的阻塞性咳嗽。阵发性咳嗽可为支气管哮喘的一种表现。晚间阵发性咳嗽可见于左心衰竭的患者。

2. 咳痰 咳痰是机体通过支气管黏膜上皮细胞的纤毛运动、支气管平滑肌的收缩及咳嗽时气流的冲动，将呼吸道分泌物从口腔排出的协同动作。痰的性质（浆液、黏液、黏液脓性、脓性）、量、气味，对诊断有一定帮助。慢性支气管炎咳白色泡沫或黏液痰。支气管扩张、肺脓肿的痰呈黄色脓性，且量多，伴厌氧菌感染时，脓痰有恶臭。肺水肿时，咳粉红色稀薄泡沫痰。肺阿米巴病时痰呈咖啡色，且出现体温升高，可能与支气管引流不畅有关。

3. 咯血 咯血是指喉及喉以下呼吸道的血管、毛细血管破裂或渗透性增高导致的出血经咳嗽动作从口腔排出。血量可以从痰中带血到整口鲜血。肺结核、支气管肺癌以痰中带血或少量咯血多见；支气管扩张时细支气管动脉形成的小动脉瘤（体循环）或肺结核空洞壁动脉瘤破裂可引起反复、大量咯血。一次咯血300～500mL为大量咯血。此外咯血应与口鼻喉和上消化道出血相鉴别。

4. 呼吸困难 呼吸困难是指患者感到空气不足而用力呼吸，并使呼吸肌及辅助呼吸肌均参与呼吸运动，出现呼吸频率、深度和节律改变的主观感觉与表现，它既是症状又是体征。按其发作快慢分为急性、慢性和反复发作性。急性气急伴胸痛常提示肺炎、气胸、胸腔积液，应注意肺梗塞的发生。左心衰竭患者常出现夜间阵发性端坐呼吸困难。慢性进行性呼吸困难见于慢性阻塞性肺病、弥散性肺间质纤维化疾病。在分析呼吸困难时还应注意是吸气性还是呼气性，如喉头水肿、喉气管炎症、肿瘤或异物引起上气道狭窄，出现吸气性喘鸣音；支气管哮喘发作时，出现呼气性呼吸困难，且伴哮鸣音，缓解时可消失，下次发作时又出现。

5. 胸痛 肺和脏层胸膜对痛觉不敏感，肺炎、肺结核、肺梗塞、肺脓肿等病变累及壁层胸膜时，方发生胸痛。胸痛伴高热，考虑肺炎。肺癌侵及壁层胸膜或骨，出现隐痛，持续加剧，乃至刀割样痛。亦应注意与非呼吸系统疾病引起的胸痛相鉴别，如心绞痛，主动脉夹层瘤破裂、纵隔、食管、膈和腹腔疾患所致的胸痛。

第三节　呼吸系统疾病的诊查

呼吸系统与其他系统疾病一样，周密详细的询问病史和体格检查是诊断呼吸系统疾病的基础，X射线胸部检查对肺部病变诊断具有特殊的重要作用。

1. 病史采集 呼吸困难、双肺表现为弥漫性病变的患者应仔细询问其职业和个人史，如是否接触各种无机、有机粉尘；表现为咳嗽、咯血、肺部浸润影、末梢血嗜酸性粒细胞增高者，应注意有无生食溪蟹或蝲蛄而可能感染肺吸虫；对于反复发生两肺下叶背段和后基底段肺炎者，应考虑吸入性的可能性大，问清是否有饮水呛咳史和反流性食管炎；此外，还应注意一些药物可致肺部病变；还有一些遗传性疾病，如支气管哮喘、肺泡微结石症等可有家族史。

2. 症状 呼吸系统感染性疾病与一般感染性疾病相同，可有畏寒、发热、衰竭、乏力等全身性症状。肺肿瘤引起的全身表现往往较晚，更应警惕早期症状，如不明原因的咯血或阻塞性肺炎表现。与局部症状相比，上述全身症状特异性较差。呼吸系统的局部症状主要有咳嗽、咳痰、咯血、胸痛、呼吸困难等症状，虽为一般肺部疾患所共有，但仍各有一定的特点，可以为诊断提供参考。

3. 体征 气管支气管病变以干湿啰音为主；肺炎时有呼吸音性质、音调和强度的改变，如大面积炎变呈实变体征；气胸、胸腔积液和肺不张时，可有气管移位和患侧的呼吸音消失。呼吸系统疾病亦可伴有肺外的表现，如支气管肺癌、支气管-肺和胸膜慢性化脓性病变的杵状指（趾），结节病可出现皮疹、表浅淋巴结肿大。

4. 实验室检查

（1）血液检查：呼吸系统感染时，常规血白细胞和中性粒细胞增加，有时还伴有毒性颗粒；嗜酸性粒细胞增加提示过敏反应或寄生虫感染。

（2）抗原皮肤试验：哮喘的过敏原皮肤试验阳性有助于用抗原做脱敏治疗；对结核或真菌呈阳性的皮肤反应仅说明曾经感染。

（3）痰液检查：痰培养菌对肺部微生物感染病因诊断和药物选用有重要价值。做痰脱落细胞检查，有助于肺癌的诊断。

（4）胸腔积液检查和胸膜活检：胸水中细胞明显增加且以中性粒细胞为主，提示急性细菌性炎症，大量嗜酸性粒细胞增加提示过敏性或寄生虫疾病；脱落细胞和胸膜病理活检对明确肿瘤或结核有诊断价值。

5. 影像学检查 胸部透视配合正侧位胸片，可见到被心、膈等掩盖的病变，并能观察膈、心血管活动情况；CT 能进一步明确病变部位、性质以及有关气管支气管通畅程度；磁共振影像对纵隔疾病和肺动脉栓塞有较大帮助；支气管造影术对支气管扩张、狭窄、阻塞的诊断有帮助；肺血管造影用于肺栓塞和各种肺血管病变。

6. 支气管镜 纤维支气管镜能深入亚段支气管，除可直视病变外，还能取黏膜活检、止血、取出异物等。

7. 放射性核素检查 核素检查对肺栓塞和血管病变的诊断价值较高，对肺部肿瘤及其骨转移、弥漫性肺部病变的诊断也有较高的参考价值。

8. 肺活组织检查 进行微生物和病理检查，以确诊疾病。

9. 肺功能测定 测定肺功能的不同项目可以了解肺功能受损的性质和程度。

第四节 呼吸系统疾病的防治

1. 呼吸系统感染的抗菌药物治疗 对所选用抗菌药物的抗菌谱、用法及副作用等应熟悉，根据患者病情轻、中、重和特殊情况采用口服、肌肉注射、静脉注射等不同给药途径。常用抗生素有：青霉素、阿莫西林、先锋Ⅳ或Ⅵ、头孢克罗、红霉素、罗红霉素、克拉霉素、阿齐霉素、氧氟沙星、环丙沙星、左旋氧氟沙星、司巴沙星、氟罗沙星、培氟沙星。

2. 对症用药 如镇咳、祛痰、平喘药。

3. 糖皮质激素的应用 这类药物在呼吸系统疾病的药物治疗上占有重要的地位。支气管哮喘、外源性过敏性肺泡炎、结节病、风湿病引起的肺损伤、结核性胸膜炎等，使用糖皮质激素治疗均有较好的疗效。

4. 呼吸机的应用 通过呼吸机的治疗可以达到以下目的：①维持适量的通气量，使肺泡通气量满足机体需要。②改善气体交换功能。③减少呼吸肌的作功，防治呼吸肌疲劳。④预防性机械通气，避免重病患者呼吸衰竭的发生。

5. 氧气疗法 通过增加吸入氧的浓度，提高肺泡氧分压，加大肺泡膜两侧分压差，促进氧的弥散，从而提高动脉血氧分压饱和度，达到改善、纠正组织缺氧的目的。

6. 呼吸道的湿化及雾化疗法 湿化疗法是通过装置产生水蒸气，提高吸入气体中的水蒸气含量，使气道湿化，稀释分泌物，使其易于排出，从而达到治疗目的。雾化治疗则是将药物或水分散成雾粒或微粒悬浮于气体中，雾化量较大的雾化器也可用于湿化治疗。

第五节　常见的呼吸系统疾病

一、普通感冒

普通感冒(common cold)俗称“伤风”,又称急性鼻炎或上呼吸道卡他,以鼻咽部卡他症状为主要临床表现。

【病原】 大多数为病毒感染,如呼吸道合胞病毒、腺病毒、鼻病毒、副流感病毒、埃可病毒、柯萨奇病毒等;少数为细菌感染,如溶血性链球菌、流感嗜血杆菌、肺炎球菌和葡萄球菌。

【临床表现】 起病较急,初期有咽部干、痒或烧灼感,发病同时或数小时后,出现鼻咽部卡他症状,如喷嚏、鼻塞、流清水样鼻涕等;2～3天后,鼻涕变稠,常伴咽痛,也可出现流泪、听力减退、味觉迟钝、咳嗽、声音嘶哑和呼吸不畅等。通常无全身症状和发热,有时可出现低热、轻度畏寒和头痛。一般经5～7天痊愈。

【诊断及鉴别诊断】 受凉、淋雨等为诱因。注意有无与流感患者接触史,患者有发热、头痛、咽痛、喷嚏、鼻塞、流涕、咳嗽、咳痰等症状。注意与急性传染病如麻疹、脊髓灰质炎、脑炎、脑膜炎、肺炎、出血热及钩端螺旋体病的前驱症状鉴别。

【治疗】 ①感冒流行时,住房可用食醋消毒。②对症治疗,如止咳常用复方甘草合剂、必嗽平、沐舒痰,干咳者用可咳快好等。鼻塞可用1%呋喃西林、麻黄素滴鼻。咽痛可用华素片、银黄含片或溶菌酶片等,或气雾吸入。适当选用解热镇痛类药物,如阿司匹林片、复方乙酰水杨酸片、感冒通、速效感冒冲剂。注意:禁用盐酸苯丙醇胺。③抗病毒治疗,如吗啉胍、利巴韦林、板兰根冲剂等。④抗菌治疗,青霉素类或大环内酯类用10天。⑤中医中药治疗,外感风寒,可选用荆防败毒散、香苏饮等;外感风热,可选用银翘散、桑菊饮等。

二、慢性支气管炎

慢性支气管炎(chronic bronchitis)简称慢支,是指气管、支气管黏膜及其周围组织的慢性非特异性炎症,临床上以咳嗽、咳痰为主要症状或伴有喘息及反复发作的慢性过程为特征。

【病因和发病机制】

1. 吸烟 国内外的研究均证明吸烟与慢支的发生有密切关系。吸烟时间越长,烟量越大,患病率也越高,戒烟后可使症状减轻或消失。动物实验证明,吸烟雾后副交感神经兴奋性增加,使支气管收缩痉挛;呼吸道黏膜上皮细胞纤毛运动受抑制;支气管杯状细胞增生,黏液分泌增多,使气道净化能力减弱;支气管黏膜充血、水肿、黏液积聚;肺泡中的吞噬细胞功能减弱。吸烟者易发生鳞状上皮细胞化生,黏膜腺体增生、肥大和支气管痉挛,易于感染和发病。

2. 感染因素 感染是慢支发生发展的重要因素,主要为病毒和细菌感染,鼻病毒、黏液病毒、腺病毒和呼吸道合胞病毒多见,在病毒感染损伤气道黏膜的基础上可继发细菌感染,痰培养结果表明,以流感嗜血杆菌、肺炎球菌、甲型链球菌及奈瑟球菌四种最为多见。

3. 理化因素 如刺激性烟雾、粉尘、大气污染等常为慢支的诱发病因。

4. 气候 慢支发病及急性加重常见于寒冷季节,尤其是气候突然变化时。寒冷空气刺激呼吸道,除减弱上呼吸道黏膜的防御功能外,还能通过反射引起支气管平滑肌收缩、黏膜血液循环障碍和分泌物排出困难等,易引起继发感染。

5. 过敏因素 据调查,喘息型支气管炎往往有过敏史。在患者痰液中嗜酸性粒细胞数量与组胺含量都有所增高,说明部分患者与过敏因素有关。尘埃、尘螨、细菌、真菌、寄生虫、花粉以及化学气体等,都可以成为过敏因素而致病。

6. 呼吸道局部防御及免疫功能降低 正常人呼吸道具有完善的防御功能，对吸入的空气具有过滤、加温和湿润的作用；气管、支气管黏膜的黏液纤毛运动，以及咳嗽反射等，能净化或排出异物和过多的分泌物；细支气管和肺泡中还存在分泌性免疫球蛋白 A(SIgA)，有抗病毒和抗菌的作用。在正常情况下，下呼吸道始终保持无菌状态。全身或呼吸道局部的防御及免疫功能减弱，可为慢支发病提供内在的条件。老年人常因呼吸道的免疫功能减退、免疫球蛋白减少、呼吸道防御功能退化、单核-吞噬细胞系统功能衰退等，患病率较高。

7. 植物神经功能失调 当呼吸道副交感神经反应增高时，对正常人不起作用的微弱刺激，可引起支气管收缩痉挛、分泌物增多，而产生咳嗽、咳痰、气喘等症状。

综合上述因素，当机体抵抗力减弱时，在气道存在不同程度敏感性(易感性)的基础上，有一种或多种外因的存在，长期反复作用，可发展成为慢性支气管炎。如长期吸烟损害呼吸道黏膜，加上微生物的反复感染，可发生慢性支气管炎，甚至发展成慢性阻塞性肺气肿或肺心病。

【临床表现】

1. 症状 多缓慢起病，病程较长，因反复急性发作而加重。主要症状有慢性咳嗽、咳痰、喘息。开始症状轻微，在吸烟、接触有害气体、过度劳累、气候变化或感冒后，常引起急性发作或加重，或由上呼吸道感染迁延不愈，演变发展为慢支，到夏季气候转暖时多可自然缓解。

(1) 咳嗽：支气管黏膜充血、水肿或分泌物积聚于支气管腔内均可引起咳嗽。咳嗽严重程度视病情而定，一般晨间咳嗽较重，白天较轻，晚间睡前有阵咳或排痰。

(2) 咳痰：由于夜间睡眠后管腔内蓄积痰液，加以副交感神经相对兴奋，支气管分泌物增加，因此，起床后或体位变动时引起刺激性排痰，常以清晨排痰较多，一般为白色黏液或浆液泡沫性痰，偶可带血。急性发作伴有细菌感染时，则变为黏液脓性痰，痰量亦随之增加。

(3) 喘息或气急：喘息性慢支有支气管痉挛，可引起喘息，常伴有哮鸣音。早期无气急现象，反复发作数年，并发阻塞性肺气肿时，可伴有轻重程度不等的气急，先有劳动或活动后气喘，严重时动则喘甚，生活难以自理。

2. 体征 早期可无任何异常体征。急性发作期可有散在的干、湿啰音，多在背部及肺底部，咳嗽后可减少或消失，啰音的多寡或部位不一定。喘息型慢支可听到哮鸣音及呼气延长，而且不易完全消失。并发肺气肿时有肺气肿体征。

【诊断及鉴别诊断】 根据咳嗽、咳痰或伴喘息，每年发病持续三个月，连续两年或以上，并排除其他心、肺疾患时，可作出诊断。如每年发病持续不足三个月，但有明确的客观检查依据(如 X 射线、呼吸功能等)亦可诊断。

慢性支气管炎需与支气管扩张、支气管哮喘、肺结核、肺间质纤维化、尘肺、肺癌等疾病相鉴别。

【合并症】

1. 阻塞性肺气肿 由于支气管慢性炎症引起细支气管狭窄，气道阻力增加，终末细支气管远端气腔过度膨胀、充气，伴气腔壁的破坏。临床上表现为呼吸困难。

2. 慢性肺源性心脏病 简称**慢性肺心病**，是由于慢性肺和胸廓疾病或肺血管病变所引起的肺循环阻力增加、肺动脉高压，进而引起右心室肥厚、扩大，甚至发生右心衰竭的心脏病。临床上除原有的咳嗽、咳痰、喘息外，活动后可感心悸、气短、呼吸困难和劳动耐力下降，并有不同程度的紫绀等缺氧症状。

【治疗】 针对慢支的病因、病期和反复发作的特点，采取防治结合的综合措施。

1. 急性发作期的治疗

(1) 控制感染：视感染的主要致病菌和严重程度或根据病原菌药敏选用抗生素。常用的有青霉素 G、红霉素、氨基苷类、喹诺酮类、头孢菌素类抗生素等，能单独应用窄谱抗生素时应尽量避免使用广谱抗生素，以免二重感染或产生耐药菌株。

(2) 祛痰、镇咳：对急性发作期患者在抗感染治疗的同时，应用祛痰、镇咳药物，以改善症状。迁延期病人尤应坚持用药，以求消除症状。常用药物有氯化铵合剂、溴己新、乙酰半胱氨酸、急支糖浆等，中成药止咳也有一定效果。对年老体弱无力咳痰者或痰量较多者，应以祛痰为主，协助排痰，畅通呼吸道，应避免应用强镇咳剂如可待因等，以免抑制中枢，加重呼吸道阻塞和炎症，导致病情恶化。

(3) 解痉、平喘：常选用氨茶碱、沙丁胺醇等吸入剂。

(4) 气雾疗法：可选用抗生素、祛痰药、解痉平喘药进行雾化治疗，以加强局部消炎及稀释痰液作用。

2. 缓解期治疗 以加强锻炼，增强体质，提高免疫功能，预防复发为主。应宣传、教育病人自觉戒烟，避免和减少各种诱发因素的接触与吸入。

三、肺炎

肺炎(pneumonia)是由病原微生物或其他因素所致的肺实质性炎症。

【病因分类】

1. 细菌性肺炎 ①需氧革兰氏阳性球菌，如肺炎链球菌(即肺炎球菌)、金黄色葡萄球菌、甲型溶血性链球菌等。②需氧革兰氏阴性菌，如肺炎克雷白杆菌、流感嗜血杆菌、埃希大肠杆菌、绿脓杆菌等。③厌氧菌，如棒状杆菌、梭形杆菌等。

2. 病毒性肺炎 如冠状病毒、腺病毒、呼吸道合胞病毒、流感病毒、麻疹病毒、巨细胞病毒、单纯疱疹病毒等。

3. 其他病原体所致肺炎 ①支原体肺炎由肺炎支原体引起。②真菌性肺炎，如白色念珠菌、曲菌、放线菌等。③其他，如立克次体(如Q热立克次体)、衣原体(如鹦鹉热衣原体)、原虫(如卡氏肺孢子虫)、寄生虫(如肺包虫、肺吸虫、肺血吸虫)等。机体免疫力低下者(如艾滋病患者)容易伴发肺部卡氏肺包子虫感染。

在上述众多病因中，细菌性肺炎最为常见，约占肺炎的80%。此外，机体对某些过敏原发生变态反应或异常免疫反应，可发生过敏性肺炎，表现为肺部嗜酸性粒细胞浸润。

【解剖分类】

1. 大叶性(肺泡性)肺炎 病原菌先在肺泡引起炎变，然后通过肺泡间孔(Cohn氏孔)向其他肺泡蔓延，以致肺段的一部分或整个肺段、肺叶发生炎变。典型病例表现为肺实变，而支气管一般未被累及。

2. 小叶性(支气管性)肺炎 病原体通过支气管侵入，引起细支气管、终末细支气管和肺泡的炎症，常继发于其他疾病，如支气管炎、支气管扩张、上呼吸道病毒感染，以及长期卧床的重危患者。

3. 间质性肺炎 以肺间质为主的炎症，多并发于小儿麻疹和成人慢性支气管炎。呼吸道症状轻，异常体征也不多。

【临床表现】 主要有咳嗽、咳痰、胸痛和高热，在各种原因引起的肺炎中以细菌感染最为常见。

【治疗原则】 ①支持疗法：患者应卧床休息，摄入足够的蛋白质、热量和维生素。观察呼吸、脉搏、心率、血压及尿量，预防休克的发生。②一经诊断应立即使用抗菌素。

四、支气管哮喘

支气管哮喘(bronchial asthma)简称哮喘，是气道的一种慢性变态反应性炎症，它是由肥大细胞、嗜酸细胞、淋巴细胞等多种炎症细胞介导的气道炎症，引起气道高反应性和广泛的、可逆性气流阻塞。

【病因和发病机制】 有过敏体质的人接触抗原后，在B细胞介导下，浆细胞产生IgE，引起Ⅰ型变态反应，也就是说发生气道变态反应性炎症。此时，支气管壁内有大量炎性细胞(巨噬细胞、嗜酸性粒细胞、中性粒细胞等)浸润,微小血管渗漏、支气管黏膜水肿、腺体分泌增加,渗出物阻塞气道,有的甚至形成黏液栓,导致通气障碍;另外,在气道上皮损伤、神经末梢暴露时,在炎性因子的作用下,释放神经肽、P 物质等,进一步加重黏膜水肿、腺体分泌和支气管平滑肌痉挛。

【临床表现】 典型的支气管哮喘,表现为反复发作性喘息,大多数有季节性,日轻夜重(下半夜和凌晨易发),常常与吸入过敏原有关。前驱症状可有鼻痒、打喷嚏、流清水样鼻涕,或有咽喉痒,伴有发作性咳嗽、咳大量白色泡沫状痰。根据有无过敏原和发病年龄的不同,临床上分为外源性哮喘和内源性哮喘(表 10-1)。哮喘发作时,则出现伴有哮鸣音的呼气性呼吸困难,病人不能活动,一口气不能说完一句话,呼吸和脉搏都加快,血压下降,大汗淋漓,严重脱水,神志焦躁或模糊,急需正确处理。

表 10-1 外源性、内源性哮喘的区别

外源性	内源性	外源性	内源性
有已知的过敏原	无已知的过敏原	多有过敏史	少有过敏史(7%)
过敏原皮试阳性	过敏原皮试阴性	家族过敏史多见	家族过敏史少见(20%)
IgE 常增多	IgE 正常或偏低	多有明显季节性	可常年发作
常在童年、青少年发病	多在成年发病	嗜酸性粒细胞增多	嗜酸性粒细胞正常或稍增多
间歇性发作	多持续性发作		

【诊断及鉴别诊断】 ①有反复发作的哮喘史,发作时有带哮鸣音的呼气性呼吸困难,可自行缓解或使用支气管解痉剂得以缓解等特征,以及典型的急性发作症状和体征。②实验室检查:包括血嗜酸性粒细胞计数、痰中查嗜酸性粒细胞、过敏原检查、血清特异性 IgE 检测等。③支气管激发试验呈阳性反应。支气管哮喘应注意与心源性哮喘、喘息型慢性支气管炎、支气管肺癌、肺嗜酸性粒细胞浸润相鉴别。

【防治原则】 包括消除病因、控制急性发作、巩固治疗、改善肺功能、防止复发、提高病人的生活质量。按照世界卫生组织(WHO)和美国国立心、肺、血液研究所《哮喘防治的全球创议》(GINA)方案,根据病情,采用分级治疗。

1. 消除病因 应避免或消除引起哮喘发作的变应原和其他非特异性刺激。

2. 控制急性发作 哮喘发作时应兼顾解痉、抗炎、保持呼吸道通畅、防止继发感染。一般可单用或联用下列药物:β_2 受体激动剂、茶碱(黄嘌呤)类药物、抗胆碱能类药物、肾上腺糖皮质激素、色甘酸二钠、酮替芬等。

3. 促进排痰 痰液阻塞气道,增加气道阻力,加重缺氧,使炎性介质产生增加,进一步使气道痉挛,因此排痰属重要治疗措施之一。

4. 重度哮喘的处理 ①补液。②糖皮质激素。③氨茶碱静脉注射或静脉滴注。④β_2 受体兴奋剂雾化吸入。⑤抗生素。⑥纠正酸中毒,可用 5%碳酸氢钠静脉滴注。⑦吸氧。⑧注意纠正电解质紊乱。

5. 缓解期治疗 ①脱敏疗法。②吸入糖皮质激素局部治疗。③细胞膜稳定剂:色甘酸二钠和酮替酚有较强的抗过敏作用,对外源性哮喘有较好的预防作用,白三烯受体拮抗剂(扎鲁斯特、孟鲁斯特)具有解痉和抗炎作用。④增强体质,参加必要的体育锻炼,了解预防本病的卫生知识,稳定情绪等。

五、呼吸衰竭

呼吸衰竭(respiratory failure)是各种原因引起的肺通气和(或)换气功能严重障碍,以致不能进行有效的气体交换，导致缺氧，有时伴二氧化碳潴留，从而引起一系列生理功能和代谢紊乱的临床综合征。在海平大气压下，于静息条件下呼吸室内空气，并排除心内解剖分流和原发于心排血量降低等情况后，动脉血氧分压（PO_2）低于 8kPa（60mmHg），或伴有二氧化碳分压（PCO_2）高于 6.65kPa（50mmHg），即为呼吸衰竭（简称呼衰）。

【病因】 损害呼吸功能的各种因素都会导致呼衰，临床上常见的病因有如下几方面：

1. 呼吸道病变 支气管炎症痉挛、上呼吸道肿瘤、异物等阻塞气道，引起通气不足，气体分布不均导致通气/血流比例失调，发生缺氧和二氧化碳潴留。

2. 肺组织病变 肺炎、重度肺结核、肺气肿、弥散性肺纤维化、肺水肿、成人呼吸窘迫综合征（ARDS）、矽肺等，可引起肺容量、通气量、有效弥散面积减少；通气/血流比例失调导致肺动脉样分流，引起缺氧和（或）二氧化碳潴留。

3. 肺血管疾病 肺血管栓塞、肺梗塞、肺毛细血管瘤，使部分静脉血流入肺静脉，发生缺氧。

4. 胸廓病变 如胸廓外伤、畸形、手术创伤、气胸和胸腔积液等，影响胸廓活动和肺脏扩张，导致通气减少、吸入气体不匀，影响换气功能。

5. 神经中枢及其传导系统和呼吸肌疾患 脑血管病变、脑炎、脑外伤、电击、药物中毒等直接或间接抑制呼吸中枢；脊髓灰质炎以及多发性神经炎所致的肌肉神经接头阻滞影响传导功能；重症肌无力损害呼吸动力，引起通气不足。

【分型】 按病程可分为慢性呼吸衰竭和急性呼吸衰竭。按动脉血气可分为Ⅰ型呼吸衰竭和Ⅱ型呼吸衰竭。

【临床表现】 除引起慢性呼吸衰竭的原发症状外，主要是缺 O_2 和 CO_2 潴留所致的多脏器功能紊乱的表现。

1. 呼吸困难 慢阻肺是由慢而较深的呼吸转为浅快呼吸，辅助呼吸肌活动加强，呈点头或提肩呼吸；中枢神经药物中毒表现为呼吸匀缓、昏睡；严重肺心病并发呼衰二氧化碳麻醉时，则出现浅慢呼吸。

2. 紫绀 是缺 O_2 的典型症状。当动脉血氧饱和度低于 85%时，可在血流量较大的口唇、指甲出现紫绀；另应注意红细胞增多者紫绀更明显，贫血者则紫绀不明显或不出现；严重休克末梢循环差的患者，即使动脉血氧分压尚正常，也可出现紫绀。紫绀还受皮肤色素及心功能的影响。

3. 精神神经症状 急性呼衰的精神症状较慢性呼衰明显，急性缺 O_2 可出现精神错乱、狂躁、昏迷、抽搐等症状；慢性缺 O_2 多有智力或定向功能障碍。

4. 血液循环系统症状 严重缺 O_2 和 CO_2 潴留引起肺动脉高压，可发生右心衰竭，伴有体循环淤血体征。CO_2 潴留使外周体表静脉充盈、皮肤红润、湿暖多汗、血压升高、心搏量增多而致脉搏洪大；因脑血管扩张，产生搏动性头痛。晚期由于严重缺 O_2、酸中毒引起心肌损害，出现周围循环衰竭、血压下降、心律失常、心跳停搏。

5. 消化和泌尿系统症状 严重呼衰对肝、肾功能都有影响，如谷丙转氨酶与非蛋白氮升高、蛋白尿、尿中出现红细胞和管型。可因为应激性溃疡而发生上消化道出血。

【治疗】

1. 慢性呼吸衰竭的治疗原则 包括病因治疗，纠正缺氧和二氧化碳储留及由呼衰所引起的各种水、电解质酸碱平衡失调等。①建立通畅的气道，严重者采用经鼻气管插管或气管切开，建立人工气道。②吸氧。③增加通气量、减少 CO_2 潴留，合理应用呼吸兴奋剂，合理应用人工呼吸机。④纠正酸碱平衡失调和电解质紊乱。⑤合理使用利尿剂。⑥防治消化道出血。⑦抢救休克：应针对病因采取相应措施，经治疗未见好转，应给予血管活性药如多巴胺、阿拉明等以维持血压。⑧营养支持，抢救时常规给鼻饲高蛋白、高脂肪和低碳水化合物，以及多种维生素和微量元素的饮食，必要时作静脉高营养治疗。

2. 急性呼吸衰竭的抢救 急性呼吸衰竭是指原呼吸功能正常，因多种突发原因，如脑炎、脑外伤、电击、药物麻醉或中毒等直接或间接抑制呼吸中枢，甚至引起呼吸停止，产生缺氧和二氧化碳潴留的急性呼吸衰竭。还可因急性刺激性气体吸入、严重创伤、休克、严重感染等引起肺组织损伤，发生渗透性肺水肿所致的成人呼吸窘迫综合征(ARDS)，以及急性换气功能障碍所致的严重低氧血症的呼吸衰竭。①现场抢救：当呼吸心跳停止，应采取有效的体外心脏按摩(其方法见临床医学篇·徒手急救章)等有关心肺复苏的抢救措施，随后再用呼吸机进行合理的机械通气。②高浓度给氧。

（邵　莉　刘立民　陈照丽）

【思考题】

1. 呼吸系统疾病常见的症状有哪些？
2. 呼吸系统疾病有哪些主要治疗措施？
3. 简述慢性支气管炎的临床表现及合并症。
4. 简述肺炎的解剖分型。肺炎球菌性肺炎应选用何种抗生素？
5. 如何区别外源性、内源性支气管哮喘？

第十一章　循环系统疾病

循环系统是由心脏和血管共同组成。血液作为物质运输的载体，在心血管中按一定的方向周而复始地流动，称为**血液循环**(blood circulation)。心脏是推动血液循环的动力器官，血管是输送血液的管道和血液与组织进行物质交换的场所。循环系统的主要功能是为身体运输血液，通过血液将氧气、营养物质及激素等供给组织，并将组织里的代谢废物带走，从而保证机体的新陈代谢。根据循环的途径，可分为大(体)循环和小(肺)循环两种。

大循环：起始于左心室→主动脉→中、小动脉→全身毛细血管(细胞进行物质交换)→全身中、小静脉→上、下腔静脉→止于右心房(图 11-1)。

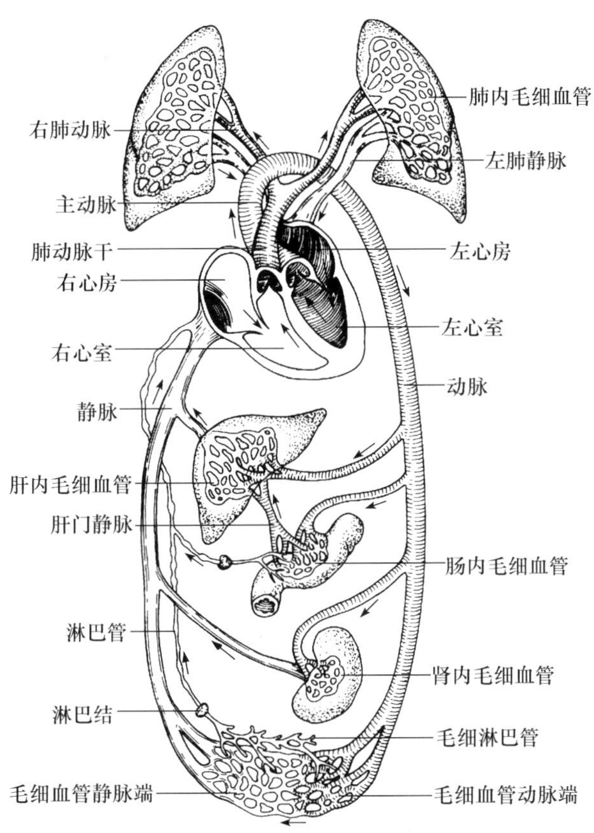

图 11-1　血液循环示意图

小循环：起于右心室→肺动脉→肺泡毛细血管(摄入 O_2 和排出 CO_2)→肺静脉→止于左心房。

微循环指微动脉、毛细血管网和微静脉之间的血液循环。典型的微循环由微动脉、后微动脉、毛细血管前括约肌、真毛细血管、通血毛细血管、动静脉吻合支和微静脉组成。这些血管的口径都很小，最粗的也只在 500μm 以下，只能在显微镜下看到。

冠脉循环是营养心脏本身的血液循环(从主动脉根部分出左、右冠状动脉(行于心脏表面)→毛细血管网→左、右冠状静脉)→冠状窦→右心房。

第一节　循环系统的结构和功能特点

一、心脏的解剖结构

1. 心脏的结构　心脏位于胸腔的前下部，中纵隔内，心脏近似圆锥形，前面略扁。大小约与成人的拳头相当，外面有心包覆盖。心脏的2/3位于人体正中线左侧，1/3位于正中线右侧。心脏的长轴向左前下方倾斜。心脏前方平对胸骨体和第2～6肋软骨，后方平对第5～8胸椎。心脏前面大部分被肺和胸膜遮盖，仅下部有一小三角形区域(心包裸区)借心包直接与胸骨体下半和左第4～6肋软骨相邻。心脏两侧与胸膜腔和肺相邻。后方紧邻支气管、食管、迷走神经和胸主动脉。心脏下方隔膈肌中心腱与肝左叶和胃底相邻。

(1) **心腔**：主要由**右**、**左心房**，**右**、**左心室**构成。心房主要功能是分别接受、储存和转运由体静脉与肺静脉回心的血液；心室功能是充分接收由心房来的血液后，使血液排入肺动脉和主动脉及其分支，分别将血液输入肺进行气体交换(摄氧和排出二氧化碳)和输送至组织以供代谢需要。在房室口与动脉口，心内膜折叠成瓣膜，如在左心房和左心室之间有**二尖瓣**、在右心房与右心室之间有**三尖瓣**、在左心室与主动脉口有**主动脉瓣**(又称为半月瓣)、在右心室和肺动脉之间有**肺动脉瓣**，这些瓣膜开放使血液沿血流方向流动，当它们关闭时，防止血液逆流。

心室收缩时，血液推动二尖瓣关闭左房室口，同时冲开主动脉瓣，血液射入主动脉。左心室舒张时，主动脉瓣关闭(阻止血液倒流回左室)，同时二尖瓣开放，左房血液流入左室。当右心室收缩时，三尖瓣关闭(防止血液反流回右心房)，血液射入肺动脉。当右心室舒张时，肺动脉瓣膜关闭，以防止血流倒流回右心室。左右两侧心房、心室的收缩与舒张同步，两侧房室瓣和两动脉瓣的开闭也是同步的。

(2) **心壁**：心壁由心内膜、心肌、心外膜三层构成，内外两膜很薄，而肌层肥厚，心脏的舒缩是靠后者进行的。**心内膜**：紧贴于心腔内壁，由含弹性纤维的结缔组织表面被覆内皮细胞所构成，平滑光亮。各瓣膜都是由心内膜皱折而成。**心外膜**：透明而光滑，紧密贴附于心脏表面及大血管起始部。**心肌层**：是心壁的主要部分，由心肌纤维构成。心房肌薄，心室肌层厚，二者由房室口上的纤维环隔开，故心房与心室可在不同时间内收缩。形成心脏的节律性舒缩活动。

2. 冠状动脉　由左、右冠状动脉构成(图11-2)，分别开口于主动脉窦的左前及右前窦内。是主动脉的第一个分支动脉，为心脏的营养血管。**左冠状动脉**：分两大支，前降支与左旋支。前降支行径弯曲，末梢多超过心尖到达膈面。供血给左室前壁及部分侧壁、前间隔及心尖。左旋支行走于冠状沟中，呈弧形弯曲向左直达膈面，供血给左室钝缘、侧壁和后壁(膈面)以和左心房。**右冠状动脉**：右冠状动脉除供血右心室外，常经过后纵沟供血给左心室后壁(膈面)及室间隔之后半部。窦房结和房室结的血供多数人来自右冠状动脉，少数人来自左冠状动脉。

3. 心脏传导系统　由负责正常冲动形成与传导的特殊心肌所组成，包括窦房结、结间束、房室结、房室束、束支及浦氏纤维(图11-3)。**窦房结**：位于右心房上腔静脉入口处，此处起搏细胞冲动发放频率最高，是整个心肌活动的起步点。**结间束**：窦房结与房室结间有三条传导途径，称前、中、后结间束。三条结间束中以前结间束最短，故在正常情况下，冲动易先通过此束传导。**房室结**：位于房间隔右侧壁的后下方。其上端与三条结间束相连，下端延续至房室束。房室结为房室间正常传导的唯一通路。**房室束**：又称希氏束，在房室结下部传导纤维逐渐排列呈束状，向下延续成房室束，即左、右束支和浦氏纤维。

二、心肌的电生理特性

心肌具有**兴奋性**、**自律性**、**传导性**和**收缩性**四种生理特性，其中兴奋性、自律性和传导性是以心

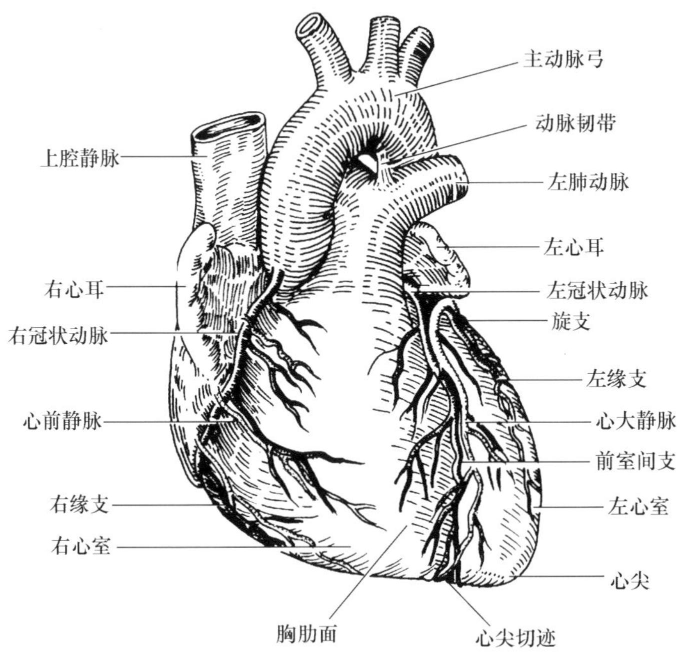

图 11-2　心脏的外形和血管(前面观)

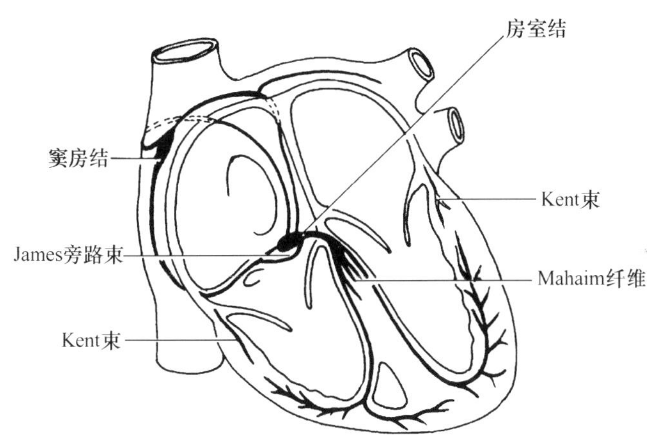

图 11-3　心脏传导系统示意图

肌细胞膜的生物电活动为基础,属于电生理特性。收缩性是以收缩蛋白的功能活动为基础,是心肌的一种机械特性。在心脏内,通过电生理特性形成兴奋的产生和传导,并影响心肌的收缩特性。

窦房结是心脏的正常起搏点,由窦房结发出的兴奋沿一定的途径传遍整个心脏,控制心脏的节律活动。正常情况下窦房结发出的兴奋通过心房肌传播到整个右心房和左心房,尤其是沿着心房肌组成的"优势传导通路"迅速传到房室交界区,经房室束和左、右束支传到浦肯野纤维网,引起心室肌兴奋,再直接通过心室肌将兴奋由内膜侧向外膜侧心室肌扩布,引起整个心室兴奋。若心脏内兴奋的产生、传播速度和传播途径发生异常,可导致心律失常的发生。

三、心脏的泵血功能

在生命过程中,心脏不断做收缩和舒张交替的活动,舒张时容纳静脉血返回心脏,收缩时把血液射入动脉，为血液流动提供能量。通过心脏的这种节律性活动以及由此而引起的瓣膜的规律性开启和关闭，推动血液沿单一方向循环流动。心脏的这种活动形式与水泵相似，因此可以把心脏视为实现泵血功能的肌肉器官。在心脏瓣膜周期性开闭过程中，还产生心音。心脏一次收缩和舒张构成一个机械活动周期，称为心动周期。一个心动周期中，两心房首先收缩，继而心房舒张；心室开始收缩，随后心室也进入舒张期，此时，心房仍处于舒张期，这一时期称为全心舒张期(图 11-4)。

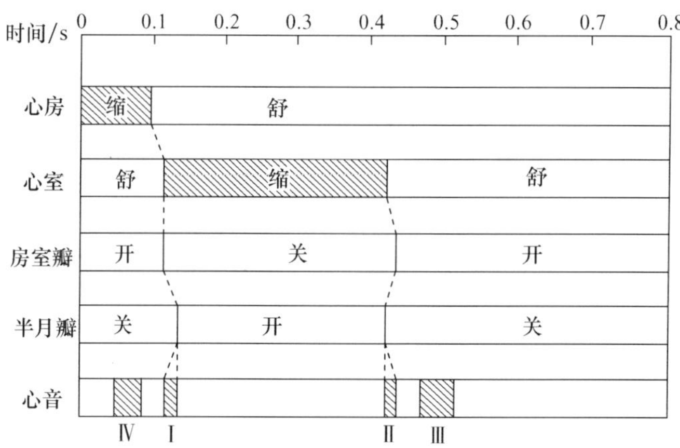

图 11-4　心动周期中心房和心室活动的顺序与时间关系

健康成年人在安静状态下，心率的正常范围为每分钟 60～100 次。心输出量是搏出量与心率的乘积，心跳频率最适宜时，心输出量最大，心率过快或过慢，心输出量都会减少。以健康成年人静息状态下心率每分钟 75 次计算，搏出量约 70mL，心输出量为 5L 左右。心输出量随机体代谢需要而增加的能力，称**为泵功能贮备**，或**心力贮备**。健康人有相当大的心力贮备，如训练有素的运动员，心脏的最大输出量可达 35L 以上，为静息时的 8 倍，比普通人能耐受剧烈运动。而某些心脏疾患的病人，静息时心输出量与健康人没明显差别，尚能够满足静息状态下的代谢需要，但在代谢活动增强时，输出量却不能相应增加，即出现心悸、气短等症状。

四、心脏的神经体液调节

心血管的神经支配有交感神经及副交感神经。如交感神经兴奋，作用于肾上腺素能受体，可使心跳加快而有力，并使周围血管收缩；副交感神经兴奋激动乙酰胆碱能受体，可使心跳减慢，并使周围血管扩张。体液调节主要是通过激素的作用，引起相应的血流动力学的改变。

第二节　循环系统疾病的诊查

一、心血管系统疾病常见症状

1. 心悸　为一种自觉心跳不适感或心慌感。当心率加快时感心脏跳动不适，心率缓慢时则感搏动加强。心悸时心率可快可慢，也可有心律不齐、心搏增强等，部分患者心率和心律亦可正常。心悸多见于心律失常或心力衰竭。

2. 呼吸困难　左心功能不全所致肺瘀血，往往引发呼吸困难。初起常为劳力性呼吸困难，休息后好转。随着病情发展，可出现夜间阵发性呼吸困难，表现为端坐呼吸，不能平卧，且常伴有咳嗽甚至咯血。严重者可发生急性肺水肿。

3. 胸痛　由心绞痛引起者多位于胸骨后，呈压迫性紧缩感或闷痛，并可向左上肢或颈部等处放射，多因体力活动、情绪激动或饱食所诱发，每次持续 3～5min，很少超过 15min。急性心肌梗塞引起的胸痛持续时间较长，约半小时到数小时，发作可与活动无关。

4. 水肿 是右心功能不全的常见表现，心源性水肿的发生部位与体位有密切关系，早期水肿先见于下肢，常在白天活动后或于傍晚下肢水肿明显，休息一夜后可消失。

5. 咯血 二尖瓣狭窄、肺梗塞或左心衰竭肺瘀血病人常有咯血，左至右分流的先天性心脏病，当肺循环血流量过多和(或)肺动脉高压时，亦可咯血。

6. 晕厥 高度房室传导阻滞、窦性停搏、阵发性室速、室扑、室颤等严重心律失常可导致暂时脑缺血，临床表现短暂的意识丧失及抽搐。

7. 紫绀 是一种缺氧的表现，指血液中还原血红蛋白增多，使皮肤、黏膜呈青紫色的表现。可见于先天性心脏病、心力衰竭、心源性休克等。

二、心血管疾病的常见体征

心脏扩大、心脏杂音对诊断心脏病有重要意义。舒张期杂音常表示有器质性心脏病。此外，听诊还可发现心律失常，发现心包摩擦音可确诊为急性心包炎。

三、辅助检查

1. 心电图 心肌细胞激动时，细胞内外发生电位变化所产生的微弱电流可从心脏传到周围组织，因此在人体不同部位的体表面上可获得一个心动周期中的电位变化，将这个电位变化用心电图机描记器记录下来，就成为一个连续的曲线，即心电图(图 11-5)。一个典型的心电图由以下个几部分组成。

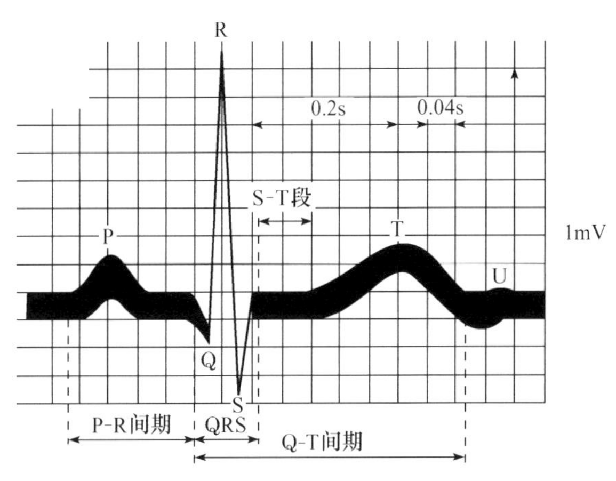

图 11-5 心电图波形名称示意图

P 波：代表左右两心房的电激动过程，通常右心房较左心房先激动。所以 P 波的前半部代表右心房，而后半部代表左心房的激动。

QRS 波群：QRS 波群反映左右心室的电激动过程。典型的 QRS 波群包括三个紧密相连的波，第一个向下的波命名为“Q”波，继 Q 后向上的波称为“R”波，与 R 波降支相衔接一个向下的波，称为“S”波。

T 波：T 波是继 ST 段后一个波幅较低而占时较长的波，它代表心室肌激动后复极时所产生的电位影响。

U 波：指在 T 波后出现的一个很小的波，它代表心肌激动的后电位。

其他还有 P-R 段、S-T 段、Q-T 间期等。

心电图的类型有12导联常规心电图和动态心电图(Holter)。

2. 心脏X射线检查 常规X射线检查可显示心脏、大血管及肺血管影像。通常采用正位、侧位或斜位投照，以评价心脏各房室的形态和大小的改变。CT检查主要用于心包疾病和心脏肿瘤的诊断。

3. 超声心动图 采用超声波技术显示心脏和血管的结构与运动，测量血流速度。

4. 动态血压监测 记录24h的血压，以了解不同生理或病理状态下血压的动态变化。

5. 放射性核素检查技术 主要包括心肌灌注显像、心血池显像、心室功能测定、核素心血管造影和正电子发射断层显像等。

6. 导管术和血管造影 采用经皮穿刺技术，从股静脉或股动脉，将特制的导管送入右心或左心系统或分支血管内，测量不同部位的压力，血氧饱和度，记录心内局部电活动或注射造影剂显示心脏和血管图像，可获得准确的诊断资料。

7. 血清心肌损伤标记物检测 如心肌激酶(CK)、乳酸脱氢酶(LDH)和肌钙蛋白等，常用于急性心肌梗塞、不稳定性心绞痛及急性心肌炎的鉴别诊断。

第三节 心血管疾病的分类

1. 心力衰竭 包括慢性心力衰竭和急性心力衰竭。

2. 心律失常

(1) 快速心律失常：如窦性心动过速、过早搏动、阵发性室上性心动过速、房性心动过速、室性心动过速、心房扑动与心房颤动、心室扑动与心室颤动和预激综合征等。

(2) 慢速心律失常：如窦性心动过缓、窦性停搏、窦房阻滞、病态窦房结综合征、房室传导阻滞、心室内传导阻滞(束支传导阻滞)。

3. 高血压病 包括原发性高血压和继发性高血压。

4. 冠状动脉粥样硬化性心脏病 包括动脉粥样硬化、心绞痛和心肌梗塞。

5. 心脏瓣膜病 包括各种风湿性心脏瓣膜病、二尖瓣疾病和主动脉瓣疾病等。

6. 感染性心内膜炎 包括急性感染性心内膜炎和亚急性感染性心内膜炎。

7. 心肌疾病 指心肌炎和心肌病(扩张型、肥厚型、限制型及酒精性心肌病等)。

8. 心包疾病 包括急性心包炎和缩窄性心包炎。

9. 先天性心脏病 如房间隔缺损、室间隔缺损、动脉导管未闭和肺动脉瓣狭窄等。

10. 血管疾病 主动脉夹层、多发性大动脉炎、周围动脉疾病和静脉疾病。

11. 心脏神经官能症 是心脏神经的一种功能性疾病，一般无器质性改变。

第四节 心血管疾病防治的基本原则

1. 预防 心血管疾病的预防包括一级预防和二级预防。**一级预防**是预防疾病本身的发生。例如，对冠心病来说，一级预防的目的在于降低冠心病的发病率。**二级预防**目前主要针对临床已确诊为冠心病和动脉粥样硬化的患者，通过适当的干预治疗措施，以降低再发心血管临床事件，如心肌梗塞、心力衰竭、心脏性猝死、脑卒中等，达到改善病人远期预后和生活质量的目的。

危险因素是指与某一疾病发病率增高有关的因素。根据对动脉粥样硬化机制的研究和大量流行病学资料，冠心病的危险因素包括吸烟、高血压、高脂血症和糖代谢异常、肥胖、体力活动过少、血清同型半胱氨酸升高等。大量临床试验的结果表明，对这些危险因素进行干预，在一级预防中可降低冠心病的发病率和死亡率。近年来，一系列临床试验结果显示，长期应用阿司匹林和血管紧张素转换酶抑制剂，在冠心病的二级预防中也具有重要价值。

2. 治疗 治疗目的是消除或缓解症状，改善生活质量和远期预后，降低各种临床事件的发生率和死亡率。治疗的一般原则如下：

(1) 高效、快速的急诊抢救体系是降低死亡率的重要保证，如及时、成功的心肺复苏，在急性心肌梗塞中的溶栓治疗等。

(2) 针对病因治疗：如对高血压患者应根据靶器官的损害程度选择恰当的药物治疗。

(3) 治疗的个体化原则：不仅考虑药物治疗的适应证，而且还要想到药物的副作用及个体反应的差异，如强心药洋地黄的应用等。

第五节 常见的心血管疾病

一、心律失常

心律失常(cardiac arrhythmia)是指心脏激动的起源、频率、节律、传导速度和传导顺序等的异常。可分为快速性心律失常和缓慢性心律失常。快速心律失常的心率可大于100次/分(但早搏除外)，而缓慢性心律失常的心率多小于60次/分(传导阻滞除外)。

【临床表现】 心悸、心跳暂停感、头晕或晕厥、胸闷、气促、乏力、心前区不适感或心绞痛，早搏引起的桡动脉搏动较弱或扪不到，形成漏脉。

健康人运动或情绪紧张可引起心动过速。酒、茶、咖啡和药物如异丙肾上腺素与阿托品常引起窦性心动过速。在疾病状态中常见的病因如发热、低血压、缺氧、心功能不全、贫血、甲状腺机能亢进和心肌炎等可出现心动过速。

窦性心动过缓(心率少于60次/分)常见于健康成人，尤其是运动员、老年人和睡眠时。其他原因为颅内压增高、血钾过高、甲状腺机能减退、低温以及应用洋地黄、β受体阻滞剂、利血平、胍乙啶、甲基多巴等药物。在器质性心脏病中，窦性心动过缓可见于冠心病、急性心肌梗塞(尤其是下壁心肌梗塞的早期)、心肌炎、心肌病和病窦综合征。

【诊断】 主要靠心电图、动态心电图等方法。根据起源不同可分为房性、房室交界处性和室性三种，其中以室性最为多见，其次为房性、交界性心律失常。

【治疗原则】 对于无器质性性心脏病的病人，偶发早搏或无明显症状者，不必进行药物治疗；如症状明显，可解除患者的顾虑，消除诱发因素。对于有器质性心脏病的病人，应加强原发疾病的治疗，同时可酌情选用抗心律失常药物。对病态窦房结综合征和传导阻滞患者可考虑安装人工心脏起搏器。

二、高血压病

高血压是一种以体循环动脉压升高为主要特点的临床综合征，动脉压的持续升高可导致靶器官如心脏、肾脏、脑和血管的损害，并伴全身代谢改变。高血压可分为原发性高血压(即高血压病，占95%)和继发性高血压(5%)。

【病因】 高血压病因不明，与发病有关的因素有①年龄：发病率有随年龄增长而增高的趋势，40岁以上者发病率高。②食盐：摄入食盐多者，高血压发病率高，有人认为食盐＜2g/天，几乎不发生高血压；3～4g/天，高血压发病率3%；4～15g/天，发病率15%；＞20g/天，发病率30%。③体重：肥胖者发病率高。④遗传：大约半数高血压患者有家族史。⑤环境与职业：有噪音的工作环境，过度紧张的脑力劳动均易发生高血压，城市中的高血压发病率高于农村。

【临床表现】 早期多无症状，偶尔体检时发现血压增高，或在精神紧张、情绪激动、劳累后感头晕、头痛、眼花、耳鸣、失眠、乏力、注意力不集中等。早期血压仅暂时升高，随病程进展血压持续升高，到后期脏器受累，可出现合并症：

(1) 脑血管合并症：是我国高血压病最常见的合并症，头痛、头晕常见，多由于情绪激动，过度疲劳，气候变化或停用降压药而诱发。如血压急骤升高>200/120mmHg，可出现剧烈头痛、视力模糊、心悸气促、面色苍白、恶心、呕吐、抽搐、昏迷、一过性偏瘫、失语、耳鸣、眩晕、多汗并可出现急性心、脑、肾功能不全等。

(2) 心脏表现：长期血压升高，左心室收缩负荷过度，可导致心肌肥厚。心肌肥厚和合并心脏扩张则形成高血压性心脏病。

(3) 肾脏表现：长期高血压致肾小动脉硬化。肾功能减退时，可引起夜尿，多尿，尿中含蛋白、管型及红细胞。严重者出现氮质血症及尿毒症。

【辅助检查】

1. 血压的测量 测量血压应在安静情况下进行，一般取坐位，测量右上肢血压，必要时应同时测量左上肢及下肢血压。每次至少测量2次，每次间隔2min，以两次血压读数的平均值为准。

2. 尿液的检查 肉眼观察尿的透明度、颜色等，测量尿的比重、蛋白等，尤其是尿蛋白的测量，尿蛋白的升高程度同高血压的病程及合并的肾功能障碍有密切关系。

3. 血液生化学检查 测定血钾、尿素氮、肌酐、血糖、血脂等。

4. 心电图检查 可诊断高血压有无合并左心室肥厚、心律失常等。

5. 超声心动图 可准确地诊断左心室肥厚。此外，如果怀疑有血管病变可做血管超声，怀疑有肾脏病变者可做肾超声图。

6. 眼底检查 可发现眼底的血管病变和视网膜病变。

【诊断和鉴别诊断】

1. 诊断标准 18岁以上成人高血压定义为：在未服抗高血压药物情况下2次或2次以上非同日多次测量收缩压≥140mmHg和(或)舒张压≥90mmHg。患者既往有高血压史，目前正服用抗高血压药物，即使血压已低于140/90mmHg，仍应诊断为高血压。血压水平分类见表11-1。

表11-1 血压水平的定义和分类

类别	收缩压/mmHg	舒张压/mmHg	类别	收缩压/mmHg	舒张压/mmHg
理想血压	<120	<80	2级高血压(中度)	160～179	100～109
正常血压	<130	<85	3级高血压(重度)	≥180	≥110
正常高值	130～139	85～89	单纯收缩期高血压	≥140	<90
1级高血压(轻度)	140～159	90～99	亚组：临界收缩期高血压	140～149	<90
亚组：临界高血压	140～149	90～94			

注：1mmHg(毫米汞柱)=0.133kPa；1kPa=7.5mmHg。

2. 鉴别诊断 ①肾脏疾病引起的高血压：称肾性高血压，是继发性高血压中最常见的一种，其中包括肾实质病变及肾动脉狭窄。②内分泌疾病：如嗜铬细胞瘤、原发性醛固酮增多症。③妊娠毒血症：发生于妊娠后期3～4个月或分娩期及产后48h内，以高血压，水肿和蛋白尿为特征，重者抽搐、昏迷。④血管病变：先天性主动脉缩窄，多见于青少年，男性多于女性。

【治疗】 治疗目的：降低血压，防止靶器官的损害，提高生活质量。

治疗目标：降压治疗的目标水平是血压降至140/90mmHg以下；伴糖尿病者应降至130/80mmHg以下；有早期轻度肾功能减退的患者亦如此；老年人至少降至正常高值(140/90mmHg)。

1. 非药物治疗 ①戒烟、戒酒或限制饮酒。②减轻和控制体重：合理膳食，饮食宜清淡，减少钠的摄入量。③多食含钾丰富的水果(如香蕉、橘子)、蔬菜(如香菇、油菜)。④减少膳食中脂肪和胆固醇的含量，补充优质蛋白质。⑤注意劳逸结合，保证充足睡眠，避免过度精神紧张，保持心理平衡，适当增加体力活动。

2. 药物治疗 药物治疗原则：个体化，联合用药，长期治疗。常用的降压药物有以下几类：①利尿剂：如氢氯噻嗪、吲哒帕胺、氨苯蝶啶等。②β受体阻滞剂：如美托洛尔、阿替洛尔、普萘洛尔等。主要适用于轻中度高血压，尤其静息时心率较快（>80次/min）的中青年患者。③钙通道阻滞剂：如硝苯地平、非洛地平、氨氯地平等。主要适用于各种程度的高血压，尤其是老年高血压。④血管紧张素转换酶抑制剂：如卡托普利、依那普利、福辛普利等。主要适用于治疗轻中度或严重高血压，尤其适用于伴左心室肥厚、左室功能不全或心力衰竭、糖尿病、肾脏损害并有蛋白尿者。因有致畸危险，不能用于合并妊娠的妇女。⑤血管紧张素Ⅱ受体拮抗剂：如氯沙坦、缬沙坦等。

【预防】 ①定期测量血压是早期发现症状性高血压的有效方法。对有高血压家族史的人，从儿童起就应定期检查血压。②限盐：许多研究证明摄盐量与高血压发生率成正相关。终生低钠饮食的人群，几乎不发生高血压。世界卫生组织建议，每人每天的食盐摄入量为3～5g，这对预防高血压有良好的作用。有高血压家族史的人，最好每天只吃2～3g盐。③戒烟：吸烟可以使血压升高，心跳加快。④减肥：胖人高血压的患病率是体重正常者的2～6倍，而降低体重则可使血压正常化。降低体重还可明显减少降压药剂量。控制高糖和高脂肪食物、积极参加体育锻炼是减肥的重要方法。⑤积极参加体育锻炼，放松紧张情绪。缺乏体育锻炼易使脂肪堆积，体重增加，血压升高。体育锻炼还可使紧张的精神放松，慢跑、散步、游泳等均对稳定血压有很大好处。⑥及时控制临界高血压。对于临界高血压首先采用非药物疗法。

三、冠状动脉粥样硬化性心脏病

冠状动脉粥样硬化性心脏病是指冠状动脉粥样硬化使管腔阻塞，导致心肌缺血、缺氧而引起的心脏病，它和冠状动脉功能性改变（痉挛）一起，统称为冠状动脉性心脏病，简称**冠心病**，亦称缺血性心脏病。心肌缺血的临床表现为心绞痛、心肌梗塞、心律失常和心力衰竭，本病早期可以无明显临床症状。最常在男性40～60岁之间出现症状，女性在绝经期前后，男性多于女性。

（一）心绞痛

心绞痛指急性暂时性心肌缺血与缺氧所引起的症候群，临床特点为阵发性胸骨后或心前区疼痛。根据临床表现不同，可分为稳定性和不稳定性心绞痛。

稳定型心绞痛：由于劳累引起心肌缺血，造成的胸部及其附近部位的不适症状，伴有心肌功能障碍，但没有心肌的坏死。其特点是胸前区压榨样、窒息样不适感，主要位于胸骨后，可放射至心前区和左上肢，也可放射至两臂和右臂的外侧面、颈部、下颌部，持续几分钟之久，经休息或舌下含用硝酸甘油后症状可迅速消失。常见病因为冠状动脉粥样硬化引起至少一支冠状动脉的管腔狭窄>70%以及以上，部分可由于冠状动脉痉挛。

不稳定型心绞痛：在相对稳定的劳力相关性心绞痛基础上出现逐渐增强的心绞痛（更重、持续时间更长或更频繁）、初发的心绞痛、由轻微的劳力活动即引起心绞痛、在静息和很轻劳力时出现的心绞痛。缺血性不稳定型心绞痛发作与明显的诱发因素有关，如贫血、感染等。是由于粥样斑块不稳定破裂或糜烂并发血栓形成、血管收缩、微血管栓塞所导致的急性或亚急性心肌供氧减少所致。

【临床表现】 典型的心绞痛发作常有以下特点。①**诱因**：常由于体力劳动、情绪激动、饱餐和寒冷所诱发。劳力诱发的心绞痛，休息可使之缓解。典型的稳定劳累性心绞痛常在相似的劳动条件下发作。病情严重者也可在吃饭、穿衣、排便或休息时发生，有些亦可发生于夜间。②**部位**：典型的疼痛部位为胸骨体上段或中段之后，也可在心前区，疼痛范围大小如手掌，界限不很清楚，疼痛常放射至左肩，沿左肩前内侧直至小指无名指；有时也可放射至颈部、下颌及咽部；亦有放射至左肩胛区或上腹部并伴有消化道症状。③**性质**:疼痛性质因人而异,多为压迫、发闷和紧缩感,有时有濒死感。疼痛程度可轻可重,重者表情焦虑,面色苍白,甚至出汗,迫使病人停止动作,直至症状缓解。④**持续时间及缓解**:疼痛常持续1~5min可自行缓解,偶尔持续15min,在休息后即刻或舌下含硝酸甘油后数分钟内疼痛即可缓解。发作可数天或几个星期一次,或一天内多次。

不稳定性心绞痛胸部不适程度通常更严重,疼痛时间持续更长,可达30min,诱发心绞痛的体力活动阈值突然或持久地降低;出现夜间或静息时心绞痛;发作时伴有新的相关特征,如出汗、恶心、心悸或呼吸困难;原来能使稳定性心绞痛缓解的常规休息或舌下含化硝酸甘油的方法只能暂时或不完全性得缓解症状。

发作时,常呈焦虑状态,血压升高,心率加快。心尖部第一心音减弱,出现第四心音(心房性)奔马律,乳头肌缺血时,可发生暂时性二尖瓣关闭不全,心尖部可听到中、晚期收缩期杂音。

【辅助检查】

1. 心电图改变 病人在心绞痛未发作时心电图可正常,但也可能有ST段和T波的异常及陈旧性心肌梗塞的心电图表现。劳力性心绞痛发作时,可有ST段压低、T波低平或倒置等心内膜下缺血性改变。

2. 超声心动图检查 超声心动图可以观察心室腔的大小、心室壁的厚度及心肌收缩状态。在冠心病人可出现室间隔或(和)心室后壁部分室壁的运动异常,缺血区可有节段性运动减弱或失调,室壁收缩期厚度较正常为薄等。

3. 放射性核素的检查 观察心肌缺血区或测左心室射血分数。

4. 冠状动脉造影 选择性冠状动脉造影是诊断冠状动脉疾病的主要方法之一。

【治疗】 除冠心病的基本治疗外,治疗重点在改善冠状动脉供血及减轻心肌耗氧量,制止心绞痛的发作及防止其复发与加重。

1. 一般治疗 发作时应立即停止活动,一般患者在停止活动后症状即可解除。平时应尽量避免各种诱发因素,如过度的体力劳动、情绪激动、饱餐等。发作时立即舌下含化硝酸甘油等,症状可迅速缓解。副作用有头昏、面红、心悸,偶有血压下降,因此首次用药,应平卧片刻,必要时吸氧。青光眼患者忌用。

2. 药物治疗 常用药物有硝酸酯制剂、阿司匹林、β受体阻滞剂及钙离子阻滞剂等。

3. 介入治疗 进行经皮冠状动脉腔内成形术的治疗。

4. 外科治疗 主动脉-冠状动脉旁路(或称搭桥)手术。

(二) 急性心肌梗塞

急性心肌梗塞是急性心肌缺血性坏死,是在冠状动脉病变的基础上,发生冠状动脉血流急剧减少或中断,使相应心肌发生严重而持久的急性缺血所引起。临床表现可有持久的胸骨后疼痛、休克、心律失常和心力衰竭,并有血清心肌酶增高以及心电图的改变。

【临床表现】

1. 诱发因素 大约一半的病人有明显的诱发因素,如剧烈活动、创伤、情绪激动、发热、心动过速等引起心肌耗氧量增加。

2. 梗塞先兆 多数病人于发病前数日可有前驱症状,如原有心绞痛近日发作频繁,程度加重,持续时间较久,休息或硝酸甘油不能缓解,甚至在休息中或睡眠中发作。有或无心绞痛史而突发上腹部剧痛、恶心、呕吐、急性心力衰竭,或严重心律失常者,及时进行心电图检查,可显示ST段一过性抬高或降低,T波高大或明显倒置,此时应警惕患者近期内有发生心肌梗塞的可能,如及时处理,可能避免发生。其临床症状:

(1) 疼痛:为此病最突出的症状。发作多无明显诱因,且常发作于安静时,疼痛部位和性质与心绞痛相同，但疼痛程度较重，持续时间久，可长达数小时甚至数天，用硝酸甘油无效。病人常烦躁不安、出汗、恐惧或有濒死感。少数病人可无疼痛，起病即表现休克或急性肺水肿。有些病人疼痛部位位于上腹部，且伴有恶心、呕吐，易与胃穿孔、急性胰腺炎等急腹症相混淆，多见于年老患者。部分患者疼痛可放射至下颌、咽部、颈项及背部上方。

(2) 休克：20%病人可伴有休克，多在起病后数小时至1周内发生。病人面色苍白，烦躁不安，皮肤湿冷，脉搏细弱，血压下降[<10.7kPa(80mmHg)]，甚至晕厥。若病人只有血压降低而无其他表现者称为低血压状态。休克发生的主要原因有：心肌遭受严重损害，左心室排出量急剧降低(心源性休克)；其次，剧烈胸痛引起神经反射性周围血管扩张；此外，有因呕吐、大汗、摄入不足所致血容量不足的因素存在。

(3) 心律失常：约75%～95%的病人伴有心律失常，多见于起病1～2周内，而以24h内为最多见，心律失常中以室性心律失常最多，如室性早搏，部分病人可出现室性心动过速或心室颤动而猝死。房室传导阻滞、束支传导阻滞也不少见，室上性心律失常较少发生。前壁心肌梗塞易发生束支传导阻滞，下壁心肌梗塞易发生房室传导阻滞，室上性心律失常多见于心房梗塞。

(4) 心力衰竭：梗塞后心脏收缩力显著减弱且不协调，故在起病最初几天易发生急性左心衰竭，出现呼吸困难、咳嗽、烦躁、不能平卧等症状。严重者发生急性肺水肿，可有紫绀及咯大量粉红色泡沫样痰，后期可有右心衰竭，右心室心肌梗塞者在开始即可出现右心衰竭。

(5) 全身症状：有发热、心动过速、白细胞增多和红细胞沉降加快等。此主要由于组织坏死吸收所引起，一般在梗塞后1～2天内出现，体温一般在38℃左右，很少超过39℃，持续约1周左右。

【主要体征】 心脏增大，心率多增快，少数也可减慢，第一心音减弱，第二心音逆分裂，第四心音及舒张期奔马律等。心肌梗塞与心绞痛的鉴别要点见表11-2。

表11-2 心绞痛与心肌梗塞鉴别表

临床表现	心绞痛	急性心肌梗塞
1. 疼痛性质	沉重紧缩感	压榨性、更剧烈
2. 疼痛时限	几分钟	几小时以上
3. 硝酸甘油作用	疼痛迅即消失	无效
4. 诱发因素	用力、兴奋、饱餐等	同前，有时不明显
5. 休克	无	常有
6. 血压	可升高	常降低
7. 气急或肺水肿	一般无	常有
8. 坏死组织反应		
(1) 发热	无	常有
(2) 白细胞计数	正常	增高
(3) 血沉	正常	快
(4) 血清谷草转氨酶等	正常	增高
(5) 心包摩擦音	无	可有
9. 心电图改变	无变化或暂时性ST段和T波变化	有特征性和动态性变化

【辅助检查】 心电图特征性改变。血液检查常见项目有：①血常规和血沉：起病24～48h后白细胞总数增至$(10\sim20)\times10^9/L$，主要为中性粒细胞增多，而嗜酸粒细胞减少或消失。红细胞沉降率增快，均可持续1～3周。②血清酶：心肌细胞内含有大量的酶，心肌梗塞心肌细胞坏死，细胞内酶进入血液，引起血清心肌酶升高。肌酸磷酸激酶、谷草转氨酶、乳酸脱氢酶升高。③血清心肌特异蛋白的测定：心脏肌凝蛋白特异性、敏感性均很强，是反映急性心肌梗塞有意义的指标。

【治疗原则】 应加强在住院前的就地抢救工作。治疗的原则是:保护和维持心脏功能,改善心肌血液供应,挽救濒死心肌,缩小心肌梗塞范围,处理并发症,防止猝死。

【预后】 预后与梗塞范围的大小、侧支循环建立的情况及治疗是否及时有关。在急性期第 1 周病死率最高,如并发心律失常、心力衰竭或休克,死亡率要比无合并症者高 2～3 倍,恢复期亦可因心律失常而死亡。急性期住院病死亡率过去一般为 30%左右,目前已降至 10%～15%。

【预防】 主要是预防冠状动脉粥样硬化性心脏病,冠心病患者长期口服阿司匹林等抗血小板聚集药及他汀类调脂药物,可能有预防心肌梗塞的作用。

四、风湿性心瓣膜病

风湿性心瓣膜病(rheumatic valvular disease)是由于甲组乙型溶血性链球菌感染后引起Ⅲ变态反应所致风湿性心脏炎,发生在心瓣膜及其附属结构(腱索、乳头肌)病变,导致狭窄或关闭不全的瓣膜功能异常,产生血液动力学障碍,又称为**风湿性心脏病**。心瓣膜损害患者往往有反复风湿活动史,但近 1/2 病人无明确风湿热病史而出现心瓣膜病。本病为我国常见的心脏病之一,多见于 20～40 岁成人。风湿性心瓣膜病以二尖瓣受累最常见,其次为主动脉瓣,后者常与二尖瓣病变同时存在,称为联合瓣膜病。下面以二尖瓣狭窄为代表介绍风心病。

【临床表现】 常见的症状有:

1. 呼吸困难 为二尖瓣狭窄最常见和最早的症状,开始于活动后,因回心血量增加或心动过速,肺淤血加重,发生夜间阵发性呼吸困难,严重时可产生端坐呼吸。

2. 咳嗽 多在睡眠时或活动后加重,其原因是:①肺淤血加重,引起咳嗽反射。②支气管黏膜水肿和肺淤血易于并发呼吸道感染。③左心房过大,压迫支气管。

3. 咯血 ①大咯血常为支气管黏膜下曲张的静脉破裂,多发生于妊娠或者体力活动后,见于严重二尖瓣狭窄的较早期,咯血后可由于肺静脉压降低而自行停止。②血栓性静脉炎,房颤或血栓脱落所致肺梗塞。③肺动脉高压、肺淤血或支气管内膜血管破裂可致反复痰中带血。

4. 右心衰竭表现 为长期肺动脉高压的结果,右心衰竭引起体循环淤血,有肝肿大、下肢浮肿和尿少等。右心衰竭后呼吸困难常可减轻。

主要体征为:二尖瓣面容,即两颧部及口唇轻度紫绀,该部位小血管较多,由缺氧时小血管扩张所致。心尖区可有舒张期细震颤。心界于胸骨左缘第三肋间(心腰部)向左扩大。心尖部可有舒张中、晚期隆隆性杂音,为最有特征性的体征。

【辅助检查】 ①心电图表现为窦性心律时,由于左房增大,P 波增宽有切迹,肺动脉高压时有右心室肥厚,晚期常有心房颤动。②X 射线可见左心房增大、右心室增大、肺淤血等征象。③超声心动图可直接观察,二尖瓣活动度,瓣口狭窄程度,瓣膜增厚情况,左心房、右心室腔的大小及以心壁厚度,并可直接检查左心房有无血栓存在,为确定和定量二尖瓣狭窄的可靠方法。

【并发症】 ①心力衰竭:为风心病死亡的主要原因。②心房颤动,心房易有附壁血栓形成。③动脉栓塞:血栓脱落可引起动脉血栓,常见周围动脉栓塞及肾栓塞。④肺部感染:可诱发和加重心功能不全。⑤感染性心内膜炎,较少见。

【治疗】 以内科治疗为主,积极预防及治疗风湿活动,并防治心律失常,肺部感染,心力衰竭;出现并发症时对症处理。如二尖瓣狭窄,出现心房颤动时,可先用洋地黄制剂控制心室率,必要时亦可进行药物复律或电复律;出现栓塞时,可用抗凝治疗或血栓溶解疗法;出现心衰时,应用强心、利尿剂等;可行经皮穿刺导管球囊扩张成形术。对病情严重者考虑外科治疗,可扩张瓣口改善瓣膜功能,或换人工瓣膜。

【预防】 注意预防上呼吸道感染。

五、感染性心内膜炎

感染性心内膜炎(Infective Endocarditis,IE)由病原微生物循血行途径引起的心内膜、心瓣膜或邻近的大动脉内膜的感染,并伴有赘生物的形成。感染性心内膜炎分为急性与亚急性,其中以亚急性感染性心内膜炎最为常见。

【病因】 亚急性感染性心内膜炎多发生于风湿性心瓣膜病,如二尖瓣与主动脉瓣关闭不全,及某些先天性心脏病,如室间隔缺损、动脉导管未闭与主动脉缩窄等器质性心脏病。个别亦有发生于原无心脏病的基础上。本病病原多为条件性致病菌,如草绿色链球菌、白色葡萄球菌、肠球菌等。少数为霉菌感染,其中以念珠球菌为多。感染途径:草绿色链球菌感染常与口腔手术有关,肠球菌常发生于泌尿系统手术或流产分娩后,葡萄球菌、革兰氏阴性杆菌、霉菌感染常发生于心内手术后。

【临床表现】 大多数病例起病缓慢,低热、乏力、疲倦;少数起病急,有寒战、高热或栓塞现象;部分患者起病前有口腔手术、呼吸道感染、流产或分娩的病史。

1. 全身性感染 发热最常见,常呈现原因不明的发热,持续 1 周以上,一般为不规则低热,多在 37.5～39℃之间,伴有乏力、盗汗、进行性贫血、脾肿大等。

2. 心脏表现 除固有的心脏病的体征外,最具有特征性的表现是新出现的病理性杂音或原有的杂音性质的明显改变,如杂音多变、响亮等。

3. 栓塞现象及血管病损 常见有肾栓塞、肢体栓塞、脑栓塞、肠系膜栓塞等,出现栓塞时有相应部位的表现,如疼痛、血尿、出现中枢神经系统的症状和体征等。血管病损可表现在皮肤及黏膜上,如在四肢皮肤及眼睑结合膜、口腔黏膜成批出现瘀点,在手指、足趾末节掌面可出现稍高于表面的紫色或红色的结节,也可在手掌或足部有小结节状出血点,无压痛。

【辅助检查】

1. 血液常规检查 有继发性、进行性贫血是本病的特点,白细胞计数正常或增高,血沉增快等。

2. 血培养 是诊断的最重要的实验室方法,阳性可确定诊断,并为选择抗生素提供依据。为了提高培养的阳性率,需注意以下几点:①抗生素应用前,连续培养 4～6 次。②每次抽血量 10mL,同时做需氧及厌氧培养。③培养时间要长,不少于 3 周。④培养结果阳性,应做药敏试验。

3. 尿常规 有蛋白尿及血尿,约 1/3 晚期病人有肾功能不全。

4. 超声心动图 心瓣膜或心内膜壁有赘生物,以及固有心脏病的异常表现。

【治疗】

1. 抗生素的应用 应用抗生素的原则:①选用杀菌剂:如青霉素、链霉素、先锋霉素、万古霉素等。②剂量要大:按体外杀菌浓度的 4～8 倍给药。③疗程要够:一般需 4～6 周,对抗生素敏感性差的细菌或有并发症的顽固病例可延长至 8 周。④根据临床特点及可能的感染途径尽早治疗:在连续血培养 3～5 次后即开始试验治疗。⑤联合用药:致病菌可选用两种不同抗菌谱的抗生素联合应用,可产生协同杀菌作用,以获得更为有效的治疗效果。

2. 手术治疗 下述情况需考虑手术治疗:①瓣膜穿孔、破裂,腱索离断,发生难治性急性心力衰竭。②人工瓣膜置换术后感染,内科治疗不能控制。③并发细菌性动脉瘤破裂或四肢大动脉栓塞。④先天性心脏病发生感染性心内膜炎,经系统治疗,仍不能控制时,手术应在加强支持疗法和抗生素控制下尽早进行。

【预防】 有风湿性瓣膜病或先天性心脏病,需注意口腔卫生,及时处理各种感染病灶,施行手术或器械检查前应给予抗生素预防。心内膜炎往往发生在术后 2 周左右。

六、心肌炎

心肌炎(myocarditis)是指病原微生物感染或物理化学因素引起的心肌炎症性疾病。炎症可以累及心脏的任何部位。由于心肌病变范围大小及病变程度的不同,轻者可无临床症状,严重者可致猝死,诊断及时并经适当治疗者,可完全治愈,迁延不愈者,可形成慢性心肌炎或导致心肌病。

【病因】 以病毒性心肌炎较常见,偶有细菌性心肌炎等。

【临床表现】 青壮年发病较多,常先有原发感染的表现,如病毒性者常有发热、咽痛、咳嗽、呕吐、腹泻、肌肉酸痛等。大多在病毒感染1～3周后出现心肌炎的症状,常感无力、疲乏、心悸等。累及心包膜及胸膜时,可出现胸闷、胸痛,亦可有类似心绞痛的表现。严重者心功能不全。根据临床表现可分为5个类型:

1. 亚临床型心肌炎 病毒感染后无自觉症状。

2. 轻症自限型心肌炎 病毒感染1～4周后心电图出现S-T改变,可有轻度心前区不适、心悸等。可出现各种心律失常表现。

3. 隐匿进展型心肌炎 病毒感染后有一过性心肌炎表现,数年后出现心脏增大,表现为扩张性心肌病。

4. 急性重症型心肌炎 病毒感染后1～3周出现胸痛、气促、心悸等症状,出现各种类型的心律失常、心力衰竭,甚至心源性休克等。可在数日内死于严重的心律失常。

5. 猝死型心肌炎 无先兆,突然死亡,尸检可以证明有病毒性心肌炎。

【辅助检查】

1. 心电图 为诊断的重要依据,起病后心电图可由正常突然变为异常,随着感染的消退而消失。主要表现有各种类型的心律失常,以室性期前收缩最多见,室性期前收缩可以是心肌炎的唯一表现,亦可发生室上性或室性心动过速,心房纤颤等。其他有低电压,Q-T间期延长,出现Q波等。

2. X射线检查 由于病变范围及病变严重程度不同,放射线检查有较大差别。

3. 血液生化检查 白血球计数在病毒性心肌炎可正常、偏高或降低,血沉大多正常,亦可稍加快,血清肌钙蛋白T、肌钙蛋白Ⅰ的检测对心肌损害的诊断有较高的特异性。

4. 同位素心肌显像 对心肌坏死检测敏感性较高(100%),但特异性差(58%)。

5. 病毒分离或抗体测定 有条件者可做病毒分离或抗体测定。

6. 心内膜活检 有心肌炎性细胞浸润伴有心肌细胞坏死或心肌细胞变性。

【诊断】

1. 主要指标 ①急慢性心功能不全。②奔马律或心包摩擦音。③心脏扩大。④心电图有严重心律失常或明显ST-T改变,或运动试验阳性。

2. 次要指标 ①发病同时或1～3周前有上呼吸道感染、腹泻等病毒感染史。②有明显乏力、苍白、气短、多汗、心悸、胸闷、心前区疼、头晕、手足发凉、肌肉酸痛等症状,至少有两项。③心尖部第一心音明显减弱,或安静时有心动过速。④心电图有ST-T改变。⑤病程早期可有血清肌酸激酶、谷草转氨酶、乳酸脱氢酶增高,病程中抗心肌抗体阳性,有条件者可做病毒分离,进行病原诊断。

【治疗】

1. 一般治疗 尽早卧床休息,以减轻心脏负荷。①伴有心律失常、心衰者应卧床休息2～4周,半年内不参加体力活动。②无心脏功能改变者,休息半月,3个月内不能参加体力活动。③严重心肌炎伴有心脏扩大者,应休息6个月至1年,直到临床症状完全消失,心脏大小恢复正常。

2. 保护心肌疗法 如维生素C、辅酶Q_{10}、三磷酸腺苷、环磷酸腺苷等,可抗氧自由基,增加心肌的营养代谢。

3. 抗病毒治疗　清热解毒类中药，有些具有抗病毒作用，如大青叶、板兰根、虎杖、连翘等；此外，还有活血化淤类中药等。

4. 免疫抑制剂　激素的应用尚有争论，但重症心肌炎伴有房室传导阻滞，心源性休克和心功能不全者均可应用激素。

5. 对症治疗　如治疗心律失常、心力衰竭等相应症状。

【预防】　预防上呼吸道感染。

（武卫东　邵　莉　王莲芸）

【思考题】

1. 心肌细胞的电生理特性有哪些？
2. 心血管疾病的一级预防和二级预防是什么？
3. 什么叫窦性心动过缓，常见原因有哪些？
4. 试述高血压病的定义，高血压的诊断标准及分级。
5. 风湿性心瓣膜病的临床表现有哪些？如何预防？
6. 什么叫冠状动脉粥样硬化性心脏病？主要临床表现有哪些？急性心肌梗塞的临床表现是什么？
7. 什么是感染性心内膜炎？常见的临床表现有哪些？如何预防？
8. 心肌炎的定义及预防？

第十二章　消化系统常见疾病

消化系统(digestive system)由消化管和消化腺两大部分组成。消化管是一条自口腔延至肛门(长约8～10m)的肌性管道,包括口腔、咽、食管、胃、小肠(十二指肠、空肠、回肠)和大肠(盲肠、结肠、直肠)、肛门等部。消化腺有小消化腺和大消化腺两种。小消化腺散在于消化管各部的管壁内,大消化腺有三对唾液腺(腮腺、颌下腺、舌下腺)、肝和胰,它们均借助导管,将分泌物排入消化管内(图12-1)。消化器官的主要生理功能是对食物进行消化和吸收,从而为机体新陈代谢提供必不可少的物质和能量来源。

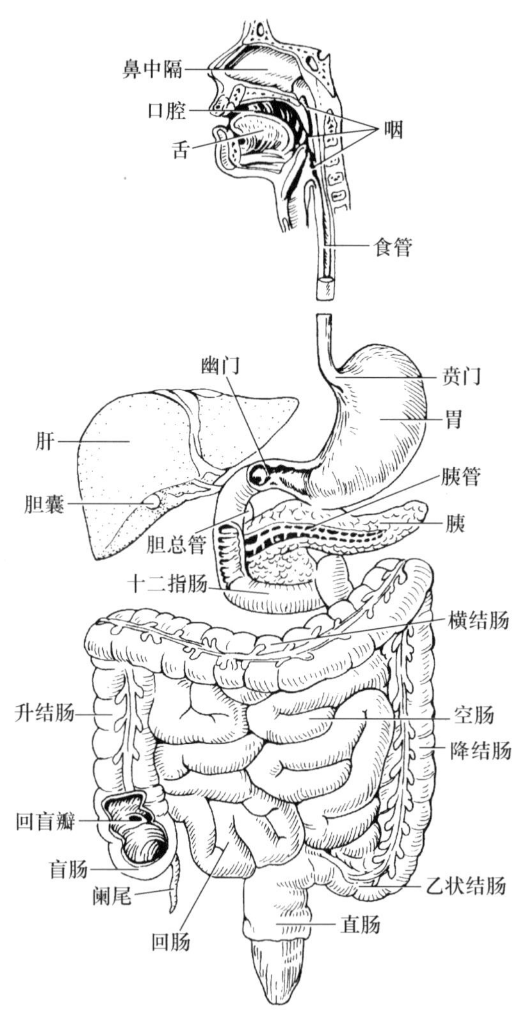

图12-1　消化系统全貌

消化是食物在消化道内被分解为小分子的过程。消化的方式有两种。一种是通过消化道肌肉的舒缩活动,使食物与消化液充分混合,以及将食物不断地向消化道的远端推送,这种方式称**机械**

性消化。另一种消化方式是通过消化腺分泌的消化液完成的，消化液中含有各种消化酶，能分别分解蛋白质、脂肪和糖类等物质，使之成为小分子物质(表 12-1)，这种消化方式称**化学性消化**。正常情况下，这两种方式的消化作用是同时进行，互相配合的。

吸收是指食物经过消化后，通过消化道黏膜的上皮细胞进入血液和淋巴循环的过程。消化和吸收是两个相辅相成、紧密联系的过程。不能被消化和吸收的食物残渣，以粪便的形式排出体外。消化系统疾病在临床上十分常见。每个人一生中都会患某种消化系统疾病，尤其在中年更为多发，在我国，胃癌和肝癌分别居于引起恶性肿瘤病人死因的第二位和第三位。

第一节　消化系统的结构与功能特点

一、食管

食管是长约 25cm 的肌性管，它的上端与咽部相连，下端穿过膈肌后与胃贲门相接(图 12-2)。食团进入咽和食管，由肌肉由上向下依次收缩推动食团下行，最后通过贲门入胃。整个吞咽过程包括两个阶段：第一阶段是舌、腭肌肉有意识地收缩压挤食团经咽峡入咽腔，第二阶段是食团由咽经食管入胃，完全是反射性活动。食管壁由黏膜，黏膜下层与肌层组成，缺乏浆膜层，因此食管病变容易扩散，波及纵隔。食管有三个生理狭窄部，第一个狭窄位于食管和咽的连接处，第二个狭窄位于食管与左支气管交叉处，第三个狭窄为穿经膈肌处，这些狭窄处异物容易滞留，也是肿瘤好发部位。

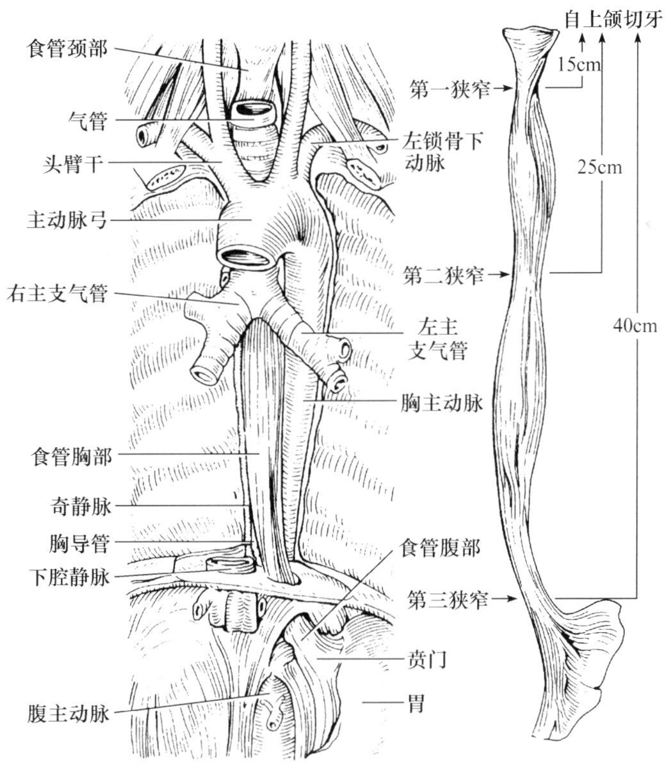

图 12-2　食管位置及三个狭窄

二、胃肠道

1. 胃 胃是消化管的最膨大部分，大部分位于腹上部的左季肋区，上端与食管相续的入口叫贲门，下端连接十二指肠的出口叫幽门。

胃分为胃底、胃体、胃窦三部分。胃体与胃窦在小弯的分界部称角状切迹，这是在内镜检查中做定位的重要标记，它相当于胃小弯垂直与水平段相交处，是溃疡、胃癌的好发部位(图 12-3)。

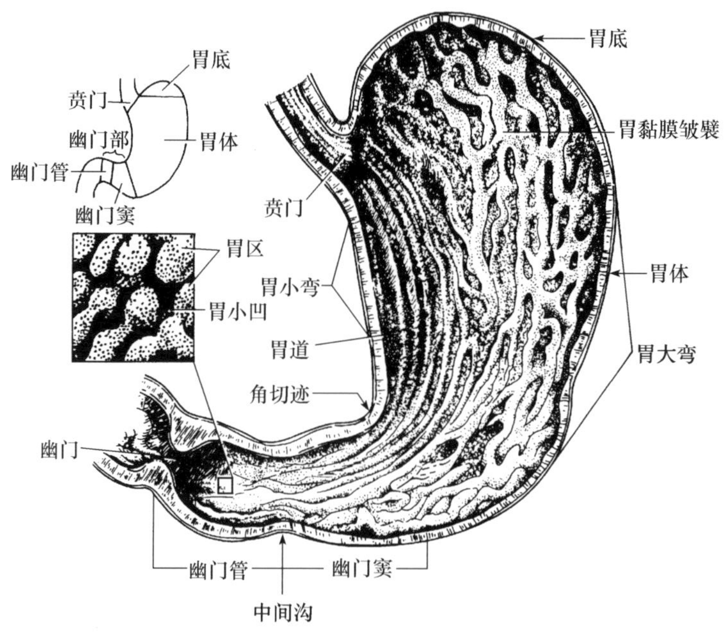

图 12-3 胃的形态、分部及黏膜

胃壁由黏膜、黏膜下层、肌层和浆膜四层构成。黏膜上皮为柱状上皮，上皮向黏膜深部下陷构成大量腺体(胃底腺、贲门腺、幽门腺)，它们的分泌物混合形成胃液。由食管送来的食团暂时贮存于胃内，进行部分消化，到一定时间后再送入十二指肠。胃壁细胞和主细胞的表面存在乙酰胆碱、胃泌素和组胺的 H_2 受体。当迷走神经兴奋时，其神经末梢释放的乙酰胆碱能直接刺激细胞分泌盐酸。胃黏膜中的肥大细胞受刺激(如炎症)后释放的组胺也能与壁细胞表面的 H_2 受体结合，引起盐酸分泌。

2. 小肠 小肠是消化管中最长的一段，成人全长约 5～7m。上端从胃幽门起始，下端在右髂窝与大肠相接，可分为十二指肠、空肠和回肠三部分。小肠的起始部为十二指肠，分四段，第一段为球部，是溃疡好发部位；第二段为降部，胆、胰管开口于降部内侧壁上；第三段为水平部；第四段为升部，升部与空肠连接，连接处为屈氏韧带所固定。

小肠是消化和吸收食物的主要场所。食物成分必先消化分解为小分子物质，才能被肠壁吸收，消化作用大部分是靠胰液消化酶完成的，肠液消化酶仅起补充作用。小肠黏膜吸收机制主要有被动扩散和主动转运两种，食物成分的吸收都是通过主动转运完成的。小肠黏膜的环状皱襞、绒毛结构，极大地增强了吸收功能。营养成分是经黏膜的吸收细胞而进入血液和淋巴的。吸收细胞的表面有刷状缘，刷状缘含有多种酶，如双糖酶、海藻糖酶、低聚糖酶、肽酶、磷脂酶、叶酸结合酶，以及内因子-维生素 B_{12} 受体和葡萄糖、氨基酸、半乳糖载体等。双糖或低聚肽先经过这些酶水解为单糖或氨基酸，再与特异载体相结合进入细胞内，刷状缘上酶或蛋白质的缺损，可造成各种病症。小肠黏膜对水和电解质的转运是双向的，小肠分泌时，水分和电解质由黏膜下层向肠腔转移，吸收时则呈相反方向转移。正常情况下，吸收大于分泌，因此仅少量水和电解质进入结肠。水的吸收是被动的；小肠对钠的吸收效率很高，一部分是被动的，另一部分是主动的；小肠对钾的吸收是被动的，其速率比钠慢得多，腹泻时有大量钠、钾、水的丢失。氯化物的吸收大部分是被动的，但回肠可以通过分泌重碳酸盐而主动吸收氯离子。正常小肠每天约分泌1～3L肠液进入肠腔，绝大部分在远端小肠重吸收。小肠液的分泌受小肠内分泌细胞分泌的各种激素所调节，这类激素作用于小肠腺分泌细胞，刺激腺苷环化酶，形成cAMP，使腺细胞分泌增加。霍乱弧菌、大肠杆菌及痢疾杆菌等的肠毒素可使肠腺细胞水分和电解质分泌亢进，造成分泌性水泻、脱水和电解质紊乱。

3. 大肠 大肠是消化管最后的一段，长约1.5m，起自右髂窝，终于肛门，可分为盲肠、结肠（包括升结肠、横结肠、降结肠、乙状结肠）和直肠三段（图12-1）。盲肠是大肠的开始部（图12-4），位于右髂窝内，与回肠相接，上通升结肠。在盲肠的后内壁伸出一条细长的阑尾，其末端游离，一般长6～8cm。内腔与盲肠相通，它是盲肠末端在进化过程中退化形成的。大肠的主要生理功能在于吸收水分，形成和排出粪便。大肠黏膜腺体能分泌微碱性的浓稠黏液，有保护肠黏膜和滑润粪便作用。

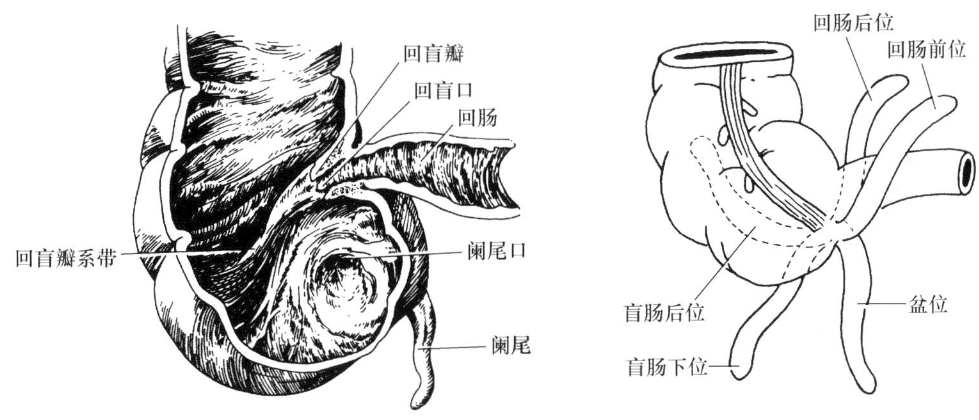

图12-4 盲肠内腔及阑尾

4. 胃肠道激素 胃肠道激素是指来源于胃肠道内分泌细胞和神经细胞的小分子活性物质与多肽。它们对于维持消化道正常生理功能是不可缺少的，要完成某一胃肠生理功能需要几种激素协同作用。胃肠激素相互之间、胃肠激素与胃肠各种细胞、组织、器官之间相互协调才能维持生理功能，一旦这种平衡打破，就可以引起疾病。

5. 胃肠道免疫功能 大多数病原微生物和有害物质入侵机体要经过胃肠道黏膜表面，黏膜表面的生理结构和广泛分布在黏膜内的免疫细胞共同构成黏膜屏障，在抵御病原微生物入侵和维持机体正常防御功能上起重要作用。胃肠道相关性淋巴样组织由胃肠道的免疫细胞构成，如将这些免疫细胞集中在一起，可成为体内最大的免疫器官，它形成了胃肠道免疫系统的第一道防线。在肠道黏膜的固有层存在B淋巴细胞、浆细胞、T淋巴细胞、巨噬细胞、肥大细胞等免疫细胞。由浆细胞分泌的IgA发挥其特异性免疫应答作用，分泌型IgA附着于胃肠道黏膜表面，可阻止病菌和抗原的侵入。

三、肝脏与胆囊

1. 肝脏 肝脏是人体最大的腺体和新陈代谢的重要器官，位于右季肋部和腹上部。肝分左、右两叶，左叶小而薄，右叶大而厚。肝由50万～100万个肝小叶构成，肝小叶呈六角柱状，肝小叶的中央有一条中央静脉，中央静脉的周围有大致呈放射状排列的肝细胞板（肝板），肝板之间为肝血窦，相邻肝细胞之间有微细的胆小管，胆小管汇集成稍大的管道，再逐级汇集成更大的管道，最后形成左、右肝管，经肝门出肝。肝细胞分泌的胆汁进入胆小管，经各级胆管和肝管流出。胆汁从肝管出肝后并不立即直接流入十二指肠，而是首先贮存于胆囊内，间断性地排放入十二指肠。胆汁流入十二指肠前在肝外流经的管道总称为肝外胆道系统，包括肝管、肝总管、胆囊管、胆囊和胆总管。门静脉和肝动脉入肝后反复分支，最终与肝血窦相连接。

肝是体内糖、蛋白质、脂质、维生素合成代谢的重要器官，又是主要的解毒器官，药物、多种激素、血红蛋白代谢产物和血氨经肝脏分解去毒、灭活和排泄。同时，肝也是体内最大的单核-吞噬细胞系统，起着生物过滤作用，可以阻止有害物质从肠道侵入全身，构成了肠道免疫系统的第二道防线。

2. 胆囊 胆囊为贮存和浓缩胆汁的囊状器官，呈长梨形，长约 8～12cm，宽 3～5cm，容量为 40～60mL，位于肝脏脏面的胆囊窝内（图 12-5）。

四、胰腺

胰腺是人体的第二大腺，横跨在第 1、2 腰椎的前面，可分为头、体、尾三部分，由外分泌部和内分泌部两部分组成。外分泌部的腺细胞分泌胰液，经各级导管，流入胰腺管，胰腺管与胆总管共同开口于十二指肠（图 12-5）。胰液是人体最重要的消化液，含有淀粉酶、脂肪酶、胰蛋白酶、糜蛋白酶、弹性蛋白酶、核糖核酸酶、脱氧核糖核酸酶等多种消化酶，对消化食物起重要作用。内分泌部是指散在于外分泌部之间的细胞团——胰岛，它分泌的激素直接进入血液和淋巴，主要参与糖代谢的调节。

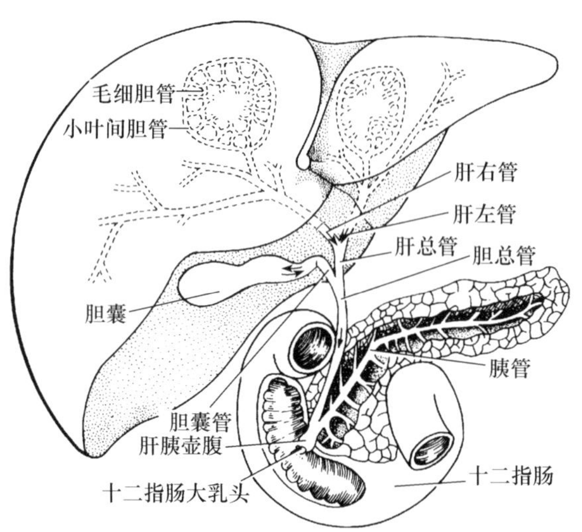

图 12-5 肝、胆囊、胰腺和十二指肠关系模式图

五、消化系统的生理特点

1. 消化道平滑肌的生理特性 在整个消化道中，除口、咽、食管上端和肛门外括约肌是骨骼肌外，其余部分都是由平滑肌组成的。消化道通过这些肌肉的舒缩活动，完成对食物的机械性消化，并推动食物的前进；消化道的运动对于食物的化学性消化和吸收，也有促进作用。消化道平滑肌具有肌组织的共同特性，如兴奋、自律性、传导性和收缩性，但这些特性的表现均有其自己的特点。消

化道平滑肌经常保持在一种微弱的持续收缩状态，即具有一定的紧张性。消化道各部分，如胃、肠等之所以能保持一定的形状和位置，同平滑肌的紧张性有重要的关系。消化道平滑肌对电刺激较不敏感，但对于牵张、温度和化学刺激则特别敏感，轻微的刺激常可引起强烈的收缩。消化道平滑肌的这一特性是与它所处的生理环境分不开的，消化道内容物对平滑肌的牵张、温度和化学刺激是引起内容物推进或排空的自然刺激因素。

2. 消化腺的分泌功能 人每日由各种消化腺分泌的消化液总量达 6～8L，消化液主要由有机物、离子和水组成。消化液的主要功能为：①稀释食物，使之与血浆的渗透压相等，以利于吸收。②改变消化腔内的 pH，使之适应于消化酶活性的需要。③水解复杂的食物成分，使之便于吸收。④通过分泌黏液、抗体和大量液体，保护消化道黏膜，防止物理性和化学性的损伤。

3. 胃肠的神经支配及其作用 神经系统对胃肠功能的调节较为复杂，它通过植物性神经和胃肠的内在神经两个系统相互协调统一而完成的。支配胃肠的自主神经称为外来神经，包括交感神经和副交感神经。交感神经节后纤维释放的去甲肾上腺素使胃肠平滑肌舒张；副交感神经兴奋释放乙酰胆碱，使胃和小肠平滑肌收缩。

第二节 消化系统疾病的症状与检查

消化系统疾病的临床表现在诊断中有时比体格检查更为重要。消化系统的症状既可以是消化系统疾病唯一的症状，也可以是全身性疾病表现的一部分。消化系统疾病的诊查包括病史、体征、常规化验及其他有关的辅助检查。

一、常见的症状

吞咽困难、恶心呕吐、嗳气、反酸、食欲不振、腹胀、腹痛、腹泻、便秘、腹部包块、里急后重、黄疸、呕血、黑粪、便血、皮肤蜘蛛痣、锁骨上淋巴结肿大等。

二、实验室检查

1. 血液检查 血常规和血液生化检查对胃肠道疾病缺少特异性诊断价值，但这些检查对估计某些疾病的严重性和活动性有一定作用。血液检查在肝病的诊断和随访中是重要的，肝功能检查项目多，意义各异，应适当选择。

2. 粪常规和尿常规 粪便的检查包括肉眼观察、隐血试验、光镜下常规细胞、寄生虫学和细菌学的检查。尿胆红素、尿胆原试验常对黄疸的诊断和鉴别具有初筛的意义。

3. 活组织和脱落细胞检查 肝穿刺活组织检查是确诊慢性肝病最有价值的方法之一。通过胃、肠镜钳取食管、胃、小肠、结肠、直肠黏膜进行病理学检查，有助于消化道癌症的诊断。

4. 放射免疫测定法 对消化系统疾病的诊断及病理生理研究具有重要意义。

5. 分子生物学方法 检测病原微生物和肿瘤的癌基因等。

三、其他辅助检查

1. 内镜检查 通过电子胃肠镜、超声胃镜可直接观察病变，发挥其诊断作用。

2. 影像学检查

(1) 超声检查 可显示肝、脾、胆囊的大小和轮廓，有助于肝癌和肝脓肿的鉴别，还能显示胆囊结石、门静脉内径、胆管扩张，以及肝、胰囊肿和腹内其他包块，检查方法安全易行，对诊断颇有帮助。

(2) X 射线检查 腹部平片对于诊断胃肠穿孔、胃肠梗阻、不透 X 射线的胆结石等有帮助。消化道钡餐和钡灌肠检查有助于了解整个胃肠道动力状态，对肿瘤、溃疡、憩室的诊断有一定帮助。

(3) X射线计算机断层显像(CT)和磁共振成像(MRI) CT对腹内脏器病变，尤其是肝、胰、胆占位性病变如囊肿、脓肿、肿瘤、结石等的诊断有重要作用。磁共振血管造影术可以清楚地显示门静脉及其分支和腹腔内动脉血管情况，在诊断上可取代创伤性血管造影。

3. 放射性核素检查 γ射线照相机、ECT对肝癌等占位性病变可提供诊断依据。

4. 食管压力与活力及胆道压力测定 对诊断反流性食管炎很有价值。了解食管各段的活力，对诊断和鉴别食管运动性疾病如食管贲门失弛缓症等很有帮助。通过内镜插管胆道测压，对胆道不全梗阻、硬化性胆管炎、胆道闭锁、乳头括约肌功能障碍等的诊断均有帮助。

第三节 消化系统常见疾病的防治原则

一、消化系统的常见疾病

①食管疾病：胃食管反流病。②胃炎：急性胃炎和慢性胃炎。③消化性溃疡：胃溃疡和十二指肠溃疡。④胃癌。⑤肠结核和结核性腹膜炎。⑥炎症性肠炎。⑦大肠癌。⑧功能性胃肠病。⑨慢性腹泻。⑩肝脏疾病：肝炎、肝硬化、肝脓肿、肝癌等。⑪胆囊疾病：胆囊炎、胆结石。⑫胰腺疾病：胰腺炎、胰腺癌。⑬痔。⑭消化道出血。

二、消化系统疾病的治疗

1. 一般治疗

(1) 饮食与营养：支持疗法相当重要，注意给予高营养而易消化吸收的食物，必要时静脉补液及补充营养物质，有时甚至需要全胃肠外营养或全胃肠内营养(要素膳食)。

(2) 生活安排与精神心理治疗：精神紧张或生活紊乱又会诱发或加重器质性疾病，因此，必要时给予心理治疗，还要指导患者合理安排作息计划。

2. 药物治疗

(1) 针对病因或发病环节的治疗：对细菌引起的胃肠道炎症、胆道炎症给予抗菌药物治疗，多可治愈。对胃酸过多者可给中和胃酸的药。

(2) 对症治疗：镇痛药、止吐药、止泻药及抗胆碱药物是常用的对症治疗药物。

3. 手术治疗或介入治疗 介入治疗包括血管介入技术及“内镜治疗”。

第四节 常见的消化系统疾病

一、胃炎

胃炎(gastritis)是指任何病因引起的胃黏膜炎症，按临床发病的急缓，一般可分成急性胃炎和慢性胃炎两大类。

(一) 急性胃炎

急性胃炎是指胃黏膜的急性、弥慢性炎症，病程一般较短，是可逆性的病变。

【病因】 急性胃炎的病因有多种，主要有急性应激、化学性损伤(如药物、酒精、胆汁、胰液)和急性细菌感染等。

【临床表现】 发病急，主要症状为上腹部不适、腹痛、恶心、呕吐，呕吐物为酸臭的食物，呕吐剧烈时可吐出胆汁，甚至血性液体。如同时合并肠炎，可出现脐周绞痛、腹泻，大便呈糊状或黄色水样便，不带脓血，1日数次至10数次。可伴有发热、脱水、电解质紊乱、酸中毒，甚至休克。体征可有上腹或脐周轻压痛，肠鸣音亢进。一般患者病程短，3～5天即可治愈。

【治疗原则】 除支持与对症治疗外，主要针对原发疾病和病因采取防治措施。

（二）慢性胃炎

慢性胃炎是指不同病因引起的胃黏膜的慢性炎症，胃黏膜上皮遭受反复损害后，由于黏膜特异的再生能力，以致黏膜发生改建，最终可导致不可逆的胃黏膜固有腺体萎缩和肠化生。

【病因】 病因学尚未完全阐明，一般认为与周围环境的有害因素及易感体质有关。物理的、化学的、生物性的有害因素长期反复作用于易感人体即可引起本病，其中幽门螺旋杆菌感染与慢性胃炎密切相关。

【临床表现】 慢性胃炎缺乏特异性症状，症状的轻重与胃黏膜的病变程度并非一致。大多数病人常无症状或有程度不同的消化不良症状如上腹隐痛、食欲减退、餐后饱胀、反酸等。少数伴黏膜糜烂者上腹痛较明显，并可有出血。

【治疗】 慢性胃炎尚无特效疗法，无症状者毋需治疗。

1. 消除病因 去除各种可能致病的因素，如避免进食对胃黏膜有强刺激的食物及药品，戒烟忌酒，注意饮食卫生，防止暴饮暴食，积极治疗口、鼻、咽部的慢性疾患，加强锻炼提高身体素质。

2. 药物治疗 疼痛发作时可用阿托品、普鲁本辛、颠茄合剂等解痉镇痛药。胃酸增高者可用雷尼替丁、法莫替丁等抗酸药。胃酸缺乏或无酸者可给予1%稀盐酸或胃蛋白酶合剂。伴有消化不良者可加用胰酶片、多酶片等助消化药。胃黏膜活检发现幽门螺旋杆菌者则需按抗幽门螺旋杆菌治疗要求加服抗菌素。胆汁反流明显者可用胃复安和吗叮啉以增强胃蠕动，减少胆汁反流。

二、消化性溃疡

消化性溃疡(peptic ulcer)泛指胃肠道黏膜被胃酸、胃蛋白酶消化而造成的溃疡，约95%～99%的消化性溃疡发生在胃或十二指肠，故一般所谓的消化性溃疡是指胃溃疡或十二指肠溃疡。

【病因】 消化性溃疡的发病机理较为复杂。概括起来，本病是胃、十二指肠局部黏膜损害（致溃疡）因素和黏膜保护（黏膜屏障）因素之间失去平衡所致，当损害因素增强和（或）保护因素削弱时，就可出现溃疡，这是溃疡发生的基本原理。目前认为消化性溃疡的发病除受遗传体质、环境、饮食、生活习惯、神经精神因素等影响外，与幽门螺旋杆菌感染亦有关。

【临床表现】

1. 疼痛 慢性、周期性、节律性上腹痛是典型消化性溃疡的主要症状。溃疡疼痛的特点：①慢性经过：除少数发病后就医较早的患者外，多数病程已长达几年、十几年或更长时间。②周期性：除少数患者在第一次发作后不再复发，大多数反复发作，病程中出现发作期与缓解期互相交替。③节律性：胃溃疡疼痛多在餐后半小时出现，持续1～2h，逐渐消失，直至下次进餐后重复上述规律；十二指肠溃疡疼痛多在餐后2～3h出现，持续至下次进餐，进食或服用制酸剂后完全缓解。④疼痛的部位：胃溃疡疼痛多位于剑突下正中或偏左，十二指肠溃疡位于上腹正中或偏右。疼痛范围一般较局限，局部有压痛。⑤疼痛的性质与程度：溃疡疼痛的程度不一，其性质视患者的痛阈和个体差异而定，可描述为饥饿样不适感、钝痛、压迫感、灼痛、剧痛、刺痛等。

2. 其他症状 除上腹疼痛外，尚有嗳气、反酸、胸骨后烧灼感、流涎、恶心、呕吐、食欲减退等消化不良症状，但这些症状均缺乏特异性。病程较长者可因疼痛和消化不良影响摄食而出现体重减轻，但亦有少数十二指肠球部溃疡患者因进食可使疼痛暂时减轻，频繁进食而体重增加。

【合并症】

1. 上消化道大出血 溃疡出血是急性上消化道出血的最常见原因，临床表现主要为呕血与黑便（柏油样大便），全身症状取决于出血量和出血速度，以及患者的反应性。溃疡大出血必须紧急处理，原则为迅速止血及补充血容量。

2. 穿孔 溃疡病灶向深部发展穿透浆膜层则并发穿孔。急性穿孔的溃疡常位于十二指肠前壁或胃前壁，发生穿孔后胃肠内容物渗入腹膜腔而引起腹膜炎；十二指肠后壁或胃后壁的溃疡深达浆膜层时已与临近组织或器官发生粘连，穿孔时胃肠内容物不流入腹腔，称之为慢性穿孔或穿透性溃疡；临近后壁的穿孔或穿孔较小而只引起局限性腹膜炎时，为亚急性穿孔。

3. 幽门梗阻 幽门痉挛或溃疡周围组织水肿、炎症等均可导致不同程度的暂时性幽门梗阻，如溃疡反复发作，愈合后遗留瘢痕或粘连可造成持久性幽门狭窄。

4. 癌变 少数胃溃疡可发生癌变，以下几点应提高警惕：①经积极内科治疗症状不见好转，或溃疡迁延不愈者。②无并发症而疼痛节律性消失，对原有治疗有效的药物失效。③体重减轻。④粪便潜血试验持续阳性者。

【诊断及鉴别诊断】 依据本病慢性病程，周期性发作及节律性上腹痛等典型表现，一般可做出初步诊断。必要时通过钡餐X射线和（或）胃镜检查才能确诊。

本病需与其他有上腹疼痛症状的疾病鉴别，如功能性消化不良、慢性胆囊炎和胆石症、胃癌、胃泌素瘤等。

【治疗】 消化性溃疡治疗的目的是消除病因、解除症状、促进愈合、预防复发和避免并发症。治疗原则需注意整体治疗与局部治疗相结合，发作期治疗与巩固治疗相结合。具体措施包括：

一般治疗 饮食要定时，进食不宜太快，避免过饱过饥，应避免粗糙、过冷过热和刺激性大的食物，急性活动期症状严重者可给予流食或软食。戒烟忌酒亦为治疗的一部分。应禁用能损伤胃黏膜的药物。精神紧张、情绪波动时可用安定药以稳定情绪，解除焦虑，但不宜长期服用。

（二）药物治疗

1. 抗幽门螺旋杆菌 一种铋剂（胶体次枸橼酸铋）加上一种抗生素（克拉霉素、羟氨苄青霉素、甲硝唑等）。

2. 抗酸分泌治疗 ①碱性抗酸药物，如氢氧化铝、氢氧化镁。②质子泵抑制剂（即 H^+-K^+ ATP 酶抑制剂），如奥美拉唑。③H_2 受体拮抗剂，如西咪替丁。

3. 保护胃黏膜治疗 如硫糖铝、三钾二枸橼络合铋、生胃酮等。

4. 其他 胃复安、吗丁啉能促进胃排空和增加胃黏膜血流量，增强幽门括约肌张力，防止胆汁反流，适用于胃溃疡。

若出现大量呕血或柏油样大便，应输新鲜血，或（及）胃内灌入去甲肾上腺素冰水。

（三）手术治疗

手术适应证为：①经过严格内科治疗不愈的顽固性溃疡。②胃溃疡疑是恶变者。③大量出血内科紧急处理无效时。④急性穿孔。⑤器质性幽门梗阻。

三、胆囊炎和胆结石

胆囊炎与胆石症关系密切，炎症可促使结石形成，而结石梗阻又可发生炎症，两者互为因果，相互促进，往往合并存在。在胆囊炎的病例中，90%以上属结石性的。

【病因】

1. 胆囊炎的病因

(1) 胆囊管或胆囊颈的机械性阻塞：以结石造成梗阻者居多。胆囊膨胀，充满浓缩的胆汁，其中高浓度的胆盐具有强烈的致炎作用，形成早期化学性炎症，以后继发细菌感染，造成胆囊化脓性感染。

(2) 致病菌入侵：全身感染或局部病灶的病菌经血液、淋巴、胆道、肠道，或邻近器官炎症扩散等途径侵入，寄生虫及其带入的细菌等也是造成胆囊炎的重要原因。

2. 胆石形成原因

(1) 代谢因素：胆汁中胆固醇量增加，胆固醇沉淀析出，经聚合形成较大结石。

(2) 胆系感染：细菌感染除引起胆囊炎外，其菌落、脱落上皮细胞等可成为结石的核心，胆囊内炎性渗出物的蛋白成分，可成为结石的支架。除细菌感染外，胆道寄生虫感染亦诱发结石。

【临床表现】

1. 急性胆囊炎者(结石和非结石)

(1) 腹痛：多在夜间突然发作，上腹或右上腹剧烈绞痛，阵发性加重，可放射至右肩背部或右肩胛骨下角区。

(2) 全身表现：早期可无发热，随后可有不同程度的发热，多在 38～39℃，当有化脓性胆囊炎或并发胆管炎时，可出现寒战高热，甚至中毒性休克。

(3) 消化道症状：患者常有恶心、呕吐、腹胀和食欲下降等，呕吐物多为胃内容物或胆汁。

(4) 黄疸：1/3 病人可出现不同程度的黄疸。

(5) 体征：多表现局部腹膜刺激征，腹式呼吸受限，右上腹或剑突下压痛，腹肌紧张，或有反跳痛，以胆囊区较明显，约 1/3～1/2 的病人可扪及肿大而有压痛的胆囊，墨非(Murphy)氏征阳性。

2. 慢性胆囊炎者(结石和非结石)　其临床表现不典型，多为右上腹或上腹部不同程度的隐痛或刺痛，同时感到右肩胛下区疼痛，常伴有上腹饱胀、嗳气、恶心、呕吐等消化道症状，过多脂餐或劳累后症状加重。病变波及十二指肠时，可有十二指肠溃疡的表现。

【辅助检查】　腹部 B 超。

【治疗】　急性发作期宜先进行非手术治疗，待症状控制后，进一步检查，明确诊断，酌情选用合理的治疗方案，如病情严重、非手术治疗无效，应及时手术治疗。

1. 非手术疗法

(1) 适应证：①初次发作的青年患者。②经非手术治疗症状迅速缓解者。③临床症状不典型者。④发病已逾三天，无紧急手术指征，且在非手术治疗下症状有消退者。

(2) 常用的非手术疗法：卧床休息，禁饮食或低脂饮食，输液，必要时输血，纠正水、电解质和酸碱平衡紊乱。应用抗生素，尤其是对革兰氏阴性杆菌和厌氧菌敏感的抗生素，必要时在加强抗生素治疗的情况下，使用激素以减轻炎症反应、增强机体应激能力。如有休克应加强抗休克治疗，如吸氧、维持血容量、及时使用升压药物等。适时应用解痉止痛剂与镇静剂。

(3) 慢性病例的治疗：可用利胆剂，如去氧胆酸、胆酸钠、消炎利胆片、利胆素等，同时注意饮食调节，多能控制发作。

(4) 针刺、中医中药治疗。

2. 手术治疗　胆囊切除。

3. 溶石或碎石治疗

四、阑尾炎

【分型】　分为急性阑尾炎和慢性阑尾炎。

【病因】　阑尾管腔的阻塞、细菌感染、阑尾穿孔是急性阑尾炎的常见病因。大多数慢性阑尾炎由急性阑尾炎转变而来，少数也可开始即呈慢性过程。

（一）急性阑尾炎

【临床表现】 主要表现为腹部疼痛、胃肠道反应和全身反应。典型的急性阑尾炎病人，腹痛开始的部位多在上腹剑突下或脐周围，约经 6～8h 或十多小时后，腹痛部位逐渐下移，最后固定于右下腹部，临床上称之为**转移性右下腹痛**，它是急性阑尾炎所独有的特征。胃肠道的反应以恶心、呕吐最为常见，约 1/3 的病人有便秘或腹泻的症状。全身反应有全身疲乏、头痛头晕、发热等。急性阑尾炎腹部检查时，常见体征有腹部压痛、腹肌紧张和反跳痛等，一部分病人还会出现一些间接的体征如腰大肌征等，对判断发炎阑尾的部位有一定的帮助。

【诊断及鉴别诊断】 主要依靠病史、临床症状、体征和实验室检查。白细胞总数和中性粒细胞数可轻度或中度增加，便常规和尿常规基本正常；胸部透视可排除右侧胸腔疾病以减少对阑尾炎的误诊；腹部平片可见盲肠扩张和液气平，偶可见钙化的粪石和异物影；B 超检查有时可发现肿大的阑尾或脓肿。

急性阑尾炎应与胃十二指肠溃疡穿孔、妇产科疾病（宫外孕、卵巢囊肿扭转、急性盆腔炎等）、右侧输尿管结石、急性肠系膜淋巴结炎等疾病鉴别诊断。

【治疗】 原则上急性阑尾炎一经确诊，应尽早做阑尾切除术，因早期手术既安全、简单，又可减少近期或远期并发症的发生。非手术治疗仅适用于单纯性阑尾炎或急性阑尾炎的诊断尚未确定，以及有手术禁忌证者，主要措施包括选择有效的抗生素和补液治疗。

（二）慢性阑尾炎

【临床表现】 既往常有急性阑尾炎发作病史，经常有右下腹疼痛，也可能症状不重或不典型。有的病人仅有隐痛或不适，剧烈活动或饮食不当可诱发急性发作。主要体征是阑尾部位的局限性压痛，这种压痛经常存在，位置也较固定，左侧卧位体检时，部分病人在右下腹可扪及阑尾条索。

【诊断】 除病史、临床症状与体征外，X 射线钡剂灌肠透视检查和纤维结肠镜检查对慢性阑尾炎的确诊有一定帮助。X 射线钡剂灌肠透视检查，可见阑尾不充盈或充盈不全，阑尾腔不规则，72h 后透视复查阑尾腔内仍有钡剂残留，即可诊断为慢性阑尾炎。纤维结肠镜可直接观察阑尾的开口及其周围黏膜的变化，尚可对阑尾进行活检，对鉴别诊断有一定意义。

【治疗】 慢性阑尾炎的治疗以手术切除为主，并进行病理检查证实诊断。慢性阑尾炎常粘连较重，手术操作应更细致。

五、胰腺炎

【分型】 分为急性、慢性胰腺炎。

（一）急性胰腺炎

急性胰腺炎乃胰酶消化自身胰腺及其周围组织所引起的急性化学性炎症。按病变不同性质，本病可分为急性水肿型胰腺炎及急性出血坏死型胰腺炎两型。

【病因】 急性胰腺炎的病因很多，胆道疾病、胰管梗塞、十二指肠乳头邻近部病变、酗酒和暴饮暴食、手术与损伤等都可导致胰腺炎。其发病机理有争论，目前认为中心环节是胰腺消化酶经一系列激活过程，引起胰腺的自身消化，导致胰腺细胞和间质水肿，脂肪坏死及出血。

【临床表现】

1. 症状

（1）腹痛：为本病的主要症状，大多为突然发作，常于饱餐和饮酒后 1～2h 发病，疼痛为持续性，阵发性加剧，呈纯痛、刀割样痛或绞痛，常位于上腹或左上腹，可向腰背部放散，仰卧位时加剧，坐位或前屈位时减轻。

(2) 发热:大部分患者有中度发热。急性水肿型的发热在3～5天内可自退;出血性坏死型呈高热或持续不退,多表示胰腺或腹腔有继发感染。

(3) 恶心、呕吐与腹胀:起病时有恶心、呕吐,呕吐物为当日所进食物,剧烈者可吐出胆汁或咖啡渣样液,多伴有腹胀。

(4) 黄疸:较少见,于发病后第2～3天可出现轻度黄疸,数天后即消退,此为胰头部水肿压迫胆总管引起,亦可因并发胆管结石或感染所致。

(5) 休克:仅见于急性出血坏死型胰腺炎,休克可逐渐发生或突然出现。

2. 体征 急性水肿型患者体征较轻,可有腹胀及上腹部压痛,无腹肌紧张及反跳痛,压痛往往与腹痛程度不相称。出血坏死型患者上腹压痛显著,出现腹膜炎时,压痛可遍及全腹,并有肌紧张及反跳痛;并发肠麻痹时则明显腹胀,肠鸣音减少而弱;胰液渗入腹腔或经腹膜后途径进入胸导管时,可出现胸腹水,呈血性或紫褐色,淀粉酶浓度显著增高;严重病例渗出物透过腹膜后途径渗入腹壁,可见左侧腰背部皮肤或脐周皮肤呈青紫色;患者可有低血钙,引起手足抽搐。

3. 临床经过 取决于病变程度及并发症的有无。水肿型一般1周左右症状可消失,病愈后,胰腺结构和功能恢复正常。出血坏死型病情重,常需2～3周症状始消退,部分患者病情迅速恶化而死亡。极少数病例起病急骤,突然进入休克而猝死。

【诊断及鉴别诊断】 病前有饱餐等诱因,并有急性腹痛、发热等临床症状,有上腹压痛、黄疸等体征,血清或尿淀粉酶显著升高及CAm/CCr比值(淀粉酶肌酐清除率比值)增高,则可诊断急性水肿型胰腺炎,若病情急剧恶化,腹痛剧烈,发热不退,淀粉酶持续不降,有休克、腹水、低血钙者,可诊断为出血坏死型胰腺炎。

急性胰腺炎应与下列疾病鉴别:消化性溃疡穿孔、胆石症和急性胆囊炎、急性肠梗阻、肠系膜血管栓塞、心绞痛或心肌梗塞、肾绞痛、脾破裂、异位妊娠破裂等。

【治疗】

1. 内科治疗 ①抑制胰腺分泌、降低胰管内压、减少胰液外渗:禁食及胃肠减压,应用抑制胰腺分泌的药物。②解痉止痛:杜冷丁、异丙嗪、1%普鲁卡因等。③抗生素:早期应用抗生素,可防止继发感染,缩短病程,减少并发症,常用青霉素、庆大霉素、氨苄青霉素与氯霉素等。④抗休克及纠正水电解质平衡失调。⑤其他:有血糖升高者可给予小剂量胰岛素治疗,对于急性坏死型胰腺炎伴休克或成人呼吸窘迫综合征者,可酌情短期使用肾上腺皮质激素,并发腹膜炎时多主张采用腹膜透析治疗。

2. 中医中药治疗 可采用清胰汤加减。

3. 外科治疗 急性胰腺炎内科治疗无效并出现以下情况者可考虑手术治疗:诊断不能肯定,且不能排除其他急腹症者;伴有胆道梗阻,需要手术解除梗阻者;并发胰腺脓肿或胰腺假性囊肿者;腹膜炎经腹膜透析或抗生素治疗无好转者。

(二) 慢性胰腺炎

慢性胰腺炎是指胰腺组织节段性或弥漫性的慢性进行性炎症,伴有不同程度的腺泡萎缩、胰管变形、部分或广泛纤维化或钙化、假性囊肿形成以及轻重不一的胰腺外、内分泌功能障碍等。

【病因】 我国以胆道疾病(胆囊炎、胆石症、胆道蛔虫症等)为主要病因,西方国家主要与慢性酒精中毒有关。致病因素的长期存在,使胰腺炎症反复发作而呈慢性经过,最终导致慢性胰腺炎。其次,肠道炎性病变、肝硬化、营养不良、噻唑类药物等也可诱发本病。

【临床表现】 患者年龄多在40岁以上,男性多于女性,病程长,数年或数十年不等,初期为相对无症状期与发作期交替出现,晚期主要为胰腺功能不全的表现。

1. 腹痛 多呈间歇性发作上腹痛，可向背部、双侧季肋部、前胸、肩胛等处放射，饭后或饱餐后可诱发，仰卧位时加重，前倾、坐位时减轻。间歇期可无症状，或仅有消化不良表现。少数患者以隐性慢性炎症方式进行，临床上可不发生腹痛。

2. 胰腺外分泌不足的表现 患者可出现食欲减退、腹胀、恶心、嗳气、不耐油腻食物、脂肪泻等，为胰消化酶分泌减少或缺乏所致。脂肪泻表现为大便次数增多、量多、泡沫状、有恶臭，表面发油光或含有油滴。长期腹泻致患者消瘦、营养不良及维生素缺乏等症状。

3. 胰腺内分泌不足的表现 10%～20%患者有显著糖尿病症状，如多饮、多食、多尿、体重减轻等，约50%患者发生隐性糖尿病，葡萄糖耐量试验结果异常。

4. 体征 上腹可有轻微压痛。少数患者因胰头部慢性病变压迫胆总管，可出现持续或缓慢加深的梗阻性黄疸。

【诊断及鉴别诊断】 慢性胰腺炎临床诊断较为困难，有赖于慢性上腹痛与脂肪泻等病史，粪便检查可发现脂肪滴和不消化的肌肉纤维，胰腺外分泌功能试验减退，有时出现尿糖，腹部X射线平片显示胰腺部位钙化影，超声波检查和逆行胰胆管造影有慢性胰腺炎的图像或影像改变等，均有助于本病的诊断。

慢性胰腺炎与胰腺癌的鉴别诊断尤为重要。

【治疗】 急性发作期治疗同急性胰腺炎。慢性期宜清淡、低脂肪饮食，禁酒，避免饱餐；采用各种胰酶制剂做替代疗法，纠正胰酶不足；有糖尿病者按糖尿病处理；亦可用中医中药辨证施治改善消化功能。外科手术适应证为：伴有剧烈顽固性疼痛经内科治疗无效者；胰腺有假性囊肿或结石者；伴有可手术治疗的胆道病变，如结石、胆管狭窄；慢性胰腺炎引起难以消退的阻塞性黄疸者；不能排除胰腺癌者。

六、肠炎

肠炎是指各种原因引起的肠道炎症性病变，按病情缓急分为急性肠炎和慢性肠炎。

（一）急性肠炎

急性肠炎是指细菌、病毒或毒素对肠道的急性侵犯而引起的急性炎症，不包括细菌性痢疾、阿米巴痢疾、肠结核等特殊疾病。一般病程较短，有自愈倾向。

【临床表现】 起病较急，常有突发的腹痛、腹泻、恶心、呕吐等症状。腹痛以脐周或下腹部多见，呈阵发性钝痛或绞痛。大便多为水样或糊状，一般不含脓血黏液，腹泻严重者可有脱水、酸中毒表现。亦可有畏寒、发热症状，一般热度不超过39℃，偶有39℃以上的高热。

【诊断】 常有不洁饮食史。大便化验常无明显异常或仅有少量红、白细胞。大便细菌培养可发现沙门氏菌等致病菌，若为病毒感染，则一般培养报告为阴性。血常规化验可正常，或仅有轻度的白细胞增多。

【治疗】 禁食6～12h以后进食流质或易消化饮食。解痉止痛，纠正水、电解质紊乱，抗炎治疗，适当选用止泻剂。

（二）慢性肠炎

慢性肠炎泛指肠道的慢性炎症性疾病，其病因可为细菌、霉菌、病毒、原虫等微生物感染，亦可为过敏、变态反应等原因所致。

本病可由急性肠炎迁延或反复发作而来，病程多在2个月以上，也可继发于咀嚼障碍、胃酸缺乏、胃大部切除术后、肠道寄生虫病等疾患。长期过度疲劳、情绪激动、过度精神紧张，加以营养不良，都可成为慢性肠炎的诱因。

【临床表现】 常呈现间断性腹部隐痛、腹胀、腹泻，遇冷、进食油腻食物、情绪波动、劳累后尤其显著。慢性肠炎急性发作时，可出现高热、腹部绞痛、恶心呕吐，大便急迫呈水样便或黏胨状血便，严重者有失水、酸中毒或休克表现。

【诊断】 根据临床症状与体征，结合有反复发作史或有慢性肠炎的病因存在，诊断一般不困难。大便常规可见白细胞、红细胞和少量脓细胞。大便培养可找到致病菌。X射线钡剂检查和结肠镜检查可排除其他特异性肠道炎症。

【治疗】 适当休息，进食易消化的食物，禁食油煎和刺激性食物。酌用止泻剂，可给予解痉镇痛剂，按细菌培养和药敏试验选择抗生素。精神性腹泻者，可用利眠宁、苯巴比妥。出现发热、脱水、休克应积极对症处理。

七、痔

痔（haemorrhoids)是齿状线两侧直肠上、下静脉丛的曲张引起的团块，可产生出血、栓塞、脱出。多发生在成年人，影响生活和工作。

【病因】

1. 静脉曲张学说 ①解剖因素：门静脉及其分支无静脉瓣，血液易淤积，直肠黏膜下组织疏松，有利于静脉扩张。②习惯性便秘：长时间用力排便，使静脉丛内压长时间增高，逐渐破坏平滑肌纤维和弹性结缔组织，使静脉曲张。③腹内压力增高：如妊娠期、盆腔肿瘤、前列腺肥大排尿困难等，使静脉回流受阻。

2. 肛垫增生滑脱学说 肛垫是肛管上部黏膜下层内海绵状勃起组织，内有小动脉和小静脉，动脉和静脉短路交通，由肌纤维和结缔组织使肛垫固定。由于局部组织变性、腹压升高等，使肛垫滑脱，向下移位成痔。

【临床表现】

1. 便血 无痛性间歇性便后出鲜血是早期常见症状，出血量一般不多，少数呈喷射状，可自行停止，日久可造成严重贫血。

2. 痔块脱出 可由自行回复变为必须用手推回肛门内，否则容易嵌顿、坏死。

3. 疼痛与不适 一般无疼痛感，当合并有血栓形成、嵌顿、感染等情况时，才感到疼痛。

4. 瘙痒 痔脱出时常有黏液分泌物流出，刺激肛周皮肤，引起瘙痒，局部卫生情况改善后，症状减轻或消失。

【诊断及鉴别诊断】 根据痔的典型症状，直肠指检和肛门镜检查，一般不难诊断。注意与直肠癌、直肠息肉、直肠脱垂鉴别。

【治疗】 应遵循以下三个原则：①无症状的痔无须治疗，不能见痔就治。②有症状的痔无须根治。③以改善生活习性、合理饮食等保守治疗为主。

1. 一般治疗 保持大便通畅，便后热水坐浴，肛门内可用栓剂，如痔疮栓，有消炎、滑润、收敛的作用，血栓性外痔局部外敷消炎止痛膏或理疗，内痔脱出嵌顿初期可及时将痔团推回肛门内。

2. 硬化剂注射疗法 注射硬化剂使痔和痔周围发生无菌性炎症反应，使小血管闭塞和痔内纤维增生，达到硬化萎缩的目的。

3. 枯痔丁疗法 用两头尖呈梭状如火柴棒大小的药锭插入痔内，使痔发生急性炎症反应，腐蚀坏死，最后纤维化。

4. 手术疗法。

八、肝硬化

肝硬化(hepatic cirrhosis)是一种常见的慢性肝病，是由一种或多种病因长期或反复作用，引起的肝脏弥漫性损害。在病理组织学上有广泛的肝细胞变性、坏死、再生及再生结节形成，结缔组织增生及纤维隔形成，导致肝小叶结构破坏和假小叶形成，肝脏逐渐变形、变硬而发展成为肝硬化。临床上早期由于肝脏功能代偿较强，可无明显症状；后期则有多系统受累，以肝功能损害和门脉高压为主要表现，并常出现消化道出血、肝性脑病、继发感染、癌变等严重并发症。

【病因】

1. 病毒性肝炎 主要为乙型及丙型(过去称为非甲非乙型)病毒性肝炎，甲型病毒性肝炎一般不发展为肝硬化。从病毒性肝炎发展至肝硬化的病程，可短至数月，长至数十年。病毒性肝炎在临床医学篇·传染性疾病一章中介绍。

2. 血吸虫病 血吸虫寄生在肠系膜静脉分支，虫卵随血流进入肝脏后沉积于汇管区，虫卵及其毒性产物的刺激，引起大量结缔组织增生，导致肝脏纤维化和门脉高压。

3. 慢性酒精中毒 长期大量饮酒，酒精的中间代谢产物乙醛对肝脏有直接损害，经脂肪肝而发展为肝硬化是酒精性肝硬化的主要发病机制。由于酗酒所致的长期营养失调，降低了肝脏对某些毒性物质的抵抗力，在发病上也起一定作用。

4. 药物及化学毒物 许多药物和化学毒物可损害肝脏，如长期服用异烟肼、四环素双醋酚汀、甲基多巴、辛可芬等，或长期反复接触某些化学毒物如四氯化碳、磷、砷、氯仿等可引起药物性或中毒性肝炎及慢性活动性肝炎，进而发展为中毒性(药物性)大结节或小结节性肝硬化。

5. 营养不良 长期营养不良，特别是蛋白质、B族维生素、维生素E和抗脂因子如胆碱等缺乏时，能引起肝细胞坏死、脂肪肝，直至发展为营养不良性肝硬化。

6. 肝脏循环障碍 慢性充血性心力衰竭、缩窄性心包炎和各种病因引起的肝静脉阻塞综合征，可致肝脏长期淤血缺氧，小叶中心区肝细胞坏死，结缔组织增生而导致淤血性肝硬化，在形态上呈小结节性。由心脏病引起的也称心源性肝硬化，有肝脏肿大，肝功损害可不很严重，但也可表现为轻度黄疸、血浆白蛋白减少和腹水等。

7. 肝内胆汁淤积 可导致肝细胞缺血、坏死、纤维组织增生而形成肝硬化。

8. 免疫紊乱 自身免疫性慢性肝炎最终可发展为肝硬化。

9. 代谢性疾病 某些物质因代谢障碍而沉积于肝脏，引起肝细胞变性坏死、结缔组织增生而形成肝硬化。如肝豆状核变性(Wilson病)是由于先天性铜代谢异常，铜沉着于肝、脑组织而致病。其特点为肝硬化与双侧脑基底神经节变性同时存在，临床上除肝硬化症状外，还有精神障碍及锥体外系症状，如面部缺乏表情、流涎、吞咽及说话困难，手、足及头颈部震颤、肌肉强直等表现。又如因铁代谢障碍引起的血色病，过多的铁沉着于肝组织而引起的肝硬化。

【临床表现】 肝硬化的起病与病程发展一般均较缓慢，可隐伏3～5年或十数年之久，其临床表现可分为肝功能代偿期与失代偿期，但两期分界并不明显或有重叠现象，不应机械地套用。

1. 肝功能代偿期 症状较轻，常缺乏特异性，以疲倦乏力、食欲减退及消化不良为主。可有恶心、厌油、腹部胀气、上腹不适、隐痛及腹泻。这些症状多因胃肠道淤血、分泌及吸收功能障碍所致。症状多间歇出现，因劳累或伴发病而加重，经休息或适当治疗后可缓解。脾脏呈轻度或中度肿大，肝功能检查结果可正常或轻度异常。

2. 肝功能失代偿期 主要为肝功能减退和门脉高压所致的两大类临床表现。

(1) 肝功能减退的临床表现：①全身症状：一般情况与营养状况较差，消瘦乏力，精神不振，重症者衰弱而卧床不起。皮肤干枯粗糙，面色灰暗黝黑。常有贫血、舌炎、口角炎、夜盲、多发性神经炎、浮肿、不规则低热等。②消化道症状：食欲明显减退，进食后即感上腹不适和饱胀、恶心，甚至呕吐，对脂肪和蛋白质耐受性差，进油腻食物易引起腹泻。③出血倾向及贫血：常有鼻衄、齿龈出血、皮肤淤斑和胃肠黏膜糜烂出血等。④内分泌失调：由于雌性激素和雄性激素之间的平衡失调，男性患者常有性欲减退、睾丸萎缩、毛发脱落及乳房发育等，女性患者有月经不调、闭经、不孕等。此外有些患者可在面部、颈、上胸、背部、两肩及上肢等出现蜘蛛痣和(或)毛细血管扩张，在手掌大、小鱼际和指端部发红，称肝掌。

(2) 门脉高压的临床表现：①脾肿大：常为中度脾肿大，伴有白细胞、血小板和(或)红细胞减少，称为脾功能亢进。②侧支循环的建立与开放：食道下段和胃底静脉曲张，是门静脉系的胃冠状静脉等与腔静脉系的食管静脉、肋间静脉、奇静脉等吻合形成。常因门脉压力显著增高、食管炎、粗糙锐利食物损伤、腹内压力突然增高，导致曲张静脉破裂大出血；腹壁和脐周静脉曲张；痔核形成，破裂时可引起便血。

(3) 腹水：是肝硬化失代偿最突出的表现。

【并发症】 上消化道出血、肝性脑病、感染、功能性肾衰(肝肾综合征)、电解质和酸碱平衡紊乱、原发性肝癌等。

【实验室及其他检查】

1. 血常规 代偿期多正常，失代偿期多有程度不等的贫血，脾亢时白细胞和血小板计数减少。

2. 肝功能实验 血清白蛋白降低，球蛋白增高，白/球蛋白比率降低或倒置；血清胆红素不同程度升高；血清胆固醇脂降低；血清转氨酶(SGPT)轻、中度增高，肝细胞严重坏死时，谷草转氨酶(GOT)活力常高于GPT。

3. 腹水检查 一般为漏出液，如并发自发性腹膜炎时可转变为渗出液，或介于漏出液及渗出液之间，若为血性，除考虑并发结核性腹膜炎外，应高度疑有癌变。

4. B型超声波检查 可显示肝脾的大小和形态的改变，以及门静脉、脾静脉管径有无增宽，如有腹水可出现液性暗区，并可估计腹水量，此外尚可发现有无癌变。

5. 内镜检查 纤维或电子胃镜能清楚显示曲张静脉的部位与程度，对并发上消化道出血时探明出血部位和病因有重大价值。腹腔镜检查可直接观察肝脏表面、色泽、边缘及脾脏情况，并可在直视下有选择性地穿刺活检，对鉴别肝硬化、慢性肝炎、原发性肝癌，以及明确肝硬化的病因都很有帮助。

6. X射线检查 食道吞钡检查可显示食管及胃底静脉曲张，电子计算机X射线断层摄影片(CT)不仅有助于肝硬化的诊断，尚可发现有无癌变。

7. 肝穿刺活组织检查 对疑难病例可做经皮肝穿刺活组织检查，可确定诊断。

【诊断】

失代偿期肝硬化，根据临床表现和有关检查常可做出诊断。对早期患者应仔细询问过去有无病毒性肝炎、血吸虫病、长期酗酒或营养失调等病史，注意检查肝脾情况，结合肝功及其他必要的检查，方能确诊。肝硬化的主要诊断依据是：①病毒性肝炎(乙型及丙型)史、血吸虫病、酗酒及营养失调史。②肝脏可稍大，晚期常缩小、质地变硬、表面不平。③肝功能减退。④门静脉高压的临床表现。⑤肝活检有假小叶形成。

【治疗】

1. 一般治疗

(1) 休息：肝功能代偿者，宜适当减少活动，可参加部分工作，注意劳逸结合。失代偿期患者应以卧床休息为主。

(2) 饮食：应富于营养，易于消化吸收，一般以高热量、高蛋白、维生素丰富的食物为宜，脂肪含量不宜过多，但不必限制过严；有腹水时饮食宜少盐；肝功损害显著或血氨偏高且有发生肝性脑病倾向者应暂时限制蛋白质的摄入；应禁酒和避免进食粗糙及坚锐性食物。

(3) 支持疗法：失代偿期应加强支持治疗，可静脉输注葡萄糖，内加维生素C、氯化钾、肌苷、胰岛素等，应特别注意维持水、电解质和酸碱平衡，尤其注意钾盐的补充，此外，还可酌情应用复方氨基酸、鲜血、血浆及白蛋白等。

2. 药物治疗 目前无特效药，不宜滥用药物，否则将加重肝脏负担。

(1) 补充各种维生素：维生素C、E、B有改善肝细胞代谢，防止脂肪性变和保护肝细胞的作用，亦可服用酵母片。

(2) 保护肝细胞的药物:如肝泰乐、维丙肝、肝宁、益肝灵(水飞蓟素片)、肌苷等。

(3) 中药:可用柴胡疏肝汤(散)、复肝汤、五苓散或五皮饮。

3. 腹水的治疗 限制钠的摄入,利尿和导泻,提高血浆胶体渗透压。

4. 门脉高压和脾亢的手术治疗

5. 肝移植

6. 并发症的处理

【预后】 肝硬化的预后与病因、病变类型、肝脏损害程度和有无并发症有关。血吸虫病性肝硬化、酒精性肝硬化、继发性胆汁性肝硬化及循环障碍引起的肝硬化等,如未进展至失代偿期,在积极治疗原发症消除病因后,病变可趋停止,预后较病毒肝炎性肝硬化为好;有一部分小结节性或再生结节不明显的肝硬化,可终身处于代偿期;大结节性和混合性肝硬化往往在短期内因进行性肝功能衰竭而死亡;失代偿患者,黄疸持续不退,凝血酶原时间持续延长,以及出现并发症者,预后均较差,死亡原因常为肝性昏迷、上消化道出血与继发感染等。

(钟　鸣　刘立民　王莲芸)

【思考题】

1. 食管肿瘤好发于哪些部位?
2. 胰液中含有哪些酶类?
3. 简述消化道平滑肌的生理特性。
4. 消化性溃疡的疼痛有何特点?
5. 消化性溃疡的主要并发症有哪些?
6. 胆囊炎胆石症的病因有哪些?
7. 胆囊炎胆石症急性发作时如何与急性阑尾炎鉴别?
8. 急性胰腺炎疼痛有何特点?
9. 肝硬化的发病原因有哪些?
10. 简述痔的临床表现与治疗。

第十三章　泌尿系统常见疾病

泌尿系统(urinary system)由肾、输尿管、膀胱和尿道组成。其主要功能是排出机体新陈代谢中产生的废物和多余的水，保持机体内环境的平衡和稳定。此外，肾脏还有内分泌功能，产生促红细胞生成素、对血压有重要影响的肾素以及调控钙和维生素D衍生物的羟胆钙化醇等物质。

第一节　肾脏的结构与功能特点

肾是实质性器官，左右各一，位于腹后壁脊柱两侧，上端平第11～12胸椎体，下端平第3腰椎，后面贴腹后壁肌，前面被腹膜覆盖(图13-1)。

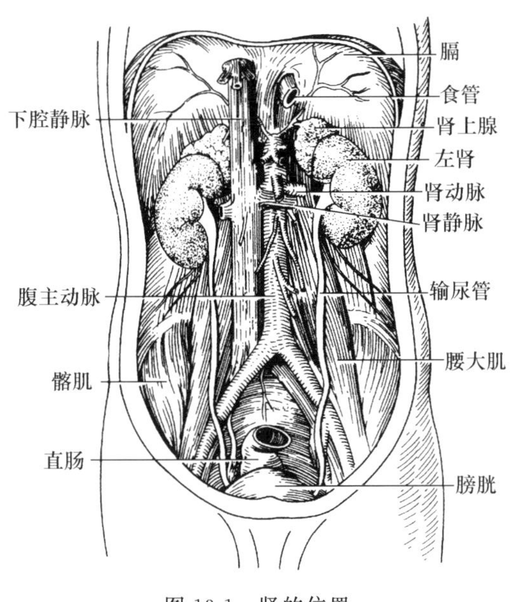

图13-1　肾的位置

一、肾脏的基本结构

肾脏呈蚕豆形，分上下端，内外缘，前后面。内侧缘中部有血管、淋巴管、神经和肾盂出入，称**肾门**。出入肾门的结构合称肾蒂。由肾门向肾内续于肾窦。窦内有肾动脉、肾静脉、肾小盏、肾大盏。肾小盏呈漏斗状，紧紧包绕着肾乳头，一个肾小盏包绕着1～2个肾乳头。每2～3个小盏集合成肾大盏，大盏2～3个最后合并形成漏斗形的肾盂，出肾门后续于输尿管(图13-2)。

1. 肾单位　是肾脏结构与功能的基本单位，它与集合管共同完成泌尿功能。人的两侧肾约有170万～240万个肾单位，每个肾单位包括肾小体和肾小管两部分。肾小体包括肾小球和肾小囊两部分(图13-3)。肾小球是一团毛细血管网，其两端分别与入球小动脉和出球小动脉相连。肾小球的包囊称为肾小囊。它有两层上皮细胞，内层(脏层)紧贴在毛细血管壁上，外层(壁层)与肾小管壁相连；两层上皮之间的腔隙称为囊腔，与肾小管管腔相通。血浆中某些成分通过肾小球毛细血管网向囊腔滤出；滤出时必须通过肾小球毛细血管内皮细胞、基膜和肾小囊脏层上皮细胞，这三者构成

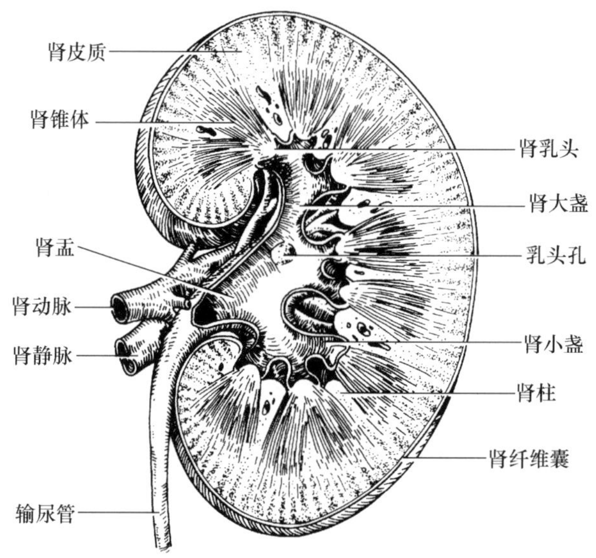

图 13-2　肾的冠状切面

肾小球滤过膜。肾小球滤过膜具有一定的“有选择性”的通透性。这是因为滤过膜各层的孔隙只允许一定大小的物质通过，而且和被滤过物质带的电荷有关。正常时滤过膜表面覆盖一层带负电荷的蛋白多糖，使带负电荷的较大分子不易通过，如白蛋白。

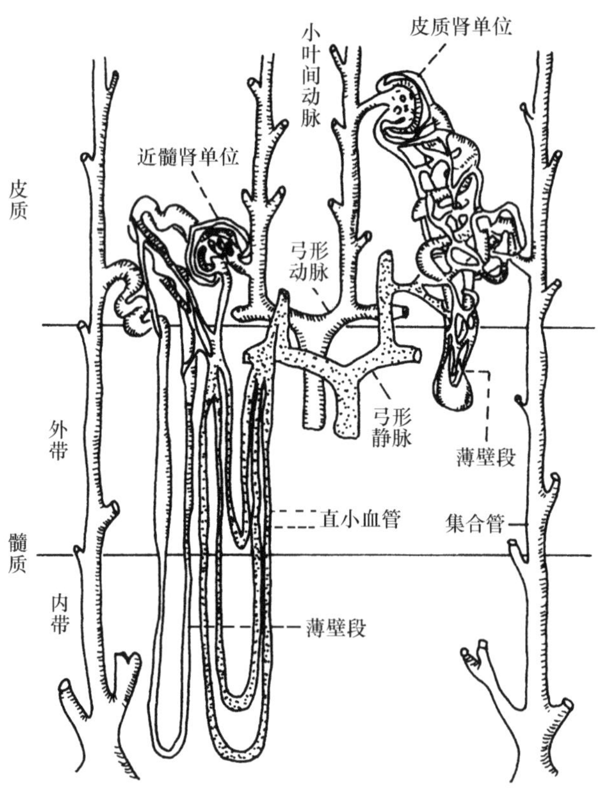

图 13-3　肾单位及肾血管示意图

2. 肾小球旁器 由球旁细胞、致密斑和球外系膜细胞所组成。肾小球旁器对入球动脉压力及肾小管中的钠浓度反应敏感，以此来调节肾素-血管紧张素-醛固酮系统。

3. 肾小管和集合管 肾小管为肾小囊的延续，分为近球小管、髓袢与远球小管三部分。肾小管最后汇合成集合小管，后者又汇合成集合管，穿过肾髓质至肾乳头顶端，开口于肾盂。肾小管主要调节水盐代谢。

4. 肾血管 肾动脉由肾窦入肾实质后逐渐分成入球小动脉。每个入球小动脉分成毛细血管袢，即肾小球内的毛细血管网。肾小球内毛细血管袢再汇成出球小动脉，围绕肾小管。静脉伴随各分支动脉而行。

5. 肾间质 在肾小管和血管间夹有少量结缔组织，称为肾间质。肾间质具有生成前列腺素的功能、吞噬功能和促进尿液浓缩的功能。

二、肾脏主要生理功能

1. 尿液的生成 排出代谢产物，如尿素、肌酸、尿酸以及一些酸性物质，但在排泄分泌的同时尚有重吸收过程。

2. 调节酸碱平衡 肾脏调节酸碱平衡反应缓慢，但能充分调节血浆 pH 的变化。

3. 肾脏内分泌功能 肾脏能产生某些激素类的生理性活性物质，主要有肾素、缓激肽、前列腺素、促红细胞生成素、1,25-二羟维生素 D3 等。

第二节 常见症状与体征

1. 水肿 水肿是肾脏疾病最常见的症状，程度不一。轻者眼睑和面部水肿，重者全身水肿或合并有胸水、腹水等。其原因有两类：一是肾小球滤过下降，而肾小管对水、钠重吸收尚好，从而导致水钠潴留；二是由于大量蛋白尿导致血浆蛋白浓度过低所致。

2. 高血压 由于肾实质病变或肾动脉病变而引起的高血压，称为肾性高血压。

3. 少尿 24h 尿量少于 400mL 称为少尿，少于 100mL 称无尿。少尿可由各种因素引起，如有效血容量不足、肾实质损害、尿路梗阻等。

4. 多尿 24h 尿量超过 2500mL 称为多尿。这里仅指肾性多尿。肾性多尿发生原因各不相同，比较常见的是在慢性肾功能不全时，由于肾小管功能不全，尿浓缩功能减退所致。此时常表示肾功能已受损，尿比重多呈固定性低比重。

5. 尿频、尿急、尿痛 三者常合并存在称尿路刺激症状，多见于有尿路感染时。

6. 血尿 血尿是指尿中含有红细胞。血尿又分为肉眼血尿和镜下血尿。凡每高倍镜视野有 3 个以上红细胞，就称为血尿或镜下血尿。引起血尿的因素很多，最多见于急、慢性肾炎，尿路感染，败血症，肾肿瘤，肾结核。诊断血尿时要排除假性血尿。

7. 蛋白尿 蛋白尿指尿蛋白定性检查呈阳性者。正常人尿中蛋白定性为阴性或极微，24h 尿的蛋白含量小于 150mg。常见原因有：①肾小球性蛋白尿：肾小球滤过膜通透性增加，超过了肾小管的重吸收能力，即构成蛋白尿。②肾小管性蛋白尿：在肾小管功能缺陷时，虽然从肾小球滤出的蛋白质量没增加，但肾小管重吸收能力降低，尿中蛋白质超过正常，造成蛋白尿。此外还有溢出性蛋白尿、分泌性蛋白尿、组织性蛋白尿等。

8. 肾区钝痛(腰痛)及肾绞痛 肾区(脊肋角处)钝痛多是慢性过程，常见于肾盂肾炎、肾下垂、多囊肾及肾炎。肾绞痛是一种间歇性发作的剧烈肾区痛，沿侧腹部向下腹部、大腿内侧及外阴部放散，主要由肾结石机械刺激所致。在肾盂肾炎有纤维凝血块时可刺激肾盂或输尿管导致肾绞痛。

9. 其他 贫血、排尿困难、头晕和头痛。

第三节　泌尿系统疾病的辅助检查和防治原则

一、泌尿系统疾病的辅助检查

1. 尿液常规检查　包括尿量、颜色、尿液的清晰度、尿蛋白、尿比重、尿糖、尿胆红素、有无管型等。

2. 肾小球滤过率测定　如内生肌酐清除率(查血)。

3. 超声波检查　对了解肾脏形态、有无结石、肾盂积水及肿瘤颇有价值。

4. 放射学检查　静脉肾盂造影、逆行肾盂造影以及肾脏断层和肾动脉造影等,对于了解形态学变化及功能有重要价值。

5. 放射性核素检查　同位素肾图可有助于了解肾血流量、排泄功能及有无尿路梗阻。同位素断层扫描可了解肾脏形态及肾内无功能区。

6. 肾活体组织检查　可以提供病理形态学资料。

二、肾脏疾病的防治原则

1. 一般治疗　①饮食与营养:根据不同的肾脏疾患合理摄入蛋白质和食盐。②预防和控制感染:许多肾脏疾病的发病及进展均与感染有关,如急性肾小球肾炎和IgA肾病等,因此,预防和控制感染具有重要的意义。③避免加重肾脏损害的因素:如感染、妊娠、劳累和肾毒性药物(如氨基糖苷类抗生素等)。

2. 药物治疗　要根据不同的疾病选择对症和针对病因的药物,如糖皮质激素、免疫抑制剂、降血压药、利尿药等。

3. 肾脏替代治疗　包括透析疗法和肾移植。

第四节　常见的泌尿系统疾病

一、肾小球肾炎

【定义】　指病变主要累及双肾的肾小球炎症性疾病。

【分类】　可分为急性肾小球肾炎和慢性肾小球肾炎。

(一) 急性肾小球肾炎

急性肾小球肾炎(简称急性肾炎),是一组以急性血尿、蛋白尿、水肿和高血压为特征的肾脏疾病,可伴有一过性肾功能损害。多数由于急性链球菌感染后引起Ⅲ型变态反应性肾炎,导致弥漫性肾小球损害。儿童及青少年多见,男性多于女性。

【病因】　致病菌最常见的是β型溶血性链球菌A组,其次是其他致病菌如葡萄球菌、肺炎双球菌、伤寒杆菌等。但也有急性肾炎患者,找不到致病因素。

【临床表现】

1. 病史　发病前1～3周多有呼吸道或皮肤感染史,如急性咽炎、扁桃体炎、齿龈脓肿、猩红热、水痘、麻疹、皮肤脓疱疹等,部分患者可无前驱症状。

2. 血尿　肉眼下血尿常为首发症状之一(约占40%～70%),尿色深呈混浊棕红色或洗肉水样,一般在数天内消失。

3. 水肿及少尿 以水肿作为首发症状者约占90%，水肿多出现于面部、眼睑。眼睑、面部浮肿及苍白，呈现所谓肾炎面容。少尿与水肿同时出现，起病时尿量较平时少，每日尿量可少于400mL，并随水肿加重而尿量减少，个别患者可无尿。

4. 高血压 血压可自轻度至中度升高。少数患者可因血压急剧升高(>26.7/17.3kPa)而致高血压脑病。

5. 其他症状 主要为头痛、恶心、呕吐、失眠、思维迟钝；重者可有视力障碍，甚至出现黑蒙、昏迷、抽搐，这多与血压升高及水、钠潴留有关。

【实验室检查】

1. 尿常规 ①蛋白尿为本病特点，尿蛋白含量不一，一般1～3g/24h，(尿蛋白定性+～+++)。②镜下血尿，红细胞管型及血红蛋白管型有诊断意义。此外有颗粒管型、透明管型及白细胞等。③尿比重增高，多在1.020以上。

2. 血常规 血红蛋白可有短暂轻度下降，与血液稀释有关，在无感染灶的情况下白细胞计数及分类正常。

3. 肾功能检查 在急性肾炎的急性期，肾小球滤过率有所下降，表现为一过性氮质血症。由于合并了水、钠潴留，血肌酐水平很少会超过正常值上限。肾小管功能常不受影响，浓缩功能多正常。

4. 免疫学检查 动态观察C3的变化对诊断非常重要。疾病早期补体C3下降，8周内逐渐恢复正常，是急性肾炎的重要特征。

【诊断】 急性肾小球肾炎可根据有先驱感染史，水肿、血尿，同时伴高血压和蛋白尿，伴血清C3的典型动态变化作出临床诊断。

【并发症】

1. 心功能衰竭 严重病例由于明显水、钠潴留及血压增高，出现心脏扩大，脉洪大，或有奔马律，肺水肿，这是高血容量的结果，与充血性心力衰竭的临床表现相似。

2. 高血压脑病 常表现为剧烈头痛及呕吐，继之出现视力障碍，意识模糊，嗜睡，并可发生惊厥或癫痫样发作。

3. 急性肾功能衰竭 重症急性肾小球肾炎在急性期，可发生急性肾功能衰竭。

【治疗原则】 治疗目的为改善肾功能，预防和控制并发症，促进机体自然恢复。

1. 一般治疗 ①肾炎急性期卧床休息2～3周，直至肉眼见血尿消失、血压恢复正常和水肿消退。②饮食和水分：水肿和高血压明显者应限制水与盐的摄入量(每日摄入盐3g以下为宜)。③肾功能正常者无需限制饮食中的蛋白质。但一般主张低蛋白、高糖饮食持续到利尿开始，待症状基本缓解后，恢复常规饮食。

2. 抗感染治疗 肾炎急性期在有感染灶的情况下要给以充分的抗感染治疗。

3. 对症治疗 轻度水肿无需治疗，经限盐和休息即可消失；明显水肿者，可用利尿药，如氢氯噻嗪等；高血压者按常规给予抗高血压治疗。

4. 透析治疗 主要针对急性肾功能衰竭者。

【预后】 急性肾小球肾炎的预后一般认为较好。尤其在儿童90%可痊愈。凡是尿蛋白持续1年不退、血补体不升、发病时呈肾病综合征表现者预后较差，易发展成慢性肾小球肾炎。

(二) 慢性肾小球肾炎

慢性肾小球肾炎(简称慢性肾炎)是一组病因不同，原发于肾小球的疾病。临床特点为病程长，病情逐渐发展，有蛋白尿、血尿、不同程度高血压和肾功能损害，于患病2～3年或20～30年后，最终将发展为慢性肾功能衰竭。

【病因】 病因不清，其发病机理和急性肾炎相似，是自身免疫反应过程。但引起慢性过程的机理尚不清楚，可能与机体存在某些免疫功能缺陷有关。

【临床表现】 ①几乎无前驱症状，起病方式不一，有些患者仅于体检时发现蛋白尿和水肿。②有不同程度高血压。③尿的改变是慢性肾炎必有的症状，尿量多数较少，在1000mL/天以下，少数可出现少尿，肾小管功能损害较明显者，尿量增多，并伴有夜尿多。④常有贫血、头痛、头晕、食欲减退、疲乏、失眠等。⑤也有的始终无症状直至出现呕吐、出血等尿毒症表现才就诊。

【实验室检查】

1. 尿常规 尿比重偏低，多在1.020以下。尿蛋白微量（+～+++不等）。尿中常有红细胞及管型（颗粒管型、透明管型）。急性发作期有明显血尿。

2. 血液检查 常有轻、中度贫血，血沉加快，可有低蛋白血症。

3. 肾功能检查 肾小球滤过率、内生肌酐清除率降低，血尿素氮及肌酐升高，肾功能分期多属代偿期或失代偿期，酚红排泄试验及尿浓缩稀释功能均减退。

4. B超检查 早期肾脏大小正常，晚期可出现双侧对称性缩小，皮质变薄。

5. 肾脏活体组织检查 可表现为原发病的各种病理类型，对于治疗和估计预后具有重要价值。

【治疗原则】 防止并发症，改善症状，消除蛋白尿，改善肾功能。

1. 一般治疗 ①低蛋白质饮食和必需氨基酸治疗。②限制钠的摄入量（每日3g以下），适当控制饮水量。③足够维生素。

2. 控制高血压 对血压高于正常范围者，应给予降压治疗。

3. 利尿剂的应用 轻度水肿不必给利尿剂，中度以上浮肿者可按病情选用噻嗪类药物、保钾利尿剂（安体舒通、氨苯喋啶）或速尿等。

4. 中医中药治疗 可选用下列中草药或方剂治疗，如金钱草、板兰根、败酱草、蒲公英、当归、丹参、桃仁、红花等，具有清热解毒、消肿利尿、活血化瘀等功效。

【预后】 慢性肾炎可因医疗监护不当，反复急性发作，经2～3年即进入肾功能衰竭期（尿毒症）。有些患者的病情比较稳定，历经20～30年后才发展为尿毒症。

二、尿路感染

尿路感染是指各种病原微生物在泌尿系统生长繁殖所致的尿路急、慢性炎症反应，是常见病、多发病。多见于育龄女性、老年人、免疫功能低下、肾移植和尿路畸形者。根据感染发生的部位，临床可分为肾盂肾炎、膀胱炎和尿道炎。

肾盂肾炎是病原微生物侵入肾盂、肾间质和肾实质所引起的炎症性病变。

【分型】 根据临床表现可分为急性肾盂肾炎和慢性肾盂肾炎。

【病因】 常见病因为细菌感染。

【感染途径】 ①**上行感染**：是肾盂肾炎的主要感染途径。正常情况下尿道口及其周围有不同数量的病原体寄居，但不致病。在某些诱因（如机体抵抗力降低、尿流不畅、性生活等）存在时，病原体可侵入并沿尿道，经膀胱、输尿管等上行抵达肾实质而致病。男女均可发生，但女性尿道短而宽，较易发生上行感染。②**血行感染**：病原体从肾外任何部位的感染灶，经血循环播散到肾脏而致肾盂肾炎，如疖、痈、骨髓炎或败血症等并发的肾盂肾炎。③**淋巴道感染**：当盆腔感染或结肠有病变时，细菌可沿淋巴道感染肾脏。④**邻近组织感染的直接蔓延**：如阑尾脓肿、腹腔或盆腔脓肿直接蔓延，导致肾盂肾炎。

（一）急性肾盂肾炎

【临床表现】 轻症患者可无全身表现，仅有尿频、尿急、尿痛等膀胱刺激症状。

1. 全身表现 起病大多数急骤、常有寒战或畏寒、高热（体温可达39℃以上）、全身不适、头痛、乏力、食欲减退、有时恶心或呕吐等。严重时可并发败血症和休克。

2. 尿路系统症状 最突出的是**膀胱刺激症状**，即尿频、尿急、尿痛等，大部分病人有腰痛或向会阴部下传的腹痛。体格检查有肾区叩击痛。

【实验室及其他检查】

1. 尿常规 白细胞增多和脓尿(每高倍视野≥5个白细胞)为其特征性改变。尿中白细胞也可间歇性出现。红细胞数目多少不一，常提示合并有其他肾脏疾患的可能。如尿中不仅白细胞增多且发生变性，则称为脓尿，常提示感染较为严重。

2. 尿的细菌学检查 尿细胞培养及菌落计数是确诊的重要指标。目前多采用新鲜清洁中段尿培养法，尿细胞培养阳性，即有诊断价值。

3. 其他检查 尿沉渣抗体包裹细菌检查，阳性时有助于诊断，膀胱炎为阴性，有鉴别诊断价值。急性肾盂肾炎与肾小球肾炎的鉴别要点见表13-1。

表13-1 急性肾小球肾炎与急性肾盂肾炎的区别

病 名	急性肾小球肾炎	急性肾盂肾炎
发病部位病理改变	肾小球毛细血管基底膜 免疫复合物沉积	肾盂肾盏黏膜 充血、水肿、肾乳头坏死
发病机制	Ⅲ型超敏反应	细菌感染
病因	链球菌感染	G^-阴性杆菌
主要症状	血尿、蛋白尿、水肿、高血压	尿频、尿急、尿痛、排尿不畅
治疗	青霉素、头孢霉素等	抗菌优、阿莫西林、氧氟沙星等
预防	上呼吸道感染	多饮水、注意会阴部卫生

【治疗】 尽早治疗，力求彻底治愈，防止转为慢性。

1. 一般治疗 急性期有高热者应卧床休息，鼓励多饮水、勤排尿、促使细菌及炎性渗出物迅速排出。

2. 抗感染治疗 应根据菌株及药敏结果，针对性用药。可口服、肌肉注射、静脉注射等。常选用抗革兰氏阴性杆菌药物，如复方新诺明、头孢菌素Ⅵ、氟哌酸、庆大霉素等。疗程结束后每周复查尿常规及细菌培养，共2～3次，6周后再复查一次，均为阴性者方可认为治愈。

(二) 慢性肾盂肾炎

【临床表现】 慢性肾盂肾炎的临床表现与急性相似，只是慢性期全身表现一般较轻，甚至无全身表现，膀胱刺激症状及尿液改变也不如急性期典型。有些慢性肾盂肾炎患者(多见于女性)，其临床表现呈隐匿状态，仅有低热、头昏、疲乏无力等全身症状，而腰痛、尿液改变常不显著，尿培养细菌有时需反复2～3次才能获得阳性结果。

慢性肾盂肾炎还须与肾结核和慢性肾小球肾炎鉴别。

【治疗原则】

①应针对致病菌及药敏结果选择有效药物，如尿培养阳性，应慎重筛选药物，观察疗效。对于有尿路梗阻及感染原因(如尿路结石、膀胱颈梗阻、盆腔感染等)者，应及时排除并针对病因治疗。②抗菌药物多采用联合用药方法，如复方新诺明、呋喃旦啶、庆大霉素，亦可选用氟哌酸、羧苄青霉素、妥布霉素、先锋必等，疗程一般为两周，间隔5～7天后再进行下一疗程。直至尿常规及培养阴转时为止。

三、尿石症

尿石症是泌尿系统各部位结石病的总称，也是泌尿外科的常见病。依据结石所在部位的不同，分为肾结石、输尿管结石、膀胱结石、尿道结石。尿石症的好发年龄在20～50岁之间，男女之比约为3∶1，家族患病率比普通人群高3倍。

一般认为尿路结石由晶体（占97%，如草酸钙、磷酸钙、尿酸、磷酸铵镁和胱氨酸）和基质（占3%，主要是氨基己糖和结合水）组成。其形成的机制可能与个体代谢异常、饮食结构不合理、水分摄入不足、应用某种药物以及气温高等因素有关。

【主要临床表现】 腰腹绞痛、血尿，或伴有尿频、尿急、尿痛等泌尿系统梗阻和感染的症状。

【诊断】 ①病史。②影像检查：最常用的方法是B超检查，其次为X射线拍泌尿系统平片和尿路造影。③化验尿液：可见红细胞。

【治疗】 泌尿系统结石的治疗分手术治疗与保守治疗2类。其中保守治疗包括药物排石、腔镜取石、体外冲击波碎石等几大类。

【预防】 多喝水、多吃蔬菜水果，少喝啤酒，食盐的每天摄入量应少于5g，慎食菠菜和动物内脏，睡前不喝牛奶，不憋尿。

四、肾功能衰竭

肾功能衰竭分急性肾功能衰竭和慢性肾功能衰竭。

（一）急性肾功能衰竭

【定义】 急性肾功能衰竭是由于肾脏本身或肾外原因引起肾脏泌尿功能在短期内（数小时或数天）急剧降低，以致机体内环境出现严重紊乱的临床综合征，其血肌酐平均每日增加≥44.2μmol/L。表现为少尿或无尿、氮质血症、高钾血症和代谢性酸中毒。

【病因及发病机理】 最常见的原因是急性肾小管坏死，其发病机理如下：

1. 肾中毒 对肾脏有毒性的物质，如药物中的磺胺、汞剂、铋剂等，抗生素中的多黏菌素、卡那霉素、庆大霉素等，生物毒素如蛇毒、蜂毒等，都可在一定条件下引起急性肾小管坏死。

2. 肾缺血 严重的肾缺血如重度外伤、大面积烧伤、大手术、大量失血、产科大出血、重症感染、败血症、脱水和电解质平衡失调，特别是合并休克者，均易导致急性肾小管坏死。

此外，血管内溶血（如黑尿热、蚕豆病、血型不合的输血等）释放出来的血红蛋白，以及肌肉大量创伤（如挤压伤、肌肉炎症）时产生的大量肌红蛋白，通过肾脏排泄，可损害肾小管而引起急性肾小管坏死。

急性肾小管坏死的具体发病过程，目前尚未完全明了。它的发生可能与下述有关：①肾小球滤过率极度降低。②肾小管阻塞，受损伤后坏死、脱落的肾小管上皮细胞和炎症渗出物、血（肌）红蛋白等，结成团块和管型，阻塞管腔，使原尿下流受阻，造成少尿。③肾小管管壁破裂，原尿外溢，因而少尿；同时又造成肾间质水肿，增加肾内压力，使肾小球滤过率下降。④有人认为各种原因（休克、创伤、挤压伤等）引起的肾缺血所致的急性肾衰，其主要原因在于发生缺血后的再灌注，可产生大量超氧阴离子，引起严重的肾组织损伤。总之，急性肾衰是多种病理生理异常所组成的特征性综合征，各种发病机理在病程的各个不同时期有其不同的意义。

少尿期后为多尿期，肾小管上皮开始新生，此时由于：①致病因素已经解除，缺血和毒性物质已消除，血循环已经恢复。②新生的小管上皮细胞仍缺乏浓缩尿液的能力，尿比重仍低于1.015。③氮质血症和潴留的代谢产物，起渗透性利尿作用，故尿量增多，称为多尿期。

【临床表现】 可分为少尿期、多尿期和恢复期。

1. 少尿期 ①大多数在先驱症状12～24h后开始出现少尿（每日尿量少于400mL）或无尿（少于100mL），一般持续2～4周。②可有厌食、恶心、呕吐、腹泻、呃逆、头昏、头痛、烦躁不安、贫血、出血倾向、呼吸深而快，甚至昏迷、抽搐。③水、电解质平衡失调，易产生过多的水潴留；严重者导致心力衰竭，肺水肿或脑水肿。④易继发呼吸系统及尿路感染。

2. 多尿期 少尿期后尿量逐渐增加，最高尿量每日 3000～5000mL，此期 1～3 周。

3. 恢复期 尿量逐渐恢复正常，3～12 个月肾功能逐渐复原，大部分患者肾功能可恢复到正常水平，只有少数患者转为慢性肾功能衰竭。

【实验室检查】

1. 尿液检查 尿少，尿量≤400mL/天，尿比重低于 1.014；尿呈酸性，尿蛋白定性＋～＋＋＋，尿沉渣镜检可见粗大颗粒管型，少数红、白细胞。

2. 血液检查 红细胞及血红蛋白均下降，白细胞增多，血小板减少。血中钾、镁、磷增高，血钠正常或略降低，血钙和二氧化碳结合力亦降低。血尿素氮和肌酐升高。

【诊断】 急性肾功能衰竭可以根据原发病史，少尿和尿液改变的特点做出诊断。

【治疗原则】 积极治疗原发病、去除病因。

1. 少尿期的治疗 ①利尿治疗。②保持液体平衡，一般采用"量出为入"的原则，每日进水量为一天液体总排出量再加 500mL。③饮食与营养：蛋白质以牛奶、蛋类、鱼或瘦肉为佳；葡萄糖每日摄入量应不少于 100g；据病情给予适量脂肪；重症可给全静脉营养疗法。④注意钾平衡；重在防止钾过多，要严格限制食物及药品中钾的摄入，彻底清创，防止感染，如已出现高钾血症应及时处理，重症高钾血症应及时做透析疗法。⑤纠正酸中毒：根据血气、酸碱测定结果，补给碱性药物(如 5%碳酸氢钠)。⑥积极控制感染：急性肾衰患者易并发肺部、尿路或其他部位感染，应选用针对性强、效力高而无肾脏毒性的抗菌素。⑦血液透析疗法：是救治急性肾衰的主要措施。

2. 多尿期的治疗 尿量明显增多后治疗重点仍为维持水、电解质和酸碱平衡，控制氮质血症，治疗原发病和防治各种并发症。

3. 恢复期的治疗 除继续病因治疗外，一般无需特殊治疗，注意营养，避免使用损害肾脏的药物。

(二) 慢性肾功能衰竭(尿毒症)

【定义】 尿毒症是慢性肾功能衰竭晚期阶段的临床综合征。可由多种肾脏疾病(无论是原发于肾脏的，或继发于全身疾病以后而累及肾脏的各种疾病)所引起。临床上以肾功能减退，即代谢产物毒素储留，水、电解质酸碱平衡失调，以及部分内分泌功能失调为主要表现。

【临床表现】 尿毒症的症状相当复杂，可累及全身各个脏器和组织，主要有：

1. 胃肠道表现 往往是最早期、最突出、最常见的症状。如厌食、恶心、呕吐、腹泻、舌炎、口有尿臭味、口腔糜烂、消化道出血等。

2. 精神神经系统表现 较普遍，约占 50%左右。如精神萎靡不振、疲乏、头晕、头痛、记忆力减退、失眠、四肢麻木、手足灼痛，有时出现下肢痒痛或"不安腿"综合征(下肢有蚁爬、发痒感，需移动双腿或行走后才舒适)。

3. 心血管系统表现 是尿毒症常有的症候群，并常为尿毒症死亡的重要原因之一，如高血压、心肌损害、心力衰竭、心律失常等，并可有小动脉、视网膜小动脉硬化，可影响视力及视网膜出血。严重者可出现心包摩擦音(纤维素性心包炎)，少数可有心包积液，甚至发生心包填塞。

4. 造血系统表现 严重贫血为尿毒症的最重要的症状，往往十分显著，并常与肾功能损害相一致。晚期患者多有出血倾向，常伴有皮下淤斑、鼻出血、牙龈出血，甚或发生呕血、便血、血尿等。

5. 呼吸系统表现 呼出的气体有尿味，易患支气管炎、肺炎、胸膜炎。严重代谢性酸中毒时，CO_2 潴留刺激呼吸中枢，出现肺过度换气。

6. 皮肤表现 干燥、脱屑、无光泽，皮肤瘙痒、奇痒很突出。尿素从汗腺排出后，会凝成白色结晶，称为"尿素霜"，刺激皮肤而引起尿毒症性皮炎和皮肤瘙痒(皮肤痒感与继发性甲状旁腺素增多也有关）。

7. 电解质平衡紊乱 ①低钠血症和钠潴留：低钠血症时，病人疲乏无力、表情淡漠、厌食，严重时恶心、呕吐、血压下降，使尿毒症加重；反之，钠的摄入过多，则会潴留体内，引起水肿、高血压，严重时易发生心力衰竭。②低钙血症和高磷血症肾功能障碍时，尿磷排出减少，导致血磷升高。磷由肠道代偿排出后与钙结合，限制了钙的吸收，加上厌食和肾病时的低蛋白血症，以及肾脏患病后1,25-二羟维生素D3生成障碍等，都会使血钙减少。

8. 代谢性酸中毒 尿毒症病人都有轻重不等的代谢性酸中毒，轻者二氧化碳结合力在22～16mmol/L(50～35vol/dL)，严重者可降至4.5mmol/L(10vol/dL)以下。重症酸中毒时病人疲乏软弱，感觉迟钝，呼吸深而长，甚至进入昏迷状态。

9. 骨骼系统表现 可出现肾性骨病，包括肾性骨软化症、纤维性骨炎、骨硬化症及转移性钙化等，多见于病程较长或长期透析者，这与继发性甲状旁腺机能亢进、活性维生素D合成障碍、慢性酸中毒有关。

10. 免疫系统机能低下 易继发感染。

【实验室及其他检查】

1. 尿液检查 ①尿常规改变可因基础病因不同而有所差异，可有蛋白尿、红、白细胞或管型，也可以改变不明显。②尿比重多在1.018以下，尿毒症时多固定在1.010～1.012，夜间尿量多于日间尿量。

2. 血液检查 ①尿素氮、血肌酐增高。②血红蛋白一般在80g/L以下，终末期可降至20～30g/L。③动脉血气，酸碱测定。④血浆蛋白可正常或降低。⑤电解质测定可出现异常。

3. 肾功能测定 ①肾小球滤过率、内生肌酐清除率降低。②酚红排泄试验及尿浓缩稀释试验均减退。③纯水清除率测定异常。④核素肾图，肾扫描及闪烁照相亦有助于了解肾功能。

4. 其他检查 泌尿系X射线平片或造影，肾穿刺活检，有助于病因诊断。

【诊断】 根据慢性肾脏病史，有关临床表现及尿、血生化检查，可确诊。肾功能异常程度可根据肾小球滤过率(GFR)、血尿素氮(BUN)及血肌酐(Cr)水平分为3期：

1. 肾功能不全代偿期 GFR介于50～70mL/min之间，血BUN介于7.14～8.93mmol/L，血Cr介于132～177μmol/L。临床上除有原发疾病表现外，尚无其他症状。

2. 肾功能失代偿期或氮质血症期 GFR＜50mL/min，血BUN＞8.93mmol/L，血Cr＞177μmol/L。临床表现有轻度贫血、夜尿增多，无明显尿毒症症状。

3. 尿毒症期 GFR＜25mL/min，血BUN＞21.42mmol/L，血Cr＞442μmol/L，有明显尿毒症临床症状。如GFR＜10mL/min，为尿毒症晚期；GFR＜5mL/min，为尿毒症终末期。

【治疗原则】

1. 积极治疗原发病 不使用损害肾脏药物，及时去除诱发因素（如感染、发热、出血、高血压等），常可使病情恢复到原有水平。

2. 饮食疗法 给予优质低蛋白、低磷、足够的必需氨基酸、高热量和适当维生素饮食，如蛋类、乳类、鱼、瘦肉等。

3. 纠正水、电解质平衡失调

(1) 脱水和低钠血症：尿毒症病人容易发生脱水和低钠血症，特别是长期食欲不振，呕吐和腹泻者，更是如此，一旦发生，应及时补充。

(2) 低钾血症和高钾血症：尿毒症病人的血钾水平一般处在正常的低值，但使用利尿剂后，则极易发生低钾血症。这时应口服氯化钾或枸橼酸钾补充，只有在紧急情况下，才需要静脉滴注补钾。

(3) 低钙血症和高磷血症：口服葡萄糖酸钙或乳酸钙可以使低血钙改善。当发生低钙搐搦时，应静脉注射10%葡萄糖酸钙或5%氯化钙，加以纠正。维生素D(特别是高活性1,25-二羟维生素D3可帮助提高血钙水平和改善肾性骨营养不良症。

4. 对症处理 如有高血压者，应限制钠盐摄入，并适当给予降压药物，控制高血压。伴有严重贫血者应补充铁剂，并输少量鲜血，以静注或皮下注射促红细胞生成素为最佳。并发肾性骨病者，应适量补充钙剂及维生素D或1,25-二羟维生素D3(如罗钙全)，如血钙升高而病情无好转，应探查甲状旁腺，如有腺瘤应切除。并发心力衰竭者应首先确定病因，以去除病因，有条件者应早期给予透析治疗。

5. 血液净化疗法 是用人工方法代替部分失去功能的肾脏，以维持患者生命。常用方法有血液透析和腹膜透析。

6. 肾脏移植 将异体的健康肾脏移植给尿毒症病人，是一种理想的治疗方法，自从20世纪中期开始做肾脏移植疗法以来，已经取得了很大的进展，我国亦已积累了不少经验。随着免疫抗排异研究的不断进展，肾移植将成为一种有效的治疗措施。

（武卫东　钟　鸣　王莲芸）

【思考题】

1. 简述肾脏的基本结构。
2. 什么叫少尿、多尿、血尿、蛋白尿？
3. 肾脏疾病的基本防治原则是什么？
4. 什么叫急性肾小球肾炎？其主要特征是什么？常见病因是什么？
5. 肾盂肾炎常见感染途径是什么？
6. 如何预防尿石症？
7. 尿毒症的常见临床表现有哪些？

第十四章　血液与造血系统疾病

血液(blood)是循环流动在心血管系统内的液态组织，约占体重的7%，成人循环血容量约5L。血液由血浆(plasma)和血细胞(blood cell)组成。

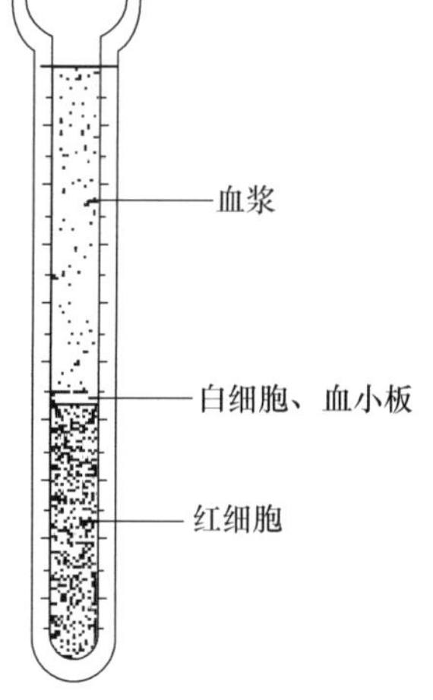

图14-1　血浆、白细胞和红细胞比积

在采取的血液中加入抗凝剂(肝素)，经自然沉淀后，血液可分三层：上层淡黄色的液体为血浆，下层腥红色的是红细胞，中间为一薄层灰白色的白细胞与血小板(图14-1)。血浆约占血液容积的55%，其主要成分是水(90%)，其余是血浆蛋白(白蛋白、球蛋白、纤维蛋白等)、酶、脂蛋白、激素、维生素、无机盐与代谢产物等。血浆不仅是运载血细胞、营养物质和全身代谢产物的循环液体，而且参与机体的免疫反应、体液调节、体温调节、酸碱平衡与渗透压的维持，具有保持机体适宜内环境稳定的功能(有关血浆的功能在基础医学篇第四章第二节机体的内环境中介绍)。采取的血液若不加抗凝剂，静置后即析出淡黄色透明的液体，称为血清(serum)。血细胞约占血液容积的45%，包括红细胞、白细胞和血小板。

本章主要介绍由于造血组织和血细胞异常所引起的疾病。

第一节　血液系统结构与功能特点

一、造血组织与造血功能

造血组织是指生成血细胞的组织，包括骨髓、胸腺、淋巴结、肝脏、脾脏、胚胎及胎儿的造血组织。各种血细胞均起源于多能造血干细胞(pluripotent hemapoietic stem cell，PHSC)。人类胚胎第25天于卵黄囊开始造血活动，然后PHSC经血流迁移至肝、脾造血，自妊娠的第40天开始，第50天达到顶峰，第40周降至最低。自第3.5个月时开始骨髓造血，出生时全部移行至骨髓造血，并维持终生。成人时骨髓以外造血都属异常表现。

1. 骨髓　骨髓为人体的主要造血器官。出生后，血细胞几乎都在骨髓内形成。骨髓组织是一种海绵状——胶状或脂肪性组织，处于坚硬的骨髓腔内。骨髓分为红髓(造血组织)和黄髓(脂肪组织)两部分。初生时，红髓充满在全身的骨髓腔，随着年龄的增长，部分红髓逐渐转变为黄髓。成年人，仅肱骨与股骨的骨骺、脊椎、胸骨、肋骨、骨盆、肩胛、颅骨仍为红髓。因此，成人只有约50%的骨髓具有造血功能，但在必要时其余的50%也可恢复造血功能。

2. 淋巴器官　淋巴器官分为中枢性(胸腺和骨髓)和周围性(淋巴结、脾脏及沿消化道、泌尿生殖道、呼吸道分布的淋巴组织)淋巴器官。中枢性淋巴器官是淋巴系祖细胞分化增殖成淋巴细胞的器官。淋巴细胞在胸腺分化成熟为T淋巴细胞。骨髓分化成熟的B淋巴细胞，通过血液循环到外周淋巴器官，如淋巴结滤泡及脾脏白髓的生发中心以产生抗体。

(1) 胸腺：胸腺外表为皮层，含大量T淋巴细胞，但皮层没有生发中心，这点与一般淋巴结不同。来源于卵黄囊(胚胎早期)和骨髓(胚胎后半期与出生后)的淋巴系干细胞，在胸腺素与淋巴细胞刺激因子的作用下，在皮层增殖分化成为依赖胸腺的前T淋巴细胞。

(2) 脾脏:脾脏分为白髓和红髓两部分。白髓是散布在红髓中的许多灰白色的小结节。它由淋巴组织构成。包括:①围绕在中央动脉周围的弥散淋巴组织,主要由T细胞组成。②白髓中的脾小结中心亦称生发中心,内有分化增殖的B细胞可产生相应抗体。脾脏具有贮存血液、阻留衰老的红细胞、产生抗体以及参与血细胞的生成与调节等作用,在胚胎时期脾脏是造血器官。

(3) 淋巴结:淋巴结分为皮质和髓质两部分,皮质由淋巴小结、副皮质区及淋巴窦所构成。淋巴小结由密集的B细胞构成,其间有少量T细胞和巨噬细胞。淋巴小结中心部称生发中心,在抗原作用下,在此转变为分裂活跃的大、中型淋巴细胞,并分化为能产生抗体的浆细胞。位于淋巴小结之间及皮质的为副皮质区,此为一片弥散的淋巴组织,主要由T细胞构成。髓质由髓索及其间的淋巴窦组成。髓索内主要有B细胞、浆细胞及巨噬细胞,数量和比例可因免疫状态的不同而有很大的变化。淋巴窦接受从皮质区的淋巴窦来的淋巴液,并使淋巴循环通过输出淋巴管而离开淋巴结。淋巴结既是产生淋巴细胞及储存淋巴细胞的场所,又是淋巴液的生物性过滤器,并对外来抗原做出反应。

二、血细胞生成及发育

血细胞的生成经历了一个比较长的细胞增殖、分化、成熟和释放的动力学过程。整个血细胞的生成过程,是造血实质细胞在形态上经历不同阶段的变化过程,这一过程是由造血干细胞在造血微循环中经多种调节因子的作用逐渐完成的。

1. 造血干细胞 造血干细胞(hemapoietic stem cell,HSC)是一种组织特异性干细胞,通过不对称性有丝分裂,一方面维持自我数目不变;另一方面不断产生各系祖细胞,维持机体的正常造血功能。是各种血细胞与免疫细胞的起源细胞,可以增殖分化成为各种淋巴细胞、浆细胞、红细胞、血小板、单核细胞及各种粒细胞等。

多能造血干细胞是最原始的造血细胞。造血细胞等级结构模式为:多能造血干细胞→定向多能造血干细胞→祖细胞→成熟非增殖血细胞。每一祖细胞再分化产生形态学可分辨的造血前体细胞和成熟血细胞,如粒细胞、红细胞、单核细胞和血小板。

淋巴细胞的分化经历3个不同阶段:第一阶段在骨髓,由多能干细胞分化为淋巴系干细胞;第二阶段淋巴系干细胞迁延至胸腺,分化为T细胞,在骨髓则分化为B细胞;第三阶段在外周淋巴器官获得并发挥其免疫功能。

2. 细胞因子 造血调节因子是一组调控细胞生物活性的蛋白,统称为细胞因子(cytokine,CK)。由体内多种细胞产生,具有很多重要的生理效应,与很多疾病的病理生理变化有关,其生成障碍可使造血干细胞不能顺利实现向终末血细胞的分化。同时它们还具有治疗的潜能。造血干细胞分化与扩增的调控是决定骨髓和外周血中各细胞系比例的关键所在。造血干细胞的存活、自我更新、增殖和分化都由造血调节因子控制。

3. 造血微环境 是指局限在造血器官或组织内的、具有特异性的结构及生理功能的环境,由造血器官中的基质细胞、基质细胞分泌的细胞外基质和各种造血调节因子组成。造血细胞能在其中进行自我更新、增殖、分化、归巢和移行。

三、血细胞及其功能

(一) 红细胞生理

1. 红细胞的数量、形态和功能 红细胞(erythrocyte或red blood cell, RBC)是血液中数量最多的一种血细胞,正常男性每微升血液中平均约500万个($5.0\times10^{12}/L$),女性每微升血液中平均约420万个($4.2\times10^{12}/L$)。红细胞含有血红蛋白,因而使血液呈红色。红细胞在血液的气体运输中有极重要的作用。正常红细胞呈双凹圆碟形，平均直径约 8μm，周边稍厚（图 14-2）。红细胞膜是以脂质双分子层为骨架的半透膜。氧和二氧化碳等脂溶性气体可以自由通过，尿素也可以自由透入。

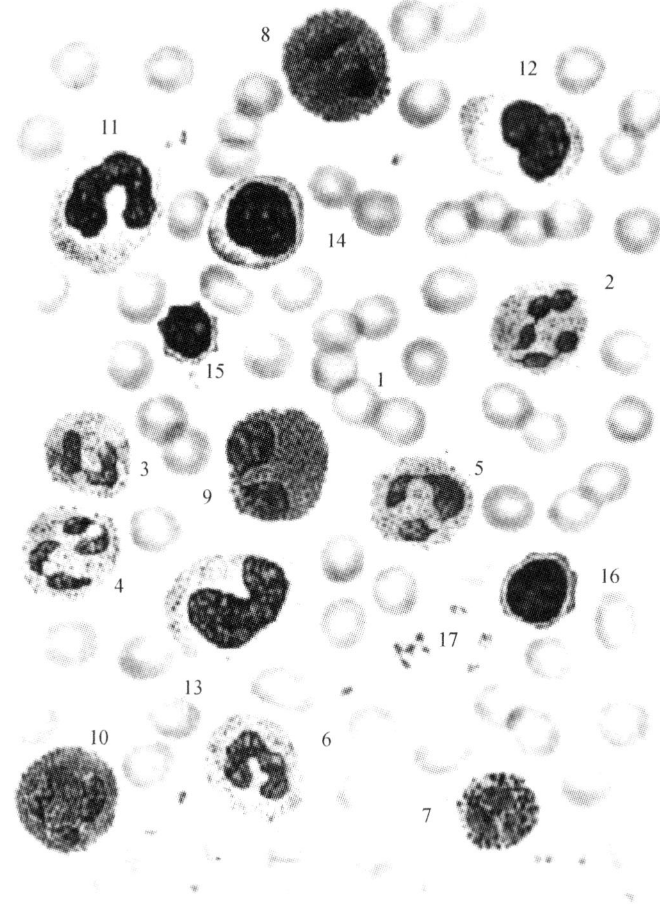

图 14-2　各种血细胞

1. 红细胞；2,3,4,5,6. 中性粒细胞；7. 嗜碱性粒细胞；8,9,10. 嗜酸性粒细胞；11,12,13. 单核细胞；14,15,16. 淋巴细胞；17. 血小板

在电解质中，负离子（如 Cl^-、HCO_3^-）一般较易通过红细胞膜，而正离子却很难通过。红细胞内 Na^+ 浓度远低于细胞外，而细胞内 K^+ 浓度远高于细胞外，这种细胞内外的 Na^+、K^+ 浓度差主要是依靠细胞膜上 Na^+ 泵的活动来维持的。低温贮存较久的血液，血浆内 K^+ 浓度升高，就是由于低温下代谢几乎停止，Na^+ 泵不能活动的缘故。

红细胞结合和携带氧的过程并不消耗能量，血红蛋白中的 Fe^{2+} 也不被氧化，若 Fe^{2+} 被氧化成 Fe^{3+} 而成为高铁血红蛋白，即失去携氧能力。红细胞消耗葡萄糖，主要是通过糖酵解和磷酸戊糖旁路，所产生的能量（以结合于 ATP 的形式）主要是用于供应细胞膜上 Na^+ 泵的活动，用于保持低铁血红蛋白不致被氧化，也用于保持红细胞膜的完整性和红细胞的双凹圆碟形。

2. 正常红细胞生成所必需的原料

（1）**维生素 B_{12}**：是含钴的有机化合物，多存在于动物性食品中。机体对维生素 B_{12} 的吸收必须要有内因子参与。内因子是由胃腺的壁细胞所分泌的一种糖蛋白，当胃的大部分被切除或胃腺细胞受损伤，机体缺乏内因子，或体内产生抗内因子的抗体时，即可发生维生素 B_{12} 吸收障碍，影响幼红细胞的分裂和血红蛋白合成，出现巨幼红细胞性贫血。

(2) **叶酸**：以蝶酰单谷氨酸的形式吸收。吸收之后，在双氢叶酸还原酶的催化下，形成四氢叶酸。存在于血浆中的叶酸几乎全是四氢叶酸的单谷氨酸盐。但进入组织细胞后，又通过酶促作用，再转变为多谷氨酸盐，才具有活性。叶酸缺乏时也引起与维生素 B_{12} 缺乏时相似的巨幼红细胞性贫血。只是在维生素 B_{12} 缺乏时，还可伴有神经系统和消化道症状。

(3) **铁**：是合成血红蛋白的原料，成人每天需要 20～25mg 铁用于红细胞生成，但人每天只需从食物中吸收 1mg(约 5%)以补充排泄的铁，其余 95%均来自人体铁的再利用。机体贮存的铁主要来自于破坏了的红细胞。衰老的红细胞被巨噬细胞吞噬后，血红蛋白被消化而释出血红素中的 Fe^{2+}。由于慢性出血等原因，体内贮存的铁减少，或造血功能增强而供铁不够，均可引起小细胞性贫血，这主要是合成血红蛋白不足。此外，红细胞生成还需要氨基酸和蛋白质，维生素 B_6、B_2、C、E，微量元素铜、锰、钴等。

3. 红细胞生成的调节 机体的红细胞处于不断更新之中，当机体有需要时，如失血或某些疾病使红细胞寿命缩短时，红细胞的生成率还能在正常基础上增加数倍，主要接受促红细胞生成素(主要由肾组织产生)的调节。其他一些激素，包括雄激素、甲状腺激素和生长激素，都可增强促红细胞生成素的作用；雌激素则有抑制红细胞生成的作用，这可能是男性的红细胞数和血红蛋白量高于女性的原因。

4. 红细胞的破坏 红细胞的平均寿命约为 120 天。在这期间，平均每个红细胞血管内循环流动约 27km，在“旅途”中常常需要挤过去比它小的毛细血管及孔隙，因而不得不变形。当红细胞逐渐衰老时，细胞变形能力减退而脆性增加，在血流湍急处可因机械冲击而破损，在通过微小孔隙时也发生困难，因而特别容易停滞在脾和骨髓中被巨噬细胞所吞噬。红细胞在血管内破损而发生溶血时，所释出的血红蛋白立即与一种血浆 α_2-球蛋白(触珠蛋白)结合；但溶血严重，达到每 100mL 血浆有 100mg 血红蛋白时，血浆中的触珠蛋白已不够用，未能与触珠蛋白结合的血红蛋白将经肾脏从尿中排出。与触珠蛋白结合的血红蛋白虽不致被排出，但将被肝摄取，脱铁血红素转变为胆色素，铁则以铁黄素的形式沉着于肝细胞内。在脾内被吞噬的衰老红细胞，经消化后，铁可再利用，而脱铁血红素也转变为胆色素，被运送到肝脏进行处理。

(二) 白细胞生理

白细胞(leukocyte 或 white blood cell，WBC)是一类有核的血细胞。正常成年人白细胞总数是 $(4.0\sim-10)\times10^9$/L，每日不同的时间和机体不同的功能状态下，白细胞在血液中的数目是有较大范围变化的。当每升超过 10×10^9 个白细胞时，称为**白细胞增多**，而每升少于 4×10^9 个白细胞时，称为**白细胞减少**。机体有炎症时常出现白细胞增多。根据白细胞形态、功能和来源部位可以分为 3 大类：粒细胞、单核细胞和淋巴细胞(表 14-1)。白细胞与红细胞和血小板一样都起源于骨髓中的造血干细胞，在细胞发育过程中又都是经历定向祖细胞、前体细胞，而后成为具有各种细胞功能的成熟白细胞。所有的白细胞都能做变形运动，凭借这种运动白细胞得以穿过血管壁，这一过程称为血细胞渗出(diapedesis)。白细胞具有趋向某些化学物质游走的特性，称为**趋化性**。体内具有趋化作用的物质包括细菌毒素、细菌或人体细胞的降解产物，以及抗原-抗体复合物等。白细胞按照这些物质的浓度梯度游走到这些物质的周围，把异物包围起来并吞入胞浆内，称为**吞噬作用**。每类白细胞都具有某些酶类，如蛋白酶、多肽酶、淀粉酶、脂酶和脱氧核糖核酸酶等。在白细胞总数中，有一半以上存在于血管外的细胞间隙内，有 30%以上贮存在骨髓内，其余的才是在血管中流动的。这些白细胞凭借血液的运输，从它们生成的器官，即骨髓和淋巴组织，到达发挥作用的部位。

1. 粒细胞 约有 60%的白细胞的胞质内具有颗粒，因而把它们称为粒细胞。又根据胞质中颗粒的染色性质不同将粒细胞区分为中性、嗜酸性和嗜碱性粒细胞。粒细胞在血流中停留时间很短暂，一般数小时至2天。

(1) **中性粒细胞**(neutrophil)：绝大部分的粒细胞属中性粒细胞(表14-1)。由于这些细胞的细胞核的形态特殊，又称为多形核白细胞。中性粒细胞在血管内停留的时间平均只有6～8h，它们很快穿过血管壁进入组织发挥作用，而且进入组织后不再返回血液中来。在血管中的中性粒细胞，约有一半随血流循环，称为**循环池**，通常做白细胞计数只反映了这部分中性粒细胞的情况；另一半则附着在小血管壁上，称为**边缘池**，不随血液循环。另外，在骨髓中尚贮备了约2.5×10^{12}个成熟的中性粒细胞，在机体需要时可立即动员大量的这部分粒细胞进入循环血流。

表14-1　血液中白细胞分类

白细胞分类	含量/%	白细胞分类	含量/%
中性粒细胞(杆状核)	1～5	嗜碱性粒细胞	0～1
中性粒细胞(分叶核)	50～70	单核细胞	3～8
嗜酸性粒细胞	0.5～5	淋巴细胞	20～40

中性粒细胞在血液的非特异性细胞免疫系统中起着十分重要的作用，它处于机体抵御微生物病原体，特别是在化脓性细菌入侵的第一线。当炎症发生时，它们被趋化性物质吸引到炎症部位。由于它们是借糖酵解获得能量，因此在肿胀并血流不畅的缺氧情况下仍能够生存，发挥抗炎作用。由于中性粒细胞内含有大量溶酶体酶，因此能将吞噬入细胞内的细菌和组织碎片分解。这样就把入侵的细菌包围、消灭在一个局部，防止病原微生物在体内扩散。当中性粒细胞本身解体时，释出各溶酶体酶类能溶解周围组织而形成脓肿。

(2) **嗜碱性粒细胞**(basophil)：在白细胞中嗜碱性粒细胞占0.5%～1%，平均循环时间是12h。这类粒细胞的胞质中存在碱性染色很深的较大颗粒(图14-2)。颗粒内含有肝素和组胺。嗜碱性粒细胞膜上有IgE受体。当IgE与过敏原(如花粉)结合时，嗜碱性粒细胞释放的组胺，能引起过敏反应。

(3) **嗜酸性粒细胞**(eosinophil)：血液中嗜酸性粒细胞占白细胞总数的0.5%～5%，它的数目有明显的昼夜周期性波动，清晨细胞数减少，午夜时细胞数增多。嗜酸性粒细胞(图14-2)的胞质内的颗粒主要包括嗜酸性粒细胞阳离子蛋白、主要碱性蛋白、嗜酸细胞过氧化物酶等。嗜酸性粒细胞膜上也有IgE受体。这种嗜酸细胞既存在于组织中，又存在于循环血液中，也具有吞噬功能。嗜酸性粒细胞在体内的作用是：①限制嗜碱性粒细胞在速发性过敏反应中的作用。②参与对蠕虫的免疫反应。在有寄生虫感染、过敏反应等情况时，常伴有嗜酸性粒细胞增多。

2. 单核细胞　单核细胞(monocyte)的胞体较大(图14-2)，直径约为15～30μm，胞质内没有颗粒，它们约占血液中白细胞数的3%～8%。单核细胞来源于骨髓中的造血干细胞，并在骨髓中发育。当它们从骨髓进入血流时仍然是尚未成熟的细胞。与其他血细胞比较，单核细胞内含有更多的非特异性酯酶，并且具有更强的吞噬作用。单核细胞在血液中停留2～3天后迁移到周围组织中，细胞体积继续增大，直径可达50～80μm，细胞内所含的溶酶体颗粒和线粒体的数目也增多，成为成熟的细胞。固定在组织中的单核细胞称为**巨噬细胞**，激活了的单核细胞和组织巨噬细胞能生成并释放多种细胞因子、干扰素和白细胞介素，参与机体防御机制。

3. 淋巴细胞　淋巴细胞(lymphocyte)是免疫细胞中的一大类(图14-2)，它们在免疫应答过程中起着核心作用。根据细胞生长发育过程和功能的不同，淋巴细胞分成T细胞和B细胞两类。在功能上T细胞主要与细胞免疫有关，B细胞则主要与体液免疫有关。

(1) T**淋巴细胞**　在血液的淋巴细胞中，约占70%～80%，在血液和淋巴组织之间反复循环，还可以停留在外周淋巴器官如淋巴结中。淋巴细胞的寿命较长，一般为数月，有的长达一年以上。

T 细胞被特异性的抗原物质激活后，进行增殖和分化，形成在功能上各异的两类细胞，即 T 免疫效应细胞和 T 记忆细胞(T memory cell)。

根据 T 效应细胞的细胞表面特征的不同可区分为 T 辅助(T help cell,Th)和 T 抑制(T suppressor cells,Ts)两个亚群，而这些亚群还可根据不同的功能再分为不同类型。辅助性 T 细胞能产生一种 B 细胞生长因子(B cell growth factor)，促使 B 细胞分化为浆细胞，影响抗体的产生。Ts 亚型细胞，根据其功能可以再分为能抑制 B 细胞和 T 细胞活性的抑制性 T 细胞，和对带有特异抗原的靶细胞具有杀伤作用的细胞毒性 T 细胞(T cytotoxic cells,Tc)。由此可见，T 细胞除了具有细胞免疫作用外，它们还具有调节其他免疫细胞特别是 B 细胞的功能。

长寿命的记忆 T 细胞在血液中不断循环，当他们再次遇到曾经接触过的抗原时，即使相隔几年之久仍能加以“识别”。在第二次与抗原体接触时能激发一种继发反应，这种反应比原发反应更强烈地引起细胞增殖，在短时间内形成大量的效应 T 细胞。

(2) **B 淋巴细胞**　在血液中 B 细胞约占淋巴细胞总数的 15%。固定在 B 细胞膜表面的免疫球蛋白是抗原的特异性受体。当它们初次与某一个抗原接触而被致敏时，一部分 B 细胞即分化成熟为浆细胞，浆细胞即开始生成对该抗原特异的免疫球蛋白并将它们释放到周围的组织液中，这就是免疫抗体。只有当某些调节性因子，如由辅助性 T 细胞所释放的淋巴因子和巨噬细胞释放的白细胞介素-1 存在时，B 细胞才能被抗原激活。浆细胞不再在血液中循环，在它们生存的 2～3 天时间里一直停留在组织中。

有小部分受抗原刺激的 B 细胞发展成为记忆性 B 细胞，寿命很长，且保持特异性，由它们增殖生成的后代细胞也保持着这种特异性。当它们再次接触具有同样特异性的抗原时，便能迅速被激活，成为特异 B 淋巴母细胞。由记忆性 B 细胞增殖生成的后代细胞越多，被特异性抗原激活的 B 细胞数也越多。可见 B 细胞系统的“记忆”能力取决于具有抗原特异性的记忆细胞数目的多少。

在血液中，除了 T 细胞和 B 细胞之外还有第三类淋巴细胞，又称大颗粒淋巴细胞。这类细胞约占血液中淋巴细胞总数的 5%～10%，包括杀伤细胞(killer cell,K 细胞)和自然杀伤细胞(natural killer cell,NK 细胞)。K 细胞上具有免疫球蛋白 IgG 的 Fc 片段受体，当表面覆盖有 IgG(抗体)的靶细胞与 K 细胞接触时，IgG 分子的 Fc 片段可与 K 细胞表面的 Fc 受体结合，激发 K 细胞的杀伤作用。由此可见，K 细胞的杀伤作用是抗原依赖性的，但抗原是非特异的。至于 NK 细胞，虽然也是杀伤细胞，但其杀伤作用不依赖于抗原和抗体的存在。NK 细胞广泛分布在血液和外周淋巴器官，对杀伤肿瘤细胞有重要作用。干扰素能活化 NK 细胞，而白细胞介素-2 能刺激 NK 细胞的增殖和产生干扰素，因而增强 NK 细胞的杀伤作用。

4. 白细胞的破坏　白细胞的寿命较难准确判断。因为，粒细胞和单核细胞主要是在组织中发挥作用的；淋巴细胞则往返循环于血液-组织液-淋巴之间，而且尚可增殖分化。一般来说，中性粒细胞在循环血液中停留 8h 左右即进入组织，一般 3～4 天后将衰老死亡；若有细菌入侵，粒细胞在吞噬活动中可因释出溶酶体酶过多而发生“自我溶解”，与破坏的细菌和组织碎片共同构成脓液。

(三) 血小板生理

血小板(platelets,thrombocyte)是从骨髓成熟的巨核细胞胞质脱落下来的细胞质小片。一个巨核细胞可产生 200～7700 个血小板。正常成年人的血小板数量是$(100\sim300)\times10^9$/L。血小板有维护血管壁完整性的功能。当血小板数减少到 50×10^9/L 以下时，微小创伤或仅血压增高也使皮肤和黏膜下出现淤血点，甚至出现大块紫癜。循环血液中的血小板一般处于“静止”状态。但当血管受损伤时，通过表面接触和某些凝血因子的作用，血小板转入激活状态。激活了的血小板能释放一系列对止血过程必需的物质。血小板的平均寿命有 7～14 天。血小板进入血液后，只在最初两天具有生理功能，在止血活动中，血小板聚集后本身将解体并释出全部活性物质。衰老的血小板是在脾、肝和肺组织中被吞噬的。

第二节　血液病的特点及临床表现

一、血液病的特点

血液不是一个定形的器官，它以液体状态不停地在体内循环，灌注着每一个器官的微循环。血液与人体的各种组织存在相互依存、相互影响的特殊解剖和生理关系，确定了在血液或造血器官发生病理变化时，可能发生各个组织器官疾病的症状和体征；而各个组织器官的疾病也可产生血液和造血器官的异常表现。因此血液的特点决定了血液病的特点。

1. 血液病的症状和体征常无特异性　常见血液病的症状体征如贫血、出血、淋巴结和肝脾大，也可见于其他许多疾病。

2. 继发性血液学异常比较多见　许多全身性疾病都能引起血象的改变，如各种感染，肝、肾、内分泌疾病和肿瘤都可出现贫血、出血等症状。

3. 实验室检查对血液病的确诊很重要　很多血液病需要实验室检查予以确诊。

二、血液病常见的临床表现

1. 贫血　贫血是血液病最常见的症状。引起贫血的原因很多，因具有共同的病理基础即血液携氧能力降低，致使各组织系统发生缺氧改变，所以临床表现相似。一般表现为皮肤黏膜苍白，尤以面色苍白最为常见。临床多以观察指(趾)甲、口唇黏膜和睑结膜等处较可靠。贫血的严重程度和发展的速度，以及贫血的原因，决定其临床表现的严重性，轻者可无任何感觉，重者可有心血管和呼吸系统功能障碍的表现，如心悸、气短等，并在劳动时加重；严重者甚至发生贫血性心脏病或心功能衰竭，此外患者常有头痛、眩晕、眼花、耳鸣、注意力不集中、记忆力下降以及四肢乏力、精神倦怠等症状，重者可有低热(因基础代谢增高)、食欲减退、恶心、腹胀、便秘、腹泻等表现(与胃酸缺乏、胃黏膜萎缩有关)。

2. 出血倾向　血液病出血的特点多为周身性，而非局部性。另一个特点是出血程度和引起出血的创伤可能极其不成比例，甚至可没有创伤史。临床以自发性皮肤、黏膜紫癜为主者是毛细血管性出血的特征；而外伤后深部组织出血与血肿形成，及非损伤性关节积血或皮肤黏膜持续渗血不止，则是凝血机制异常性出血的特征。凡有自发的广泛或局部皮肤、黏膜、关节、肌肉出血，或外伤、手术后出血不止，或兼有家族成员有出血史者，均提示有止血机制异常的可能。

3. 发热　血液病发热多属感染性。临床上常出现发热的血液病有白血病、淋巴瘤、再生障碍性贫血、骨髓增生异常综合征等，由于白细胞数量与质量异常，易合并感染。非感染性发热是由于未成熟的白细胞的生长与迅速破坏，致蛋白分解作用增强；基础代谢率加快；坏死物质的吸收等。周期性高热是霍奇金病的典型症状之一。此外，血液病如直接侵犯体温调节中枢可造成该中枢功能失调，见于白血病浸润及颅内出血。

4. 黄疸　从血液病角度看主要是溶血性黄疸。由溶血所引起的黄疸一般不太严重，血清胆红素是属于间接性的，通常不超过 85.5μmol/L(＜5mg/dL)，超过此数值时，要考虑肝功能不良或胆道梗阻。急性溶血时，由于红细胞大量破坏，临床常出现重度溶血反应，表现为寒战、高热、肌肉酸痛、头痛、呕吐等，常有酱油色血红蛋白尿，严重病例可并发急性肾功能不全。体征可见巩膜、黏膜、皮肤均呈黄染，贫血貌。慢性溶血者临床经过缓和，常呈轻度或波动性黄疸、贫血、肝脾大。

5. 骨痛　骨髓是人体造血组织，所以从血液病角度对骨痛倍加重视。特别是胸骨、脊柱骨、盆骨、四肢骨的疼痛，常与血液病有关。尤其是小儿因骨腔储备力小，骨痛症状突出并呈锐痛型。如急性白血病时，骨髓腔内充满白血病细胞，腔内压力增加，引起骨骼疼痛。胸骨压痛是白血病的典型症状，具有很高的诊断价值。急性粒细胞白血病病变可侵犯颅骨、眼窝、形成绿色瘤(chlorom)，表现眼球突出、复视、脑神经麻痹等症状。亦可侵犯胸骨、肋骨、脊柱，当骨皮质受累时向外隆起形成结节。骨髓瘤患者异常浆细胞无限增生浸润骨骼，影响骨皮质血流供应，致弥漫性骨质疏松或局限性骨质破坏，骨骼疼痛常是最早期的主要症状，胸椎、腰椎多见，胸廓次之。下肢长骨较多出现病理性骨折，扁平骨上可触及大小不等的骨髓瘤结节。

6. 脾大 血液病的脾大常见于：①异常细胞的浸润及恶性增生：在各种急慢性白血病时由于未成熟白细胞的浸润及异常增殖而致，尤以慢性粒细胞白血病明显，脾脏可重度甚至极度肿大达盆腔。此外，淋巴瘤、恶性组织细胞病患者均可有不同程度的脾大。②髓外化生：常见于骨髓纤维化时，脾脏因髓外造血而肿大。③脾功能亢进：临床较常见，表现为一种或多种血细胞减少而骨髓造血细胞相应增生。④溶血性贫血、特发性血小板减少性紫癜时也可有轻度的脾大。

7. 淋巴结肿大 是血液病的常见体征之一，特别是造血系统的恶性肿瘤，如白血病和淋巴瘤等。应与急慢性感染引起的淋巴结炎、淋巴结结核、淋巴结转移癌等相鉴别。

8. 皮肤表现 皮肤瘙痒常见于霍奇金病。皮肤发绀见于高铁血红蛋白血症及某些血红蛋白病；皮肤的砖红色改变可能提示真性红细胞增多症。

第三节 血液系统疾病的范围及分类

血液系统疾病指原发(如白血病)或主要累及(如缺铁性贫血)血液和造血组织及器官的疾病。因此，反映造血系统病理生理以及血浆成分发生异常的疾病均属于造血系统疾病，习惯上称为**血液病**。血液系统疾病一般分为以下几类。

1. 红细胞疾病 数量改变如各类贫血、红细胞增多症等；质的改变也常伴有量的变化，尤其是各类贫血。也有一些量的改变较少或不存在，而质的变化则较显著，如遗传性椭圆形红细胞增多症、高铁血红蛋白血症、血红蛋白合成缺陷的卟啉病。

2. 白细胞疾病 量的减少有先天性或药物、感染、免疫等因素引起白细胞减少或粒细胞缺乏。白细胞增多大多是感染、炎症、过敏反应、癌肿等引起。质改变的有血液恶性肿瘤，如白血病、淋巴瘤、骨髓瘤等。中性粒细胞形态异常，如中性粒细胞分叶功能不全、中性粒细胞功能缺陷及髓性白细胞综合征，都主要表现为粒细胞质的异常。

3. 出凝血性疾病 分为血小板异常、凝血功能障碍及血管壁异常三大类。血小板量的异常以血小板减少性紫癜较为多见，此外还有血小板增多。质的改变为血小板功能异常，如血小板无力症等。凝血功能障碍中有凝血因子缺乏，如血友病、凝血酶原缺乏和各种先天性或获得性的其他凝血因子缺乏。循环中抗凝物质过多也可以引起出血，如抗磷脂抗体或抗因子Ⅷ抗体等病变。血管壁异常可分为免疫因素引起的过敏性紫癜和遗传性出血性毛细血管扩张症等。

4. 血栓性疾病 根据血栓形成的部位、大小和速度等情况，分为以下四大类。动脉血栓形成性疾病，如心肌缺血和梗塞、脑动脉栓塞、肠系膜动脉栓塞、肢体动脉栓塞。静脉血栓形成性疾病，如深部静脉血栓形成性疾病等。微循环血栓形成性疾病，如弥散性血管内凝血、血栓性血小板减少性紫癜等。血栓栓塞病，常见有肺、脑、脾、肾等器官的栓塞。

第四节 血液病的实验室检查

一、一般血液检查

近年来，血液分析仪已基本取代传统的人工显微镜计数法进行血常规检测，这类仪器可同时测出红细胞总数(RBC)、血红蛋白含量(Hb)、血细胞比容(Hct)、红细胞分布宽度(RDW)、平均红细胞体积(MCV)、平均血红蛋白含量(MCH)、平均血红蛋白浓度(MCHC)、血小板总数(PLT)、血小板分布宽度(PDW)、平均血小板体积(MPV)、白细胞总数(WBC)、白细胞分类计数(DC)等,有的仪器尚可检测网织红细胞计数(Ret)。

上述仪器虽可提供多项指标,但对白细胞、红细胞及血小板形态病理变化的分析仍需经涂片染色显微镜检查确立。

1. 红细胞及血红蛋白数量的改变 贫血时红细胞及血红蛋白数量减少;相反,红细胞增多性疾病时则红细胞及血红蛋白值升高。

2. 红细胞形态改变 小红细胞多见于缺铁性贫血;大红细胞见于巨幼细胞贫血;球形红细胞增多见于遗传性球形红细胞增多症;靶形红细胞增多见于珠蛋白生成障碍性贫血(又称"地中海"贫血);泪滴状红细胞见于骨髓纤维化;盔形、三角形红细胞见于微血管病性溶血性贫血;缗钱状红细胞见于多发性骨髓瘤等。

3. 白细胞数量及形态改变 中性粒细胞增多见于类白血病反应、白血病,特别是慢性粒细胞白血病时粒细胞显著增多;中性粒细胞减少见于粒细胞缺乏、再生障碍性贫血、非白血性白血病、骨髓增生异常综合征、脾功能亢进等;嗜酸、嗜碱粒细胞增多见于嗜酸性细胞增多症、慢性粒细胞白血病等;淋巴细胞增多见于传染性单核细胞增多症、传染性淋巴细胞增多症、淋巴细胞白血病等;单核细胞增多见于单核细胞白血病、粒细胞缺乏症的恢复期;中性粒细胞核左移指血象中杆状核超过6%甚至达25%,并出现晚幼粒、中幼粒甚至早幼粒细胞,见于类白血病反应;核右移指中性粒细胞核分叶在5叶以上的中性粒细胞超过5%,见于巨幼细胞贫血等。

4. 血小板数量及形态改变 血小板减少见于血小板减少性紫癜、再生障碍性贫血、急性白血病、弥散性血管内凝血等;血小板增多见于骨髓增生性疾病、急性大出血、脾切除术后。

5. 全血细胞减少 指血象中中性粒细胞、红细胞、血小板均减少,常见于再生障碍性贫血、急性非白血性白血病、骨髓增生异常综合征、阵发性睡眠性血红蛋白尿症、恶性组织细胞病、脾功能亢进等。

二、骨髓检查

1. 骨髓涂片检查 骨髓涂片检查主要用于:①诊断血液系统疾病,对于白血病、再障、多发性骨髓瘤、巨幼细胞贫血等的诊断有重要意义。②帮助诊断某些代谢障碍性疾病,在骨髓涂片中找到特殊细胞即可确诊。③诊断原发性或转移癌。④诊断某些原虫性传染病,如在骨髓涂片中寻找疟原虫、黑热病的利什曼小体。⑤骨髓也常用于病原菌的培养,有较高的阳性率。

(1) 骨髓增生度:以成熟红细胞与有核细胞的比值表示。不同血液病具有不同的增生程度,对判断血液病有价值。增生极度活跃见于白血病,尤其是慢性粒细胞白血病;增生明显活跃见于白血病、增生性贫血;增生活跃见于正常骨髓或某些贫血;增生减低见于造血功能低下;增生极度减低见于造血功能明显低下,如再障。

(2) 粒/红比值:粒/红比值正常见于正常骨髓象;或骨髓病变局限于其他细胞系,未累及粒、红两系,如特发性血小板减少性紫癜和多发性骨髓瘤;或粒、红两系平行减少,如再生障碍性贫血。粒/红比值升高(大于8∶1)见于粒细胞增多,如慢性粒细胞白血病或幼红细胞严重减少,如单纯红细胞再生障碍性贫血。粒/红比值降低(小于2∶1)见于幼红细胞增多,如各种增生性贫血、巨幼细胞贫血;或粒细胞减少,如粒细胞缺乏症。

(3) 原始细胞数量增多:见于各种急性白血病。

(4) 血细胞化学染色:是以血细胞形态学为基础,结合化学或生物化学技术对血细胞内各种生化成分、代谢产物做定位、定性和半定量的观察,对血液病尤其是白血病的鉴别诊断必不可少。

2. 骨髓活组织检查 用骨髓活检术取骨髓组织做切片进行病理组织学检查，以了解骨髓造血细胞的密度、骨髓造血间质的改变、骨组织结构变化等，弥补了骨髓涂片检查的某些不足。对于再生障碍性贫血、骨髓增生异常综合征、骨髓纤维化、骨髓硬化症、恶性肿瘤的骨髓转移等的诊断有较大帮助。骨髓活检与骨髓细胞学相互配合和补充，因而具有重要的临床应用价值。

三、血液生化检查

1. 有关红细胞的生化检查包括 ①铁动力学测定。②叶酸、维生素 B_{12}测定。③溶血性贫血实验检查。

2. 有关白细胞的生化检查

3. 有关出凝血性疾病的实验室检查 包括凝血酶原时间(PT)、活化的部分凝血活酶时间(APTT)、血小板计数、血小板功能检查、出血时间、凝血因子缺乏的特殊试验、凝血因子抑制物分析等，可以根据具体病情选择相关的检查。

4. 其他 尿酸是核酸降解产物，乳酸脱氢酶广泛存在于机体各组织中，在白血病、淋巴瘤，当细胞大量降解，血清中常有尿酸和乳酸脱氢酶活性升高。

四、组织病理学检查

除骨髓活检外还有淋巴结活检、脾脏活检，以及体液细胞学病理检查等。

五、免疫学检查

① 白血病免疫分型为疾病的诊断提供了帮助，并有助于了解免疫分型与临床进程、疾病预后和治疗反应的关系，有助于正确选择化疗药物，并为自体骨髓移植时清除残余白血病细胞以及靶向药物的研制创造了条件。②抗血细胞抗体检测。③免疫球蛋白含量及免疫电泳：浆细胞恶性增殖时，如多发性骨髓瘤，肿瘤细胞来自一个克隆，分泌一种免疫球蛋白，可有某一类免疫球蛋白明显增多，其他的免疫球蛋白则相应减少。

六、细胞遗传学及分子生物学检查

1. 血液病的染色体检查 包括数量和结构的异常，数量异常分为整倍体异常和非整倍体异常；结构异常有断裂、缺失、重复、易位和倒位等。

2. 基因诊断 近年来兴起的分子生物学检测方法，对某些血液病有独特的诊断价值。

七、造血细胞的培养

造血细胞的培养可协助诊断各种血液病，测定血清中是否存在刺激或抑制造血的活性物质，研究药物对造血细胞的作用。

八、放射性核素检查

放射性核素检查主要用于血容量测定、红细胞寿命测定、铁代谢检查、脾扫描、骨髓显像等。

第五节 血液病的防治原则

一、一般治疗

1. 饮食与营养 以高热量、富含蛋白质和维生素而易消化的食物为宜，多吃新鲜蔬菜、水果，戒烟酒，少食浓烈辛辣的食物。

2. 精神与心理治疗 在治疗血液病的同时，不仅要注意危害患者健康的生物学因素，同时也要注意治疗中的心理和社会问题。尤其是面对恶性血液病患者时，他们所承受的心理压力极大，其心理变化对医患关系、配合治疗甚至疗效都可能造成影响。

二、去除病因

应使患者脱离致病因素的作用，如电离辐射、化学物质（如苯）等有害物质的作业环境。

三、保持正常血液成分及其功能

1. 补充造血原料 如营养性巨幼细胞贫血时，补充叶酸或维生素 B_{12}；缺铁性贫血时补充铁剂。

2. 刺激骨髓造血药物 如慢性再生障碍性贫血时可应用雄激素刺激骨髓造血。

3. 造血生长因子 如红细胞生成素治疗肾性贫血，粒系集落刺激因子（G-CSF）或粒-单系集落刺激因子（GM-CSF）加速化疗后白细胞减少的恢复等。

4. 脾切除 去除体内最大的单核-吞噬细胞系统的器官，可减少血细胞的破坏与阻留，从而延长血细胞的寿命。对如遗传性球形红细胞增多症等所致的溶血性贫血有确切的疗效。

5. 成分输血及抗感染药物的使用 严重贫血或失血时应输注红细胞，血小板减少、有出血危险时应补充血小板，血友病 A 有活动性出血时应补充Ⅷ因子。白细胞减少合并感染时应予以有效的抗感染药物治疗，并同时使用细胞因子促使其恢复。

四、去除异常的血液成分和抑制异常功能

1. 化疗 联合使用作用于不同细胞周期的化学药物杀灭病变细胞。

2. 放疗 利用 γ 射线、X 射线等电离辐射杀灭白血病及淋巴瘤细胞，适用于肿瘤比较局限时或用于化疗药物不易到达的部位，如颅脑照射。全身放疗或全淋巴结照射，常在造血干细胞支持或移植的情况下用于白血病或淋巴瘤的治疗。

3. 诱导分化治疗 由我国科学家发现的全反式维 A 酸、三氧化二砷对急性早幼粒细胞白血病有极高的缓解率和肯定的疗效。

4. 治疗性血液成分单采 通过专用设备，选择性地去除血液成分中异常增生成分。用于骨髓增生性疾病、白血病、巨球蛋白血症、某些自身免疫性疾病、同种免疫性疾病及血栓性血小板减少性紫癜等。

5. 免疫抑制剂 使用糖皮质激素、环孢素、抗淋巴细胞球蛋白等可减少具有异常功能的淋巴细胞数量，抑制其异常功能以治疗自身免疫性溶血性贫血、再生障碍性贫血及血小板减少性紫癜等。

6. 抗凝及溶栓治疗 如弥散性血管内凝血时为防止凝血因子进一步消耗，采用肝素抗凝；血小板过多时为防止血小板异常聚集，可采用双嘧达莫等；血栓形成时，使用尿激酶等溶栓，以恢复血流通畅。

五、造血干细胞移植

通过预处理，最大限度地清除异常的肿瘤细胞，然后植入健康的造血干细胞，使之重建造血与免疫系统。这是一种可以根治部分血液系统恶性肿瘤疾病的现代治疗方法。

第六节　常见的血液系统疾病

一、贫血

贫血（anemia）指在一定容积的循环血液内红细胞计数、血红蛋白量以及红细胞压积均低于正

常标准。其中以血红蛋白最为重要，成年男性低于 120g/L，成年女性低于 110g/L，一般可认为贫血。贫血是临床最常见的表现之一，然而它不是一种独立疾病，可能是一种基础的或有时是较复杂疾病的重要临床表现，一旦发现贫血，必须查明其发生原因。

【分类】 贫血可以根据红细胞的形态特点或发生的原因和发病机理加以分类(表 14-2)。贫血可分为 3 类：

表 14-2 几种常见贫血的比较

类　型	病　因	治　疗
缺铁性贫血 (小细胞性贫血)	铁摄入不足、需求增加、吸收障碍、丢失过多	硫酸亚铁 维生素 C
巨幼细胞贫血 (大细胞性贫血)	缺乏叶酸和(或)维生素 B_{12}	叶酸 维生素 B_{12}
再生障碍性贫血(再障)	由于骨髓功能衰竭，造成红细胞、白细胞、血小板全部低下	雄激素 促红细胞生成素
溶血性贫血 (遗传性球形红细胞增多症) (自身免疫性溶血性贫血) (异常血红蛋白病)	由于红细胞破坏速率增加(寿命缩短)，超过骨髓的代偿能力，如葡萄糖-6-磷酸脱氢酶缺乏(如蚕豆病)、珠蛋白异常	病因治疗 糖皮质激素 脾切除

1. 大细胞性贫血 此类贫血大多为正常色素型，如叶酸或维生素 B_{12} 缺乏引起的巨幼细胞性贫血和贫血伴网织红细胞大量增多时。

2. 正细胞正色素性贫血 此类贫血者有再生障碍性贫血，多数为溶血性贫血、急性失血后贫血及慢性系统性疾病(慢性炎症、感染、尿毒症、肝病、结缔组织病、恶性肿瘤、内分泌病等)伴发的贫血等。

3. 小细胞低色素性贫血 有缺铁性贫血、海洋性贫血、铁粒幼细胞性贫血等。

【临床表现】 贫血症状的有无或轻重，取决于贫血的程度、贫血发生的速度、循环血量有无改变、病人的年龄以及心血管系统的代偿能力等。贫血发生缓慢，机体能逐渐适应，即使贫血较重，尚可维持生理功能；反之，如短期内发生贫血，即使贫血程度不重，也可出现明显症状。年老体弱或心、肺功能减退者，症状较明显。贫血的一般症状、体征如下：

1. 软弱无力 疲乏、困倦，是因肌肉缺氧所致。为最常见和最早出现的症状。

2. 皮肤和黏膜苍白 受皮肤、黏膜、结膜及皮肤毛细血管的分布和舒缩状态等因素的影响。一般认为睑结膜、手掌大小鱼际及甲床的颜色比较可靠。

3. 心血管系统 心悸为最突出的症状之一，有心动过速。严重贫血或原有冠心病，可引起心绞痛、心脏扩大、心力衰竭。

4. 呼吸系统 气急或呼吸困难，大都是由于呼吸中枢低氧或高碳酸血症所致。

5. 中枢神经系统 头晕、头痛、耳鸣、眼花、注意力不集中、嗜睡等均为常见症状。晕厥甚至神志模糊可出现于贫血严重或发生急骤者，特别是老年患者。

6. 消化系统 食欲减退、腹部胀气、恶心、便秘等为最多见的症状。

7. 生殖系统 妇女患者中常有月经失调，如闭经或月经过多。在男女两性中性欲减退均多见。

8. 泌尿系统 贫血严重者可有轻度蛋白尿及尿浓缩功能降低。

9. 其他 贫血严重时由于体表循环不良而致皮肤散热能力减退，可有低热。

【诊断】 贫血本身，仅用血红蛋白测定即可确诊。但查明贫血的原因，既十分重要，却有时也不容易做到。切忌将贫血当作病因或视为一个独立的疾病。在诊断过程中注意以下几方面：

1. 病史 有无疲乏、肌肉无力、头痛、眩晕、晕厥、心悸、呼吸困难；有无出血史、呕血、黑便、深咖啡色尿；在妇女中有无月经过多，妊娠、生育（或流产）和哺乳情况；有无营养缺乏或偏食情况；工种和生活环境中有无与化学毒物或放射物质接触；起病前有无服用能引起贫血的药物；有无提示有慢性炎症、感染、肾病、肝病、恶性肿瘤、胶原性疾病、内分泌功能紊乱等疾病的症状；家族中有无地中海贫血、先天性球形红细胞增多症等遗传性疾病患者。

2. 体征　皮肤苍白，结膜苍白，黄疸，淋巴结、肝、脾肿大、骨骼压痛，心脏的异常等。反甲和舌炎出现于严重的缺铁性贫血；舌乳头萎缩和脊髓后索及侧索体征出现于维生素 B_{12} 缺乏；骨骼畸形，出现于溶血性贫血。

3. 实验室检查　除红细胞、血红蛋白、红细胞比积外，基本的血液学检查包括：①网织红细胞计数。②MCV 及 MCHC 的测定。③外周血涂片，观察有无异形红细胞，如球形红细胞、靶形红细胞等，有无红细胞大小不均，低色素和多染性红细胞，嗜碱性点彩、卡伯特氏球、豪-周氏小体等。白细胞和血小板数量和形态学方面的改变，有无异常细胞。④骨髓穿刺做骨髓涂片检查，对诊断不可缺乏，必要时应做骨髓活检。骨髓检查必须包括染色，以确诊或排除缺铁性贫血和铁粒幼细胞性贫血。

4. 其他检查　尿常规、大便隐血及寄生虫卵、血液尿素氮、血肌酐以及肺部 X 射线检查等。

【治疗】

1. 病因治疗　治疗贫血的原则着重于采取适当措施以消除病因。很多时候，原发病比贫血本身的危害严重得多（如胃肠道癌肿），其治疗也比贫血更为重要。在病因诊断未明确时，不应乱投药物使情况复杂，增加诊断上的困难。

2. 药物治疗　切忌滥用补血药，必须严格掌握各种药物的适应证。例如，维生素 B_{12} 及叶酸适用于治疗巨幼细胞性贫血；铁剂仅用于缺铁性贫血，不能用于非缺铁性贫血，以免引起铁负荷过重，影响重要器官（如心、肝、胰等）的功能；皮质类固醇用于治疗自身免疫溶血性贫血；睾丸酮用于再生障碍性贫血等。

3. 输血　输血主要的优点是能迅速减轻或纠正贫血。急性大量失血时，输血对恢复正常血量和成分极为重要。输血过多有抑制骨髓造血功能的作用。输血有时可引起严重甚至致命的反应。多次输血增加传染病毒性肝炎的机会和获得铁负荷过重的危险。因此必须正确掌握输血的适应证，如需大量输血，为了减轻心血管系统的负荷过重和减少输血反应，可输浓缩红细胞。

4. 脾切除　脾脏是破坏血细胞的重要器官，与抗体的产生也有关。少数几种贫血在脾切除后，红细胞的生存时间延长，贫血能迅速得到纠正，疗效好且能巩固（如遗传性球形细胞增多症、脾机能亢进引起的贫血）。有些贫血在脾切除后可以减轻，但也可以不明显，故首先应有足够证据表示脾脏破坏更多的红细胞，否则不应轻率地进行手术。

5. 骨髓移植　骨髓移植是近年来一种新的医疗技术，目前仍在研究试用阶段，主要用于急性再生障碍性贫血之早期未经输血或极少输过血的病人。

二、白血病

白血病（leukemia）是累及造血干细胞的造血系统恶性肿瘤。表现在骨髓和（或）血液中出现白血病细胞。本病是国内 9 种常见的恶性肿瘤之一，我国发病率为 2.76/10 万。恶性肿瘤死亡率中，白血病居第 6 位（男性）和第 8 位（女性），在儿童和 35 岁以下成人中则居第一位。

【病因及发病机理】　白血病的发病尚不完全清楚。

1. 辐射损伤　电离辐射致白血病作用已在动物实验中得到证实，而对人类的致白血病作用也从以下的事实得到提示：早期不加防护的放射线工作者，其白血病发病率比一般医生高 8～9 倍；强直性脊柱炎的患者采用放射性治疗，其白血病发病率比一般人高 10 倍。日本的广岛和长崎原子弹爆炸后，遭受辐射地区与未遭辐射地区的居民之间的白血病发病率相差 30 倍。

2. 化学因素　已知很多化学物质有致白血病作用，如工业中广泛应用的苯。药物中的抗癌剂

(尤其是烷化剂)、乙双吗啉、氯霉素、保泰松溶剂及杀虫剂等均可诱发白血病。

3. 病毒因素 1980 年从人 T 细胞白血病中分离出一株新的病毒(HTLV),与 1976 年日本所发现的成人 T 淋巴细胞白血病病毒(ATLV)是同一种病毒。

4. 遗传因素 白血病的遗传易感性可由以下事实推断:①某些高危家庭中,同胞之间患白血病的机会比一般正常人群高出 4 倍。②同卵孪生子女,一人患白血病,另一人患白血病的机会比正常人高 25%。③有特殊遗传综合征者,白血病发病率增高,如先天愚型(Down 综合征)、遗传性毛细血管扩张性共济失调等。

【分类】

1. 急性白血病 起病急、病情重,自然病程一般在六个月以内。骨髓及外周血中主要为异常的原始细胞和早期幼稚细胞,如急性淋巴细胞白血病和急性非淋巴细胞白血病。

2. 慢性白血病 起病缓、发展慢,病程一般一年以上,骨髓和外周血以较成熟的细胞占多数,如慢性粒细胞白血病和慢性淋巴细胞白血病。

(一) 急性白血病

【诊断要点】

(1) 临床表现:①发热,除代谢亢进或某些原因不明的发热以外,绝大多数是由于感染造成。②贫血,进展迅速而明显。③出血,主要是血小板减少所致,出血部位可遍及全身,但以皮下、口腔、胃肠较多见(若为颅内出血,可为致死原因)。④肝、脾及淋巴结肿大。⑤胸骨及胫骨压痛,胸骨常有局限性压痛,胫骨压痛多见于儿童。

(2) 实验室检查:①根据周围白细胞数多少及是否出现幼稚白细胞,可分为白血病性、亚白血病性及非白血病性。白细胞数多者可达数十万,少者仅数百。②血小板减少。出血时间、血块收缩时间延长,毛细血管脆性增加。③红细胞数及血红蛋白量减少,表现为正色素性贫血。④骨髓象有核细胞明显增生。红细胞系统增生受到抑制,白细胞与红细胞的比例增大,巨核细胞增生也受到抑制。

【鉴别诊断】 ①周围血象白细胞增多,并有幼稚细胞出现时,需与类白血病反应相鉴别。以下三点有助于类白血病反应的诊断:引起类白血病反应的原发病去除后,血象即回复正常;一般不同时出现贫血及出血症状;骨髓检查不符合白血病骨髓象。②周围血象白细胞数减少,并未见幼稚细胞,同时有贫血及血小板减少,骨髓涂片又见有核细胞增生减少者,需与再生障碍性贫血相鉴别。可以间隔时间,在不同部位做骨髓穿刺复查。

【治疗】

1. 一般性支持治疗 ①发热:大多是由继发感染引起,因此必须先控制感染。应根据不同的具体情况,选择有效的抗菌药物。②贫血:除了积极应用白血病抑制性药物,使病情缓解后贫血症状自然改善外,可给予输血,以纠正严重贫血现象。③出血:可输鲜血或血小板悬液。④高尿酸血症:可应用别嘌呤口服。

2. 化学治疗 急性淋巴细胞白血病治疗药物有:长春新碱、泼尼松、柔红霉素等;急性早幼粒白血病:应用全反式维甲酸作为诱导药物,完全缓解率 85%。

3. 骨髓移植 适用于第一次完全缓解的 40 岁以下的病例。5 年的无病存活率 50%左右。

(二) 慢性白血病

【诊断要点】

1. 慢性粒细胞白血病 ①可以出现贫血、脾肿大、代谢亢进等。胸骨可出现压痛,晚期可有出血症状。②实验室检查:白细胞计数明显升高,可达到$(20\sim100)\times10^9/L$,分类中以中幼及晚幼粒细胞居多,嗜碱粒细胞比例往往增多。中性粒细胞碱性磷酸酶积分低于正常。出现急性发作时,血象变化可与急性白血病一样。红细胞及血红蛋白减少；血小板计数早期可增高，晚期或急性发作时减少。骨髓象有核细胞极度增生，主要是粒细胞系统，分类以中幼、晚幼粒细胞居多，巨核细胞系统可以增多。急性发作时，骨髓象可同急性白血病。血细胞染色体常有异常的 Ph^1 染色体。

2. 慢性淋巴细胞白血病 ①一般发病年龄为 60～80 岁，起病缓慢，疾病后期可有全身淋巴结肿大，脾脏亦可肿大，并出现乏力、易受感染等症状，贫血及出血症状出现于更后期。②实验室检查：白细胞计数$(30\sim100)\times10^9$/L，分类中绝大多数是类似成熟淋巴细胞，幼淋巴细胞很少。骨髓象细胞极度增生，主要是成熟淋巴细胞。

三、淋巴瘤

淋巴瘤是淋巴系统的恶性肿瘤。淋巴瘤有两种主要类型：霍奇金淋巴瘤（常称为霍奇金病）和非霍奇金淋巴瘤。非霍奇金淋巴瘤有很多亚类，包括伯基特淋巴瘤和蕈样霉菌病。

【病因】 本病病因未明，病毒（如 E-B 病毒）被某些权威怀疑与发病有关，但本病无传染性。

【临床表现】 淋巴结常呈无痛性缓慢长大。亦无明显感染。当病人有感冒或其他感染时，淋巴结可迅速长大，但此非霍奇金病典型表现。若淋巴结增大持续一周以上时，应怀疑到霍奇金病。尤其是当病人尚有发热、盗汗和体重减轻时医生更应疑诊。

当病人出现淋巴结肿大时，霍奇金病一般才被发现。淋巴结肿大最常见于颈部，亦可在腋窝或腹股沟。淋巴结肿大常为无痛性，可在饮酒后出现疼痛，持续数小时。胸部或腹部的深部淋巴结肿大常在 X 射线胸片或 CT 扫描时被无意发现。

霍奇金病除淋巴结肿大外还可出现其他症状，如发热、盗汗以及体重减轻。可有无明显原因的皮肤瘙痒。一些病人有周期热，即几天高热后又间隙以数天至数周的正常或低于正常体温。其他症状的出现取决于淋巴瘤的生长部位。病人亦可无症状或仅有少数症状。

【实验室检查】 血细胞计数异常及其他血液检验可提供一些支持证据，但要明确诊断，必须对受累淋巴结进行病理活检，查看是否有里-斯氏细胞。活检类型取决于是哪个淋巴结肿大和需要多少组织才能确诊。必须切取足够的组织以便能区分与霍奇金病相似的其他淋巴结肿大疾病。

【诊断要点】 诊断必须进行淋巴结活检以鉴别其他引起淋巴结肿大的疾病。

【鉴别诊断】 其他引起淋巴结肿大的疾病。

【防治原则】 早期病例（Ⅰ期和Ⅱ期）常用放射治疗处理局部淋巴瘤以及邻近区域。尽管放射治疗一般不能治愈低度恶性淋巴瘤，但它能使病人生存期延长 5～8 年。对中度患者放疗可使生存期延长 2～5 年。而对高度恶性淋巴瘤患者，放射治疗仅能使病人生存期延长 6 个月到 1 年。然而，只要在病程早期即开始治疗，单纯联合化疗，或与放射治疗一起，能使 50％以上的中高度恶性淋巴瘤获得治愈。

大多数病人均在确诊时即为晚期病例（Ⅲ期和Ⅳ期）。低度恶性者也许不需要立即治疗，但应严密观察以确定尚无严重的潜在并发症。化疗适用于中度恶性者。高度恶性者由于病情进展迅速，应立即给予强化化疗。

四、过敏性紫癜

过敏性紫癜是一种较常见的变态反应性出血性疾病。其发病机制主要是由于机体对某些过敏物质发生变态反应而引起毛细血管壁的通透性和脆性增高。多见于儿童和青少年，男性多于女性。

【病因】

1. 细菌与病毒感染 细菌中以β-溶血性链球菌为常见，其次有金黄色葡萄球菌、结核杆菌和肺炎球菌等。病毒中以流感、风疹、水痘、流行性腮腺炎和肝炎等最为常见。

2. 寄生虫感染 以蛔虫感染最多见，其次为钩虫。寄生虫的代谢产物或死后分解产物，均可使机体发生变态反应。

3. 食物　以动物性食物为主，主要有鱼、虾、蟹、牛奶、蛋、鸡等。

4. 药物　抗生素(青霉素、链霉素、氯霉素、红霉素)，各种磺胺类，解热镇痛药(水杨酸类、氨基比林、保太松、安乃近)，镇静剂(苯巴比妥、水合氯醛、安定)，激素类(人工合成雌激素、丙酸睾丸酮、胰岛素)，抗痨药(异烟肼)，其他如洋地黄、奎尼丁、阿托品、克尿塞、D_{860}、碘化物、金、砷、铋、汞等。

5. 其他　如寒冷、外伤、昆虫叮咬、花粉、接种、结核菌素试验、更年期甚至精神因素等。

【临床表现】　多数患者于发病前1～2周有上呼吸道感染史及症状。临床上分为4种类型：

1. 单纯型　只有皮肤表现，典型皮疹为棕红色斑丘疹，突出于皮表，压之不退色，单独或互相融合，对称性分布，以四肢伸侧及臀部多见，很少侵犯躯干，可伴有痒感或疼痛，成批出现，消退后可遗有色素沉着。除紫癜外，还可并发荨麻疹、血管神经性水肿、多形性红斑或溃疡坏死等。偶尔口腔黏膜或眼结膜也可出现紫癜。

2. 关节型　除有皮肤症状，关节可有轻微疼痛到明显的红、肿、痛及活动障碍。病变常累及大关节，以膝、踝、肘、腕等关节多见，可呈游走性，常被误诊为"风湿病"。主要是关节周围病变，可反复发作，不遗留关节畸形。

3. 腹型　除有皮肤症状，出现腹痛，多呈绞痛，是由血液外渗入肠壁所致。以脐及右下腹痛明显，亦可遍及全腹，但一般无腹肌紧张，压痛较轻，可伴有恶心、呕吐、腹泻与黑便。因肠道不规则蠕动，可导致肠套叠，可扪及包块，多见于儿童。偶可发生肠穿孔。如不伴有皮肤紫癜，常被误诊为"急腹症"。

4. 肾型　一般于紫癜出现后1～8周内出现肾脏受累的表现，轻重不一，有的仅为短暂血尿，有的很快进展为肾功衰竭，但少见。主要表现为血尿、蛋白尿、管型尿、浮肿及高血压等急性肾小球肾炎表现，少数可为慢性肾炎、肾病综合征、个别病例可转入慢性肾功能衰竭。

以上4种类型有时两种以上同时存在，称为混合型。

【实验室检查】　①血小板计数、出凝血时间、血块收缩时间等均正常，毛细血管脆性试验阳性。②白细胞计数轻度或中度增多，嗜酸性粒细胞可增多。③可有血尿、蛋白尿。④抗链"O"滴度增高。⑤大便隐血可呈阳性。⑥免疫球蛋白测定中IgG和IgA可增高，以IgA增高为明显。

【诊断要点】　有皮肤紫癜，但血小板计数正常。

【鉴别诊断】　特发性血小板减少性紫癜。

【防治原则】

1. 积极消除病因，防治上呼吸道感染、寄生虫病，去除病灶(如扁桃体炎)，避免服用可疑药物及食物。

2. 单纯型紫癜可服用降低毛细血管通透性的药物，如维生素C、钙剂等。

3. 对关节紫癜型可试用非激素类抗炎药及氨苯砜等。

4. 对腹型和肾型紫癜，除上述治疗外，对症处理。可酌情应用糖皮质激素和免疫抑制剂。

(赵仰星　邵　莉　武卫东)

【思考题】

1. 与人体的其他系统相比，血液系统疾病有什么特点？
2. 白细胞是如何分类的、每类的白细胞各有什么生理功能？
3. 血液病有哪些常见的症状和体征？
4. 贫血是一个独立的疾病吗？为什么？
5. 从细胞形态学上，贫血是如何分类的？
6. 白血病是如何分类的？
7. 过敏性紫癜的可能病因都有哪些？

第十五章 内分泌与代谢性疾病

内分泌系统(endocrine system)是由机体各内分泌腺以及散布于全身的内分泌细胞构成的信息传递系统，是通过释放具有生物活性的化学物质——激素(hormone)来调节靶细胞(或者靶组织、靶器官)活动的。内分泌系统与神经系统密切联系，相互配合，共同调节机体的各种功能活动，维持内环境的相对稳定。

第一节 内分泌系统的主要结构与功能特点

人体内分泌腺体是以合成和分泌激素为主要功能的器官，如垂体、松果体、甲状腺、胸腺、肾上腺、胰岛、性腺等(图 15-1)。

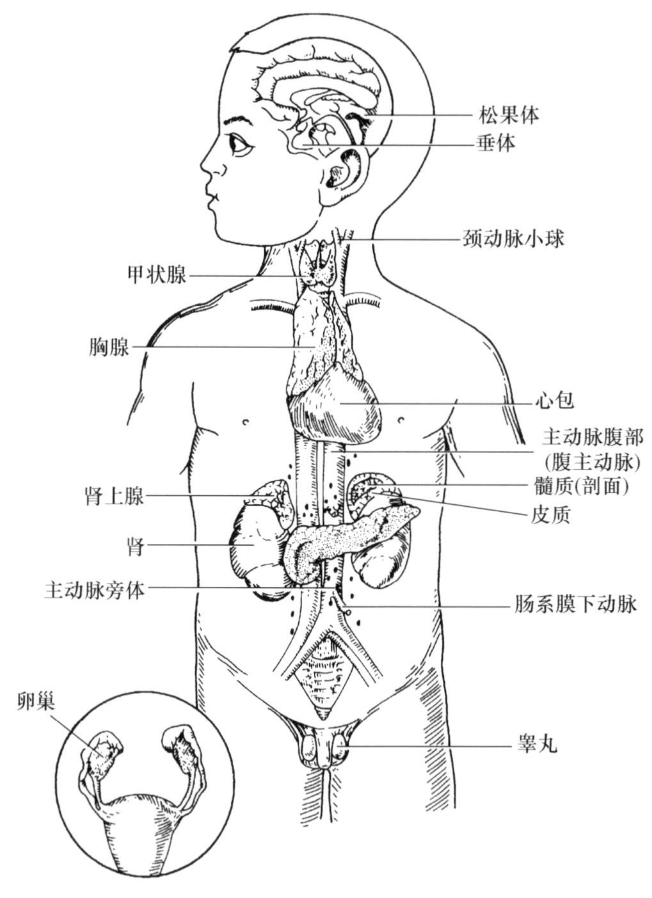

图 15-1 内分泌器官概况

一、松果体

松果体细胞是由神经细胞演变而来的，它分泌的激素主要有褪黑素和肽类激素。松果体褪黑素的分泌呈现明显的昼夜节律变化，白天分泌减少，而黑夜分泌增加。褪黑素对下丘脑-垂体-性腺轴与下丘脑-垂体-甲状腺轴的活动均有抑制作用。正常妇女血中褪黑素，在月经周期的排卵前夕最低，随后在黄体期逐渐升高，月经来潮时达到顶峰，提示妇女月经周期的节律与松果体的节律关系密切。松果体合成的肽类激素主要是催产素。

二、丘脑下部

下丘脑既是一个高级植物神经中枢，也是一个功能复杂的高级内分泌中枢。下丘脑与垂体功能、性腺活动、体温调节、食欲控制及水盐代谢等均有极密切的关系。下丘脑分泌的刺激垂体前叶的激素包括促甲状腺生长激素释放激素（TRH）、促黄体激素释放激素（LHRH）、促卵泡激素释放激素（FSHRH）、生长激素释放激素（GHRH）、促皮质激素释放激素（CRH）、催乳素释放因子（PRF）；抑制垂体前叶的激素包括催乳素抑制因子（PIF）和生长激素抑制激素（SST）；刺激垂体后叶的激素包括血管加压素（VP）和抗利尿激素（ADH）。

三、脑垂体

脑垂体位于大脑底部的颅中窝内，按其胚胎发育和功能、形态的不同，分为腺垂体和神经垂体两部分。

腺垂体是体内最重要的内分泌腺，它由不同的腺细胞分泌 7 种激素：生长素细胞分泌生长素（GH），促甲状腺激素细胞分泌促甲状腺激素（TSH），促肾上腺皮质激素细胞分泌促肾上腺皮质激素（ACTH）与促黑（素细胞）激素（MSH），促性腺激素细胞分泌卵泡刺激素（FSH）与促黄体生成素（LH），催乳素细胞分泌催乳素（PRL）。在腺垂体分泌的激素中，TSH、ACTH、FSH 与 LH 均有各自的靶腺，分别形成下丘脑-垂体-甲状腺轴、下丘脑-垂体-肾上腺皮质轴和下丘脑-垂体-性腺轴。腺垂体的这些激素是通过调节靶腺的活动而发挥作用的，而 GH、PRL 与 MSH 则不通过靶腺，分别直接调节个体生长、乳腺发育与泌乳、黑素细胞活动等。所以，腺垂体激素的作用极为广泛而复杂。

人生长素（growth hormone，GH）

1. 生理作用 生长素的生理作用是促进物质代谢与生长发育，对机体各个器官及组织均有影响，尤其是对骨骼、肌肉和内脏器官的作用更为显著，因此，GH 也称为躯体刺激素。

(1) 促进生长作用：机体生长受多种激素的影响，而 GH 是起关键作用的调节因素。幼年动物摘除垂体后，生长即停止，如及时补充 GH，则可使其生长恢复。人在幼年时期生长素缺乏，将出现生长停滞，身材矮小，称为**侏儒症**；如 GH 过多，则患**巨人症**。人成年后如 GH 过多，由于长骨骨骺已经钙化，长骨不再生长，只能使软骨成分较多的手脚肢端短骨、面骨及其软组织生长异常，以致出现手足粗大、鼻大唇厚、下颌突出等症状，称为**肢端肥大症**。

(2) 促进代谢作用：GH 可通过细胞膜上的生长素受体介导，促进氨基酸进入细胞，加速蛋白质合成，包括软骨、骨、肌肉、肝、肾、心、肺、肠、脑以及皮肤等组织的蛋白质合成增强；GH 促进脂肪分解，增强脂肪酸氧化；GH 抑制外周组织摄取与利用葡萄糖，减少葡萄糖的消耗，从而提高血糖水平。

2. 影响生长素分泌的因素

(1) 睡眠的影响：人在觉醒状态下，GH 分泌较少，进入慢波睡眠后，GH 分泌明显增加，慢波睡眠 60min 左右，血中 GH 浓度达到高峰，转入异相睡眠后，GH 分泌又减少。50 岁以后，GH 这种分泌峰消失。

(2) 代谢因素的影响：血中糖、氨基酸与脂肪酸均能影响 GH 的分泌，其中以低血糖对 GH 分泌的刺激作用最强。血中氨基酸与脂肪酸增多可引起 GH 分泌增加，有利于机体对这些物质的代谢与利用。

此外，运动、应激刺激、甲状腺激素、雌激素与睾酮等能促进 GH 分泌。在青春期，血中雌激素或睾酮浓度增加，可明显地促进 GH 分泌。

四、甲状腺

甲状腺分左右两叶，中间以峡部相连。成人甲状腺平均重约 25g，女性的甲状腺略重，并在月经期与妊娠期略增大。甲状腺内含有甲状腺滤泡和许多滤泡旁细胞。甲状腺滤泡上皮细胞合成和分泌甲状腺激素，滤泡旁细胞(parafollicular cell)又称 C 细胞，位于滤泡之间和滤泡上皮细胞之间，以出胞方式释放颗粒内的降钙素。

五、甲状旁腺

甲状旁腺一般有上、下两对，黄豆大小，位于甲状腺左右叶的背面。甲状旁腺分泌的甲状旁腺激素(parathyroid hormone，PTH)与甲状腺 C 细胞分泌的降钙素(calcitonin，CT)以及 1，25-二羟维生素 D_3 共同调节钙磷代谢，控制血浆中钙和磷的水平。

六、胸腺

胸腺位于胸腔的纵隔，能分泌多种肽类物质，如胸腺素、胸腺生长素等，它们促进 T 细胞分化成熟。

七、肾上腺

肾上腺位于肾的上方，右侧肾上腺呈扁平三角形，左侧呈半月形。成人每侧肾上腺重约 4～5g。肾上腺表面包以结缔组织被膜，少量结缔组织伴随血管和神经伸入腺实质内。肾上腺实质由周边的皮质和中央的髓质两部分构成，两者在发生、结构和功能上均不相同，皮质来自中胚层，髓质来自外胚层。肾上腺皮质分泌的皮质激素分为 3 类，即盐皮质激素、糖皮质激素和性激素。肾上腺髓质嗜铬细胞分泌肾上腺素(epinephrine，E)和去甲肾上腺素(norepinephrine，NE)，这些激素与血压、心率及基础代谢有关。

八、胰腺

人类的胰岛细胞按其染色和形态学特点，主要分为 A 细胞、B 细胞、D 细胞及 PP 细胞。A 细胞约占胰岛细胞的 20%，分泌胰高血糖素(glucagon)；B 细胞占胰岛细胞的 60%～70%，分泌胰岛素(insulin)；D 细胞占胰岛细胞的 10%，分泌生长抑素；PP 细胞数量很少，分泌胰多肽(pancreatic polyeptide)。

九、性腺

女性的性腺是卵巢，产生卵细胞，分泌雌激素和孕激素，对维持女性的第二性征起着重要的作用。同样，男性的性腺是睾丸，产生精子，分泌雄激素，对维持男性的第二性征起着重要的作用。

第二节 激 素

一、激素分泌细胞的结构特点

内分泌细胞分泌的激素，按其化学性质分为含氮激素(包括氨基酸衍生物、胺类、肽类和蛋白质类激素)和类固醇激素两大类。分泌含氮激素细胞的超微结构特点是:胞质内含有与合成激素有关的粗面内质网和高尔基复合体,以及有膜包被的分泌颗粒等。分泌类固醇激素细胞的超微结构特点是:胞质内含有与合成类固醇激素有关的丰富的滑面内质网,但不形成分泌颗粒;线粒体较多,其嵴多呈管状;胞质内还有较多的脂滴,其中的胆固醇等为合成激素的原料。

二、内分泌调节轴与调节系统

在正常状态下,各类激素的分泌量是相对稳定的。内分泌腺活动的稳定性,除受神经系统的调节控制外,某些内分泌腺之间的相互协调也起重要作用,其中下丘脑和腺垂体与其他几种内分泌腺之间的相互调节尤为重要,构成**下丘脑-垂体-内分泌腺调节轴**。下丘脑的各种神经内分泌细胞分泌的释放激素或释放抑制激素,调节腺垂体相应腺细胞的分泌活动,腺垂体分泌的各种激素又调节相应靶细胞的分泌和其他功能活动。另一方面,靶细胞的分泌物或某种物质(如血糖、血钙等)的浓度变化,反过来又可影响腺垂体和下丘脑的分泌活动,这种调节称为反馈。通过正、负反馈调节以维持机体内环境的相对稳定和正常生理活动。例如,下丘脑的神经内分泌细胞分泌促甲状腺激素释放激素,促进腺垂体远侧部的促甲状腺激素细胞分泌促甲状腺激素,后者又促进甲状腺滤泡上皮细胞合成和分泌甲状腺激素;当血液甲状腺激素达到一定水平时,则引起负反馈调节,抑制下丘脑或腺垂体相应激素的分泌,这样又使甲状腺的分泌功能和血液中的甲状腺激素水平下降;当激素水平再下降到一定程度时,再以正反馈调节使激素分泌增多。

三、激素的某些特性和作用机制

1. 激素的合成与贮存 肽类激素在循环中主要呈游离形式,类固醇激素和甲状腺激素(除醛固酮外)均与高亲和力的特异血浆蛋白结合,仅少量(约1%~10%)呈有生物活性的游离状态。通过对激素结合状态与游离状态比例的控制,可以调节激素的生物活性和半衰期,从而辅助性地调节腺体功能。

2. 激素的分泌方式 随着内分泌研究的发展,关于激素传递方式的认识逐步深入。大多数激素经血液运输至远距离的靶细胞而发挥作用,这种方式称为**内分泌**;某些激素可不经血液运输,仅由组织液扩散而作用于邻近细胞,这种方式称为**旁分泌**;如果内分泌细胞所分泌的激素在局部扩散,通过反作用于该内分泌细胞而发挥反馈作用,这种方式称为**自分泌**。另外,下丘脑有许多具有内分泌功能的神经细胞,这类细胞既能产生和传导神经冲动,又能合成和释放激素,故称为**神经内分泌细胞**,它们产生的激素称为神经激素。神经激素可沿神经细胞轴突借轴浆流动运送至末梢而释放,这种方式称为**神经分泌**。

3. 激素作用机制 每种激素作用于一定器官或器官内的某类细胞,称为激素的靶器官(target organ)或靶细胞(target cell)。靶细胞具有与相应激素相结合的受体,受体与相应激素结合后产生效应。含氮激素受体位于靶细胞的质膜上,而类固醇激素受体一般位于靶细胞的胞质内。

激素需与特异的受体结合以启动其生理活性,不同激素可有不同的过程:多肽激素和儿茶酚胺与细胞表面受体结合,通过对基因的影响发挥其生物效应;胰岛素与细胞表面受体结合后共同进入细胞内形成胰岛素-受体复合物,再与第二受体结合产生生物效应。激素与受体的结合为特异性的,并且是可逆性的,符合质量与作用定律。

4. 激素的分泌节律

(1) 生物节律:人体中的生物节律(biological rhythms)种类很多,节律周期长短不一,最短者以毫秒计(如神经冲动和细胞膜电生理变化),最长者以年计。生物节律可发生于一个细胞、一种组织或器官、生物个体或一个生物群体。许多激素的分泌具有脉冲节律性。在激素清除率相对恒定的状态下,激素的血浓度主要受分泌脉冲频率和振幅的影响。血浓度变化周期自数分钟(如神经递质)、数小时(如睾酮、皮质酮、生长激素、泌乳素、醛固酮等)、数天(如促甲状腺激素),至数周(月经周期调节激素)、数月(季节性节律,如妊娠)不等。在人的一生中,同一激素的节律性分泌也不是固定不变的,一般来说,激素的半衰期越短,脉冲变化越明显。

(2) 昼夜节律:个体的生长、发育、代谢和环境变化及神经-内分泌的"生物钟"现象与下丘脑的视上核活动有关,并与褪黑素的昼夜节律性分泌有直接联系,而褪黑素分泌又是由光照和血清素能神经活动引起的。在病理情况下,激素的节律性分泌可有显著改变,如Cushing综合征患者的皮质醇昼夜节律消失往往先于皮质醇浓度的升高,因而,测定皮质醇(及促肾上腺皮质激素)昼夜节律性具有早期诊断价值。

5. 激素与神经系统及免疫系统的相互联系 神经系统主要借助下丘脑与内分泌系统建立起神经-内分泌调节联系。下丘脑的活动由更高级神经中枢(大脑皮层)通过神经递质控制,外部环境刺激通过传入神经在神经中枢转化成化学信号,并由一些神经元进行分析整合,最后通过兴奋性或抑制性神经递质影响下丘脑的神经激素分泌。下丘脑的释放激素或释放抑制激素经垂体门脉系统进入腺垂体,促进或抑制垂体激素的分泌,并进一步影响靶腺的功能。另一方面,垂体激素也可通过循环血液、脑脊液或垂体门脉系统的逆向血流与扩散作用反馈作用于下丘脑甚至更高级的神经中枢。此外,一些内分泌激素(如皮质醇、T_3、T_4、儿茶酚胺、雌二醇等)也对中枢神经系统的功能有重要的调节作用。

免疫系统的免疫应答、免疫调节和免疫监视等功能均与神经-内分泌有密切联系。一方面,神经-内分泌调节控制着免疫功能;另一方面,免疫应答的信息和免疫效应物(抗体、细胞因子等)又对神经-内分泌系统有明显影响。许多内分泌疾病的病因与自身免疫反应有关,一些激素对靶细胞的效应常需细胞因子的介导。

许多激素本身具有免疫活性功能。例如,褪黑素可透过多数细胞膜(吲哚胺类易进入胞膜双脂质层),与细胞浆内的一些自由基结合,起着抗氧化作用,是使细胞核、细胞活性蛋白及其他生物大分子免受自由基破坏的细胞保护剂。又如,糖皮质激素可作用于免疫反应的多个环节,具有显著的免疫抑制作用。

第三节 内分泌和代谢性疾病的诊查及治疗原则

一、常见的症状与体征

1. 身高过高或矮小 主要是由于垂体的疾病所致。

2. 肥胖或消瘦 可见于糖尿病等。

3. 多饮与多尿 见于糖尿病或尿崩症等。

4. 高血压伴低血钾 见于原发性醛固酮增多症等。

5. 皮肤色素沉着 与黑色素沉着有关。

6. 多毛与毛发脱落 与肾上腺皮质增生等有关。

7. 皮肤紫纹和痤疮 见于肾上腺皮质增生、多囊卵巢综合征等。

8. 男性乳腺发育 可分为内分泌与非内分泌疾病两类。

9. 突眼 见于甲状腺功能亢进等。

10. 溢乳和闭经 见于泌乳素瘤等。

11. 骨痛与自发性骨折 可见于甲状旁腺功能亢进和皮质醇增多症等。

二、实验室检查与特殊检查

1. 激素浓度测定 可以用放射免疫法、酶联免疫法等测定体液中激素浓度,其可靠性受抗体的纯度和特异性，以及样本质量的影响。比如，测定血中胰岛素浓度时，也包括了胰岛素原；测定血C肽时，也同样包括了未解离的C肽。另外，在测定激素浓度时，还需注意区分体液中游离型（多有生物活性）激素与结合型（多无生物活性）激素，这样，才能正确地评价测定结果。

2. 激素动态观察 测定激素分泌的正常节律，如ACTH、皮质醇的昼夜波动、促黄体素和促卵泡素的月节律等。正常节律的消失多为腺体功能异常的早期表现。

3. 激素调节功能检查 包括兴奋试验（检查对促激素的反应）和抑制试验（检查反馈抑制功能），在鉴别生理性变化和病理性改变，明确病理变化的性质方面有较大意义。

4. 受体测定 对各种靶细胞受体的量与质的测定，如红细胞胰岛素受体测定、血细胞核 T_3 受体测定等。对于激素水平与临床表现不一致的病人，受体变化节律的测定具有更为重要的临床意义。

5. 靶细胞功能检查 只有靶细胞的反应才能在临床上反映内分泌腺的功能异常，所以测定靶细胞的功能可以客观地评价激素的效应。例如，甲状腺功能亢进时血小板 Na^+-K^+ ATP 酶活性明显升高，心肌等容收缩期缩短，基础代谢率升高等。

6. 定位检查 主要为影像学检查，确定内分泌腺肿瘤。

7. 病理检查 可以确定病变的性质，如甲状腺针刺活检在确定桥本病、甲状腺癌方面有一定价值。

三、内分泌系统疾病的治疗原则

1. 激素不足者应补充生理剂量的相应激素 在补充激素有困难或在补充激素的同时，采取其他措施以维持体内环境的稳定。例如，甲状旁腺功能不全时，可以用补充钙剂和维生素C治疗；肾上腺皮质功能不全时可以用高钠饮食作为辅助治疗。

2. 激素过多应尽可能根治 不是每例均能做到。治疗方法有：①手术切除导致功能亢进的腺体肿瘤或增生。②药物抑制激素的合成和释放，如硫脲类药物治疗甲状腺功能亢进症，溴隐停和溢乳停治疗泌乳素瘤与肢端肥大症。③靶腺激素反馈抑制促激素的合成与分泌，如甲状腺激素抑制促甲状腺激素、皮质醇抑制促肾上腺皮质激素、雌激素或雄激素抑制促性腺激素等。④化学治疗不能手术的病人，如双氯苯二氮乙烷（O，P-DDO）治疗肾上腺皮质癌，链脲霉素治疗胰岛β细胞癌等。⑤用激素调节或纠正代谢异常，如睾丸酮等同化激素治疗皮质醇增多导致的负氮平衡等。⑥放射治疗，抑制腺体分泌功能。

3. 病因治疗 例如，突眼症可以用免疫控制剂治疗，肾上腺皮质结核所致的慢性肾上腺皮质功能不全应给予抗结核治疗。

第四节 常见的内分泌和代谢性疾病

一、甲状腺功能亢进症

甲状腺功能亢进症（hyperthyroidism）即甲状腺机能过强，简称甲亢。临床上以基础代谢率增高，神经兴奋性增强，相应脏器与组织机能加强为特征，可伴有甲状腺肿大。

【主要临床表现】 女性多见，男女之比为1：（4～6），各年龄组均可发病，以20～40岁为多。多数起病缓慢，少数在精神创伤或感染等应激后急性发病。临床表现不一，典型表现有高代谢症候群、甲状腺肿及眼征。

1. 甲状腺自身的改变 多有甲状腺肿大，尤其在女性。一般男性甲状腺肿大较轻，有的甚至不能触及。甲状腺肿大多呈弥漫性、对称性，质地柔软。少数患者可呈单结节或多结节性肿大，且不对称。甲状腺的血管征是甲状腺区的收缩期细震颤与收缩期杂音，主要见于重症患者。

2. 甲状腺激素增多的影响

(1) 代谢率增高症候群：患者怕热多汗，查体时可发现皮肤温暖潮湿，尤以手掌、足心、脸面、颈胸及腋下较明显，皮肤因毛细血管扩张而呈现红润，体表温度升高，可有低热；体重锐减，消瘦，倦怠无力；血糖升高，血胆固醇降低。

(2) 胃肠系统：食欲亢进，腹泻，大便呈糊状，含较多的不消化食物。

(3) 心血管系统：患者感心悸气急，活动后加重。查体可发现心动过速，每分钟可至 90～130 次，脉搏洪大有力。血压可呈收缩性高血压，可达 22.7kPa(170mmHg)以上，而舒张压可下降至 9.33kPa(70mmHg)以下，脉压差增大。

(4) 神经肌肉系统：进行性肌无力，主要累及眼部肌肉，表现为睑下垂，眼球运动障碍和复视，朝轻暮重；周期性麻痹，言语与吞咽困难，并可导致呼吸肌麻痹，舌及双手平举向前伸出时有细微震颤。

(5) 精神系统：易怒，好与人争吵，神经质，焦虑，失眠，猜疑等。偶可出现幻觉、躁狂或抑郁状态。

3. 甲状腺外的异常

(1) 眼征：包括眼睑浮肿，结膜刺激，眼球突出，上眼睑挛缩。

(2) 局部的黏液性水肿：多见于胫骨前，但身体其他部位亦可受累，如面部、足背和脚趾。黏液性水肿区域的皮肤色泽变深、粗糙，毛孔增粗，呈橘皮状，汗毛粗糙，皮肤增厚而硬，有时呈大小不等的斑块样结节，圆形或椭圆形，棕红色，高起周围皮肤。一般无明显症状，有时有轻度发痒和烧灼感。

【实验室检查】 主要检查项目：血清总甲状腺激素(TT_4)、总三碘甲腺原氨酸(TT_3)、血清游离甲状腺激素(FT_4)和游离三碘甲腺原氨酸(FT_3)。

【治疗原则】

1. 一般治疗 适当休息，注意补充足够热量和营养，包括糖、蛋白质和 B 族维生素等。

2. 甲状腺功能亢进症的治疗

(1) 抗甲状腺药物治疗：常用甲基硫氧嘧啶或丙基硫氧嘧啶、地巴唑或甲亢平。副作用有：①一般不良反应有头痛、关节痛、唾液腺肿大、淋巴结肿大及胃肠道症状。②粒细胞减少或缺乏。③药疹。

(2) 放射性^{131}I 治疗：禁忌证包括：①妊娠或哺乳妇女。②年龄在 20 岁以下者。③有重度肝、肾功能不全者。④周围血白细胞数$<3.0\times10^9$/L，或粒细胞数$<1.5\times10^9$/L。⑤重度甲亢患者及甲亢危象。⑥重度浸润性突眼症。⑦除热结节外的结节性甲状腺肿伴甲亢。

(3) 手术治疗：禁忌证包括：①甲状腺肿大不明显，症状亦较轻者。②甲亢症状重而未控制，手术中或手术后有发生危象可能的患者。③甲状腺次全切除后复发者。④高度突眼，手术后有可能加重者。⑤年老体弱，合并有心、肝、肾等疾病，不能耐受手术者。

3. 危象的防治 本症应着重于预防，尤其是手术前的准备与发生感染后的预防措施，一般预防效果较好。若一旦发生，即应紧急处理。

4. 浸润性突眼的防治 保护眼睛，戴黑眼镜防止强光与尘土刺激眼睛，睡眠时用抗菌素眼膏并戴眼罩，以免角膜暴露而发生角膜炎。

二、糖尿病

糖尿病(diabetes mellitus)是一组以高血糖为特征的内分泌疾病。其特点为：由于胰岛素的绝对或相对不足和靶细胞对胰岛素的敏感性降低，引起碳水化合物、蛋白质、脂肪、电解质和水的代谢紊乱。糖尿病可分为胰岛素依赖型糖尿病和非胰岛素依赖型糖尿病。

【主要临床表现】

1. 胰岛素依赖型糖尿病(Ⅰ型) 发病急、常突然出现多尿、多饮、多食、消瘦明显。有明显的低胰岛素血症和高胰高血糖素血症,临床易发生酮症酸中毒,合并各种急慢性感染。

2. 非胰岛素依赖型糖尿病(Ⅱ型) 多尿和多饮较轻,没有显著的多食,但疲倦、乏力、体重下降。患者多以慢性合并症而就诊,如视力下降、失明、肢端麻木、疼痛、心前区疼、心力衰竭、肾功衰竭等,更多的病人是在健康检查或因其他疾病就诊中被发现。

【合并症】

1. 心血管系统的病变 糖尿病性心脏病的特点为典型的心绞痛(持续时间长、疼痛较轻、扩冠药无效),心肌梗塞(多为无痛性)和顽固性心衰,脑血管疾病的发生率也较高,这些均为糖尿病死亡的重要因素。

2. 肾脏病变 由于肾小球系膜和基底膜增厚,早期肾小球滤过率和血流量增加,以后即逐渐明显下降。出现间断性蛋白尿,发展为持续性蛋白尿,低蛋白血症,浮肿,氮质血症和肾功衰竭。

3. 神经病变 多见于中年以上患者,约占糖尿病人数的4%~6%,用电生理学检查,则可发现60%以上的糖尿病人均有不同程度的神经系统病变。临床可见周围神经病变(包括感觉神经、运动神经和植物神经)、脊髓病变、脑部病变(如脑血管病、脑软化)。

4. 眼部并发症 较多见,尤其病程在10年以上者,发病率超过50%,而且多数较严重,如视网膜病变、玻璃体出血、虹膜炎、出血性青光眼、白内障、视神经病变、眼外肌麻痹等,多呈缓慢进展,少数病人进展迅速,在短期内失明。

5. 其他 因组织缺氧引起皮下血管扩张,致面色潮红。由于小动脉和微血管病变,经常有皮下出血和淤斑。供血不良的部位可以出现紫癜和缺血性溃疡,有剧疼,多见于足部。

【实验室检查】 主要参考的实验室指标:

(1) 血糖:空腹血浆葡萄糖(FPG)水平≥7.0mmol/L(126mg/dL),或口服葡萄糖耐量试验(OGTT)中,两小时后血浆葡萄糖水平≥11.1mmol/L(200mg/dL),即可以诊断为糖尿病。

(2) 尿糖:尿糖阳性是诊断糖尿病的重要线索,但不能作为诊断依据。

(3) 糖耐量试验:口服葡萄糖耐量试验法(OGTT)为确诊糖尿病的重要方法。

(4) 糖化蛋白测定:包括糖化血红蛋白及糖化白蛋白等,直接反映慢性合并症的发生趋势,其意义超过多次连续血糖测定,广泛应用于诊断和治疗的监测。

(5) 胰岛素释放试验。

【治疗原则】 治疗目的:尽可能长地保持无合并症发生及相对正常的生活。

1. 一般治疗 教育病人正确地认识及对待疾病,积极配合治疗。早期糖尿病人多没有明显的临床症状,故感觉不到治疗的迫切性,以致不肯坚持治疗,但是,如果发生了慢性合并症将是不可逆性病变,甚至难以控制其发展,所以要教育病人了解在发病早期就坚持治疗的重要意义。

2. 饮食控制 糖尿病人需要和正常人相等的热量与营养,但是由于糖尿病人有代谢紊乱和机体调节机制障碍,需要依靠人为的体外调节,故应给予恒量饮食和相对恒定的药物,以保持代谢的正常进行和机体内环境的稳定。

3. 口服降血糖药物

(1) 磺脲类降血糖药物:常见的副作用包括:①低血糖反应。②继发性失效,多在用药1月至数年后出现,但换用其他磺脲类药物仍可能有效。③少数病人有消化道反应和过敏反应,如皮疹等。④偶有发生骨髓抑制现象。

(2) 双胍类降血糖药物:常见的副作用包括:①在老年人和肾功能障碍时易发生乳酸酸中毒。②消化道反应,如食欲不振、恶心、呕吐、腹痛、腹泻等。③部分病人长期服用后感倦怠、乏力、体重减轻、头疼、头晕等。④心血管死亡率较高。

4. 胰岛素治疗 常见的副作用包括：①低血糖反应，发作多较急，如昏迷持续 6h 以上，可能导致中枢性不可逆性损害。②过敏反应，以注射局部疼痛、硬结、皮疹为主，偶有全身性过敏反应，如荨麻疹、紫癜、血清病、局限性浮肿、支气管痉挛、虚脱、胃肠道反应等，这些过敏反应多见于注射含有附加蛋白的制剂时发生。③注射部位皮下脂肪营养不良。④引起胰岛素拮抗或胰岛素耐药性糖尿病。

【预防】 平日饮食以天然食物和粗加工食物为主，以本民族饮食习惯为宜，进行适当的体力活动，定期做健康检查，以做到及时发现，早期正确治疗。

三、痛风

痛风(gout)是慢性嘌呤代谢障碍所致的一组异质性疾病。临床特点为高尿酸血症(hyperuricemia)，反复发作的痛风性急性关节炎，痛风石，间质性肾炎，严重者关节呈畸形及功能障碍，常伴尿酸性尿路结石。本病可分为原发性和继发性两类，其中以原发性痛风占绝大多数。

【主要临床表现】 原发性痛风病年龄大部分在 40 岁以上，多见于中老年，男性占 95%，女性多于绝经期后发病，常有家族遗传史。痛风临床表现的过程可分为 4 个阶段：无症状期、畸形关节炎期、间歇期和慢性关节炎期。

1. 无症状期 仅有血尿酸持续或波动性增高。从血尿酸增高至症状出现可长达数年至数 10 年，有些终身不出现症状，称为无症状高尿酸血症，只有在发生关节炎时才称为痛风。

2. 急性关节炎期 是原发性痛风最常见的首发症状。初发时往往为单关节，后来变为多关节。以足拇趾关节为好发部位，其次为足底、踝、足跟、膝、腕、指和肘。第一次发作通常在夜间，数小时内局部即出现红、热及明显压痛，关节迅速肿胀，并伴有发热，白细胞增多与血沉加快等全身症状。疼痛往往十分剧烈，轻度按压便可引起剧烈疼痛，病人常在夜间痛醒而难以忍受。受寒、劳累、酗酒、食物过敏、进食富含嘌呤的食物、感染、创伤和手术等为常见诱发因素。

3. 间歇期 少数患者终身只发作一次便不再复发，也有隔了 5～10 年后再发，一般在 6 个月至 2 年内会第二次发作。通常病程越长，发作越多，病情也越重，并出现 X 射线改变。

4. 慢性关节炎期 此期关节炎发作较频，间歇期缩短，疼痛日渐加剧，甚至发作之后不能完全缓解。痛风石的出现是尿酸盐沉积在软骨、骨膜、肌腱和软组织的结果，为本期常见的特征性表现。痛风石以耳郭及跖趾、指间、掌指、肘等关节较为常见，亦可见于尺骨鹰嘴滑车和跟腱内。痛风石虽然不痛，但终因痛风石形成过多和关节功能毁坏而造成手、足畸形。痛风石表面的皮肤可以变得十分菲薄，甚至溃破，排出白色粉末状的尿酸盐结晶。此时病变已至后期。

5. 肾脏病变 表现为痛风性肾病、尿酸性肾结石病(较大的结石引起肾绞痛、血尿及尿路感染症状)和急性肾衰竭。

【实验室检查】 主要参考项目：血尿酸测定、尿尿酸测定、滑囊液检查、痛风结内容物检查、X 射线拍片及关节镜检查。

【防治】 原发性痛风目前尚无根治方法，但控制高尿酸血症可以使病情逆转。

1. 一般处理 蛋白摄入量控制在每日每公斤标准体重 1g 左右。不进高嘌呤的食物(如心、肝、肾、沙丁鱼等)，严格戒酒，避免诱发因素。鼓励多饮水，使每日的尿量在 2000mL 以上。当尿液的 pH 在 6.0 以下时，宜服用碱性药物，如碳酸氢钠，使尿液的 pH 维持在 6.2～6.5。

2. 急性关节炎期的处理

(1) 秋水仙碱：为治疗痛风急性发作的特效药。秋水仙碱可导致骨髓抑制、肝细胞损害、秃发、精神抑郁、呼吸抑制，在有骨髓抑制合并肝损害的病人中更易出现，故这些患者在使用秋水仙碱时应减少剂量并密切观察，白细胞减少者禁用。

(2) 非甾体类抗炎药：包括吲哚美辛、奈普生、布洛芬、保泰松等，其中以吲哚美辛应用最广。

(3) 糖皮质激素：能迅速缓解急性发作，但停药后容易复发，因此，只有秋水仙碱和非甾体类抗炎药治疗无效或禁忌时使用。

3. 间歇期和慢性关节炎期的处理

(1) 抑制尿酸合成的药物：如别嘌醇。

(2) 促进尿酸排泄的药物：常用丙磺舒、磺吡酮及苯溴马隆等。禁忌证为24h尿尿酸排泄>3.57mmol或已有尿酸性结石形成者。本类药物不宜与水杨酸、噻嗪类利尿药、呋塞米、利尿酸等抑制尿酸排泄的药物合用。

四、多囊卵巢综合征与代谢综合征

多囊卵巢综合征(PCOS)是由卵巢功能障碍(双侧卵巢呈多囊性改变)致月经紊乱或闭经、无排卵性不孕、高雄激素血症(多毛、痤疮)、肥胖、类黑棘皮症等症状。

【病因】 PCOS的致病原因未明，其中胰岛素分泌和作用异常学说有较多的临床与实验证据支持。在PCOS患者中代谢综合征的患病率约为30%～40%。非肥胖的PCOS患者的胰岛素敏感性显著低于非肥胖的正常人，肥胖只是加重了胰岛素抵抗。

【主要临床表现】 胰岛素抵抗和血浆雄激素水平增高，月经稀发或闭经，不排卵，多毛，肥胖，高脂血症，高血压等代谢紊乱症状。

【治疗】 ①超重或肥胖者，通过合理的低热能营养膳食和适度加强运动，减轻体重。②纠正高胰岛素血症，降低雄激素水平，可酌情使用二甲双胍类药物。

(张华屏　王莲芸　刘立民)

【思考题】

1. 人体内分泌系统有哪些器官？
2. 脑垂体有哪些功能？
3. 内分泌系统疾病的常见症状有哪些？
4. 甲状腺功能亢进的主要临床表现是什么？
5. 糖尿病的主要合并症是什么？
6. 痛风的主要临床表现有哪些？
7. 多囊卵巢综合征与代谢综合征的主要临床表现是什么？

第十六章 风湿性疾病

风湿性疾病(rheumatic diseases)是指一大类病因各不相同,但均累及关节及其周围软组织(如肌腱、滑囊、筋膜等)的疾病。国外资料显示,在发达国家的日常医疗实践中,以风湿性疾病就诊的患者占门诊量的10%。

第一节 风湿性疾病基础

一、风湿性疾病的解剖学基础

1. 关节及其周围组织的结构和功能 关节按运动类型可分为不动关节、微动关节和活动关节。活动关节的关节腔内有滑膜,即滑膜关节。构成滑膜关节的还有关节软骨、软骨下骨、半月板和滑囊等(图16-1～图16-3)。关节周围组织有韧带、肌腱和关节囊。关节外组织包括肌肉、筋膜、骨、神经等。

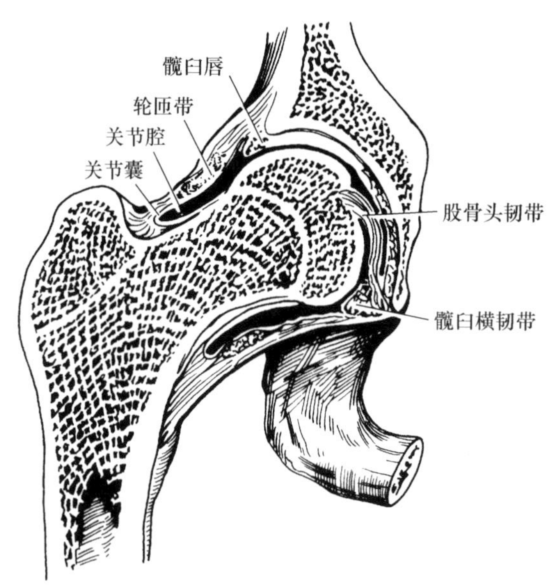

图16-1 髋关节(冠状切面)

滑膜可分为滑膜衬里层和滑膜下层。滑膜衬里层有滑膜细胞,滑膜细胞可分为A型和B型,A型细胞具有吞噬、吞饮功能;B型细胞以合成、分泌作用为主。滑膜下层主要由成纤维细胞、巨噬细胞、胶原纤维、蛋白多糖等基质构成。当发生滑膜炎时,滑膜衬里层增生肥厚,增生的滑膜组织可侵犯关节软骨、软骨下骨、韧带和肌腱等。

2. 结缔组织 可分为固有结缔组织、软骨、骨和血液。固有结缔组织主要为纤维结缔组织,又可分为疏松结缔组织和致密结缔组织。结缔组织按构成可分为结缔组织细胞和细胞外基质。细胞外基质主要有胶原、非胶原糖蛋白、糖胺多糖、蛋白多糖、弹性蛋白等。

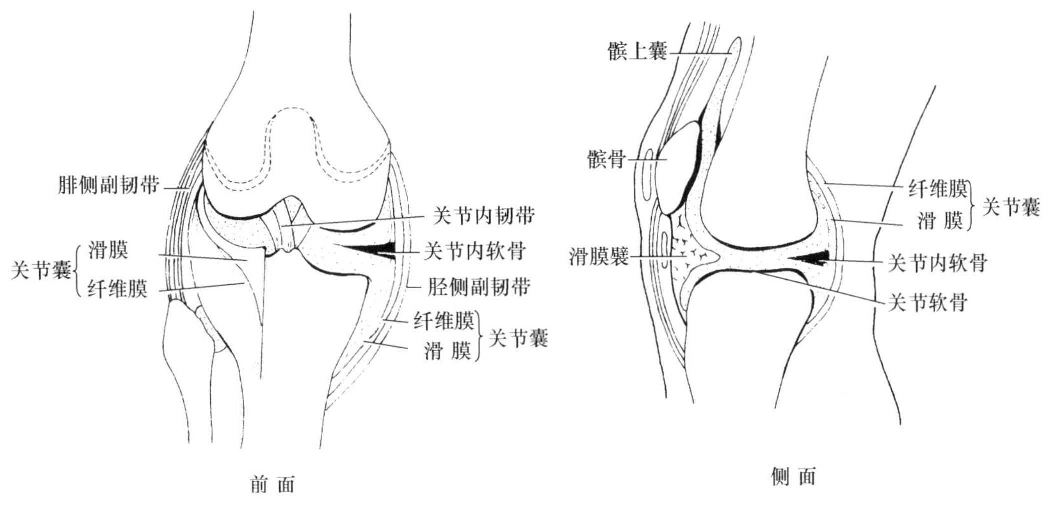

图 16-2 膝关节(显示内部结构)

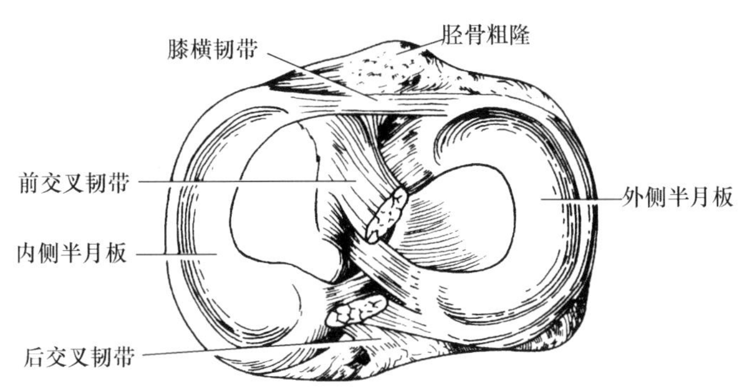

图 16-3 膝关节半月板(上面)

二、风湿性疾病病因

1. 感染性 如淋球菌感染的关节炎、结核性关节炎等。

2. 自身免疫性 如红斑狼疮、类风湿性关节炎、硬皮病等。

3. 代谢性 如痛风等。

4. 内分泌性 如肢端肥大症、甲状腺功能亢进。

5. 遗传性 如黏多糖病。

6. 肿瘤性 如多发性骨髓瘤。

7. 退行性 如骨性关节炎。

8. 神经功能性 如精神神经风湿症、纤维肌痛症。

9. 地理环境性及其他 如血友病、淀粉样病变等。

在风湿性疾病的发病中,以免疫复合物在细胞或局部组织表面沉着引起的Ⅲ型变态反应最为常见。

三、风湿性疾病的免疫病理改变

风湿性疾病的基本免疫病理改变是抗体与游离抗原结合后,形成循环免疫复合物,随血液到关节，沉积在滑膜下层和血管的基底膜，引起滑膜炎和血管炎。病变主要累及结缔组织，如关节滑膜、软骨和肌腱等。

第二节 风湿性疾病的诊查及防治

一、风湿性疾病的分类

1. 慢性结缔组织病 如红斑狼疮、类风湿关节炎、血管炎等。

2. 脊柱相关的关节炎 如强直性脊柱炎、牛皮癣关节炎等。

3. 退行性关节病 如骨质增生等。

4. 与感染有关的关节炎 如化脓性关节炎、反应性关节炎等。

5. 代谢及分泌所致 如痛风、假性痛风等。

6. 与肿瘤相关的风湿性疾病 如滑膜肉瘤、多发性骨髓瘤等。

7. 神经性疾病所致 如脊神经根病变。

8. 伴有关节表现的骨骼、骨膜及软骨疾病 如骨质疏松症、缺血性骨坏死。

9. 非关节性风湿病 如软组织风湿症、肌腱炎等。

10. 其他 如复发性关节炎、肉瘤样病等。

二、风湿病的常见症状

多数风湿性疾病呈慢性病程，同一疾病在不同个体或不同时期的临床表现可能有较大差异。病情可呈反复发作与缓解交替。

1. 发热 是风湿病的常见症状，可为低热、中等程度发热，也可为高热，往往可表现为不规则的发热。同时血沉加快，一般无寒战，抗生素无效。有时以发热为首发症状，如系统性红斑狼疮等。

2. 疼痛 是风湿病的主要症状，也是导致功能障碍的重要原因。可见关节痛（表16-1）、颈肩痛、腰背痛、足跟痛，有时还伴有关节的肿胀和僵硬。

表16-1 引起关节痛的三种常见疾病鉴别要点

项 目	类风湿性关节炎	风湿性关节炎	痛 风
性别	男∶女＝1∶3	男＝女	男性占95％
年龄	任何年龄（20～40）	青少年	40岁以上
病因	遗传、环境所致的自身免疫反应	链球菌感染后引起的Ⅲ变态反应	嘌呤代谢障碍引起高尿酸血症
机制	免疫复合物反应	免疫复合物反应	多基因遗传缺陷
累及关节	手腕、指间、掌指、跖趾关节到大关节	多发于四肢大关节	足拇趾的跖趾关节好发
特点	对称性、晨僵（6周以上）、畸形	游走性红肿热痛，不对称	起病急、红肿热痛、夜间重
化验	类风湿因子（＋）	抗链O滴度增高	血尿酸含量增高
预防	目前尚无办法	上呼吸道感染	不吃动物的心、肝、肾、海鲜及戒酒

3. 皮肤黏膜症状 系统性红斑狼疮、皮肌炎、白塞氏病、干燥综合征等；可有皮疹、光敏感、口腔溃疡、外阴溃疡、眼部症状、网状青紫、皮肤溃疡等。

4. 雷诺氏征 指（趾）端皮肤遇冷或情绪激动时发白，然后发紫、发红或伴有指（趾）端的麻木、疼痛，严重的可有皮肤溃破，可见于硬皮病、类风湿关节炎、混合性结缔组织病、系统性红斑狼疮等。

5. 肌痛 可有肌肉疼痛、肌无力，肌电图改变等肌源性损害的表现，如皮肌炎和系统性红斑狼疮等。

6. 疲乏无力和运动困难 是风湿病最常见和最容易被忽略的症状。

7. 系统损害 系统性红斑狼疮、类风湿性关节炎等可有多个器官的损害，如表现为心脏炎（心包炎、心肌炎、心内膜炎）、肾脏损害（蛋白尿、血尿、浮肿、高血压、肾功能衰竭）、血液系统（白细胞减少、红细胞减少、血小板减少、溶血等）、呼吸系统（间质性肺炎、肺动脉高压、胸腔积液）、消化系统（肝功能损害、黄疸）等。

三、实验室检查

1. 血液检查 常有轻、中度贫血，合并溶血时，贫血加重。部分患者有白细胞和（或）血小板减少，或全血细胞减少。

2. 免疫学检查 是风湿性疾病的重要检查，多种自身抗体可呈阳性反应。

(1) 抗核抗体（ANA）：泛指一类具有抗各种核成分的抗体。

(2) 类风湿因子（rheumatoid factor，RF）：是一种巨球蛋白的自身抗体。在风湿性疾病中类风湿关节炎 RF 检出率可达 70%左右。

3. 滑液检查 滑液的白细胞计数有助于区分炎性、非炎性关节炎和化脓性关节炎。在滑液中找到尿酸盐结晶或细菌培养阳性分别有助于痛风和化脓性关节炎的确诊。

4. 其他检查 如血沉加快，C 反应蛋白增加，低补体血症，高尿酸血病，免疫复合物阳性。血中免疫球蛋白升高或降低。依累及的脏器损伤程度，有尿液、肾功能、心功能等改变。

5. 关节影像学检查及病理学检查 X 射线检查是最常见的影像学检查方法。早期可见仅有软组织肿胀、骨质疏松；典型的病变有骨、软组织的钙化，关节侵蚀，关节间隙变窄等。另外还有关节 CT、MRI、关节镜等检查。

6. 病理学检查 如诊断系统性红斑狼疮须做肾活检、皮肤结节活检、血管活检、淋巴结活检等。

四、风湿性疾病的防治

治疗目的：改善疾病预后，保持关节、脏器的功能，解除症状，提高生活质量。

治疗原则：早期诊断和尽早合理、联合用药。

1. 药物治疗

(1) 非甾体类药物：应用最广泛的改善症状的药物是非甾体类药物，如消炎痛、布洛芬、萘普生、芬必得等，服药后短时间内可取得抗炎、消肿、解热、止痛之效。但该类药物对胃肠道、肾脏有副作用。

(2) 慢作用抗风湿药物：有青霉胺、金制剂等，对病情有一定疗效但起效较慢。

(3) 肾上腺糖皮质激素：应早期应用，特别在合并心、脑、肺、肾等重要脏器病变时。具有强烈的抗炎、抗过敏作用。但常见有继发性感染、糖尿病、上消化道出血、无菌性股骨头坏死等副作用。

(4) 免疫抑制剂：如环磷酰胺、硫唑嘌呤、甲氨蝶呤等，但副作用较多，如骨髓抑制、致畸、对肝脏损坏等，强调治疗的个体化。

2. 其他疗法 如外科矫形、人工关节置换、物理疗法、康复训练等。

第三节 常见的风湿性疾病

一、类风湿性关节炎

【定义】 类风湿性关节炎（rheumatoid arthritis，RA）是以对称性多关节炎为主要临床表现的全身性疾病。

我国类风湿性关节炎的患病率为0.32%～0.36%，多发于中年妇女，男女之比为1∶3倍。

【基本病理改变】 为滑膜炎，有滑膜细胞增殖、炎性细胞浸润以及血管翳形成。

关节和关节周围组织为非化脓性炎症，突出的病变在关节，常伴关节以外的症状，故称类风湿病。多侵犯小关节，如手、足及腕关节等，常为对称性，呈慢性经过，可有暂时性缓解。关节腔滑膜炎症、渗液、细胞增殖、肉芽肿形成、软骨及骨组织破坏，最后关节强直及功能障碍，导致不同程度的残疾。

【病因】 病因不明。可能与下列因素有关：①感染。②遗传：病人HLA～DRwu抗原检出率明显升高，提示发病与遗传有关。③免疫功能紊乱：应用免疫荧光技术，在滑膜组织中发现有免疫球蛋白，补体及免疫复合物沉着。

【临床表现】 发病年龄多在20～40岁。女性多于男性，起病缓慢，大多数先有几周到几个月的疲倦无力、体重减轻、胃纳不佳、低热和手足麻木刺痛等前驱症状。

1. 关节症状

(1) 晨僵：是类风湿性关节炎的首发症状，常在关节疼痛前出现。关节僵硬是指经过一段静止或休息后(如清晨)，患者试图开始活动某一关节时，感到不适，常与关节肿胀和疼痛相伴。关节晨僵持续1h以上是反映类风湿性关节炎活动和诊断的一个重要指标。

(2) 部位：多呈对称性，最常侵犯的关节依次是腕、近端指间关节、掌指关节、跖趾关节、膝、踝、肘，其次侵犯肩、髋关节等。本病很少侵犯远端指间关节。

(3) 疼痛和肿胀：疼痛多为持续性钝痛或胀痛，以清晨关节疼痛最显著，以致病人不能活动，经过一段时间其他关节也出现对称性疼痛、肿胀及晨僵，但一般局部皮肤不红。

(4) 畸形：典型的畸形有手指"尺侧偏斜"。

2. 关节外表现 是类风湿性关节炎全身表现的一部分或是其并发症。本病的关节病变可以致残，但不会致死。而关节外表现常是本病致死的原因。

(1) 类风湿结节：见于15%～25%的患者，在皮下可摸到软性无定形活动的小结或固定于骨膜的橡皮样小结。多见于前臂常受压的伸侧面，如尺侧及鹰嘴处。

(2) 类风湿性肺病：慢性纤维性肺炎较常见，临床表现有发热、呼吸困难、咳嗽及胸痛等。病变发展则呼吸困难、紫绀及杵状指。其他有结节性肺病、类风湿性胸膜炎等。

(3) 类风湿性心脏病、肾脏损害及眼部疾患：葡萄膜炎是幼年性类风湿性关节炎的常见病变，成人类风湿性关节炎常引起角膜炎。

(4) Felty综合征：是一种严重的类风湿性关节炎，常引起脾脏肿大，中性粒细胞减少，血清类风湿因子阳性率高，抗核抗体阳性。

(5) 干燥综合征：是一种慢性炎症性自身免疫性疾病。主要侵犯泪腺和大小唾液腺等，导致腺体破坏和分泌减少或缺乏，临床表现以眼和口腔黏膜为主的干燥症群。半数合并类风湿性关节炎。轻度干燥常被忽视。较重时，影响咀嚼，不能将干食物形成食物团块，并有吞咽困难，需汤水将食物送下。

(6) 消化道损害：常致消化不良，有发生溃疡病者，也有发生肠系膜动脉梗塞者。

【实验室及其他检查】

1. 血液检查 有贫血、淋巴细胞及血小板增多为活动期表现。血沉加快。C反应蛋白增加。嗜酸细胞增多是类风湿性关节炎伴严重全身性并发症的征象。

2. 类风湿因子 阳性。类风湿因子阴性，并不意味着不存在本病。因为它可被其他血清蛋白所掩蔽。或由于在血清中被有高度亲和力的抗体所结合，而不易检出。

3. X射线检查 是诊断和观察疗效的重要指标，关节X射线片可见到关节面模糊，有侵蚀性损害。在疾病早期近关节处骨质疏松，软组织肿胀，骨质有侵蚀现象。晚期关节软骨坏死可使关节间隙变狭窄及纤维化。

【诊断】 具体诊断条件是：①晨僵每天至少持续一个 h，至少持续 6 周。②具有 3 个或 3 个以上关节肿胀，至少持续 6 周。③腕关节肿胀、掌指关节或近端指间关节肿胀，至少持续 6 周。④对称的关节肿胀，至少持续 6 周。⑤手部关节 X 射线片有特征性变化，表现为关节及其邻近骨质疏松或明显的脱钙现象。⑥类风湿结节。⑦类风湿因子阳性（滴度＞1∶20）。以上 7 项标准中符合 4 项或以上者可诊断为类风湿性关节炎。

【鉴别诊断】 类风湿性关节炎需同以下疾病鉴别：

1. 强直性脊椎炎 ①绝大多数为男性发病。②发病年龄多在 15～30 岁。③与遗传基因有关，同一家族有较高发病率。④血清类风湿因子为阴性，类风湿结节少见。⑤主要侵犯骶髂关节及脊椎，四肢大关节也可发病，易导致关节骨性强直，椎间韧带钙化，脊柱呈竹节状。⑥手和足关节极少发病。⑦如四肢关节发病，半数以上为非对称性。⑧属良性自限性疾病。

2. 感染性关节炎 有两种类型，一种为病原体直接侵犯关节，如金黄色葡萄球菌、肺炎双球菌、脑膜炎双球菌、淋球菌及链球菌等感染，尤其在发生败血症时。另一种为感染性变态反应性关节炎，在感染过程中，由于细菌毒素或代谢产物所致，如金黄色葡萄球菌败血症、亚急性细菌性心内膜炎、猩红热后关节炎、菌痢后关节炎、脑膜炎后关节炎及布氏杆菌性关节炎等。主要表现为四肢大关节游走性疼痛，可有局部红肿，一般经 1～2 周自愈。

3. 风湿性关节炎 多见于儿童及青年，以急性发热及关节肿痛起病。主要侵犯大关节，如膝、踝、腕、肘、肩等关节，关节红、肿、热、痛，呈游走性，一处关节炎症消退，另处关节起病。

4. 结核性关节炎 有全身性结核及低热、盗汗等结核中毒症状。血清类风湿因子阴性。结核菌素试验阳性。

5. 系统性红斑狼疮 本病多见于青年女性，面部有蝶形红斑，有心、肾、肺、脑等多脏器损害，雷诺氏现象常见，而皮下结节罕见，血清抗核抗体阳性，可找到狼疮细胞。本病的关节表现，与类风湿性关节炎相似。

6. 痛风 痛风多见于男性，好发部位在第一跖趾关节，也可侵犯踝、膝、肘、腕及手指等关节。多急骤起病，数小时内出现红、肿、热、痛，疼痛剧烈时不能触摸。

【治疗】 治疗目的：解除疼痛、防止畸形、保留和改善关节功能。

1. 一般治疗 急性期卧床休息，注意保护关节功能。可局部热疗、热水浴、温泉浴、蒸发疗法、石蜡疗法、红外线、超短波或短波透热疗法等均可使疼痛减轻，晨僵消失，病人感到舒适。急性渗出性病变可用冷敷来减轻疼痛。

2. 药物治疗

（1）改善病情药物：非甾体类消炎止疼药，如阿司匹林、消炎痛等，其镇痛、退热及抗炎作用都较强，也有抑制肉芽形成的作用。其主要副作用有：①胃肠反应，胃肠道糜烂、出血。②肾损害，老年人和肾功能不全的患者应当慎用。③出血。④肝功能损害、皮疹等。

（2）缓解病情药物：即慢作用抗风湿药物，可控制病情的进展。常用青霉胺、金制剂、氯喹、甲氨蝶呤，以及免疫抑制剂如环磷酰胺、硫唑嘌呤等。雷公藤具有消炎、抗菌、调节免疫、活血化瘀、杀虫等作用。

（3）糖皮质激素：不是治疗类风湿性关节炎的基本药物，仅能改善症状，不能改变本病的病理过程。常用醋酸氢化可的松关节内注射，每周一次。膝关节或踝关节内注射后，应卧床休息，以防诱发无菌性坏死。应严密消毒，以防感染。

（4）免疫增强剂：常用左旋咪唑和转移因子。

3. 手术治疗 急性关节炎严重疼痛，局部有渗液时可抽吸渗液，并注入类固醇抗炎药，再使用夹板固定关节。持续性滑膜炎可考虑行滑膜切除术。肌腱破裂及有神经压迫症状者应考虑手术治疗。后期关节畸形及严重障碍者也可手术治疗，如关节成形术、关节固定术、截骨术、人工关节置换术、伸侧肌腱重建术等。

二、系统性红斑狼疮

【定义】 系统性红斑狼疮(systemic lupus erythematosus，SLE)是一种原因未明的自身免疫介导的炎症性结缔组织疾病。病人体内产生多种自身抗体，可损害各个系统、各个脏器和组织。几乎各种自身免疫性疾病的临床表现都有可能发生在系统性红斑狼疮。本病以生育年龄的青年女性多见，男女比例约为1∶(7～9)。

【发病机理】 系统性红斑狼疮并非单一因素引起的疾病，其发生机理比较复杂。主要是由于免疫复合物形成。研究证明，由于环境因素和(或)性激素变化等的影响，使具有遗传素质的患者体内发生免疫应答异常，诱导T、B细胞活化、自身抗体产生、免疫复合物形成及沉积，从而导致系统性红斑狼疮病理过程的发生。

【病因】 病因尚不清楚，可能与多种因素有关。

1. 遗传 SLE的发病有家族倾向，患者近亲发病率高达5%～12%，同卵孪生中发病(69%)远较异卵孪生为高(3%)，抗核抗体在患者家族中阳性率较正常人高。

2. 感染 如在狼疮肾炎的内皮细胞内有“病毒包含体”，皮肤、血管内皮、淋巴细胞内也能发现类似的包含体。某些SLE患者可见麻疹病毒、风疹病毒、腮腺病毒、EB病毒的抗体滴度增高。

3. 性激素 大部分SLE患者为育龄妇女，男女之比至少为1∶(7～9)。无论男女，患者血中雌酮羟基化产物均增高。

4. 环境 日光和紫外光照射能使SLE全身和皮肤症状加重。

5. 药物 某些药物如普鲁卡因酰胺、肼苯哒嗪可引起药物性狼疮，其症状与自发SLE相似。

【临床表现】 有两大特征：一是血清中有多种自身抗体(特别是抗核抗体)的存在；二为病变累及多种器官，尤其是皮肤、关节、肾脏。

1. 全身症状 起病可急可缓，多数早期表现为非特异的全身症状，如发热，尤以低热常见，全身不适，乏力，体重减轻等。感染、日晒、药物、精神创伤、手术等均可诱发或加重。

2. 皮肤和黏膜 蝶形红斑是本病的特征性改变，分布在鼻梁和双颧颊部。急性期有水肿、色鲜红，略有毛细血管扩张及磷片状脱屑，严重者可出现水疱、溃疡、皮肤萎缩和色素沉着，或有雷诺氏现象。

3. 关节和肌肉表现 多为对称性和游走性关节痛，可有晨僵现象。也可见肌肉酸痛和肌无力。

4. 肾脏 约50%～70%患者有肾损伤，如蛋白尿、血尿、管型尿、白细胞尿、低比重尿、浮肿、血压升高、血尿素氮和肌酐增高等。

5. 心脏 表现有胸闷、胸痛、心悸、充血性心力衰竭、心律失常。

6. 肺 可有咳嗽、咳痰或咯血。

7. 神经系统 可出现精神障碍，如兴奋、行为异常、抑郁、幻觉、强迫观念、精神错乱或癫痫发作等。

8. 血液系统 常见有贫血、白细胞减少、血小板减少。

9. 消化系统 可出现恶心、呕吐、腹痛、腹泻或便秘等。

10. 其他 部分患者在病变活动期出现淋巴结、腮腺肿大。眼部受累较普遍，如结膜炎和视网膜病变，少数有视力障碍。女性病人可有月经紊乱和闭经等。

【实验室检查】

1. 一般检查 病人常有贫血，白细胞和血小板减少。血沉常加快。尿检查异常，如蛋白尿、血尿。血浆蛋白测定可见球蛋白增高，特别在有肾变性肾炎时，白/球蛋白比例倒置，血胆固醇增高，严重肾损害者血中尿素氮和肌酐升高。

2. 免疫学检查　血中存在多种自身抗体是其特点。

3. 免疫病理学检查　皮肤狼疮带检查，免疫荧光染色可见患者皮肤的表真皮交界处有免疫球蛋白和补体沉积，形成一条荧光带，故称狼疮带试验。

4. 其他检查　患者类风湿因子可为阳性。病情活动期C反应蛋白增加。有时在骨髓和血中可见狼疮细胞。

【诊断】　我国系统性红斑狼疮诊断(参考)标准如下。

1. 临床表现　①蝶形或盘形红斑。②无畸形的关节炎或关节痛。③脱发。④雷诺氏现象和(或)血管炎。⑤口腔黏膜溃疡。⑥浆膜炎。⑦光过敏。⑧神经精神症状。

2. 实验室检查　①血沉加块。②白细胞降低、血小板降低、溶血性贫血。③蛋白尿和管型尿。④高丙种球蛋白血症。⑤狼疮细胞阳性。⑥抗核杭体阳性。

凡符合以上临床和实验室检查6项者可确诊。

【治疗】

1. 一般治疗　急性活动期应卧床休息。慢性期或病情已稳定者可适当参加工作，精神和心理治疗很重要。病人应定期随访，避免诱发因素和刺激，避免皮肤直接暴露于阳光。生育期妇女应严格避孕。

2. 药物治疗　目前没有根治的办法，但恰当的治疗可以使大多数病人达到病情的完全缓解。

(1) 对轻型患者的治疗：应用非甾体类抗炎药，如消炎痛、阿司匹林、芬必得等。这些药能抑制前列腺素合成，可作为发热、关节痛、肌痛的对症治疗。同时也可加用小剂量激素。

(2) 对重型患者的治疗：分为诱导缓解和巩固治疗两个阶段。①诱导缓解：目的在于迅速控制病情、阻止内脏损害、力求疾病完全缓解。常用药物有糖皮质激素(是目前治疗本病的主要基础药物)、免疫抑制剂(如环磷酰胺、硫唑嘌呤、长春新碱等)和其他药物(如左旋咪唑)。②巩固治疗：目的在于防止病情复发，尽可能使病人处于“无病状态”，注意定期复查，长期随访，维持治疗。

3. 其他治疗　包括血浆置换疗法和干细胞移植。

三、风湿性关节炎

【定义】　风湿性关节炎为风湿热最常见的一种临床表现，风湿热是由A组溶血性链球菌感染后引起的一种全身性、变态反应性、炎症反应性疾病。当侵犯关节时表现有关节炎的症状，就称之为风湿性关节炎。

【病因】　目前认为与A组溶血性链球菌感染引起的变态反应有关。

【临床表现】

1. 病史　发病前1～3周，约半数病人先有咽峡炎或扁桃体炎等上呼吸道链球菌感染史。起病较急，大部分病人有不同程度的发热，以不规则低热(低于38℃)或中度发热(38～39℃)多见，发热见于疾病的活动期，常伴脉搏加快、大量出汗、乏力及肌肉酸痛；少数病人有脉搏体温分离现象，即病人不发热时脉搏仍持续加快。部分患者食欲不振，体重减轻，小儿可伴鼻出血、腹痛或舞蹈样动作。

2. 关节表现　其特点为多发性、游走性和非对称性，多侵犯四肢大关节(以膝关节最为常见)，伴有红、肿、热、痛、活动受限和触痛，不遗留关节畸形。关节炎未经治疗者可持续时间2～3周。

3. 关节外表现　可出现皮肤环形红斑，表现为环状、半环状或不整形的淡红色充血性斑疹，不高出皮肤，无痛痒感，多分布于近端肢体内侧。该红斑早上多见，顷刻即可消失，不留痕迹。这种时隐时现的特点，尽管关节炎早已被治愈，仍可持续达数周或数年之久。另外可有心脏炎、舞蹈症等表现。

【实验室检查】

1. 抗链O　即抗链球菌溶血素O，是人体被A组溶血性链球菌感染后血清中出现的一种抗体。

80%的风湿性关节炎患者血清中抗链O滴度增高，常在1∶800以上。病情恢复后，可逐渐下降。

2. 其他血液学检查 ①外周血白细胞计数升高，中性粒细胞也升高。②血沉和C反应蛋白升高。急性期过后(约1～2月)渐渐恢复正常。

3. 关节液检查 常为渗出液，轻者白细胞计数可接近正常，多数为中性粒细胞。细菌培养阴性。

4. 类风湿因子和抗核抗体均为阴性

【诊断】 有上呼吸道感染史；大关节红、肿、热、痛、功能障碍；化验显示：抗链O滴度升高，血沉加快。鉴别诊断要点见表16-1。

【治疗】

1. 一般治疗 卧床休息，加强营养，补充足够的液体和多种维生素，保持精神愉快，要有充分的睡眠时间。

2. 药物治疗

(1) 对症治疗：首选阿司匹林，有出血倾向可加用维生素K。不能耐受阿司匹林者可选用扶他林、萘普生，或其他非激素类抗炎药。

(2) 抗感染：发病初期用青霉素80万单位，对青霉素过敏者，可改用红霉素或乙酰螺旋霉素。

(武卫东　陈　文　王莲芸)

【思考题】

1. 什么是风湿性疾病？其常见病因有哪些？
2. 试述风湿性疾病的分类。
3. 风湿性疾病常见的症状有哪些？其防治原则是什么？
4. 什么叫类风湿性关节炎？
5. 何谓系统性红斑狼疮？
6. 风湿性关节炎、类风湿性关节炎、痛风3种疾病的鉴别要点是什么？

第十七章　神经系统疾病

人类的神经系统由中枢神经系统和周围神经系统组成。神经系统疾病的主要症状表现为运动、感觉、反射和植物神经机能障碍，其原因包括感染、中毒、外伤、肿瘤、变性、遗传因素、血管改变、代谢障碍、免疫异常、先天畸形等。本章主要介绍大脑的结构功能和神经系统疾病的常见症状。

第一节　神经系统的结构与功能特点

神经系统按解剖结构分为脑、脊髓等中枢神经系统和脑神经、脊神经等周围神经系统两个部分(图 17-1)，脑主管分析综合体内外环境传来的信息，周围神经主管传递神经冲动。按神经系统功能的不同，又可分为调整人体适应环境变化的躯体神经系统和稳定内环境的自主神经系统。因此，神经系统在人体内不仅起着调节人体适应外界环境变化的作用，而且人体其他系统对神经系统亦产生影响。

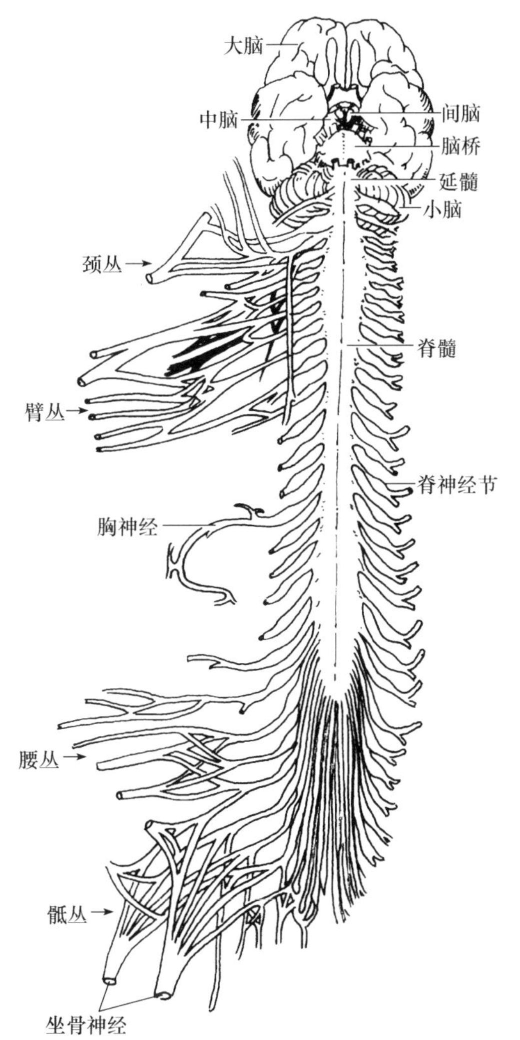

图 17-1　神经系统的区分

一、中枢神经系统的结构与功能

中枢神经系统包括位于颅腔内的脑和位于椎管内的脊髓。

(一) 脑的结构

脑是中枢神经系统的头端膨大部分，位于颅腔内，分为端脑、间脑、中脑、脑桥、小脑和延髓 6 个部分(图 17-1～图 17-4，图 17-8)。通常把中脑、脑桥和延髓合称为脑干，延髓向下经枕骨大孔连接脊髓。脑的内腔称为脑室，内含脑脊液。端脑包括左、右大脑半球。大脑的每侧半球又分为额叶、顶叶、枕叶和颞叶(图 17-3)。是人体所有高级神经中枢所在地，控制人的感觉、运动、语言、情感、思维等。

1. 端脑　端脑是脑的高级部位，由胚胎时的前脑泡演化而来。在演化过程中，前脑泡两侧高度发育，形成端脑，即左、右大脑半球，遮盖着间脑和中脑，并把小脑推向后方。大脑半球表面的灰质层，称大脑皮质，深部的白质称髓质，蕴藏在白质内的灰质团块为基底核，大脑半球内的腔隙为侧脑室。

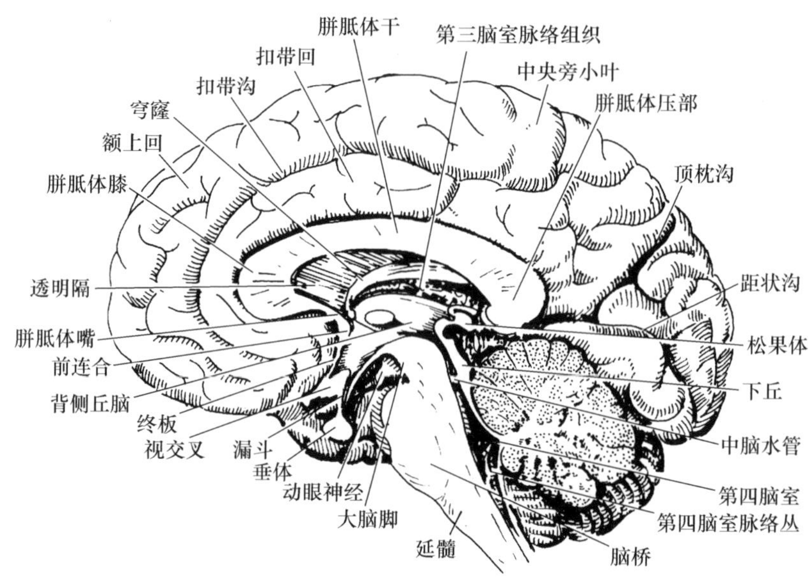

图 17-2　脑的正中矢状切面

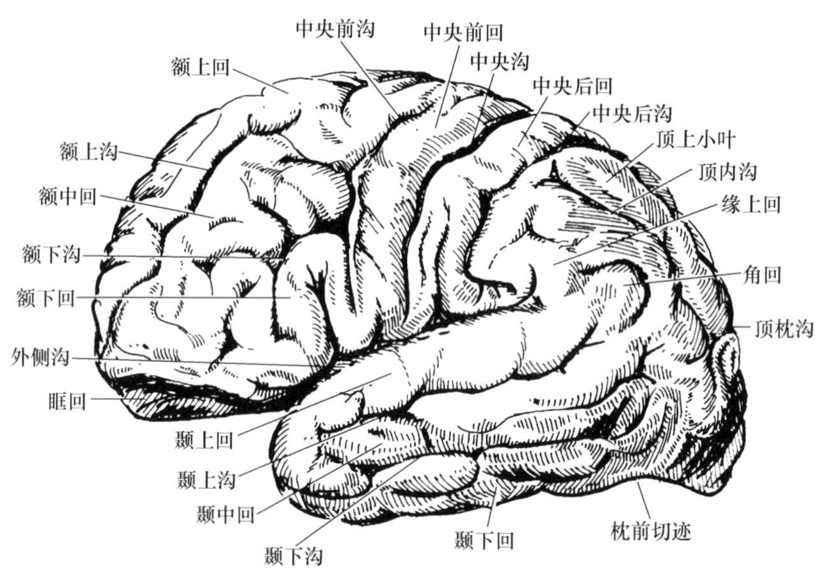

图 17-3　大脑皮质外侧面

(1) 端脑的外形和分叶:大脑半球在颅内发育时,其表面积增加较颅骨快,因而形成起伏不平的外表,凹陷处成沟,沟之间形成长短、大小不一的隆起,为**脑回**。左右大脑半球之间为纵行的**大脑纵裂**,纵裂的底面连接两半球宽厚的纤维束板,即**胼胝体**(图 17-2),大脑和小脑之间为**大脑横裂**。每个半球分为上外侧面、内侧面和下面。上外侧面隆凸,内侧面平坦,两面以上缘为界。下面凹凸不平,和内侧面之间无明显的分界,和上外侧面之间以下缘为界。半球内有 3 条恒定的沟,将每侧大脑半球分为 5 叶,分别为**额叶**、**顶叶**、**枕叶**、**颞叶**及**脑岛**。

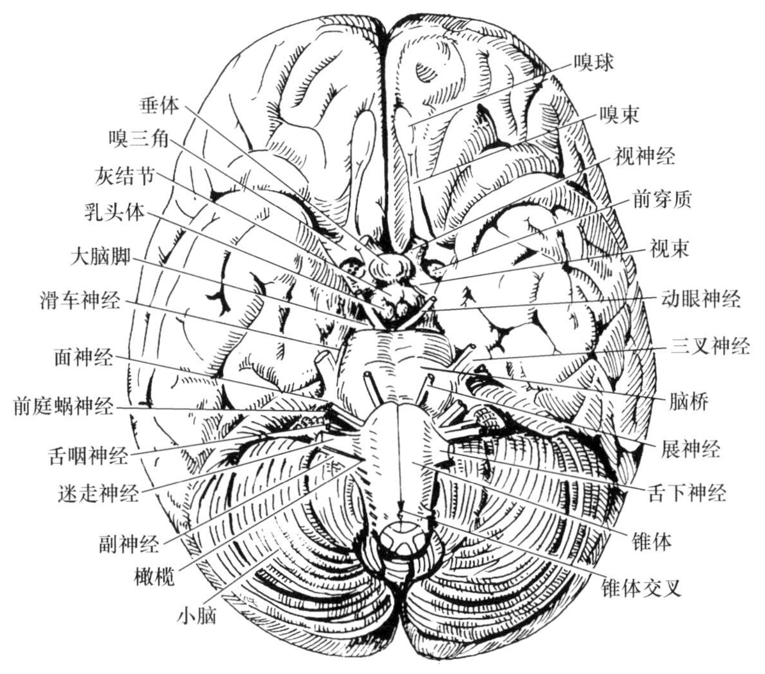

图 17-4 脑的底面

外侧沟起于半球下面，行向后上方，至上外侧面。**中央沟**起于半球上缘中点稍后方，斜向前下方，下端与外侧沟隔一脑回，上端延伸至半球内侧面（图 17-3）。**顶枕沟**位于半球内侧面后部，自距状沟起自下向上并略转至上外侧面。在外侧沟上方和中央沟以前的部分为**额叶**；外侧沟以下的部分为**颞叶**；**枕叶**位于半脑后部，其前界在内侧面为顶枕沟，在上外侧面的界限是顶枕沟至枕前切迹（在枕叶后端前方约 4cm 处）的连线；**顶叶**为外侧沟上方、中央沟后方，**枕叶**以前的部分；**岛叶**呈三角形岛状，位于外侧沟深面，被额叶、顶叶、颞叶所掩盖。在半球背外侧面，中央沟前方有**中央前回**；在中央沟后方有**中央后回**。在中央后沟后方，有一条与半球上缘平行的顶内沟。顶内沟的上方为顶上小叶，下方为顶下小叶。顶下小叶又分为包绕外侧沟后端的缘上回和围绕颞上沟末端的**角回**。在外侧沟的下方有**颞横回**。

在半球的内侧面，自中央前、后回背外侧面延伸到内侧面的部分为**中央旁小叶**（图 17-2）。在中部有前后方向上略呈弓形的**胼胝体**。在半球底面（图 17-4），额叶内有纵行的嗅束，其前端膨大为嗅球，后者与嗅神经相连。在枕颞沟内侧有**海马旁回**（又称海马回），在海马旁回的内侧为海马沟，在沟的上方有呈锯齿状的窄条皮质，称**齿状回**。从内面看，在齿状回的外侧，侧脑室下角底壁上有一个弓形隆起，称**海马**（图 17-5），海马和齿状回构成**海马结构**。此外，在半球的内侧面（图 17-2）可见位于胼胝体周围和侧脑室下角底壁的一圈弧形结构：隔区（包括胼胝体下回和终板旁回）、扣带回、海马旁回、海马和齿状回等，加上岛叶前部、颞极共同构成**边缘叶**（limbic lobe）。边缘叶是根据进化和功能区分的，参与边缘叶的结构，有的属于上述 5 个脑叶的部分（如海马旁回、海马和齿状回属于颞叶）；有的则独立于上述 5 个脑叶之外（如扣带回，图 17-2）。

（2）**大脑皮质功能定位**：大脑皮质是脑的最重要部分，是高级神经活动的物质基础。机体各种功能活动的最高中枢在大脑皮质上具有定位关系，形成许多重要的中枢，但这些中枢只是执行某种功能的核心部分。例如，中央前回主要管理全身骨骼肌运动，但也接受部分感觉冲动；中央后回主要司全身感觉，但刺激它也可产生少量运动，因此大脑皮质功能定位概念是相对的。除了一些具有特定功能的中枢外，还存在着广泛的脑区，它们不局限于某种功能，而是对各种信息进行加工、整

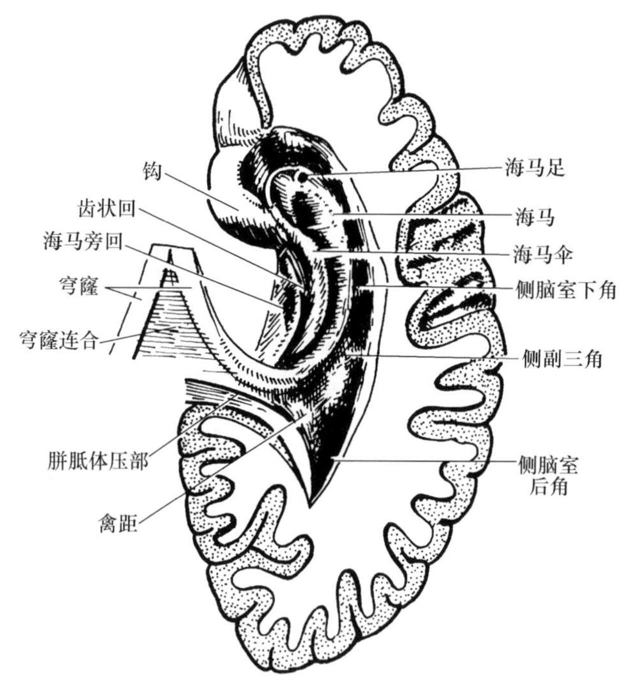

图 17-5 海马结构图

合，完成高级的神经精神活动，称为**联络区**，联络区在高等动物显著增加。

第 1 躯体运动区 位于中央前回和中央旁小叶前部（包括 Brodmann 分区），该区对骨骼肌运动的管理有一定的局部定位关系（图 17-6），其特点为：①上下颠倒，但头部是正的，中央前回最上部和中央旁小叶前部与下肢、会阴部运动有关，中部与躯干和上肢的运动有关，下部与面、舌、咽、喉的运

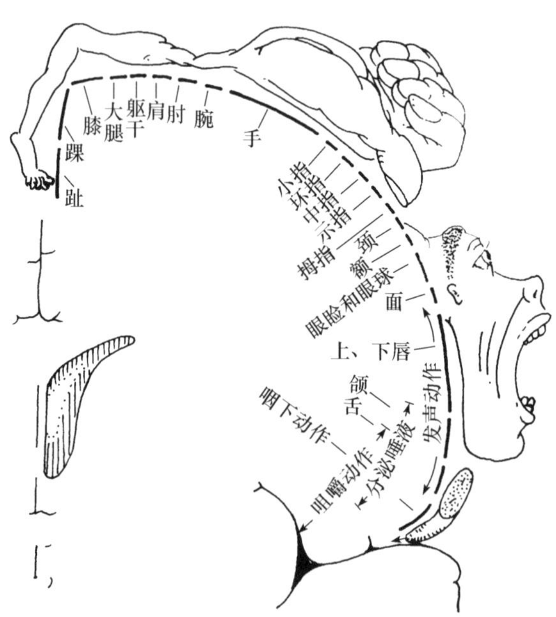

图 17-6 人体各部在第 1 躯体运动区的定位

动有关。②左右交叉，即一侧运动区支配对侧肢体的运动，但一些与联合运动有关的肌肉受两侧运动区的支配，如眼球外肌、喉咽肌、咀嚼肌等。③身体各部分投影区的大小与各部形体大小无关，而取决于功能的重要性和复杂程度。该区接受中央后回、背侧丘脑腹前核、腹外侧核和腹后核的纤维，发出纤维组成锥体束、至脑干运动核脊髓前角。

第1躯体感觉区 位于中央后回和中央旁小叶后部（图17-7），接受背侧丘脑腹后核传来的对侧半身痛、温、触、压，以及位置和运动觉。身体各部在此区的投射特点是：①上下颠倒，但头部是正的。②左右交叉。③身体各部在该区投射范围的大小也取决于该部感觉敏感程度，如手指和唇的感受器最密，在感觉区的投射范围最大。人类还有第2躯体运动区和第2躯体感觉区，它们均位于中央前回和中央后回下面的岛盖皮质，与对侧上、下肢运动和双侧躯体感觉（以对侧为主）有关。

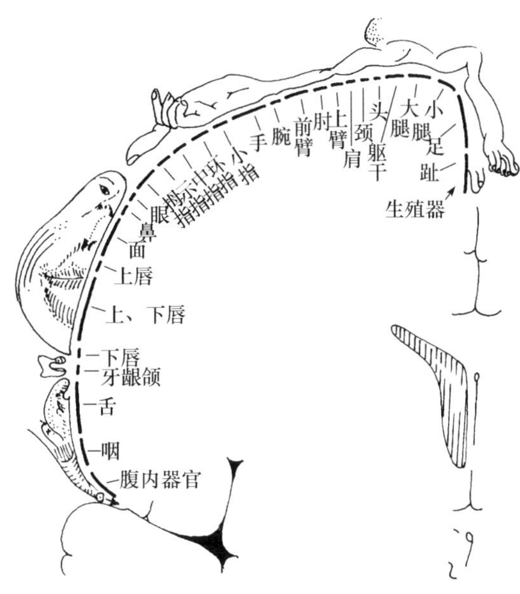

图17-7 人体各部在第1躯体感觉区的定位

视觉区 在距状沟上下的枕叶皮质，即上方的楔叶和下方的舌回上，接受来自外侧膝状体的纤维。局部定位关系特点是距状沟上方的视皮质接受上部视网膜来的冲动，下方的视皮质接受下部视网膜来的冲动。距状沟后1/3上、下方接受黄斑区来的冲动。一侧视区接受双眼同侧半视网膜来的冲动，损伤一侧视区可引起双眼对侧视野偏盲，称同向性偏盲。

听觉区 在颞横回，接受内侧膝状体来的纤维。每侧的听觉中枢都接受来自两耳的冲动，因此一侧听觉中枢受损，不致引起全聋。

平衡觉区 关于此区的位置存有争议，一般认为在颞上回前方的大脑皮质。

嗅觉区 在海马旁回钩的内侧部及其附近（梨状前区、杏仁周区等）。

味觉区 可能在额叶转入外侧沟内面的岛盖皮质和岛叶皮质前部。

内脏活动的皮质中枢 一般认为在边缘叶，在此叶的皮质区可找到呼吸、血压、瞳孔、胃肠和膀胱等各种内脏活动的代表区。因此有人认为，边缘叶是自主神经功能调节的高级中枢。

人类大脑皮质与动物的本质区别是进行思维和意识等高级活动，并进行语言的表达，所以在人类大脑皮质上具有相应的语言中枢，如说话、阅读和书写等中枢。

运动性语言中枢 在额下回后部，又称Broca区。如果此中枢受损，病者虽能发音，却不能说出具有意义的句子，称**运动性失语症**。

书写中枢 在额中回的后部，紧靠中央前回的上肢代表区，特别是手的运动区。此中枢若受伤，虽然手的运动功能仍然保存，但写字、绘图等精细动作发生障碍，称为失写症。

听觉性语言中枢 在颞上回后部，它能调整自己的语言和听取、理解别人的语言。此中枢受损后，患者虽能听到别人讲话，但不理解讲话的意思，自己讲的话也同样不能理解，故不能正确回答问题和正常说话，称**感觉性失语症**。

视觉性语言中枢 又称阅读中枢，在顶下小叶的角回，靠近视觉中枢。此中枢受损时，视觉没有障碍，但不理解文字符号的意义，称为**失读症**。

除上述的功能区外，大脑皮质广泛的联络区中，额叶的功能与躯体运动、发音、语言及高级思维活动有关。顶叶的功能与躯体感觉、味觉、语言等有关。枕叶与视觉信息整合有关。颞叶与听觉、语言和记忆功能有关。边缘叶与内脏活动有关。

在长期的进化和发育过程中，大脑皮质的结构和功能都得到了高度的分化。而且，左、右大脑半球的发育情况不完全相同，呈不对称性。左侧大脑半球与语言、意识、数学分析等密切相关，因此，语言中枢主要在左侧大脑半球；右侧半球则主要感知非语言信息、音乐、图形和时空概念。左、右大脑半球各有优势，它们相互协调和配合完成各种高级神经精神活动。

2. 间脑 位于脑干和端脑之间。可分为丘脑（背侧丘脑）、上丘脑、下丘脑、后丘脑和底丘脑5部分（图17-2，图17-8）。间脑的内腔称第三脑室。丘脑是各种感觉传向大脑皮质的中间站，丘脑下部是皮质下**植物神经中枢**，管理交感神经和副交感神经的活动。

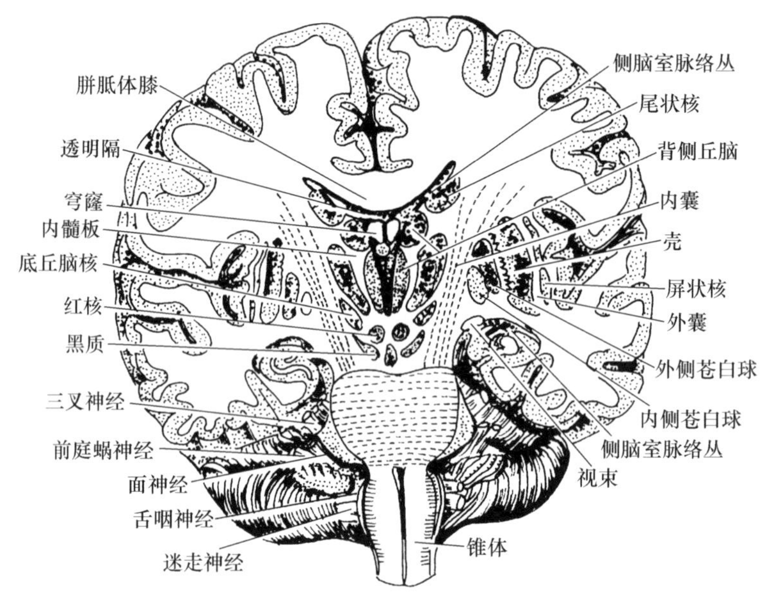

图17-8 脑冠状切面

3. 脑干 包括中脑、脑桥及延髓，见图17-1、图17-2、图17-4、图17-8。上接间脑，下续脊髓，后方为小脑。脑干内有上、下行传导束、第3～12对脑神经核、**基本生命中枢**（**呼吸**、**心跳中枢**）以及和维持觉醒有关的上行网状激动系统。

4. 小脑 位于颅后窝，中部狭窄称小脑蚓，两侧膨大部称小脑半球（图17-1，图17-4），小脑下面靠近小脑蚓两侧的小脑半球突起称为**小脑扁桃体**。小脑的主要功能有：调整肌紧张、维持身体平衡；控制肌肉的张力和协调；影响运动的起始、计划和协调，包括确定运动的力量、方向和范围。

5. 内囊 由白质纤维构成，位于尾状核、丘脑与豆状核之间（图17-8）。在水平切面上，内囊呈向外开放的"V"字形。内囊为脑出血和脑梗塞的好发部位，当一侧内囊出血时常出现对侧肢体偏瘫、偏身感觉障碍和偏盲"三偏"综合征，而一侧内囊的梗塞灶可只有偏瘫却无偏身感觉缺失。大脑皮质梗塞产生的偏瘫常合并偏身感觉障碍,这是由于支配内囊运动纤维的动脉与支配丘脑和丘脑辐射的动脉是分开的,大脑中动脉支配包括运动和感觉两方面的大脑皮质区域。

(二)脊髓的结构功能

脊髓:呈前后扁的圆柱体,位于椎管内(图 17-9),上端在平齐枕骨大孔处与延髓相续,下端终于第 1 腰椎下缘水平。脊髓前、后面的两侧发出许多条细的神经纤维束,叫做根丝。一定范围的根丝向外方集中成束,形成脊神经的前根和后根。前、后根在椎间孔处合并形成脊神经。脊髓以每对脊神经根根丝的出入范围为准,划分为 31 个节段,即颈髓 8 节、胸髓 12 节、腰髓 5 节、骶髓 5 节、尾髓 1 节。脊髓由灰质和白质两部分组成。脊髓灰质包括前角(有运动神经元)、后角(与感觉有关)和外侧带(调节内脏活动)。脊髓的白质由上行和下行传导束组成。

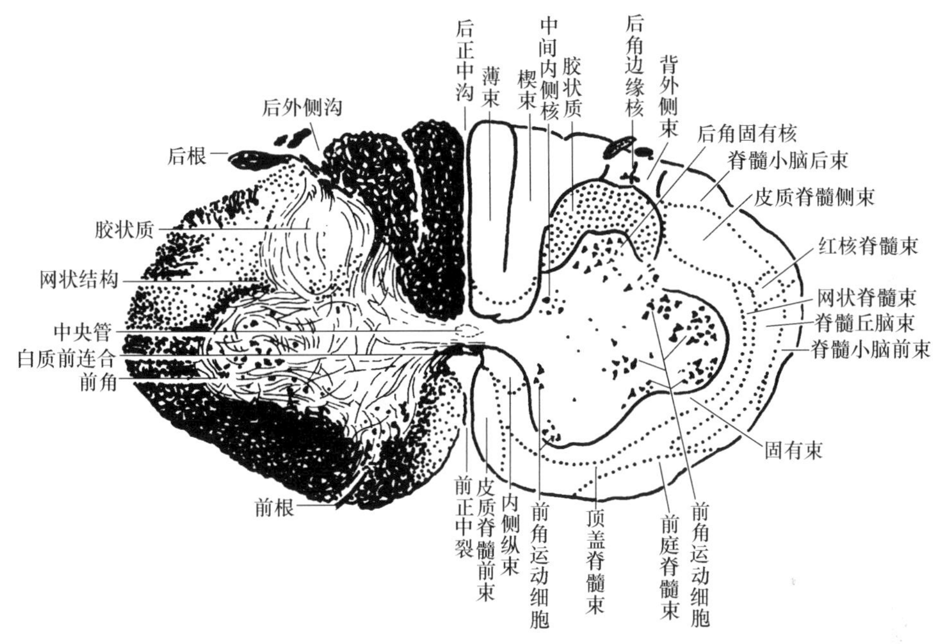

图 17-9　脊髓第 7 颈节膨大部分水平切面

二、周围神经系统

周围神经系统联络于中枢神经和其他各系统器官之间,包括与脑相连的脑神经和与脊髓相连的脊神经。周围神经的主要成分是神经纤维。将来自外界或体内的各种刺激转变为神经信号向中枢方向传递的纤维称为传入神经纤维,由这类纤维所构成的神经叫做传入神经或感觉神经;向周围的靶组织传递中枢冲动的神经纤维称为传出神经纤维,由这类神经纤维所构成的神经称为传出神经或运动神经。

脊神经共 31 对,计有颈神经 8 对、胸神经 12 对、腰神经 5 对、骶神经 5 对、尾神经 1 对(图 17-1)。脊神经由与脊髓相连的前根和后根在椎间孔合并而成,前根属运动性,后根属感觉性。脊神经出椎间孔后立即分为前支和后支,前支粗大,分布于躯干前外侧部和四肢的皮肤及肌肉。

1. 颈丛　颈丛由第 1～4 颈神经前支组成。它发出皮支和肌支,皮支分布到颈前部皮肤;肌支分布于颈部部分肌肉(颈部深肌)、舌骨下肌群和肩胛提肌,其中最主要的是膈神经,为混合性神经,它由第 3～5 颈神经前支发出,穿经胸腔至膈肌,主要支配膈肌的运动以及心包、部分胸膜和腹膜的感觉。

2. 臂丛　臂丛由第5～8颈神经前支和第1胸神经前支的大部分组成。在腋窝，臂丛形成3个束，即外侧束、内侧束和后束，包绕腋动脉。主要分支如下：

（1）肌皮神经：自外侧束发出，支配上臂前群肌和前臂外侧的皮肤。

（2）正中神经：由内侧束和外侧束各发出一根合成，支配前臂前群肌的大部分、手鱼际肌及手掌面桡侧三个半指的皮肤。

（3）尺神经：由内侧束发出、支配前臂前群肌的靠尺侧的小部分肌肉、手小鱼际肌和手肌中间群的大部分，以及手掌面尺侧一个半指和手背面尺侧两个半指的皮肤。

（4）桡神经：发自后束，支配臂及前臂后群肌、臂及前臂背侧面皮肤和手背面桡侧两个半指的皮肤。

（5）腋神经：由后束发出，支配三角肌、小圆肌及三角肌区和臂上1/3外侧面皮肤。

3. 胸神经前支　胸神经前支共12对，其中第1～11对位于相应的肋间隙中，称为肋间神经；第12对位于第12肋下缘，叫做肋下神经。下6对胸神经前支除支配相应的肋间肌及皮肤外，还支配腹前、外侧壁的肌肉和皮肤。

4. 腰丛　由第12胸神经前支的一部分、第1～3腰神经前支和第4腰神经前支的一部分组成。位于腰椎两侧，腰大肌的深面，其主要分支有：

（1）股神经：经腹股沟韧带深面下行至股部，支配股前群肌和肌前部、小腿内侧部和足内侧缘的皮肤。

（2）闭孔神经：经小骨盆至股内侧部，支配股内收肌群及股内侧面的皮肤。

5. 骶丛　由第4腰神经前支的一部分与第5腰神经前支合成的腰骶干以及骶、尾神经的前支编织而成，分支分布于会阴部、臀部、股后部、小腿和足的肌肉与皮肤。其主要分支是坐骨神经。

坐骨神经出骨盆腔后，经臀大肌深面至股后部，在腘窝上方分为胫神经和腓总神经。胫神经为坐骨神经的延续，在腘窝下行至小腿后部，分支支配小腿后群肌、足底肌以及小腿后面、足底和足背外侧的皮肤。腓总神经绕过腓骨颈下行至小腿前区，支配小腿前群肌、外侧群肌以及小腿外侧面、足背和趾背的皮肤。

三、脑神经

脑神经与脑相连，共有12对（图17-2、图17-4、图17-8），一般采用罗马字母按次序命名。脑神经通过颅底的孔（道）使脑与外周器官发生联系。除嗅神经和视神经进入大脑外，其他10对均与脑干互相联系。其名称为：Ⅰ嗅神经、Ⅱ视神经、Ⅲ动眼神经、Ⅳ滑车神经、Ⅴ三叉神经、Ⅵ展神经、Ⅶ面神经、Ⅷ前庭蜗神经、Ⅸ舌咽神经、Ⅹ迷走神经、Ⅺ副神经及Ⅻ舌下神经。其中，Ⅰ、Ⅱ、Ⅷ为感觉性神经，Ⅲ、Ⅳ、Ⅵ、Ⅺ、Ⅻ主要为运动性神经，Ⅴ、Ⅶ、Ⅸ、Ⅹ为混合性神经。

1. 嗅神经　始于鼻腔嗅黏膜，形成嗅丝，穿过筛孔至嗅球，传递嗅觉冲动。

2. 视神经　始于视网膜，构成视神经，穿过视神经管入脑，传导视觉冲动。

3. 动眼神经　发自中脑，经眶上裂出颅入眶，支配眼外肌的运动。

4. 滑车神经　发自中脑，经眶上裂出颅入眶，支配眼外肌的运动。

5. 三叉神经　与脑桥相连，大部分为躯体感觉性纤维，其胞体位于三叉神经半月节内，它的中枢突进入脑桥，周围支分为三大支，即眼神经、上颌神经和下颌神经，司头面部皮肤、眶、鼻腔和口腔及牙髓的一般感觉。三叉神经中小部分纤维为发自脑桥的运动纤维，加入下颌神经，主要支配咀嚼肌。

6. 外展神经　发自脑桥，经眶上裂出颅，支配眼外肌的运动。

7. 面神经　与脑桥相连，经内耳门入颞骨内的面神经管，支配面部表情肌。

8. 前庭蜗神经　起自内耳，经内耳门入颅，由脑桥入脑，传递平衡觉和听觉。

9. 舌咽神经　为混合性神经，经颈静脉孔出颅，分布于舌和咽。

10. 迷走神经 为混合性神经，与延髓相连，经颈静脉孔出颅，绕过肺根后面，在食管周围形成神经丛，穿膈的食管裂孔入腹腔，左侧纤维组成胃前神经和肝支；右侧纤维组成胃后神经和腹腔支，迷走神经沿途发出分支支配各器官。

迷走神经主要含有三种纤维：①躯体运动性纤维，支配咽肌、喉肌和大部分腭肌。②副交感性纤维，是迷走神经的主要成分，这些植物性神经的节前纤维经分支至心脏、支气管、食管、胃、肝、胰、脾、小肠及部分结肠的器官旁或器官壁内的神经节，与节内的节后神经元形成突触，节后神经元的轴突支配心肌、胸腹腔脏器的平滑肌及腺体。③感觉性纤维，主要是传导内脏感觉的纤维，其感觉神经元胞体位于结状神经节，属假单极神经元；另外，还有分布于耳郭后部、外耳道皮肤的躯体感觉纤维，其神经元胞体位于上神经节，也是假单极神经元。

11. 副神经 由延髓发出，经颈静脉孔出颅，支配胸锁乳突肌和斜方肌。

12. 舌下神经 由延髓发生，经舌下神经管出颅，支配舌肌。

四、内脏神经系统

内脏神经系统也含有感觉性（传入）纤维和运动性（传出）纤维，主要分布于心血管及胸腹盆腔各系统的脏器。

1. 内脏感觉性(传入)神经 内脏感觉神经元胞体为假单极神经元，位于脊神经节和某些脑神经节（如迷走神经的结状节）内，其中枢突经脊神经后根或脑神经进入脊髓或脑干；其周围突随内脏运动性神经纤维（交感神经或副交感神经）分布于所支配的器官。

2. 内脏运动性(传出)神经 内脏运动神经，即植物性神经，也叫自律或自主神经。可依其形态和机能不同，分为交感神经和副交感神经。一般脏器均由交感和副交感两种神经支配，它们在机能上互相拮抗和制约。个别器官和结构，仅由一种神经支配，如大部分血管的平滑肌、立毛肌和汗腺，只有交感神经纤维分布。

(1) 交感神经：其低级中枢位于颈 8 或胸 1 至腰 3 节段的脊髓灰质侧角，这些神经元的轴突（节前纤维）随脊髓前根和脊神经走行，穿过椎间孔后，则离开脊神经至交感神经节。节后纤维自交感神经节发出后有三种去向：①返回脊神经，随脊神经分布到躯干和四肢的血管、汗腺和竖毛肌。②缠绕于动脉外膜形成神经丛，并随动脉分布到所支配的器官。③形成神经，直接到所支配的器官，如心神经。

(2) 副交感神经：其低级中枢位于脑干的副交感神经核和脊髓骶 2～4 节段的中间带外侧核，由此发出的节前纤维，随有关的脑神经（Ⅲ、Ⅶ、Ⅸ、Ⅹ）和骶神经走行，至副交感神经节与节后神经元形成突触联系，由节后神经元发出节后纤维分布于心肌、平滑肌和腺体。

3. 内脏神经丛 交感神经、副交感神经和内脏感觉性神经在分布中，常常互相交织在一起，共同形成内脏神经丛。各丛的名称按其所围绕的动脉或所分布的脏器而得名。例如，位于心底部的心丛、肺根周围的肺丛、腹腔动脉和肠系膜上动脉根部周围的腹腔丛以及直肠两侧的盆丛等。

五、神经系统的传导通路

在神经系统内存在两大类传导通路：感觉（上行）传导通路和运动（下行）传导通路。从总体上说，它们分别是反射弧组成中的传入和传出部，但只有不经过大脑皮质的上、下行传导通路才称为反射通路。

1. 感觉传导通路

(1) 本体感觉传导通路：所谓本体感觉通路是指肌、腱、关节等运动器官本身在不同状态（运动或静止）时产生的感觉，又称深感觉，包括位置觉、运动觉和震动觉；该传导通路还传导皮肤的精细触觉。

意识性本体感觉传导通路：由三级神经元组成，即躯干四肢的肌腱关节等处的深部感受器和精细触觉感受器-周围突-第一级神经元(脊神经节)-中枢突-后根的内侧部-薄束和楔束-第二级神经元(薄束和楔束核)-内侧丘系交叉-内侧丘系-第三级神经元(丘脑腹后外侧核)-内囊-中央后回的中上部和中央旁小叶后部、中央前回。

躯干和四肢的非意识性本体感觉传导通路:为传入小脑的本体感觉,由两级神经元组成。第一级神经元为脊神经节细胞,不同部位的第二级神经元分别位于脊髓和延髓,第二级神经元发出的第二级纤维进入小脑皮质。

(2) 痛、温度和粗略触觉传导通路:又称浅感觉传导通路,由三级神经元组成(图 17-10)。

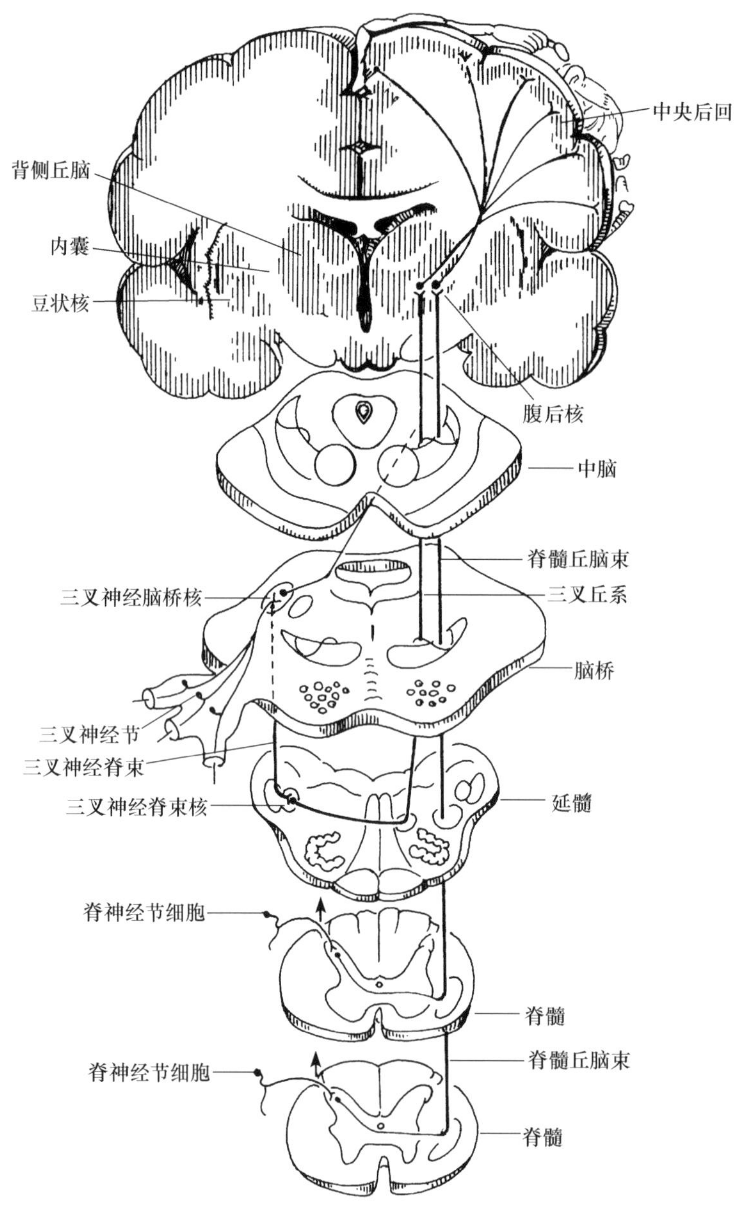

图 17-10　痛觉、温觉、粗触觉传导通路

(3) 视觉传导通路:感受器(视杆和视锥细胞)—第一级神经元(双极细胞)—第二级神经元(节细胞)—视神经—视交叉(鼻侧半纤维交叉,颞侧不交叉)—视束—第三级神经元(外侧膝状体)—视辐射—内囊(后肢)—端脑距状沟两侧皮质(视区)(图 17-11)。视觉传导通路的不同部位损伤所引起的视野的变化:①一侧视神经损伤:患侧视野全盲。②视交叉中央部(交叉纤维)损伤:双侧视野颞侧偏盲。③视交叉外侧部损伤:患侧视野鼻侧偏盲。④一侧视束视辐射或视觉中枢损伤:双眼视野对侧同向性偏盲(患侧视野鼻侧半偏盲和健侧视野颞侧半偏盲)。

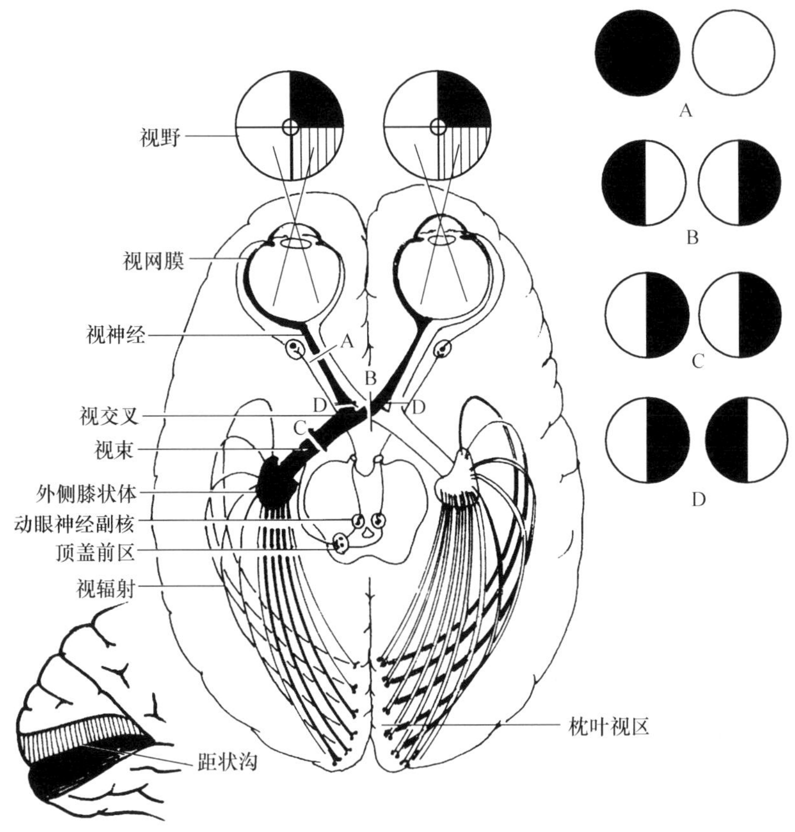

图 17-11　视觉传导通路和瞳孔对光反射通路

瞳孔对光反射:光照一侧瞳孔,引起两眼瞳孔缩小的反应称为瞳孔对光反射。光线→视网膜→视神经→视交叉→侧视束→上丘臂→顶盖前区→双侧动眼神经副核→动眼神经→睫状神经节→瞳孔扩约肌收缩→两侧瞳孔缩小。此反射途径不同部位损伤会导致直接或间接对光反射消失(图 17-11)。

(4) 听觉传导通路:第一级神经元为蜗螺旋神经节内的双级细胞,其周围突分布于内耳的螺旋器(Corti 器);第二级神经元胞体在蜗神经前、后核;第三级神经元胞体在下丘脑;第四级神经元胞体在内侧膝状体,其发出的纤维止于大脑皮质的听区颞横回。

2. 运动传导通路

运动传导通路是指从大脑皮质至躯体运动效应器的神经联系,运动系统由上运动神经元(锥体)系统、下运动神经元、锥体外系统和小脑系统组成。上运动神经元发自大脑中央前回运动区的锥体细胞,包括皮质脊髓束、皮质脑干束。下运动神经元包括脊髓前角细胞、脑神经运动核及其发出的神经轴突。

(1) 锥体外系统:是指锥体系统以外影响和控制躯体运动的所有运动神经核和运动传导束,结

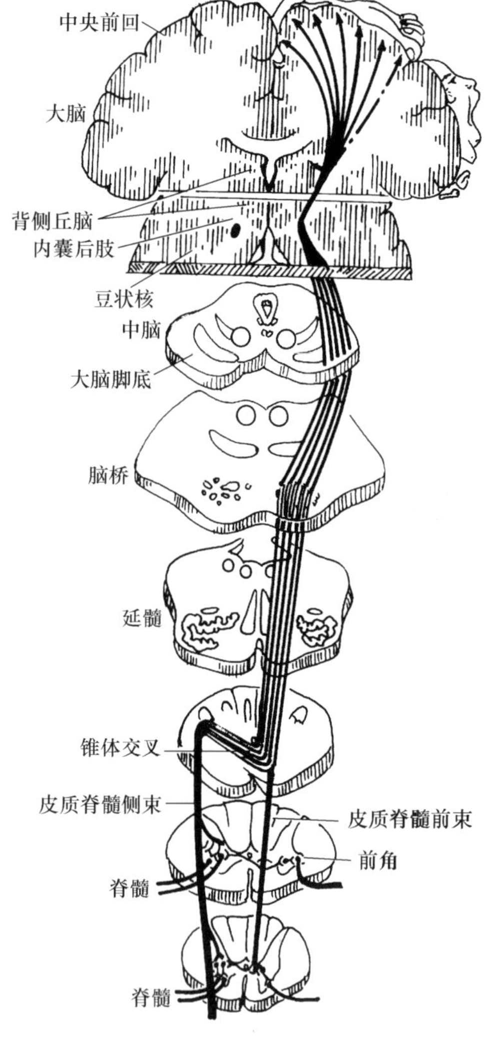

图 17-12　锥体系中的皮质脊髓束

构复杂，包括纹状体系统（又称基底核，指纹状体、红核、黑质、丘脑底核，见图 17-8）和前庭小脑系统（包括尾状核）。

（2）锥体系中的皮质脊髓束：中央前回上、中部和中央旁小叶前半部等处皮质的锥体细胞的轴突集中而成皮质脊髓束，传导通路为：皮质脊髓束→内囊后肢→大脑脚底的中 3/5-脑桥的基底部→延髓锥体→锥体交叉（绝大部分交叉到对侧）→皮质脊髓侧束→前角运动细胞→脊神经→肌肉（图 17-12）。

上、下运动神经元损伤的临床表现：①上运动神经元（锥体细胞和锥体束）损伤：瘫痪特点呈痉挛性，肌张力增加，深反射亢进，浅反射消失或减弱，肌萎缩不明显，病理反射阳性。②下运动神经元（脑神经运动核、脊髓前角、脑脊神经）损伤：瘫痪特点呈弛缓性，肌张力降低，深反射消失，浅反射消失，肌萎缩明显，病理反射阴性。

六、脑部的血液供应

脑部的血液供应极为丰富，主要来自两侧的颈动脉和椎-基底动脉系统（图 17-13）。颈动脉系统主要通过颈内动脉、大脑中动脉和大脑前动脉供应大脑半球前 3/5 部分的血液。椎-基底动脉系统主要通过两侧的椎动脉、基底动脉、小脑上动脉、小脑前下及后下动脉和大脑后动脉供应大脑半球后 2/5 部分、脑干和小脑的血液。两侧大脑前动脉由前交通动脉互相沟通，大脑中动脉和大脑后动脉由后交通动脉互相沟通，在脑底形成脑底动脉环（willis 环）。脑部这一环状的动脉吻合对颈动脉与椎-基底动脉两大供血系统之间，特别是两侧大脑半球血流供应的调节和平衡及病态时侧支循环的形成极为重要。

脑是神经系统的高级中枢，其代谢活动特别旺盛，并完全依赖着血液循环的连续供应。正常人脑的重量约为 1400g，占体重的 2%。为了维持其正常机能和代谢，不管是在睡眠、觉醒、安静或活动时，机体始终保持着相对恒定的脑血液循环，即成年人脑组织每 100g 每分钟需氧 42～53mL 和葡萄糖 75～100mg。当心脏停搏后脑电活动可迅速消失；若供血连续停止 30s 则神经细胞代谢受累，2min 后则代谢停止，5min 后神经细胞开始死亡，大脑皮质开始出现永久性损害，10～15min 后小脑出现永久性损害，20～30min 后延脑的呼吸、血管运动中枢开始出现不可逆的损害。

七、脑脊液循环

脑脊液是充满脑室系统、蛛网膜下隙和脊髓中央管内的无色透明液体（脑脊液的产生见基础医学篇·第一章·第四节　脑脊液和血脑屏障），对中枢神经系统起缓冲、保护、运输代谢产物和调节颅内压等作用。脑脊液的循环途径如图 17-14 所示，由侧脑室脉络丛产生的脑脊液经室间孔流至第

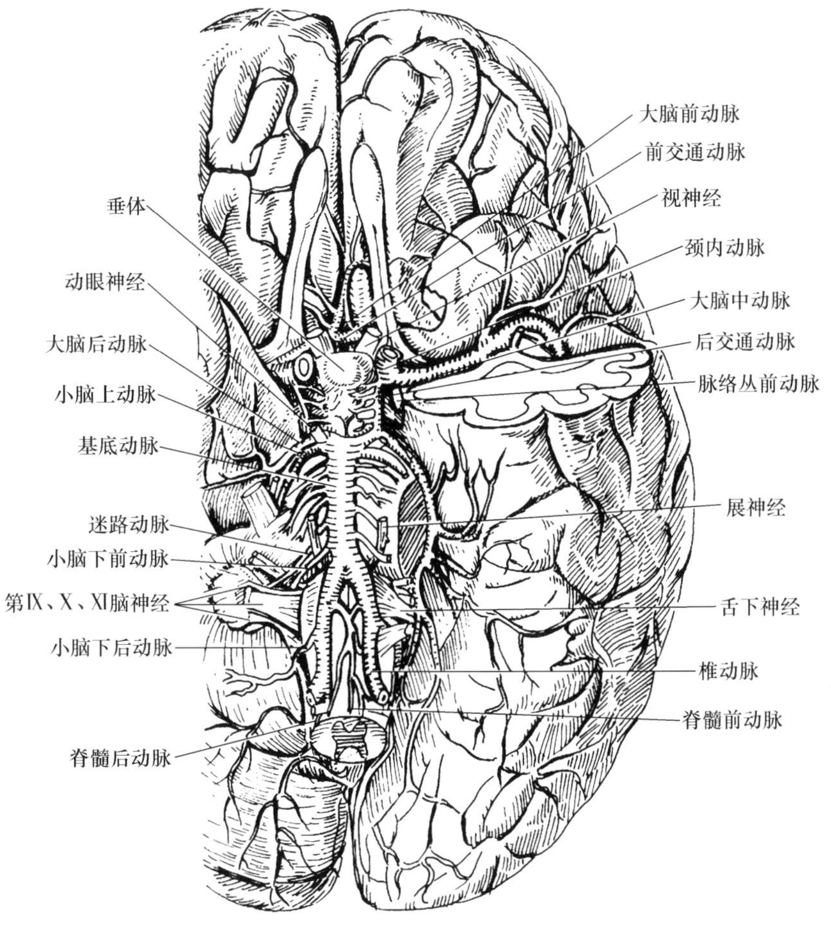

图 17-13　脑底动脉

三脑室，与第三脑室脉络丛产生的脑脊液一起，经中脑水管流入第四脑室，再汇合第四脑室脉络丛产生的脑脊液一起经第四脑室正中孔和两个外侧孔流入蛛网膜下隙，然后，脑脊液再沿蛛网膜下隙流向大脑背面，经蛛网膜粒渗透到硬脑膜窦（主要是上矢状窦）内，回流入血液中。若在脑脊液循环途径中发生阻塞，可导致脑积水和颅内压升高，使脑组织受压移位，甚至形成脑疝而危及生命。

八、神经系统的常用术语

反射(reflex)：神经系统通过与它相连的各种感受器，接受内外环境的各种刺激，经传入神经传至中枢（脊髓和脑）的不同部位，经过整合后发出相应的神经冲动，经传出神经将冲动传至相应的效应器，产生各种反应，称反射。

灰质：中枢部是神经元胞体及其树突的集聚部位，因富含血管，在新鲜标本中色泽灰暗，而称为灰质。

白质：神经纤维在中枢部集聚的部位，因髓鞘含类脂质、色泽白亮而得名。

皮质：在大、小脑表面的灰质称为皮质。

髓质：被皮质包绕而位于大、小脑深部的白质，称为髓质。

神经节：在周围部，神经元胞体集聚处称神经节，如感觉神经节、内脏运动神经节。

神经：神经纤维在周围部集聚在一起称为神经。

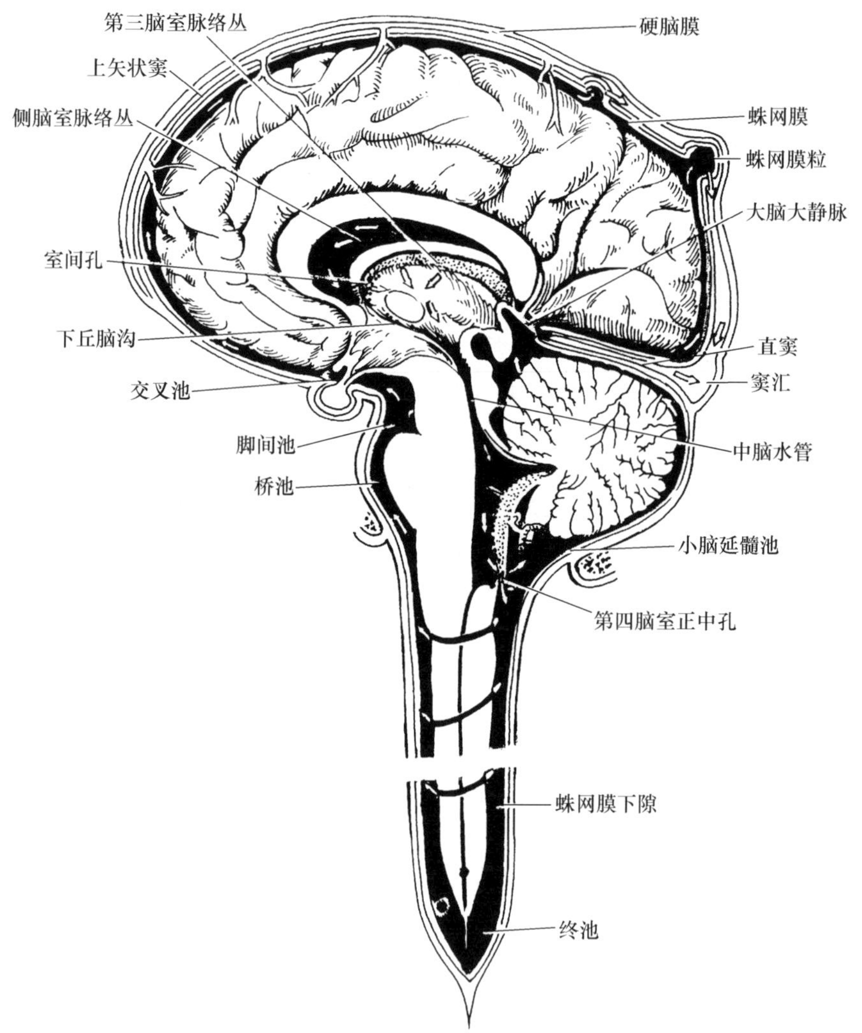

图 17-14 脑脊液循环模式图

第二节 神经系统常见疾病的诊查

一、神经系统常见疾病的分类

1. 脑血管疾病
2. 中枢神经系统感染
3. 脱髓鞘疾病
4. 运动障碍性疾病
5. 头痛
6. 癫痫
7. 周围神经疾病
8. 脊髓疾病
9. 神经系统变性疾病
10. 神经系统先天发育性疾病
11. 神经系统遗传性疾病
12. 神经-肌肉接头与肌肉疾病
13. 颅内占位性病变

二、神经系统疾病的常见症状

1. 头痛 是神经系统疾病的最常见的症状之一。

(1) 头痛部位:包括整个头痛和局部头痛,如为局限性,前额、头顶、枕后或部位变化不定。如发作性一侧头痛则可能为偏头痛。

(2) 头痛时间:如脑瘤病人早晨易有头痛,丛集性头痛易在夜间入睡后发生。

(3) 头痛性质:有胀痛、钝痛、隐痛、跳痛、裂开痛、箍紧痛、钻痛、割痛等。如血管性头痛常为跳痛,脑瘤常为钝痛,蛛网膜下腔出血常为裂开痛。

(4) 头痛类型:指波动性、持续性和周期性。如头痛有阵发性加重,需注意头痛与时间、体位、情绪及疲劳的关系。如有周期性发作,则应注意与季节、气候、饮食及睡眠的关系。

(5) 头痛加重因素:有无在用力、低头、咳嗽、喷嚏等使颅内压增高的情况下头痛加重,有无在月经周期头痛程度发生变化等。

(6) 头痛程度:是否达到影响睡眠和工作的程度。

(7) 头痛伴发症状:有无恶心、呕吐、视物不清、耳鸣、失语、瘫痪等。

(8) 头痛先兆症状:有无暗点、亮点、异彩、幻觉等视觉先兆。

2. 视力障碍 包括视物不清(视野缺损,复视和眼球震颤)和全盲(单眼盲有可能为眼动脉或视网膜中央动脉闭塞)。

3. 脑神经症状 第Ⅰ对脑神经(嗅神经)损害主要产生嗅觉障碍。第Ⅱ对脑神经(视神经)损害主要产生视力障碍、视野缺损和视乳头异常。第Ⅲ、Ⅳ、Ⅵ对脑神经(动眼、滑车和外展神经)损害主要产生眼球运动障碍、复视和瞳孔异常。第Ⅴ对脑神经(三叉神经)损害主要产生面部感觉障碍和咀嚼肌瘫痪。第Ⅶ对脑神经(面神经)损害(一侧,周围性)主要产生患侧鼻唇沟变浅、口角下垂、额纹变浅或消失。眼裂变大、口角偏向健侧,示齿、吹哨、鼓颊、皱额、皱眉、闭眼等动作不能。中央前回下部一侧性损害或皮质延髓束损害引起的中枢性面瘫仅有对侧眶部以下的诸肌麻痹。第Ⅷ对脑神经(听神经)损害主要产生耳鸣、耳聋、眩晕、平衡障碍和眼球震颤。第Ⅸ、Ⅹ对脑神经(舌咽、迷走神经)损害主要产生声音嘶哑、吞咽困难和呛咳、咽部感觉丧失和咽反射消失等。第Ⅺ对脑神经(副神经)损害(一侧,周围性)主要产生患侧臂下垂,胸锁乳突肌和斜方肌萎缩,转颈(向对侧)和耸肩(同侧)乏力。由于副神经基本上受双侧皮质延髓束支配,因此一侧中枢性损害不出现症状。第Ⅻ对脑神经(舌下神经)一侧中枢性损害主要产生伸舌偏向患侧。两侧麻痹,则伸舌受限或不能。周围性舌下神经麻痹时,舌肌明显萎缩。

4. 眩晕 眩晕是主观症状,是机体对空间关系的定向感觉障碍或平衡感觉障碍,是一种运动幻觉。病人感外境或自身在旋转、移动或摇晃。可有平衡失调、站立不稳、眼球震颤(视物模糊)、指物偏向、倾倒、恶心、呕吐、面色苍白、出汗及血压脉搏等改变。头晕有头重脚轻和眼花的感觉,但并无外境或自身旋转的运动幻觉,常由心血管系统疾病、全身中毒性疾病、代谢性疾病、眼病、贫血等引起。

5. 意识障碍

(1) 嗜睡:是程度最浅的一种意识障碍,患者经常处于睡眠状态,给予较轻微的刺激即可被唤醒,醒后意识活动接近正常,但对周围环境的鉴别能力较差,反应迟钝,刺激停止又复入睡。

(2) 昏睡:较嗜睡更深的意识障碍,表现为意识范围明显缩小,精神活动极迟钝,对较强刺激有反应。不易唤醒,醒时睁眼,但缺乏表情,对反复问话仅做简单回答,回答时含混不清,常答非所问,各种反射活动存在。

(3) 昏迷:意识活动丧失,对外界各种刺激或自身内部的需要不能感知,任何刺激均不能被唤醒。昏迷可分三度:①**浅昏迷**:随意活动消失,对疼痛刺激有反应,各种生理反射(吞咽、咳嗽、角膜反射、瞳孔对光反应等)存在,体温、脉搏、呼吸多无明显改变,可伴谵妄或躁动。②**深昏迷**:随意活动完全消失，对各种刺激皆无反应，各种生理反射消失，可有呼吸不规则、血压下降、大小便失禁、全身肌肉松弛、去大脑强直等。③**极度昏迷**：又称脑死亡。病人处于濒死状态，无自主呼吸，各种反射消失，排除药物因素的影响后脑功能丧失持续在 24h 以上。

(4) 谵妄：在意识模糊的同时，伴有明显的精神运动兴奋，如躁动不安、喃喃自语、抗拒喊叫等，有丰富的视幻觉和错觉，见于感染中毒性脑病、颅脑外伤等。事后可部分回忆而尤如梦境，或完全不能回忆。

(5) 去大脑皮质状态：与昏迷不同，是大脑皮质受到严重的广泛损害，功能丧失，而大脑皮质下及脑干功能仍然保存在一种特殊状态。有觉醒和睡眠周期。觉醒时睁开眼睛，各种生理反射存在，貌似清醒，但缺乏意识活动，故有"睁目昏迷"、"醒状昏迷"之称。

6. 疼痛

(1) 疼痛部位：是皮肤、肌肉、关节还是难以描述的部位，是固定的还是游走的，尤其注意有无沿着神经根或周围神经分配区放射的现象。

(2) 疼痛性质：是酸痛、灼痛还是闪电样疼痛；是放射性疼痛、扩散性疼痛还是牵涉性疼痛；是发作性还是持续性疼痛。

(3) 疼痛规律：与气候和冷暖变化有无关系等。如急性四肢瘫痪并伴有疼痛，可能为急性感染性多发性神经炎；如有急性瘫痪而不伴有疼痛时，可能为急性脊髓炎或急性脊髓灰质炎；如疼痛区域与神经根支配区域一致，且在咳嗽、喷嚏等动作时加剧，则表明有根痛，提示有脊髓压迫症如髓外肿瘤、脊椎结核、椎间盘突出等。

7. 瘫痪 瘫痪是指肌肉的收缩无力或完全不能收缩，是运动障碍的主要临床表现。根据其无力程度分为不完全性瘫痪(轻瘫、肌力检查为 1～4 度)和完全性瘫痪(肌力为 0 度)两种。产生瘫痪的原因有三种：神经源性瘫痪、肌源性瘫痪(肌肉本身或神经肌接头部位病变所引起的瘫痪)和功能性瘫痪(癔症引起的瘫痪)。瘫痪可分为单瘫、双下肢瘫、偏瘫和四肢瘫。

8. 肌肉萎缩 肌肉失去正常的形态，容积变小时称为肌肉萎缩，有肌源性和神经源性肌萎缩之分。长期慢性疾病及营养不良引起的全身消瘦不属于肌萎缩。**肌源性肌萎缩**主要见于肌营养不良症、营养不良性肌强直症、周期性麻痹、多发性肌炎、代谢性肌病、内分泌性肌病、神经肌肉接头病等。**神经源性肌萎缩**主要见于脊神经疾病、脊髓前角疾病、脊髓空洞症、进行性脊肌萎缩症、肌萎缩性侧索硬化症、脊髓内肿瘤、脑干血管性病变、脑干脑炎、脊髓炎、脊髓内出血，也可见于多发性硬化症等。

9. 不自主运动 指病人意识清楚，而不能自行控制的病态骨骼肌动作。有舞蹈动作、手足徐动症、扭转痉挛、抽搐等。

10. 震颤 震颤是指循一定方向的节律性来往摆动动作。常发生于人体某一部分，如肢体、头部，少数波及全身。常分为静止性、体位性、动作性及混合性震颤等。

11. 感觉异常 表现为浅感觉(痛、温觉)、深感觉(运动觉、位置觉、振动觉)和复合感觉(形体觉、定位觉、两点判别觉)的异常。如感觉缺失、感觉减退、感觉过敏、感觉倒错、感觉过度、感觉异常和疼痛。如有感觉平面常常见于横贯性脊髓病变；如有四肢手套袜套感觉障碍，常见于末梢神经炎。

12. 麻木 可为局部或全身麻木。

13. 睡眠障碍 包括嗜睡、失眠、梦游，入睡困难或易唤醒等。

14. 内脏障碍 可表现为腹痛、呕吐、尿急、尿潴留、尿失禁、便秘、阳痿及营养障碍(消瘦、肥胖、厌食、易饥饿)。

15. 括约肌障碍 大小便费力、潴留、失禁。

16. 痴呆 痴呆是由于脑功能障碍而产生的获得性持续性智能损害综合征，具有以下精神活动领域中至少三项受损：语言、记忆、视空间技能、情感、人格和认知(概括、计算、判断等)。主要表现为记忆力下降，不能进行正常的思维和判断，对时间、地点、人物不能做出正确定向，计算力减退，性格行为异常，忧郁或欣快，语言能力下降甚至完全丧失。

17. 共济失调 表现为平衡和运动功能失衡，主要是不能进行各种精细动作，如穿衣、扣扣、写字。行走时有如踩棉花感，举足过高，踏地过重，呈现“跨阈步态”，黑暗中症状更加明显。可见于小脑、后索及严重的周围神经病变。

18. 姿式步态异常 如偏瘫步态（瘫侧上肢内收、旋前、屈曲，并贴近身体不摆动；下肢则伸直，不能屈曲，行走似划圈），剪刀（痉挛）步态，酒醉（蹒跚）步态，慌张步态，摇摆（鸭行）步态等。

19. 昏厥 是一种突发性、短暂性、一过性的意识丧失而昏倒，是因一时性、广泛性脑缺血、缺氧引起，并在短时间内自然恢复。多见于心源性、反射性、排尿性、体位性、脑源性、屏气性、失血失水性、高山反应和低血糖性昏厥。

20. 颅内压增高综合征 由于各种脑疾患引起颅内容物增加而致颅内压增高，所出现的头痛、呕吐、视力障碍及视乳头水肿等一系列临床表现。

21. 失语症 是言语（和）文字的表达或感受能力发生障碍的总称。分为运动性失语症、命名性（失忆性）失语症和感觉性失语症。

22. 失用症 是丧失了正确地使用物件完成一系列有目的性动作的能力的总称。如错把火柴放入口中或去别处擦划等情况。

23. 失认症 指各种感觉正常，但不能通过感知认识熟悉的物体，如不能识别触摸到的物体（体觉失认症，即实体觉丧失）、不能辨认看到的熟人等。

24. 癫痫 见本章常见疾病。

三、提供神经系统疾病的重要病史内容

对于儿童病人，其生长及发育史尤为重要，如患儿母亲怀孕时的状况和年龄，当时有无严重感染、持续呕吐、营养缺乏、阴道出血、子痫等。患者出生情况：是第几胎，是否足月顺产，是否在生产时用过麻醉或产钳，是否有青紫、窒息、惊厥、黄疸及发音异常。对于成年病人需要提供详细的既往病史，如高血压、心血管疾病（如房颤、周围血管栓塞）、肿瘤、中毒（如铅、汞、苯、砷、锰、有机磷等毒物的接触或中毒史）、糖尿病、过敏（如荨麻疹、药疹、支气管哮喘及其他过敏史）、外伤（头部或脊椎外伤及外伤后骨折、昏迷、抽搐和瘫痪）、癫痫以及感染，如各种脑炎、脑膜炎、传染性肝炎、流行性结膜炎、风湿热、结核病、血吸虫病、囊虫病、钩端螺旋体病等，慢性感染性疾病，如中耳炎、乳突炎、副鼻窦炎、肺脓肿、支气管扩张等。对有些神经系统的疾病，如进行性肌营养不良和遗传性共济失调等，大多有明确的家族史。另外还有一部分与遗传有关的疾病如癫痫、周期性麻痹、偏头痛、帕金森病、阿尔茨海默病等。

四、神经系统疾病的检查项目

检查范围包括颅神经、运动神经、感觉神经和神经反射。此外，病人的共济功能、姿势和步态、自主神经系统功能和脑血液供应情况也需检查。

1. 腱反射 腱反射是刺激肌腱、骨膜引起的肌肉收缩反应，因反射弧通过深感觉感受器，又称深反射或本体反射。

(1) 肱二头肌腱反射（颈 5-6，肌皮神经）：前臂半屈，叩击置于二头肌腱上的拇指，引起前臂屈曲，同时感到二头肌腱收缩。

(2) 肱三头肌腱反射（颈 6-7，桡神经）：前臂半屈并旋前，托住肘部，叩击鹰嘴突上方肱三头肌腱，引起前臂伸展。

(3) 桡骨膜反射（颈 5-8，桡神经）：前臂半屈，叩击桡骨茎突，引起前臂屈曲、旋前和手指屈曲。

(4) 膝腱反射（腰 2-4，股神经）：坐位，两小腿自然悬垂或足着地；或仰卧，膝稍屈，以手托腘窝，

叩击髌骨下缘股四头肌肌腱，引起小腿伸直。

（5）跟腱反射（骶 1-2，胫神经）：仰卧，膝半屈，两腿分开，以手轻板其足使稍背屈，叩击跟腱，腓肠肌收缩，向足跖面屈曲。

检查腱反射的临床意义：正常人深反射也可亢进，老年人跟腱反射可消失，故反射的不对称比增强或消失更有意义。①减退、消失提示反射弧受损或中断，亦见于神经肌肉接头或肌肉本身疾病，如重症肌无力、周期性麻痹等。麻醉、昏迷、熟睡、脊髓休克期、颅压增高，尤其后颅窝肿瘤，深反射也降低或消失。②亢进多见于锥体束病变，昏迷或麻醉早期也可出现，是对脊髓反射弧的抑制解除所致；亦见于手足搐搦、破伤风等肌肉兴奋性增高时。癔病或其他神经官能症深反射也常亢进。

2. 浅反射 浅反射为刺激皮肤、黏膜引起的肌肉收缩反应。

（1）腹壁反射（肋间神经，上：胸 7，8；中：胸 9，10；下：胸 11，12）：仰卧，以棉签或叩诊锤柄自外向内轻划上、中、下腹壁皮肤，引起同侧腹壁肌肉收缩。

（2）提睾反射（生殖股神经，腰 1，2）：以叩诊锤柄由上向下轻划股上部内侧皮肤，引起同侧睾丸上提。

检查浅反射的临床意义：①减退、消失：见于反射弧中断时。但腹壁和提睾反射减退或消失，亦可见于锥体束损害，因其除脊髓反射弧外，尚有皮质通路。此外，深睡、麻醉、昏迷、新生儿等，腹壁反射也常消失。②亢进：震颤麻痹综合征或其他锥体外系疾病，偶见浅反射尤其腹壁反射中度亢进，为损伤中脑抑制浅反射的中枢所致。精神紧张和神经官能症时，腹壁反射也可有不同程度的亢进。

3. 病理反射 当上运动神经元受损后，可出现屈曲性防御反射，为病理反射。

4. 脑膜刺激征 当脑脊膜和神经根受刺激性损害时出现颈项强直、角弓反张、屈髋伸膝征阳性，见于脑膜炎、蛛网膜下腔出血、颅内压增高和脑膜转移瘤等。

5. 共济功能、姿势与步态 检查病人的共济功能时，可做指鼻试验，即先用食指触自己的鼻尖，然后触医生的手指，如此反复迅速地重复此动作。做第一次指鼻试验时，病人可睁眼，然后整个检查过程中病人都闭上眼睛。要求病人双手伸直，闭上眼睛直立，然后令其睁眼步行。这些检查用来检查运动神经、感觉神经和脑的功能。

6. 肌力检查 肌力按 6 级分法记录，肌力的减退或丧失，称为瘫痪。“0 级”为完全瘫痪。“1 级”至“4 级”为不全性瘫痪或轻瘫，“1 级”：有肌肉收缩而无肢体运动；“2 级”：肢体能在床面移动而不能抬起；“3 级”：肢体可抬离床面；“4 级”：能抵抗部份外界阻力。“5 级”为正常肌力。

五、诊断性试验检查

1. 脊椎穿刺术 用穿刺针穿过椎间隙插入椎管，采集脑脊液标本检查，不同疾病的脑脊液有其异常特征。

2. 计算机体层摄影（CT） 是用增强的计算机扫描技术分析 X 射线片，计算机产生二维、高分辨图像，这些图像类似于脑或其他所摄影器官的解剖切片。CT 不但用于神经系统疾病的诊断，也用于监测治疗效果。

3. 磁共振成像（MRI） 将病人头或整个身体置于一个强大均匀的磁场中，以获取病人受检查部位的清晰解剖图像。MRI 对陈旧性脑卒中、大多数脑瘤、脑干和小脑疾患及多发性硬化的诊断优于 CT 检查。

4. 脑超声波检查 利用超声波做脑成像检查，因其检查过程简单、无痛、相对便宜，适用于检查小于 2 岁幼儿的脑出血。

5. 正电子发射体层摄影（PET） 通过显示特殊放射性核素在体内分布状态而获得大脑的内层结构和功能状态图像，把放射性核素示踪剂经血液传送到脑组织，即可测定大脑的功能。

6. 单光子发射计算机体层摄影（SPECT） 利用放射性核素了解脑的供血变化及代谢功能。一旦注射或吸入的放射性核素经血入脑组织,其在大脑不同部位的强度就反映出脑的供血情况或能摄取此放射核素的神经递质感受器的功能。

7. 数字减影脑血管造影 把血管造影剂(一种X射线可见的物质)注射入供应脑血液的血管中,显示出脑血流图像,以检查动脉瘤、动脉炎、动静脉畸形、脑血管阻塞等脑血管异常疾病。

8. 多普勒超声扫描 通过测量颈动脉和颅底动脉的血流量来评估脑卒中的危险,不同的脑血流量用不同的颜色显示在监视器上。这种技术的优点是无痛,可在床旁检查,且相对便宜。

9. 脊髓造影 把造影剂注入脊髓腔做脊髓的CT或X射线检查,能检查出椎间盘突出或癌性新生物等脊椎疾病。

10. 脑电图(EEG) 把20根导线安置在头皮上检测记录脑电活动,各种波型的脑电记录能够帮助诊断癫痫和一些少见的脑代谢性疾病。

11. 诱发反应 诱发反应是大脑对某些刺激发生反应的特征,视觉、听觉和触觉刺激都可激活脑的特异区域。正常情况下,脑对单一刺激的反应很小,EEG上无明显改变,但对一系列的刺激通过计算机处理后,可显示出脑已接受到刺激。脑诱发电位反应特别适用于检查不能交谈的病人。

12. 肌电图 用细小的针插入肌肉记录其电活动。正常情况下,静息的肌肉不产生电活动,但很轻微的肌肉收缩就可产生电活动,随着肌肉收缩强度的增强,肌电活动增大。肌肉、外周神经和脊髓运动神经疾病肌电活动异常。

第三节 神经系统常见疾病举例

一、脑血管意外

脑血管病又称**脑血管意外**,脑中风或脑卒中,是由于脑部血液循环障碍,导致以局部神经功能缺失为特征的一组疾病。包括颅内和颅外动脉、静脉及静脉窦的疾病,但以动脉疾病为多见。

(一) 出血性脑血管病

外伤性和非外伤性因素均可引起脑内血管破裂,导致脑实质内出血。外伤性脑出血常继发于脑组织挫裂伤后。在此仅介绍非外伤性脑实质内出血,临床上称为原发性或自发性脑出血,一般称脑出血。

1. 脑出血 脑实质内的血管破裂引起大块性出血,约80%发生于大脑半球,以底节区为主,其余20%发生于脑干和小脑。高血压和动脉硬化是脑出血的主要因素,还可由先天性脑动脉瘤、脑血管畸形、脑瘤、血液病(如再生障碍性贫血、白血病、血小板减少性紫癜及血友病等)、感染、药物(如抗凝及溶栓剂等)、外伤及中毒等所致。本病多见于有高血压病史和50岁以上的中老年人。多在情绪激动、劳动或活动以及暴饮时发病,少数可在休息或睡眠中发生。寒冷季节多发。

【临床表现】

(1) 全脑症状:可出现意识障碍、头痛与呕吐、去大脑性强直与抽搐以及脑膜刺激征等表现,呼吸较快甚至呈潮式呼吸,出血早期血压多突然升高,若血压高低不稳和逐渐下降,则是循环中枢功能衰竭征象。出血后可以即刻出现高热,若开始体温不高,后期逐渐升高则可能合并感染。

(2) 局限性神经症状:与出血的部位、出血量和出血灶的多少有关。

(3) 并发症:消化道出血、脑-心综合征、呼吸道不畅与肺炎。

【诊断】 脑出血的诊断要点:①大多数发生在50岁以上高血压病患者。②常在情绪激动或体力活动时突然发病。③病情进展迅速,具有典型的全脑症状或(和)局限性神经体征。④脑脊液压力增高,多数为血性。⑤头颅CT扫描可确诊。

【治疗】

(1) 急性期治疗：原则是控制出血，降低颅内压，补充足够体液，维持水，电解质及酸碱平衡，防治并发症。如有手术适应证应尽早进行，行开颅清除血肿术或血肿穿刺疗法，解除脑组织受压，能够有效地降低颅内压，改善脑血液循环以求挽救病人生命，并有助于神经功能的恢复。

(2) 恢复期治疗：主要目的为促进瘫痪肢体和语言障碍的功能恢复、改善脑功能、减少后遗症以及预防复发。

2. 蛛网膜下腔出血 脑底或脑浅表部位的血管破裂，血液直接进入蛛网膜下腔。凡能引起脑出血的病因也能引起本病，但以颅内动脉瘤、动静脉畸形、高血压动脉硬化症、脑底异常血管网和血液病等为最常见。多在情绪激动或过度用力时发病，部分患者可有反复发作头痛史。各年龄均可发病，以青壮年多见。

【临床表现】 突发剧烈头痛、呕吐、颜面苍白、全身冷汗，出现意识障碍和精神症状，脑膜刺激征在青壮年病人多见且表现明显。腰穿颅内压多增高，脑脊液早期为血性，3～4 天后开始变黄。

【诊断】 本病诊断较易，如突发剧烈头痛及呕吐，面色苍白，冷汗，脑膜刺激征阳性以及血性脑脊液或头颅 CT 见颅底各池、大脑纵裂及脑沟中积血等。

【治疗】 绝对卧床休息至少 4 周，治疗基本同脑出血。

（二）缺血性脑血管病

缺血性脑血管病又称脑梗塞，是各种原因导致脑动脉血流中断，局部脑组织发生缺血缺氧性坏死，而出现相应的神经功能缺损。导致脑动脉血流中断的原因主要有动脉血栓形成、栓塞、动脉壁外受压和血流动力学改变等。

1. 脑血栓形成 在颅内外供应脑部的动脉血管壁发生病理性改变的基础上，由于血流缓慢、血液成分改变或血黏度增加，形成血栓，致使血管闭塞。最常见的病因为动脉粥样硬化。本病多见于 50～60 岁以上有动脉硬化的老年人，有的有糖尿病史。

【临床表现】 与血管闭塞的程度、闭塞血管大小、部位和侧支循环的好坏有关。

(1) 颈内动脉系统血栓形成：以偏瘫、偏身感觉障碍、偏盲为表现的“三偏征”和精神症状为多见，尚有不同程度的失语、失用和失认，特征性的病侧眼失明伴对侧偏瘫称黑蒙交叉性麻痹。如侧支循环良好，临床上可不出现症状。

(2) 大脑中动脉血栓形成：最为常见。主干闭塞时有三偏征，中动脉表浅分支前中央动脉闭塞时可有对侧面、舌肌无力，主侧受累时可有运动性失语；中央动脉闭塞时可出现对侧上肢单瘫或不完全性偏瘫和轻度感觉障碍。

(3) 大脑前动脉血栓形成：由于前交通动脉提供侧支循环，近端阻塞时可无症状；周围支受累时，常侵犯额叶内侧面，瘫痪以下肢为重，可伴有下肢的皮质性感觉障碍及排尿障碍。双侧大脑前动脉闭塞时可出现精神症状伴有双侧瘫痪。

(4) 小脑后下动脉综合征：由椎-基底动脉系统血栓形成引发，梗塞部位在延髓背外侧部，出现眩晕、眼球震颤，病灶侧舌咽、迷走神经麻痹，小脑性共济失调，病灶侧面部对侧躯体、肢体感觉减退或消失。

(5) 实验室检查：脑脊液无色透明，压力、细胞数和蛋白多正常。脑血管造影可发现血管狭窄或闭塞的部位和程度，头颅 CT 扫描和磁共振(MRI)检查则可在早期发现梗塞部位。

【诊断】 本病多因脑动脉硬化引起，其诊断要点为：年龄 50 岁以上且伴动脉硬化、糖尿病、高血脂者；既往有短暂性脑缺血发作史；多在安静状态下发病，起病缓慢；意识多清楚，较少头痛、呕吐；应与局限性脑出血、颅内占位性病变，散发性脑炎和脑寄生虫病等鉴别。

【治疗】

(1) 急性期：以尽早改善脑缺血区的血液循环、促进神经功能恢复为原则。梗塞区较大且严重的患者，可使用脱水剂或利尿剂缓解脑水肿；可用低分子右旋糖苷，降低血黏度和改善微循环；溶栓（第一时间窗为 6h）、抗凝以减少继发血栓的形成。

（2）恢复期：继续加强瘫痪肢体功能锻炼和言语功能训练，除药物外，可配合使用理疗、体疗和针灸等。

2. 脑栓塞 脑栓塞是指血液中的各种栓子进入脑动脉，阻塞脑血流，当侧支循环不能及时代偿时，该动脉供血区脑组织缺血性坏死，从而出现相应的脑功能障碍。

【临床表现】 临床表现的轻重与栓子的大小、数量、部位、心功能状况等因素有关。发病急骤，症状多在数分钟或短时间内达到高峰。部分患者可有意识障碍，较大栓塞或多发性栓塞时患者可迅速进入昏迷和出现颅内压升高症状。局部神经缺失症状取决于栓塞的动脉，多为偏瘫或单瘫、偏身感觉缺失、偏盲及抽搐等。

【诊断】 根据急骤发病、全脑和局限性脑损害征象、脑脊液正常等特点常可确诊。少数病人借助于脑血管造影或头颅 CT、MRI 检查与其他脑血管病鉴别。

【治疗】 治疗原发病，防止再发生栓塞。其他治疗基本同脑血栓形成，但输液速度放慢，防止心脏负荷过重引起或加重心衰。

3. 腔隙性脑梗塞 指发生在大脑半球深部或脑干的小灶性梗塞，多位于基底节、内囊、丘脑、脑桥，少数位于脑室管膜下区。临床症状一般较轻，除少数外，大多发病缓慢，12～72h 达到高峰，部分病人有短暂缺血发作史。

【临床表现】

（1）纯运动性卒中：表现为面、舌、肢体不同程度瘫痪，无感觉障碍、视野缺失、失语等。病灶位于内囊、基底节、脑桥、延髓等。

（2）纯感觉性卒中：患者主诉半身麻木，受到牵拉、发冷、发热、针刺、疼痛、肿胀、变大、变小或沉重感。检查可见一侧肢体、身躯感觉减退或消失。

（3）共济失调性轻偏瘫：表现为病变对侧的纯运动性轻偏瘫和小脑性共济失调，以下肢为重。系基底动脉的旁正中动脉闭塞。

（4）感觉运动性卒中：多以偏身感觉障碍为主，继而出现轻偏瘫。为丘脑后腹核并累及内囊后肢的腔隙性梗塞所致。

（5）构音不全手笨拙综合征：患者严重构音不全，吞咽困难，一侧中枢性面舌瘫，该侧手轻度无力伴有动作缓慢，笨拙（尤以精细动作如书写更为困难），指鼻试验不准，步态不稳，腱反射亢进和病理反射阳性。病灶位于桥脑基底部上 1/3 和下 2/3 交界处，也可能有同侧共济失调。

【诊断】 诊断要点：①中年以后发病，且有长期高血压病史。②临床症状符合上述腔隙性卒中典型表现之一者。③实验室检查如脑电图、脑脊液及脑血管造影等无阳性发现。④头颅 CT 及 MRI 检查证实与临床一致的腔隙病灶。⑤预后良好、短期内有完全恢复的可能。

【治疗】 本病的治疗，基本上同脑血栓形成，应积极治疗高血压，尤为病史中已有过腔隙性梗塞者需要防止复发，同时应注意降压不能过快过低。

4. 短暂性脑缺血发作（TIA） 伴有局灶症状的短暂的脑血液循环障碍，以反复发作的短暂性失语、瘫痪或感觉障碍为特点，症状和体征在 24h 内消失。本病多与高血压、动脉硬化有关，其发病可能由多种因素引起。60 岁以上老年人多见，男多于女。多在体位改变、活动过度、颈部突然转动或屈伸等情况下发病。

【临床表现】

（1）颈动脉系统的 TIA：持续时间较久，且易引起完全性卒中。最常见的症状为单瘫、偏瘫、偏身感觉障碍、失语、单眼视力障碍等。

（2）椎基底动脉系统 TIA：发作次数多，但时间较短。主要表现为脑干、小脑、枕叶、颞叶及脊髓近端缺血。神经缺损症状，常见为眩晕、眼震、站立或行走不稳、视物模糊或变形、视野缺损、复视、恶心或呕吐、听力下降、球麻痹、交叉性瘫痪、轻偏瘫和双侧轻度瘫痪等。少数可有意识障碍或猝倒发作。

【诊断】 本病临床表现具有突发性、反复性、短暂性和刻板性特点，诊断并不难。需与其他急性脑血管病和其他病因引起的眩晕、昏厥等鉴别。

【治疗】 本病可自行缓解，治疗着重于预防复发。应调整血压，改善心功能，保持有效血液循环，纠正血液流变异常，避免颈部过度屈伸活动，并长期口服血小板聚集抑制剂。

（三）高血压脑病

本病见于高血压患者，由于动脉压突发急骤升高，导致脑小动脉痉挛或脑血管调节功能失控，产生严重脑水肿的一种急性脑血管疾病。见于各种原因引起的高血压患者。急骤起病，病情发展非常迅速，肾功能损害者更容易发病。

【临床表现】 原来血压已高者，在起病前，动脉压再度升高。并可出现颅内压升高、意识障碍的症状，部分发病急骤者还可有癫痫发作，常伴随发生阵发性呼吸困难以及其他脑机能障碍的症状。

【诊断】 根据高血压患者突发急骤的血压与颅内压升高的症状，诊断不难，需与其他急性脑血管病鉴别。

【治疗】 治疗原则是迅速降低血压，降低颅内压，消除脑水肿，控制癫痫。症状控制后，有肾功能衰竭者可行透析治疗、妊娠毒血症者应引产等。

二、癫痫

癫痫是大脑神经元突发性异常放电，导致短暂的大脑功能障碍的一种慢性疾病。由于异常放电神经元所涉及的部位不同，可表现为发作的运动、感觉、植物神经、意识及精神障碍。

【病因】 引起癫痫的原因繁多，可分为原发性和继发性两类：

1. 原发性癫痫 又称真性或特发性或隐原性癫痫，其真正的原因不明，虽经现代各种诊查手段检查仍不能明确。

2. 继发性癫痫 又称症状性癫痫，指能找到病因的癫痫。常见的原因有：

(1) 脑部疾病：先天性疾病、颅脑肿瘤、颅脑外伤、颅内感染、脑血管病等。

(2) 全身性疾病：缺氧、代谢疾病、内分泌疾病、心血管疾病、中毒性疾病等。

【影响因素】 ①遗传：经家系、双生子及脑电图研究和流行病学调查等，充分证明原发性癫痫有遗传性，有的是单基因遗传，有的是多基因遗传，但不一定都有临床发作。②年龄：年龄对癫痫的发病率、发作类型、病因和预后均有影响，癫痫的初发年龄多在20岁以前。③诱发因素：睡眠缺乏、发热、惊吓、饮酒、过劳和饥饿等。

【临床表现】 癫痫的临床发作形式繁多，常见的有如下类型。

1. 全身强直-阵挛性发作 又称大发作。按其发展过程可分如下三期：

(1) 先兆期：在意识丧失前的一瞬间所出现的各种体验。常见的先兆可为幻视、幻嗅、眩晕、肢体麻木、触电感、热血上涌感、头眼向一侧斜视、恐怖感、奇异感等。一般持续数秒钟。

(2) 痉挛期：短暂的先兆期后，出现意识丧失，进入痉挛发作期。首先为强直性发作（强直期），全身肌肉强直，上肢伸直或屈曲，下肢伸直，头转向一侧或后仰，眼球向上凝视，呼吸暂停，面唇紫绀，瞳孔散大，对光反应消失，唇、舌或口腔黏膜有咬伤。约持续20s，进入阵挛期，全身肌肉呈节律性抽搐，频率开始较快，随之逐渐减慢，最后一次痉挛后抽搐停止。此期，自动呼吸恢复，面、唇紫绀逐渐减轻，口腔内分泌物增多，口吐白沫或血沫，持续约1min。

(3) 昏睡期：抽搐停止后患者进入昏睡、昏迷状态，然后逐渐清醒，部分患者在清醒过程中有精神行为异常，表现为挣扎、躁动不安。醒后除先兆外，对发作过程不能回忆，并可感到头痛、全身乏力和疼痛、呕吐等。

2. 失神发作 又称小发作。通常有如下几种类型：

(1) 简单性失神发作：表现为突发突止的意识障碍，可在工作、活动、进食和步行等情况下发生。患者突然动作停顿、呆立(坐)不动，呼之不应，但从不跌倒，持续5～30min，对发作过程不能回忆。

(2) 复杂性失神发作：又称失神(小)发作自动症。除表现发作性意识丧失外，在发作期间还可有咂嘴、无目的摸索、双手摩擦、徘徊等一些刻板动作。

(3) 肌阵挛性失神发作：表现为两侧对称性眼、面、颈、四肢或躯干短暂肌阵挛发作，不伴有或伴有短暂意识障碍。

(4) 运动不能性发作：突然出现短暂意识障碍，肌张力丧失姿势不能维持而跌倒。

3. 局限性发作 是不伴有意识障碍的运动、感觉和植物神经症状的发作。

(1) 简单运动性发作：多数呈阵挛性发作，少数呈强直性发作。常见于一侧肢体远端或一侧口角或眼部，持续数秒至十数秒后自然终止。

(2) 简单感觉性发作：多表现为手指、足趾、口角或舌部的发作性麻木感、针刺感、触电感等。

【诊断】 ①确定是否为癫痫发作，发作时有无意识障碍、口吐白沫、面色青紫、瞳孔散大、病理反射、自伤、外伤、失禁，发作后有无肢体瘫痪、无力、神经系统体征等。②确定发作类型，可借助脑电图检查。③确定癫痫病因。

【鉴别诊断】 与癔病、晕厥、暂时性脑缺血发作、发作性低血糖相鉴别。

【治疗】 ①病因治疗。②药物治疗。

对于全身强直-阵挛性发作时的处理：首先应将患者置于安全处，解开衣扣，保持呼吸道通畅。若患者张口状态下，可在上下臼齿间垫软物(缠纱布的压舌板或卷成细条状的衣角或手帕等)，以防舌咬伤，切勿强力撬开。抽搐时轻按四肢以防误伤及脱臼，抽搐停止后让患者头转向一侧，以利口腔分泌物流出，防止吸入肺内致窒息或肺炎。抽搐停止后患者意识未恢复前应加强监护，以防自伤、误伤、伤人、毁物等。

三、阿尔茨海默病

阿尔茨海默病(Alzheimer disease，AD)，是一种慢性的大脑退行性变性疾病。临床表现为进行性远近的记忆力障碍，分析判断能力衰退、情绪改变、行为失常，甚至意识模糊，最后死于肺炎或尿路感染。其病因至今不明，具有特征性神经病理和神经化学改变，常渐起病，起病可在老年前期，但老年期的发病率更高。

注意与老年期痴呆区分，两者不是同一概念，老年期痴呆分四种：老年性痴呆，血管性痴呆(包括多发梗塞性痴呆)，混合性痴呆，全身性疾病引发的老年人痴呆。

【临床表现】

1. 智力衰退 呈渐进式演变，最初仅为注意力不集中，做事马虎。逐渐出现恶性型遗忘，由偶尔遗忘发展成经常遗忘，由遗忘近事而进展到远事，由遗忘事件的细节而涉及到事件本身。最终可严重到连其姓名、生日及家庭人口都完全遗忘。在记忆缺损的同时，又可出现定向障碍。

2. 行为改变 先出现行为的幼稚笨拙，常进行无效劳动，其后发展为无目的劳动。晚期均行动不能，卧床不起，两便失禁，生活全无处理能力，形似植物状态。

3. 情感障碍 起初情感可较幼稚，情绪易激动。以后表情呆板，情感迟钝。

4. 局灶症状 最早并最多出现的是损害新皮质区引起的命名性失语，最终认知能力可全部丧失。

5. 外貌改变 患者外貌衰老，常显得老态龙钟，感觉器官功能减退，生理反射迟钝，躯体弯曲，行走不稳，体重减轻，肌肉废用性萎缩，不自主摇头，口齿含糊，口涎外溢，手指震颤及书写困难等。

【治疗】 尚无肯定的十分有效或治愈的方法。治疗AD的药物主要分为2类:一类是增加脑内胆碱能神经系统功能的药物,主要为胆碱酯酶抑制剂和M-胆碱受体激动剂;另一类是作用于神经传递系统以延缓脑神经元变性过程的细胞保护剂。

四、帕金森氏病

帕金森氏病(Parkinson's disease,PD)又称**震颤麻痹**,是以静止性震颤、肌强直、运动迟缓为主要表现的一种常见的神经系统变性疾病。目前认为黑质神经细胞变性导致的多巴胺缺乏,是引起本病的病理化学改变的关键。本病多在50岁以后发病。

【临床表现】

1. 震颤 震颤多从一侧上肢手部开始,以拇指、食指和中指的掌指关节最为明显,呈节律性搓丸样动作,4～6次/s。随病情的进展,震颤渐波及同侧下肢和对侧上下肢,通常上肢重于下肢,下颌、口唇、舌和头部的震颤多在病程后期出现。震颤大多数在静止状态时出现,随意活动时减轻,情绪紧张时加剧,入睡后则消失。

2. 肌强直 全身肌肉紧张度均增高,出现四肢的铅管样强直和齿轮样强直,面具状脸,眼球转动缓慢,吞咽不利、流涎以及语音低沉单调,患者站立时呈低头屈背、上臂内收肘关节屈曲、腕关节伸直、手指内收、拇指对掌、指间关节伸直、髋及膝关节略为弯曲的特有姿势。

3. 运动障碍 表现为随意运动始动困难、动作缓慢和活动减少。走路缓慢,步伐碎小,脚几乎不能离地,行走失去重心,往往越走越快呈前冲状,不能即时停步,称慌张步态。行走时因姿势反射障碍,缺乏上肢应有的协同运动。

4. 其他症状 患者汗液、唾液及皮脂分泌过多,常有顽固性便秘。部分患者有精神症状和智能障碍。

【诊断】 根据发病年龄及典型临床表现,诊断不难,但对临床症状不典型的早期患者,易被忽略,需与各种能够引起震颤麻痹的疾病相鉴别,如脑血管性震颤麻痹综合征、脑炎后震颤麻痹综合征、药源性震颤麻痹综合征、中毒性震颤麻痹综合征等。

【治疗】 药物治疗主要在于提高脑内多巴胺的含量及其作用以及降低乙酰胆碱的活力,多数患者的症状可因而得到缓解,但不能阻止病变的自然进展。现多主张当患者的症状已显著影响日常生活工作表示脑内多巴胺活力已处于失代偿期时,才开始投药,早期尽量采取理疗、体疗等方法治疗为宜。用于治疗的药物有抗胆碱能药、多巴胺能药以及多巴胺能受体激动剂。

手术疗法适用于症状局限于一侧或一侧症状相对较重,经药物治疗无效或难以忍受药物副作用,而年龄相对较轻的患者。可做脑立体定向手术破坏丘脑腹外侧核或苍白球,能缓解症状,但可复发。

(郭东星　王莲芸　刘立民)

【思考题】

1. 人脑可分为几部分?人体脑神经共有几对?
2. 何谓脑血管意外?最常见的脑出血部位是哪里?
3. 认识、感觉、语言等功能区位于大脑的哪个部位?
4. 意识障碍的程度如何划分?
5. 脑部血液供应有什么特征?
6. 神经系统疾病常见的症状有哪些?

第十八章　精神疾病

精神活动(心理)是人脑的功能,对外使机体能适应环境的改变,对内则通过神经系统与整个机体联系,以保持内部的统一性。因此精神是生物-心理-社会统一的表现。精神活动包括认识活动(由感知觉、注意、记忆和思维等组成)、情感活动、行为活动。精神障碍又称精神疾病,是指在各种因素的作用下(包括各种生物学因素、社会心理因素等),造成大脑功能失调,而出现感知、思维、情感、行为、意志以及智力等精神运动方面的异常,需要用医学方法进行治疗的一类疾病。

第一节　精神疾病的常见症状

一、认识过程及其障碍

人对客观事物的认识是各种精神活动的基础。认识过程将从感觉、知觉、注意、记忆、言语和思维、智力等方面加以讨论。

1. 感觉和知觉及其障碍　感觉是人脑对客观事物个别属性的简单反映,知觉则是人脑对客观事物各种属性较完善的反映。常见的障碍有:

(1) 内感性不适:躯体内部产生各种不舒适的或难以忍受的感觉。患者往往有不能明确指出部位、难以表达的异样感觉,可为牵拉、挤压、转动、流动、游走或虫爬等感觉,是构成疑病妄想的基础。见于精神分裂症、抑郁状态及颅脑外伤性精神障碍。

(2) 错觉:是对客观事物产生错误的感知。以错视、错听多见。正常人也可以产生错觉,但经验证后能立即纠正。见于谵妄状态、癔症、精神分裂症、癫痫等。

(3) 幻觉:指无相应的客观刺激作用于感觉器官而产生的感觉。正常人也偶有幻觉,但持续时间短、能被纠正。病理性的幻觉包括:幻听、幻视、幻嗅、幻味、幻触等,见于精神分裂症、抑郁症和更年期精神障碍。

(4) 感知综合障碍:患者对客观事物整体的感知是正常的,但对具体事物的某些个别属性的感知与实际情况不符。可表现为视物变形、视物显大或视物显小,似曾相识或旧事如新,对周围事物缺乏真实感,感到自己整个躯体或一部分发生变化等。见于精神分裂症、抑郁症、颞叶癫痫或脑瘤、脑炎等脑器质性疾病。

2. 注意及其障碍　在某一段时间内,精神活动指向某一事物的心理过程称注意。常见的注意障碍有:

(1) 注意增强:指主动注意显著增强。病态的注意增强多与妄想有关,如有被害妄想的患者十分注意所怀疑人的一举一动,对微小细节都保持高度注意和警惕;有疑病妄想者则过分关注自身健康状态的某些变化。

(2) 注意涣散:主动注意明显减弱。注意力不能较持久地集中在某一事物上,容易分散。见于神经衰弱与精神分裂症。

(3) 注意减退:主动注意与被动注意都减退,常需要较强的外界刺激才能引起注意。见于脑器质性精神障碍、意识障碍状态、精神分裂症、抑郁症及神经衰弱等。

(4) 注意转移:主动注意不能持久,被动注意明显增强。注意力随周围环境的变化而转移,以致不断改变话题和活动内容。见于躁狂症。

3. 记忆及其障碍 既往感知过的事物在一定条件下可在大脑中重新反映出来，这种既往经验的认知和回忆就是记忆。记忆包括识记、保存、认知（再认）和回忆（再现）4 个过程，按时间分为瞬时记忆、近记忆和远记忆。常见的记忆障碍有：

（1）遗忘：以往经验部分或全部的不能再现称遗忘，可表现为对某一事物或某一时期内的经历不能回忆。

（2）记忆错误：由于再现的失真而引起的记忆障碍称为记忆错误。患者对自身经历的事件，在发生的时间、地点或情节等方面出现错误的记忆，并坚信不疑。

（3）记忆增强：病理性记忆增强是指患者对病前不能够且不重要的事或细节都能回忆起来。主要是见于躁狂症、抑郁症、偏执状态。

（4）记忆减退：指整个记忆过程的普遍性减退，可表现为对日期、年代、名词、术语或概念回忆困难，近记忆或（和）远记忆减退。见于神经衰弱、脑器质性疾病，也可见于正常老年人。

4. 思维及其障碍 思维是对客观现实的概括和间接的认识过程，通过对事物的分析、比较、综合、抽象和概括来进行的，再通过推理或判断来间接地反映事物的本质。

（1）思维过程障碍：人在回忆既往感知过的事物时多以表象形式出现，当一个表象与另一个表象相联系，或一个表象引起另一个表象，或由一个概念引起其他相关联的概念时的心理过程称为联想。联想障碍可表现为联想的速度、结构和连贯性等方面的障碍。常见联想奔逸、联想迟缓、联想中断、思维云集、联想散漫、思维破裂等。见于精神分裂症、感染或中毒、颅脑外伤引起的意识障碍、癫痫性精神障碍。

（2）思维形式障碍：是指概念的运用和判断推理等方面的逻辑紊乱，使词或句之间缺乏正常的联系，失去不同概念之间的区别性，混淆了概念的具体含义与隐义或借义的区别。如语词新作：患者自创一些符号、语言、文字或图形，并赋予特殊意义或用以表达自己的思想，如不经患者解释，旁人无法理解。见于精神分裂症。

（3）思维内容障碍：主要表现为妄想，其次是强迫观念。妄想是在精神病态基础上，由逻辑推理和判断的歪曲所致的一种病理信念。虽不符合事实，患者却坚信不疑，既不能以其文化水平及社会背景加以解释，也不能用事实和道理说服，但其行为却不一定受妄想的影响。表现为被迫害妄想、关系妄想、影响妄想、夸大妄想、罪恶妄想、钟情妄想、嫉妒妄想、疑病妄想、非血统妄想等。见于精神分裂症。

5. 智力及其障碍 智力是智慧与能力的合称，主要是认识过程表现出来的心理特征，是与先天素质和后天训练密切相关的一种复杂的、综合性的精神活动，包括运用既往获得的知识和经验解决新问题、形成新概念、获得新知识与经验的能力，总是在解决某种问题的过程中表现出来。智力障碍分为两大类：

（1）智力发育迟滞：智力障碍发生在胎儿期、围产期、儿童期等大脑发育成熟阶段之前，由于遗传、染色体畸变、感染、中毒、颅脑外伤、内分泌异常、脑病和各种原因引起的脑缺氧等因素致使大脑发育受阻，智力发育停留在某个阶段上，随年龄增长，智力明显低于同龄的正常儿童。

（2）痴呆：是指大脑发育已基本成熟，智力发育达到正常之后，由各种有害因素引起大脑器质性损害或大脑机能抑制，导致智力障碍，严重者称痴呆。

二、情感过程及其障碍

情感是指人在认识事物时的内心体验，如喜悦、悲哀、恐惧、愤怒等。

1. 情感高涨 情感高涨指情感活动在数周、数月或更长时间内持续增高。常见的表现有：

（1）喜悦：指情感的显著高扬，表现为自我感觉良好，与环境间的统一性保持完好，易引起周围人的共鸣，具有很强的感染力。见于躁狂症。

(2) 狂喜：表现为极度欢乐，常带有神秘色彩，令人难以理解，多无思维奔逸和动作增多，可有轻度意识障碍。见于癫痫、急性躁狂症及麻醉剂成瘾者。

(3) 欣快：患者自我感觉良好，十分满意、幸福愉快，对疾病无自知力，给人以呆傻、愚蠢、幼稚的感觉。见于脑器质性精神障碍。

2. 情感低落 以持续数周、数月或更长时间的情绪低落为特征。患者自我感觉很坏，对生活和事物失去原有的兴趣，重者可出现自责或罪恶感，严重者可出现自伤、自杀观念或行为。常见于抑郁症和各种原因所致的抑郁状态。

3. 焦虑 焦虑是一种担心发生威胁自身健康或安全及其他不良后果的心境。正常人在预期不利或执行无把握的任务时也会出现相应的焦虑现象。病态的焦虑是在缺乏客观因素或充分根据的情况下出现烦躁不安、紧张恐惧。常见于焦虑性神经症，更年期抑郁状态及神经衰弱。

4. 情感淡漠 情感淡漠指患者对外界任何刺激缺乏应有的情感反应，即使面对与自己有密切利害关系的事情也无动于衷，面部表情呆板、冷淡。见于精神分裂症、脑器质性精神障碍。

5. 情感倒错 患者的情感反应与当时处境和思维内容不相称或相反，见于精神分裂症。

6. 情感爆发 情感爆发是在精神因素作用下发生的一种爆发性情感障碍。以哭笑无常、叫喊吵骂、打人毁物等为主要表现，发作持续时间较短，带有浓厚的情感色彩，重者可有轻度意识障碍。见于分离型癔症。

7. 病理性激情 病理性激情是一种突然发生的、强烈而较短暂的情感障碍，常伴有一定程度的意识障碍与残酷的暴行，以致严重地伤害别人，事后出现遗忘症。见于癫痫、精神分裂症及脑外伤性精神障碍。

三、意志和精神运动及其障碍

1. 意志过程及其障碍 意志过程是指人们在社会实践中，为达到既定目的而采取的自觉行动，包括自觉地确定行动的目的、有意识地支配和调节其行动以实现预定目的的心理现象。常见的意志障碍有：

(1) 意志增强：指患者的意志活动具有病态的顽固性，在病态情感或妄想支配下，顽固地支持某些行为。见于精神分裂症。

(2) 意志减退或缺乏：患者在日常生活中缺乏主动要求与行动，常与情感淡漠或情绪低落有关。见于精神分裂症和抑郁症。

2. 精神运动及其障碍

单个较简单的随意运动称动作，一系列有联系的动作称行为，有意识的动作与行为称精神运动。精神运动性障碍见于多种精神疾病，也是最令人瞩目的精神活动表现。

(1) 精神运动性兴奋：是指整个精神活动增强而言，分为协调性与不协调性两类。

(2) 精神运动性抑制：是整个精神活动的减低，动作、行为与言语同时减少，缺乏主动性，对外界刺激反应迟钝。见于精神分裂症、抑郁症、反应性精神障碍，癔症及器质性精神障碍。

(3) 紧张综合征：是精神运动自主性障碍，可有多种表现形式，如蜡样屈曲、模仿症、抗拒症、重复症、作态(患者做出一些愚蠢而幼稚的动作和姿态，如做鬼脸、尖调说话、用足尖走路)等。多见于精神分裂症。

四、意识障碍

意识是指人对客观环境和自身的认识能力，前者称环境意识，后者为自我意识。意识障碍可由各种病因所致的脑功能抑制引起，脑功能抑制的程度与致病因素的性质、程度、持续时间有关，也与意识障碍的程度密切相关。

1. 环境意识障碍

(1) 意识水平障碍为主的意识障碍:以精神活动的普遍抑制为特征。表现为感觉阈值增高、感知觉迟钝、注意力难以集中、情感迟钝、动作减少、定向障碍等。表现为嗜睡状态、意识混浊状态、昏睡状态或昏迷状态。

(2) 意识范围缩小为主的意识障碍:正常人在某一时间内也只能意识到作用于他的诸多事物中的某些事物,即意识活动有一定的范围界限。当意识范围狭窄时,在一定时间内仅有少数事物、表象或概念处于意识中心,其余在正常时能意识到的事物则不为患者所感知。例如,漫游性自动症:①梦游症:患者多在入睡后1～2h突然起床,但并未觉醒,做些简单而无目的的动作,持续数分至数十分钟后突然入睡,翌晨醒来,完全遗忘。见于癫痫或癔症。②昼游症:多发生于白天或于晨起时突然发作,患者无目的的外出漫游或外地旅行,持续数小时至一日或更长时间,突然清醒,事后有部分遗忘。见于癫痫或心因性精神障碍等。

(3) 意识内容改变为主的意识障碍:表现为谵妄状态、精神错乱状态、梦境样状态等。见于心因性精神障碍、癫痫、精神分裂症及感染中毒性疾病。睡眠剥夺、过度疲劳、服用致幻剂时也可引起梦境样状态。

2. 自我意识障碍 自我意识包含:①存在意识:人对自己的存在能有一个现实的、确切无误的体会。②能动性意识:意识到自己的精神活动是受本人的支配和控制。③同一性意识:意识到自己在不同的时间内是同一个人。④统一性意识:意识到自己在同一时间内是单一的人。⑤界限意识:意识到自己与其他人或事物之间存在着一定的界限,并且是相互独立存在的不同个体。当上述内涵中的一项或几项出现错误时,即发生自我意识障碍,常见的有:

(1) 人格解体:是指对自我和周围现实的一种不真实的感觉,对自己的精神活动和躯体的存在产生不正确认识,丧失真实感或现实感。见于精神分裂症。

(2) 双重人格:是统一性意识障碍的表现,患者在同一时间内表现为完全不同的两种人格。多见于癔症,亦见于精神分裂症。

(3) 交替人格:是同一性意识障碍的表现,患者在不同时间内表现为两种不同的人格,在不同时间内交替出现。多见于癔症,也见于精神分裂症。

3. 定向障碍 指患者对时间、地点、周围人物及自身的认识发生障碍。正常人亦可出现短暂的定向障碍,特别是新迁地址或旅途中可出现持续约数十分钟至数小时的定向障碍。

4. 自知力障碍 自知力是指患者对自己所患疾病的认识与判断能力,大多数精神疾病患者自知力丧失。

第二节 精神疾病的病因

精神疾病的病因应从两方面来寻求,一是个体因素,二是社会因素,而两者往往是相互作用、相互影响的。

一、生物因素

1. 遗传因素 遗传因素决定个体生物学的特征,在某些精神疾病病因中有一定的地位,也是精神疾病病因中一个重要的问题。如精神分裂症、躁狂抑郁症、人格障碍、精神发育迟滞等具有明显遗传倾向。

2. 体质和性格因素 体质是在遗传的基础上个体发育过程中内、外环境相互作用形成的整个机体的机能状态和躯体状态;性格是先天的禀赋素质和后天的环境影响下形成的心理特点。病前性格特征与精神疾病的发生有着密切关系,且不同的性格特征易患不同的疾病,巴甫洛夫经典实验提出 4 种性格类型：弱型、强不均衡型、活泼型和镇静型。他认为弱型易患精神分裂症和癔症，强不均衡型易患躁狂抑郁症和神经衰弱。

3. 性别和发病年龄 性别和年龄由于机体的发育、生理机能和心理活动特点的差异，与精神病的发生有一定关系。

女性由于性腺内分泌和某些生理过程的特点如月经、妊娠、分娩和产褥的影响，常出现情感多变、冲动或抑郁、焦虑等。男性因饮酒、吸毒、外伤、性病、感染等机会较多，易患酒精依赖、脑动脉硬化性精神障碍、颅脑损伤性精神障碍和神经衰弱等。

不同的年龄可发生不同的精神疾病。儿童期，由于整个精神发育和心理活动还未达到成熟阶段，处于幼稚情感和原始行为时期，偶可出现儿童期特有的症状或疾病，如行为障碍、神经症或精神分裂症等。青春期，由于内分泌系统改变和植物神经机能不稳定，若遇心理因素，往往易患神经症或精神分裂症、躁狂抑郁症。中年期，正处于脑力和体力最充沛、最活跃的时期，思维和情感的变化复杂，易在心理因素下，发生妄想状态或抑郁状态。老年前期或老年期，由于脑和躯体生理机能处于高龄衰老时期，如遇生活事件，老年前期易患焦虑、抑郁或偏执状态等，老年期往往发生 Alzheimer 病（老年性痴呆）、脑动脉硬化性精神障碍等。

4. 躯体因素

(1) 感染：由于细菌、病毒、原虫、螺旋体的感染和并发的高热，电解质平衡失调，中间代谢产物蓄积和吸收，维生素缺乏，血管改变等导致的脑功能性或器质性病变可引起精神障碍。

(2) 躯体疾病：由于各种因素导致的脑缺氧、脑血流量减少、电解质平衡失调、神经递质改变等可引起精神障碍。

(3) 中毒：由于某些毒物，如工业毒物、食物、药物包括催眠药、阿片类药等，从不同途径侵入脑部可导致精神障碍。

(4) 颅脑外伤：由于颅脑被冲击直接导致颅内血液循环障碍和脑脊液动力失去平衡或脑内小出血点、脑水肿等引起短暂的、持续的精神障碍。

二、心理、社会环境因素

1. 心理因素 对某些精神疾病的发生有一定作用，但不是单一致病因素。

(1) 生活事件：如离婚、丧偶、失败、失恋、失学、家庭纠纷、经济问题等。

(2) 自然灾害：突然、强烈而急剧的精神应激时，心理急剧承受超过限度的应激，诱发短暂的或持久的精神障碍。

2. 社会环境因素

(1) 环境因素：各种环境问题对精神卫生产生不良影响，使人们长期处于厌烦、紧张状态之中，易患心理疾病、神经症和某些精神病。

(2) 文化环境：不同的民族、文化和不同的社会风气以及宗教信仰、生活习惯等与精神疾病的发生有着密切的关系。

第三节 精神疾病的防治

一、精神疾病的预防

要尽可能地采取有效措施，创造条件，减少或防止精神疾病的发生、发展和复发，以及对患者本身、家庭、周围人员及社会的不利影响。加强心理卫生知识的教育，提高人群精神健康水平，减少精神疾病的发生。对患者开展心理治疗，宣传精神疾病知识，纠正或改善自身个性的缺陷，提高心理上的应变能力，有利于康复和防止复发。

1. 青年期心理卫生 青年期是心理状态成长、发展和波动的时期，是心理卫生保健的最关键时期。应采取诱导、劝解、说服及指导的方式，不可歧视或采用暴力行动。

2. 中年期心理卫生 中年期是生理和心理状态较稳定的阶段，但在夫妻关系、子女教育、工作、学习和人际关系等问题上，思想和心理上往往出现矛盾和冲突。中年也是易发生心理疾病的时期，应加强中年期的心理卫生保健工作。

3. 老年期心理卫生 随着年龄的增长，躯体的衰老，内分泌系统功能的衰退，老年人的心理活动也逐步产生相应的改变，常出现孤独、寂寞、忧虑、沉默、多言、少动或怪癖等现象，应注意心理卫生保健工作。

4. 学校的精神卫生 属于群体的精神卫生。师生之间和同学之间的相互关系不协调可影响心理反应。学校管理过严、安排过紧、要求过高、学习负担过重、常处于紧张状态可影响心理健康，产生睡眠障碍、记忆减退、学习成绩下降、情绪消沉、焦虑、抑郁或紧张等神经症状表现。

二、精神残疾的康复医疗

精神残疾的康复，是指对精神残疾者采取现代医学各学科的手段，尽最大的可能使患者恢复病前的精神状态或最大限度地减轻精神症状，锻炼患者集体生活的能力，使其适应社会环境，保持或增强脑力和体力活动，促进其恢复精神健康，防止孤独、退缩、衰退和人格改变，尽可能恢复病前的工作能力，基本上能够自食其力，减轻家庭、社会和国家的经济负担。精神残疾康复医疗的内容和方法包括：

1. 心理康复 在慢性精神病特别是慢性精神分裂症患者，一般采用言语治疗。这是整个康复医疗不可缺少的治疗方法。言语心理治疗是应用心理学的理论和技术，主要通过言语和文字来解释、诱导、启发、疏通、教育，使患者认识和了解所患的疾病，指出起病因素和当时的心理状态。对病后伴有消极情绪者，更应加强言语性心理治疗，减轻或消除积郁、顾虑，使其早日康复，重归社会。

2. 智力康复 采用教育和训练的方法，其目的是促进脑力活动、增进知识、激发思维活动、接受新事物、提高文化，防止衰退、人格改变。方法有听广播、看电视或电影、看小说、读书报、下棋、欣赏音乐等。也可以开展时事形势教育、卫生常识学习和智力竞赛等施行教育和训练。对不同文化水平的对象采取不同的方法。作为一种常规，每次 1～2h 为宜。

3. 行为指导 对于孤独、冷漠、寡言、生活懒散、异常行为、冲动等意志行为，可进行行为疗法(行为矫正疗法)，对慢性精神病的康复医疗也适用。行为治疗是采取各种条件化的方法，使患者学习或者适应新的反应方式，以消除或克服病态的反应方式，如刻板动作、重复动作、异常行为、退缩等。

4. 劳动康复 对缺乏主动性、不关心周围、丧失兴趣、少动、退缩、逃避等症状的患者可使其参加娱乐和体育活动，以激发体力、锻炼体能、活泼情绪、适应外界环境、改善或防止退缩、孤独和衰退。方法有体操、太极拳、散步、乒乓球、羽毛球、拔河、旅游、打扑克、舞蹈等。

5. 职业康复 职业康复需要在智力、劳动和心理康复的基础上进行。目的是恢复病前的工作能力。首先要做简易的工作和劳动，由简到繁，由一般劳动过渡到病前专业工作。如养鸡、喂猪、编制、缝纫、洗衣、园艺耕作、清洁卫生、协助护理等，逐渐熟悉病前自己的专业工作。

三、药物治疗

必要时在精神科医生的指导下用药物治疗。

第四节　精神分裂症

精神分裂症是一组病因未明的精神病，多起病于青壮年，常有感知、思维、情感、行为等多方面的障碍和精神活动的不协调。一般无意识障碍和智力缺损，病程多迁延。

【病因】 不明，既有生物学因素，也有心理及社会因素。

1. 生物学因素

（1）遗传：对精神病患者基因组进行限制性片段长度多态性的分析，结果提示 11 号染色体上可能存在着与精神分裂症有关的 DNA 序列。

（2）性格特征：约 40％患者的病前性格具有孤僻、冷淡、敏感、多疑、富于幻想等特征，即内向型性格。

2. 心理社会因素

（1）环境因素：①家庭中父母的性格、言行、举止和教育方式等都会影响子女的心理健康或导致个性偏离常态。②家庭成员间的关系及其精神交流的紊乱。③生活不安定、居住拥挤、职业不固定、人际关系不良、噪音干扰、环境污染等均对发病有一定作用。

（2）心理因素：一般认为生活事件可诱发精神分裂症。

【临床表现】 本症可发病于任何年龄，以青壮年最多，一般起病缓慢，起病日期难以确定，也有急性或亚急性起病的。

1. 早期症状 初期可出现神经衰弱综合征或有强迫症状，随着症状的发展，逐渐显露出精神分裂症的症状和疾病类型的特点。

2. 发展期 症状多而显著，几乎涉及症状学中的大部分内容，个案随疾病类型不同虽有区别，但有如下共同特征：

（1）思维障碍：有联想障碍及思维内容障碍。

（2）感知障碍：以幻听最多见，其他幻觉次之。

（3）情感障碍：是精神分裂症的特征，情感表现与思维活动和意志行为互不协调。

（4）意志行为障碍：多呈精神运动性抑制表现，有的表现为幼稚、傻气等。

（5）智力障碍：智力尚保持良好，但有的随着病情发展，后期可有智力减退和人格改变。

（6）意识清晰，自知力不良。

3. 后期 发展期症状如不缓解，或病情多次复发，迁延多年后，可呈现所谓慢性期或衰退期精神分裂症，此时，发展期的症状大部分消退，出现人格幼稚化及精神活动减退，生活需人照顾，其记忆力、计算力、病前的技能和某些知识虽尚能保持良好，但总遗留某种程度缺陷，主要为主动性不足。

【临床类型】

1. 偏执型 又称妄想型，本型最多见。发病年龄多在中年（25～35 岁），起病缓慢或亚急性起病，症状以妄想为主，关系和被害妄想多见，次为夸大、罪恶、影响、钟情和嫉妒妄想等。

2. 单纯型 青少年期起病，症状以精神活动逐渐减退为主要表现，情感逐渐淡漠，失去对家人及亲友的亲近感，行为变得孤僻、懒散、被动，甚至连日常生活都懒于自理。一般无幻觉和妄想，虽有也是片断的或一过性的，此型自动缓解者较少，治疗效果和预后差。

3. 青春型 多在青春期发病，起病较急。症状以精神活动活跃且杂乱多变为主。表现言语增多，幻觉丰富，内容生动，妄想荒谬离奇，人格解体，象征性思维，情感多变，行为幼稚、怪异或冲动。此型病情发展较快，症状显著，内容荒谬，虽可缓解，也易再发。

4. 紧张型 多在青春期或中年起病，起病较急，以紧张性木僵或（和）紧张性兴奋为主要表现，两种状态可单独发生，也可交替出现，病程多呈发作性，预后较好。

5. 其他型　未定型、残留型、衰退型等。

【治疗】

1. 抗精神病药物　能有效地控制急性和慢性精神症状，提高精神分裂症的临床缓解率；缓解期内坚持维持治疗者多可避免复发；在防止精神衰退治疗中常发挥出积极作用，常用药物有氯丙嗪、氯氮平、舒必利、奋乃静、氟哌啶醇等。

2. 电抽搐治疗　对紧张性兴奋和木僵、兴奋躁动、伤人、自伤和消极情绪严重者的疗效显著，症状控制后应配合精神药物治疗。

3. 胰岛素昏迷治疗　对妄想型和青春型精神分裂症疗效较好。

4. 精神治疗　是指广义的精神治疗，作为一种辅助治疗有利于提高和巩固疗效，适用于妄想型和精神因素明显的恢复期患者，行为治疗有利于慢性期患者的管理与康复。

5. 精神外科治疗　是一种破坏性治疗措施，适应证应从严掌握，仅作为应用其他方法久治无效，危及社会和周围人安全的慢性难治患者的最后的治疗手段。

第五节　躁　郁　症

情感性（心境）障碍是一组病因未明的精神障碍。发病以心境显著而持久的高扬或低落为主要临床特征，伴有相应的思维与行为改变。有反复发作倾向，间歇期精神正常，一般不遗留人格缺陷，轻者可达不到精神病程度。狭义的情感性障碍仅指躁狂抑郁症，又称**躁郁症**。

【病因】

1. 遗传因素　流行病学调查结果表明遗传因素是本症发病的重要因素之一。

2. 病前性格特征　①忧郁素质表现为沉静、严肃、遇事认真、多愁善感，遇挫折易陷入消极。②轻躁狂素质表现为开朗乐观、热情好动、进取心强、精神充沛，常带有情感高涨色彩。③环性素质为上述两种素质特征的交替出现，每种可历时数月之久。

3. 心理社会因素　常作为一种促发因素而起作用。

【临床表现】　发病以情感的高涨或低落为主要症状，可表现为躁狂与抑郁，前者的临床特点可概括为情感高涨、思维迅速、言语与动作增多；后者则为情感低落、思维缓慢、动作减少。

1. 躁狂症　情感高涨、思维迅速、联想奔逸、高谈阔论、内容丰富，但不荒谬也不脱离现实，言语风趣，常引起旁人发笑，故具有“感染性”，话题常随境转移。患者精力充沛，精神运动性兴奋，行为积极主动，整日忙碌不停，但做事有始无终，好管闲事，凡事以我为主，常与人争执、谩骂或殴人等。智力无障碍，自知力欠佳或缺乏。

2. 抑郁症　情感低落，抑郁忧虑，兴趣变得淡漠，思考困难，消极意念沉重，感觉生不如死，且有自卑、自责或自罪，甚至有罪恶妄想。精神不振，缺乏主动性，动作缓慢，重者终日呆立、愁容不展、泪流满面，有的卧床不起，甚至呈木僵状态。有的自杀意念强烈，反复出现自杀企图及行为。抑郁症的症状可有晨重晚轻的节律特征，即精神活动障碍以晨间严重、午后转轻。

【临床类型】　临床上分为躁狂型、抑郁型、躁狂抑郁型等。在整个病程中仅有躁狂或抑郁发作者称单相型发作；在病程中既有躁狂发作又有抑郁发作者称双相型发作，两者可呈有规则的或不规则的交替发作。

【治疗】

1. 精神药物治疗　躁狂症可用氯丙嗪、氟哌啶醇、锂盐、卡马西平。抑郁症可用丙咪嗪、氯丙咪嗪、阿米替林、多虑平、麦普替林、氟西汀等。

2. 电抽搐治疗　对抑郁症疗效较显著，尤其适用于重症抑郁症、有顽固自杀企图和木僵状态患者，为首选疗法。

3. 胰岛素昏迷治疗 在上述各种疗法无效时可考虑使用。

4. 精神治疗 是抑郁症不可缺少的方法，不论在病期中或恢复期都要进行，尤其要随时注意有自杀企图的动向，以便做好预防措施。

5. 预防复发 锂盐能减少躁狂症的复发率，对抑郁症也有一定的预防复发作用，对躁狂与抑郁发作均有较好的预防作用。

（郭东星　张建军　陈　文）

【思考题】

1. 幻觉有哪些常见的临床表现？各种幻觉与精神疾病的关系如何？
2. 人的自我意识包括哪几个方面？常见的自我意识障碍有哪几种？
3. 精神分裂症在临床上可分作几种类型？
4. 情感性(心境)障碍有几种表现形式？分别有何临床症状？

第十九章　五官科疾病

眼、耳、鼻、咽、喉及口腔，均位于人体头部。这些器官与人的各种感觉有关，它们在解剖上相比邻，有些还相互连通，在生理病理上有密切联系。临床进行检查、治疗时需要特殊器械。在五官科疾病中，有些病变是某些全身性疾病的原发病灶，或者是全身性疾病在五官科的表现，故本科与临床各科关系密切。

第一节　眼、耳、鼻、咽、喉及口腔的解剖生理特点

一、眼的解剖与生理

眼是司视觉的器官，包括眼球、视路和附属器三部分。

（一）眼球

成人的眼球近似球形，由眼球壁和眼内容物组成（图 19-1）。

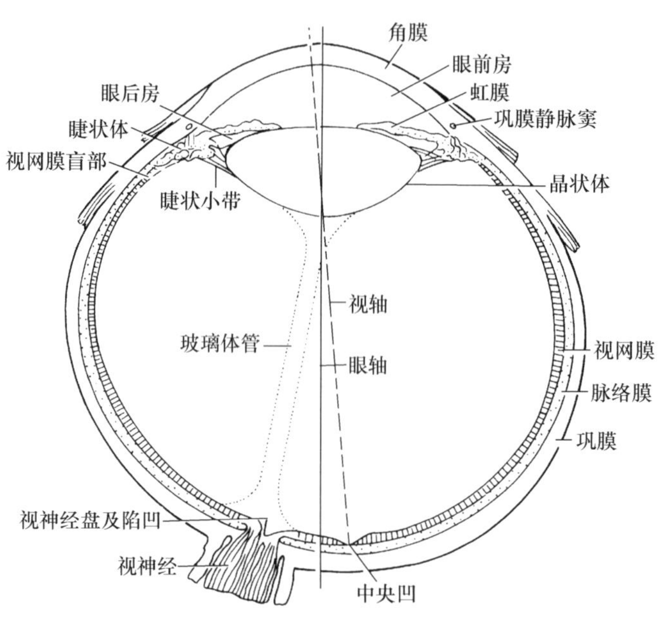

图 19-1　眼球立体剖面

1. 眼球壁　由外向内分为三层，即外膜（纤维膜）、中膜（血管膜）和内膜（视网膜）。

（1）外层　纤维膜为眼球的最外层，由坚韧致密的纤维组织构成。前 1/6 为透明的角膜，后5/6 为瓷白色不透明的巩膜。眼球的外层具有保护眼球内部组织、维持眼球形状的作用，透明角膜还有屈光作用。

① **角膜**：位于眼球正前方，略呈横椭圆形，稍向前突出。角膜的生理特点是：透明性，保证外界光线的透入；具有一定的屈光性；无血管，其营养主要来源于角膜缘血管网和房水；感觉神经丰富，感觉灵敏，对保护角膜眼球具有重要的作用；角膜与结膜、巩膜、虹膜在组织学上有密切联系，一些

疾病常互相影响。

② **巩膜**:眼球后 5/6 外层为巩膜。质地坚韧、不透明、呈瓷白色,由于巩膜致密、坚韧、不透明,故对维护眼球形状、保护眼球不受损伤及遮光等具有重要作用。

(2) **中层**:葡萄膜(由于此层颜色近似紫色葡萄)也称**色素膜和血管膜**。具有遮光、供给眼球营养的功能。自前向后分为虹膜、睫状体和脉络膜 3 部分。

① **虹膜**:是葡萄膜最前部分,位于晶体前,周边与睫状体相连续,形如圆盘状,中央称瞳孔。虹膜有受副交感神经支配的环行瞳孔括约肌和受交感神经支配的放射状瞳孔开大肌,能调节瞳孔的大小。瞳孔可随光线的强弱而改变其大小,称瞳孔对光反射。

② **睫状体**:贴附于巩膜内面,前接虹膜根部,后与脉络膜相连,是葡萄膜中间部分。睫状体的生理特点是:睫状突的上皮细胞产生房水,与眼压及眼球内部组织营养代谢有关;调节晶状体的屈光力,悬韧带松弛,晶体借助于本身的弹性变凸,屈光力增加,可看清近处的物体;睫状体内富有三叉神经末梢,在炎症时,眼疼明显。

③ **脉络膜**:脉络膜包围整个眼球的后部,富有血管,起着营养视网膜外层、晶状体和玻璃体等的作用;含有丰富的色素,有遮光作用;炎症时有淋巴细胞、浆细胞渗出。

(3) 内层:**视网膜**是一层透明的薄膜,由色素上皮层和视网膜感觉层组成(图 19-2),两层间在病理情况下可分开,称为视网膜脱离。

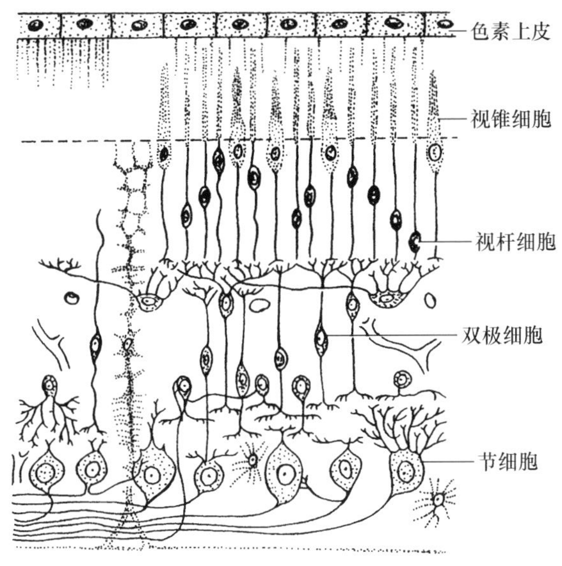

图 19-2　视网膜的神经细胞示意图

① 视网膜色素上皮层:支持光感受器细胞,贮存并传递视觉活动必需的物质,如维生素 A。

② 感觉层视网膜:感觉层含有两种细胞:一种是视锥细胞,主要集中在黄斑区,有辨色作用,能感受强光,司明视觉,有精细辨别力,形成中心视力;另一种是视杆细胞,分布在黄斑区以外的视网膜,无辨色功能,感受弱光,司暗视觉,形成周边视力(视野)。

2. 眼内容物　包括房水、晶状体和玻璃体。通常与角膜一起统称为眼的屈光间质。其特点是透明、无血管、具有一定的屈光指数,保证光线通过。

(1) 房水:主要功能是供给眼内组织,尤其是角膜、晶状体的营养和氧气,并排出其新陈代谢产物,维持眼内压。

(2) 晶状体:是一个双凸透镜状的富于弹性的透明体,位于虹膜、瞳孔之后,玻璃体之前,借晶体悬韧带与睫状体联系。晶状体的生理特点是：透明、无血管，是重要的屈光间质。当代谢障碍或囊膜受损时，晶状体就变混浊，形成白内障而影响视力。

(3) 玻璃体：为透明、无血管、无神经，具有一定弹性的胶体，充满在晶状体后的空腔内，是眼屈光间质之一。

(二) 视路

视网膜神经纤维汇集于眼底后极部，形成视乳头，其纤维通过巩膜筛板出眼球，形成视神经。它向后通过视神经孔进入颅腔，经视交叉终止于大脑枕叶纹状区皮质视中枢(图 17-11)。这样的径路，叫做视路。

(三) 眼附属器的解剖和生理

眼附属器包括眼睑、结膜、泪器、眼外肌和眼眶。

1. 眼睑 眼睑是覆盖在眼球前面能灵活运动的帘状组织，是眼球前面的屏障。分皮肤层、皮下组织、肌肉层和纤维层。眼睑血液供应丰富。眼睑的神经包括运动神经、感觉神经和交感神经三种。

2. 结膜 结膜为一层薄而透明的黏膜组织，覆盖在眼睑后面和眼球前面，分为睑结膜、球结膜、穹窿部结膜。由结膜形成的囊状间隙称为结膜囊。睑裂相当于其开口处。结膜囊表面光滑而湿润，以减少接触面的摩擦，具有保护眼球的功能。

3. 泪器 泪器由两部分组成，分泌泪液部分包括泪腺和副泪腺，排泄泪液部分(泪道)包括泪小点、泪小管、泪囊和鼻泪管。

4. 眼外肌 眼外肌是附着于眼球外部的肌肉，与眼内肌(睫状肌、瞳孔开大肌和括约肌)是相对的名称。眼外肌是司眼球运动的横纹肌，有 6 条，按其走行方向分为直肌和斜肌，直肌即上、下、内、外直肌 4 条，斜肌为上斜肌和下斜肌 2 条。

5. 眼眶 眼眶是容纳眼球等组织的类似四边锥形的骨腔。

二、耳的解剖及生理

耳又称前庭蜗器，分外耳、中耳和内耳三部分(图 19-3)。

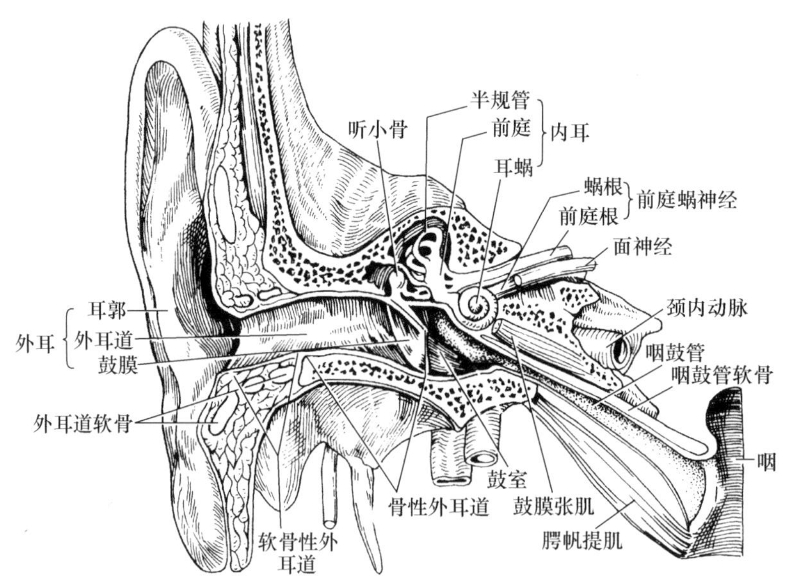

图 19-3 耳(前庭蜗器)全貌模式图

（一）外耳

外耳包括耳郭、外耳道和鼓膜。耳郭是体表可以直接看到、触摸到的部分。外耳道在成人平均长度为2.5～3.5cm。整个外耳道覆盖皮肤，仅软骨部的皮下组织有毛囊、皮脂腺及耵聍腺，故易感染而患耳疖。因皮肤和软骨附着较紧，故疖肿疼痛剧烈。耵聍腺构造与汗腺类似，能分泌耵聍。

（二）中耳

中耳包括鼓室、咽鼓管、鼓窦和乳突四部分。

1. 鼓室 为鼓膜和内耳外侧壁之间的空腔，有上、下、内、外、前、后6个壁。鼓膜呈灰白色的半透明薄膜，鼓室内有听小骨、肌肉、韧带和神经。与声音的共鸣和传导有关。

2. 咽鼓管 亦称耳咽管，是沟通鼻咽腔和鼓室的管道，它是中耳通气引流的唯一通道，也是中耳感染的主要途径。

3. 鼓窦 是上鼓室后上方的一个小腔，实际为一较大气房，是鼓室和乳突气房间的通道。

4. 乳突 位于鼓室的后下方，含有许多大小不等的气房，各气房彼此相通，与鼓室之间的鼓窦相通。

（三）内耳

内耳位于颞骨岩部内，由复杂的管道系统组成，故称为迷路。迷路分为骨迷路和膜迷路，膜迷路套在骨迷路内。骨迷路内有外淋巴液，膜迷路内含内淋巴液。

1. 骨迷路 分为耳蜗、前庭和半规管三部分。①耳蜗形似蜗牛壳，为螺旋样骨管。②前庭呈椭圆形，居骨迷路中部，前接耳蜗，后接三个半规管，前庭外侧壁为鼓室内侧壁的一部分，有前庭窗及蜗窗。内壁即内耳道底。③骨半规管为三个互相垂直的半环形的骨管。

2. 膜迷路 形态与骨迷路相同，但膜迷路比较小，也分三部分。①位于前庭内的椭圆囊（斑）和球囊（斑）有位觉感受器，能感受静止的位置觉或直线变速运动的刺激。②膜半规管内的壶腹嵴是位觉感受器，能感受旋转变速运动的刺激。③膜蜗管内有螺旋器（corti器），为听觉感受器，能感受声波的刺激。

3. 内耳血管和神经 内耳的血管大部分由基底动脉的内听动脉所供给。听神经在脑桥和延髓间离开后，进入内耳道，在内耳道内分为耳蜗和前庭二支。

（四）耳的生理功能

1. 听觉 听觉是人的主观感觉。声音是一种物理性能，物体振动后引起空气的振动而形成声波。声音通过空气传导和骨传导两条途径传入内耳，在正常情况下，以空气传导为主。

2. 平衡 人依靠前庭、视觉和本体感觉三个系统的协调作用来维持身体的平衡，其中以前庭功能最为重要。

三、鼻及鼻窦的解剖及生理

鼻由外鼻、鼻腔、鼻窦三部分构成（图19-4）。外鼻位于面部中央。鼻腔是位于两侧面颅之间的腔隙，其上、后、旁由左右成对的鼻窦环绕，与颅前凹、颅中凹、口腔和眼眶紧密毗邻，仅由一层薄骨板相互隔开，故严重的鼻外伤可伴发其周围结构的外伤，鼻疾病亦可向邻近器官扩散。鼻窦开口于鼻腔，两者黏膜互相移行连为一整体。

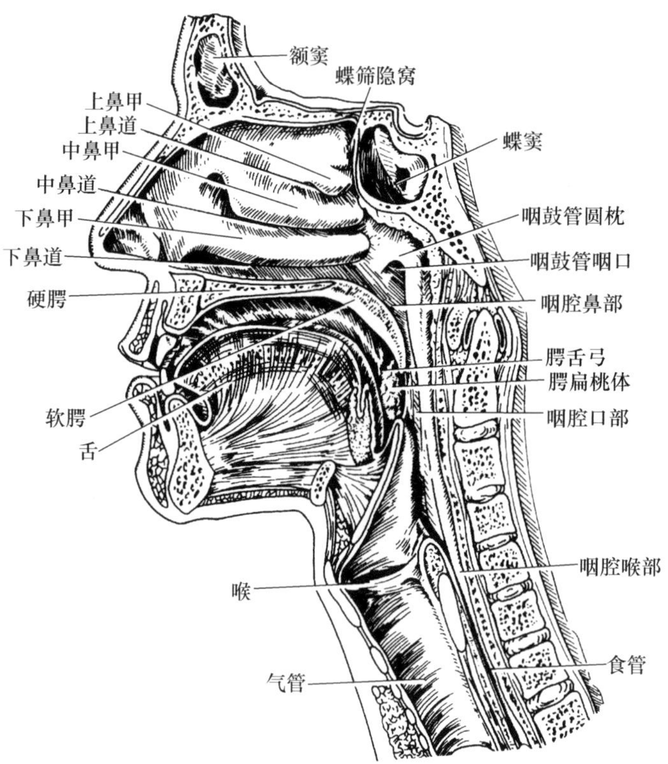

图 19-4 头颈部正中矢状位切面示:鼻、咽、喉

(一) 外鼻

外鼻由骨、软骨构成支架,外覆软组织和皮肤,略似锥形,有鼻根、鼻尖、鼻梁、鼻翼、鼻前孔、鼻小柱等几个部分。

(二) 鼻腔

鼻腔为一顶窄底宽的狭长腔隙,前起前鼻孔,后止于后鼻孔,与鼻咽部相通。由鼻中隔分隔为左右两腔,每侧鼻腔包括鼻前庭和固有鼻腔两部分。

1. 鼻前庭 位于鼻腔最前部,由皮肤覆盖,富有皮脂腺和汗腺,长有鼻毛,鼻前庭皮肤与固有鼻腔黏膜交界处称为鼻阈。

2. 固有鼻腔 简称鼻腔,有内、外、顶、底四壁。

(1) 内壁:即鼻中隔,由鼻中隔软骨、筛骨正中板(又称筛骨垂直板)及犁骨组成。此处黏膜较薄,血管表浅,黏膜与软骨膜相接紧密,血管破裂后不易收缩,且位置又靠前,易受外界刺激,是鼻出血最易发生的部位。

(2) 外壁:鼻腔外壁表现极不规则,有突出于鼻腔的三个骨质鼻甲,分别称上、中、下鼻甲。各鼻甲下方的空隙称为鼻道,即上、中、下鼻道。各鼻甲内侧面和鼻中隔之间的空隙称为总鼻道。上、中两鼻甲与鼻中隔之间的腔隙称为嗅裂或嗅沟。

(3) 顶壁:呈狭小的拱形,前部为额骨鼻突及鼻骨构成。中部是分隔颅前窝与鼻腔的筛骨水平板,此板薄而脆,并有多数细孔,呈筛状,嗅神经经此穿过进入颅前窝。外伤或手术时易骨折致脑脊液鼻漏,成为感染入颅的途径。

(4) 底壁:即硬腭,与口腔相隔,前 3/4 由上颌骨腭突,后 1/4 由腭骨水平部构成。

3. 鼻腔黏膜 分为嗅区黏膜和呼吸区黏膜两部分。

(三) 鼻窦

鼻窦为鼻腔周围颅骨含气空腔,按其所在颅骨命名为额窦、筛窦、上颌窦及蝶窦,共四对。各鼻窦的发育进度不一致,初生儿只有上颌窦和筛窦,到三岁时额窦和蝶窦才开始出现,各鼻窦形状、大小随着年龄、性别和发育状况而有所不同。临床上按其解剖部位及窦口所在位置,将鼻窦分为前、后两组,前组鼻窦包括上颌窦、前组筛窦和额窦,其窦口均在中鼻道。后组鼻窦包括后组筛窦和蝶窦,前者窦口在上鼻道,后者窦口在蝶筛隐窝。

(四) 鼻及鼻窦的血管及神经

鼻及鼻窦的血管及神经主要来自颈内动脉的眼动脉及颈外动脉的上颌动脉。鼻腔下部静脉汇集成蝶腭静脉,进入上颌静脉,最后汇入颈外静脉。前部静脉导入面前静脉,鼻腔上中静脉则沿筛前和筛后静脉导入眼静脉,最后引流于海绵窦。神经有嗅神经、感觉神经、植物神经。

(五) 鼻及鼻窦的生理

1. 鼻的生理功能 鼻腔主要有呼吸、嗅觉、共鸣及反射机能。

2. 鼻窦的生理功能 鼻窦对增加吸入鼻腔空气的温度及湿度、增强声音共鸣作用及减轻头颅重量等方面都起着一定的作用。

四、咽的解剖及生理

咽是呼吸道与消化道的共同通道,上起颅底,下达环状软骨平面下缘,相当于第 6 颈椎食管入口平面,成人全长约 12～14cm(图 19-4,图 19-5)。

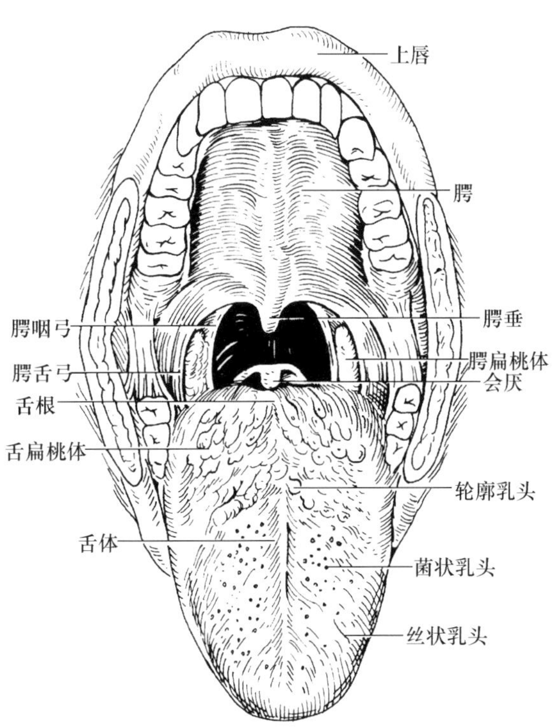

图 19-5 口腔和咽部的模式图

（一）咽的分部

1. 鼻咽部 在鼻腔的后方，颅底至软腭游离缘水平面以上的咽部。

2. 口咽部 为软腭游离缘平面至会厌上缘部分，后壁相当于第3颈椎的前面，黏膜上有散在的淋巴滤泡，前方借咽峡与口腔相通，向下连通喉咽部。内有腭扁桃体、舌扁桃体。腭扁桃体俗称**扁桃体**，为一卵圆形淋巴组织，位于咽部两侧舌腭弓与咽腭弓间的扁桃体窝中，左右各一。食物残渣及细菌存留在扁桃体隐窝可形成感染的“病灶”。

3. 喉咽部 自会厌软骨上缘以下部分，下止于环状软骨下缘平面，连通食管，该处有环咽肌环绕，前方为喉，两侧杓会厌皱襞的外下方各有一个深窝为梨状窝，此窝前壁黏膜下有喉上神经内支经此入喉。

（二）咽的生理机能

1. 吞咽功能 当吞咽的食团接触舌根及咽峡黏膜时即引起吞咽反射，食团越过会厌进入食管。

2. 呼吸功能 咽腔黏膜内富有腺体，故有对空气加温、湿润的作用。

3. 保护和防御功能 咽肌运动对机体起着重要的保护作用，在吞咽和呕吐时，咽肌收缩可暂时封闭鼻咽和喉部，使食物不致返流入鼻腔或吸入气管。若有异物进入咽部，可因咽肌收缩而阻止下行，产生呕吐反射，吐出异物。

4. 共鸣作用 发音时咽腔可改变形状而产生共鸣，使声音清晰、悦耳，其中软腭的作用尤为重要。

五、喉的解剖及生理

喉上通喉咽，下接气管，为呼吸与发音的重要器官。位于颈前正中部，在成人相当于第3～6颈椎部，是一组由软骨、韧带、喉肌及黏膜构成的锥形管状器官。

1. 喉软骨 喉的支架由3个单一软骨（甲状软骨、环状软骨和会厌软骨）和3对成对软骨（杓状软骨、小角软骨和楔状软骨）构成。

2. 喉的韧带与筋膜 喉软骨间有多种小韧带连接，支持喉的生理功能。

3. 喉腔 喉腔上起自喉入口，下达环状软骨下缘并接气管。由室带与声带分隔为三区：声门上区、声门区和声门下区，声带位于声门区。

4. 喉肌 喉肌控制声门张开和关闭、改变声带张力、参与会厌活动。

5. 神经 喉的神经均为迷走神经分支，包括喉上神经和喉返神经。**喉返神经**为喉的主要运动神经，支配除环甲肌以外的喉内诸肌，亦有感觉支分布于声门下区黏膜。两侧喉返神经的径路不同，左侧径路较长，在主动脉弓前由迷走神经分出，绕主动脉弓下方，然后沿气管食管间沟上行，在环甲关节的后方进入喉部。凡在喉返神经的径路上侵犯和压迫神经的各种病变都可以引起声带麻痹，声音嘶哑。由于左侧径路较右侧长，故临床上受累机会较多，如两侧喉返神经同时受损，可发生失音或呼吸困难。

6. 喉的生理功能

（1）呼吸功能：喉是呼吸的通道，在正常情况下声门是空气出入肺部的必经之路。身体对气体的需要量，受中枢神经系统反射性调节，声门裂的大小也随之改变。平静呼吸时声带略内收，深吸气或体力劳动时声带极度外展，声门扩大，以增加肺内气体交换，调节血与肺泡内二氧化碳浓度。

（2）发音功能：喉是发音器官，发音时声带向中线移动，声门闭合，肺内呼出的气流冲动声带而产生声波，称基音，再经咽、口、鼻等腔共鸣作用而成悦耳之声音，声调的高低，取决于声带振动的频率，而振动的频率又以声带的位置、长短、厚薄、张力以及呼出气流作用于声带力量不同而有高、低音之别，声带在发音中的这些变化主要是由喉肌运动加以控制。

(3) 保护功能：喉对下呼吸道起保护作用，吞咽时喉体上提，会厌向后下倾斜，盖住喉上口，声带关闭，食物沿两侧梨状窝下行进入食道，而不致误入下呼吸道。另外，喉的咳嗽反射能将误入下呼吸道的异物，通过防御性反射性剧烈咳嗽，迫使异物排出。

六、口腔颌面部应用解剖

(一) 口腔解剖

口腔为消化道的起始部分，是一个多功能的器官，具有消化器、呼吸器、发音器和感觉器的生理机能。口腔前壁为唇，经口裂通向外界，后经咽门与口咽相邻。牙槽骨形成的牙弓将口腔分为两部分，牙列与唇颊之间为口腔前庭，牙列以内为固有口腔。

1. 固有口腔解剖标志 ①腭：分隔口腔和鼻腔，腭分为前2/3的硬腭及后1/3的软腭两部分。腭参与发音、言语及吞咽等活动。②舌：分为舌体和舌根两部分。前2/3为舌体，活动度大，后1/3为舌根，活动度小，参与咽前壁的构成，舌背黏膜粗糙，与舌肌紧密相连。舌前2/3遍布乳头，与舌的味觉和一般感觉有关。③舌系带：在舌腹面中线基底部。如其发育异常，过短或附着过前时，限制舌的活动，常造成吸吮、咀嚼及言语障碍，可做系带修整术加以矫正。④口底：位于舌体下，由口底黏膜、肌肉等组织构成，临床上包含舌下、颌下、颏下诸间隙。

2. 牙体及牙周解剖(图19-6)：

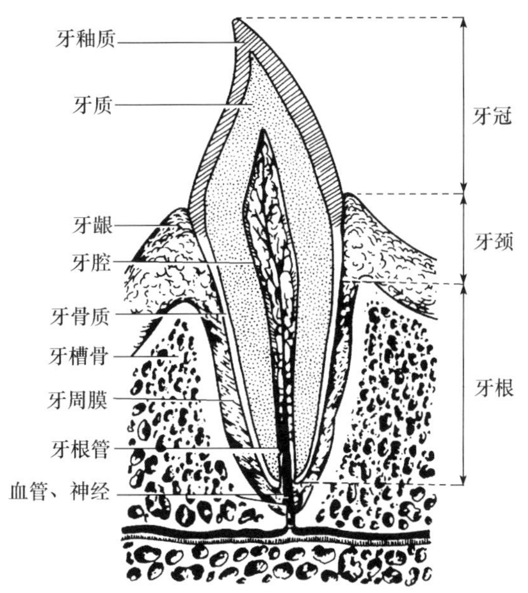

图19-6 下颌切牙矢状切面

(1) 牙体解剖：①牙齿分类和名称：人一生中有两套牙齿，即乳牙和恒牙。乳牙20个，恒牙28～32个。根据牙的形态特点和功能特性，恒牙分为中切牙、侧切牙、尖牙、双尖牙(第一、二前磨牙)、磨牙(第一、二、三磨牙)。乳牙没有双尖牙及第三磨牙。②牙齿的表面：从外部观察，牙体由牙冠、牙根及牙颈3部分组成。③牙齿组织结构：牙齿由牙釉质、牙本质、牙骨质和牙髓组成。**牙釉质**是由无数密集的釉柱和少量柱间质组合而成，是人体中最硬的组织，覆盖在牙冠表面，呈乳白色、略透明、质坚硬，能耐受强大的嚼力。无机盐约占96%，其中主要成分是磷酸钙、碳酸钙等，有机物成分仅占很少量。**牙本质**是构成牙齿的主体部分，由基质和牙本质小管组成，牙本质小管中有来自造牙本质细胞的细胞突，借此进行营养代谢，牙本质钙化程度和硬度比牙釉质稍低，色淡黄，不透明。无机盐类约70%，主要为羟磷灰石，含磷酸钙等，有机物约占30%，主要是胶原蛋白。**牙骨质**是包绕在牙根表面的一薄层骨样组织。其营养主要来自牙周膜，并借牙周膜纤维与牙槽骨紧密相接。**牙髓**组织位于牙齿内部的牙髓腔内。牙髓腔的外形与牙体形态大致相似，牙冠部髓腔较大，称髓室，牙根部髓腔较细小，称根管，根尖部有小孔，称根尖孔。牙髓组织主要包含神经、血管、淋巴和结缔组织，还有排列在牙髓外周的造牙本质细胞。造牙本质细胞的作用即造牙本质，当牙冠某一部位有龋或其他病损时，可在相应的髓腔内壁形成一层牙本质，称为修复性牙本质，以补偿该部的牙冠厚度，即为牙髓的保护性反应。

(2) 牙周解剖：牙周组织包括牙龈、牙周膜、牙槽骨3部分。其主要功能是保护和支持牙齿，使其固定于牙槽窝内，承担咀嚼力量。

（二）颌面部解剖

颌面部解剖参见基础医学篇·第二章·第一、二节。

1. 骨骼　口腔颌面部有上颌骨、下颌骨、颧骨、鼻骨、颞骨、腭骨、蝶骨等。

2. 肌肉　口腔颌面部肌肉可分为咀嚼肌及表情肌两类。咀嚼肌又分为升颌肌群和降颌肌群两组。它们相互交替收缩和舒张，即形成张口和闭口活动，以完成咀嚼等功能。表情肌多起于颜面骨壁，止于面部皮肤，分布在颜面、口、眼、鼻周围。不仅具有表情功能，而且参与语言、咀嚼以及口和眼的张闭功能等。

3. 颞下颌关节　颞下颌关节由下颌关节凹、髁状突、关节盘和关节囊所组成，邻近并有韧带附着。

4. 血管　口腔颌面部组织有丰富的血运，外伤容易造成出血，但组织愈合再生能力和抗感染能力也较强。颌面部静脉的特点是没有静脉瓣，面前静脉通过眼静脉、翼静脉丝与颅内海绵窦相交通，因此，面部炎症有向颅内扩散的可能。

5. 淋巴　口腔颌面部淋巴组织比较丰富，是重要的防御机构。主要的淋巴结群按解剖区域可分为面部淋巴结、颌下部淋巴结、颈部淋巴结三组。这些淋巴结与其引流部位组织的炎症扩散、肿瘤转移等有密切关系。

6. 神经　口腔颌面部的神经主要有面神经和三叉神经。

7. 涎腺　口腔的大涎腺有腮腺、颌下腺、舌下腺三对。

第二节　五官科疾病与全身疾病的关系

1. 全身性疾病在眼部的表现

(1) 血液疾病：严重贫血，常致视网膜出血，眼底苍白色。

(2) 心血管疾病：高血压及动脉硬化，可有视网膜动脉硬化，严重者视乳头水肿。

(3) 肾脏病：慢性肾炎及尿毒症，易导致视网膜动脉痉挛、管径变细、视网膜水肿。

(4) 代谢疾病：糖尿病可以发生糖尿病性白内障、视网膜病变等。

(5) 维生素缺乏：维生素A缺乏，可以出现夜盲症、角膜干燥、角膜软化。维生素B_1缺乏，可发生球后视神经炎。

(6) 胶原疾病和全身性红斑狼疮：可出现视乳头水肿、视网膜絮状渗出物及出血、渗出性视网膜脱离等。

(7) 传染性疾病和流行性感冒：可发生结膜炎、视神经炎等。传染性肝炎时，巩膜黄染、视疲劳症，重者发生夜盲。

2. 全身性疾病在耳的表现 精神神经疾患时可以引起耳部的幻听、耳鸣等。

3. 全身性疾病在鼻的表现

(1) 鼻出血:可由高血压、动脉硬化、甲状腺功能亢进、血液病、传染病、维生素缺乏、肝肾疾病、肿瘤病人化疗引起的血小板下降、内分泌失调等全身疾病引起。传染病引起的出血可以伴有发热;凝血功能障碍引起的鼻出血可能伴有全身的出血,如皮下容易出现瘀斑;肝炎肝硬化引起的鼻出血可以有面色灰暗等表现。

(2) 遗传性毛细血管扩张症:也可以引起鼻腔出血。

4. 全身性疾病在咽喉的表现 急慢性呼吸道感染时,可以有咽喉肿痛、局部充血、炎性改变等。

5. 全身性疾病在口腔的表现

(1) 血液及出血性疾病:某些血液病及出血性疾病常于早期出现口腔症状,尤以口腔卫生不良时更为明显,进行口腔检查时如能注意,常有助于早期诊断。①白血病:各型白血病的早期都可以出现口腔症状,表现为口腔黏膜及牙龈有水肿、出血和溃烂。②血友病:口腔血肿,或出血不止,但不形成血块,口腔有血腥臭味。③血小板减少:牙龈出血,严重时口腔黏膜出现大小不等的紫癜、瘀斑、血肿或溃疡。

(2) 维生素缺乏病:维生素缺乏时常出现口腔病症,维生素 B 缺乏时,会出现对称性口角湿白、糜烂并有横行裂纹;维生素 C 缺乏时,会出现牙龈肿胀、松软易出血,牙龈溃烂,腭、颊黏膜下出血,可形成瘀斑。

(3) 内分泌障碍:肾上腺皮质功能减退时,口腔黏膜色素沉着,呈灰褐或蓝黑色。

(4) 金属中毒:①汞中毒:口干、流涎、口臭,齿龈易出血,牙齿松动。②铅中毒:龈缘有灰蓝色点状或线状的铅线。

第三节 常见的五官科疾病

一、结膜炎

【病因】 结膜炎是常见的眼病。其病因可归纳为两大类:

1. 传染性 由细菌、病毒、真菌、寄生虫、立克次氏体等所引起的结膜炎。可经空气、灰尘、水或污染的手、毛巾、用具等途径传染,也可由邻近组织的病变波及,如眼睑、泪器、角膜、眼眶等的炎症。

2. 非传染性 由机械性、物理性(热、辐射、电)、化学性(酸、碱)等物质的刺激而来,也可因过敏反应而引起,如春季结膜炎、药物过敏性结膜炎等。

【分类】 按病情及病程的不同,可分为急性、亚急性及慢性;按病因可分为细菌性、衣原体性、病毒性、真菌性及变态反应性等。

【临床表现】 ①自觉痒、烧灼、异物感,除非侵犯角膜,一般无剧疼。②充血:睑、球结膜均充血,为结膜炎的主要体征,但必须与睫状充血鉴别,以免误诊。③分泌物:急性炎症时,分泌物多为黏液、黏液脓性或脓性;慢性炎症时,则多呈丝状或泡沫状,附着在睑缘及眦部。④水肿:炎症急剧者,可以出现球结膜水肿、出血,甚至眼睑红肿。⑤乳头增生及滤泡形成:为长期慢性炎症的结果,睑结膜上皮组织增生,出现乳头肥大,如果结膜上皮下尚有淋巴细胞局限性聚集,呈半球形隆起,即为滤泡形成。⑥耳前淋巴结肿大,病毒性结膜炎患者常引起此症,有压痛。

【治疗原则】 ①控制炎症,阻止其蔓延扩散,以局部用药为主。②禁止包扎患眼,因包扎可使分泌物滞留,结膜囊内温度升高而利于致病菌的繁殖。③冲洗结膜囊。结膜囊内分泌物多者应清洁冲洗,常用的冲洗剂为生理盐水。④防止健眼感染,两眼同时用药,先点健眼,头偏向患侧,勿使患眼分泌物流入健眼。

二、屈光不正

屈光不正是指眼在不使用调节时，平行光线通过眼的屈光作用后，不能在视网膜上结成清晰的物像，而在视网膜前或后方成像。它包括远视、近视及散光。

（一）近视

近视眼是指眼在不使用调节时，平行光线通过眼的屈光系统屈折后，焦点落在视网膜之前的一种屈光状态。所以近视眼不能看清远方的目标。

【原因】 近视发生的原因大多为眼球前后轴过长(称为轴性近视)，其次为眼的屈光力较强(称为屈率性近视)。近视多发生在青少年时期，遗传因素有一定影响，但其发生和发展，与灯光照明不足、阅读姿势不当、近距离工作较久等有密切关系。

【类别】 大部分近视眼发生在青少年，在发育生长阶段度数逐年加深，到发育成熟以后即不发展或发展缓慢。另一种近视发生较早(在 5～10 岁之间即可发生)，且进展很快，25 岁以后继续发展，常伴有眼底改变，视力不易矫正，称为变性近视。

【临床表现】 轻度或中度近视，除视远物模糊外，并无其他症状，在近距离工作时，不需调节或轻度调节即可看清细小目标，反而感到方便。但在高度近视眼，工作时目标距离很近，两眼过于向内集合，这就会造成内直肌使用过多而出现视力疲劳症状。

【治疗】 轻度和中度近视，可配以适度凹透镜片矫正视力。高度近视戴镜后常感觉物像过小、头昏及看近物困难，应酌情减低其度数，或戴角膜接触镜，但后者如处理不当可引起一系列角膜并发症。

【预防】 主要是要注意用眼卫生。

（二）远视

远视眼是指眼在不使用调节时，平行光线通过眼的屈光系统屈折后，焦点落在视网膜之后的一种屈光状态。

【原因】 常见的原因是眼球前后轴较短(称为轴性远视)，其次是眼的屈光力较弱(称为屈率性远视)。远视也可以认为是眼球发育不全，在儿童时一般常为远视，以后随年龄增长而程度减低。

【临床表现】 远视眼的视力，由其远视屈光度的高低与调节力的强弱决定。轻度远视，用少量调节力即可克服，远、近视力都可以正常，一般无症状，这样的远视称为隐性远视。稍重的远视或调节力稍不足的，远、近视力均不好，这些不能完全被调节作用所代偿的剩余部分称为**显性远视**。

【治疗】 远视眼，如果视力正常，又无自觉症状，不需处理。如果有视力疲劳症状或视力已受影响，应配戴合适的凸透镜片矫正。远视程度较高的，尤其是伴有内斜视的儿童应及早配镜。随着眼球的发育，儿童的远视程度有逐渐减退的趋势，因此每年还需检查一次，以便随时调整所戴眼镜的度数。

（三）散光

散光眼是指眼球的不同经线，甚至在同一经线上，具有不同屈光力的一种屈光状态，因此，散光眼不能将外界射入眼内的光线焦合在一个焦点上。散光眼分规则与不规则两类，一般屈光学上所说的散光眼都是指前者。

【治疗】 可试配眼镜矫正。

三、青光眼

青光眼是指眼内压力间断或持续升高的一种眼病。持续的高眼压可以给眼球各部分组织和视功能带来损害，如不及时治疗，视野可以全部丧失而至失明。青光眼是导致人类失明的 3 大致盲眼病之一，占总人群发病率的 1%，45 岁以后为 2%。临床上将青光眼分成 3 大类：原发性青光眼、继发性青光眼和先天性青光眼。

【临床表现】 发作开始时，患者感到有些轻微的眼胀和头痛或者恶心感，白天视物呈蒙雾状（雾视），夜晚看灯光则有虹视（有彩虹围绕灯光）。病人常常在这种现象频繁出现或症状严重而不能再缓解时，才去就医。因为青光眼对视力的损害是不可逆的，所以经过多次发作后，视力就会越来越差，最后发展成失明。

【治疗原则】 治疗一般是先采用药物治疗，无效时再考虑手术治疗。

四、白内障

晶体由晶体囊、晶体上皮及晶体纤维组成。正常的晶体是透明的，无血管，其营养主要来自房水。当各种原因引起房水成分和晶体囊渗透性改变及代谢紊乱时，晶体蛋白变性、水肿，纤维之间出现水裂、空泡，上皮细胞增生，此时晶体由透明变为混浊。不论晶体混浊的部位、程度以及是否影响视力，均可称为白内障（cataract）。通常将白内障分为老年性、并发性、先天性、外伤性、代谢性、药物及中毒性等几大类型。

【临床表现】 一般为双侧性，但两眼发病可有先后。视力进行性减退，有时在光亮的背景下可以看到固定的黑点。由于晶体不同部位屈光力变化，可有多视、单眼复视、近视度增加等。

【治疗原则】 成熟期或近成熟期行手术治疗。

五、中耳炎

中耳炎通常是上呼吸道炎症的并发症，可分为非化脓性和化脓性中耳炎。

（一）非化脓性中耳炎

非化脓性中耳炎包括急性非化脓性中耳炎（耳咽管阻塞）、渗出性中耳炎和慢性非化脓性中耳炎（粘连性中耳炎），大多由于鼻腔和鼻咽部的急性炎症扩展到耳咽管黏膜，引起耳咽管黏膜发炎。当耳咽管阻塞时，空气就不能进入中耳腔，中耳内存留的空气渐被黏膜吸收，使气压降低，毛细血管扩张，发生血清渗出，使中耳腔内积聚渗出液，而产生渗出性中耳炎。此液培养无菌，故称非化脓性中耳炎。

【临床表现】 患者有耳闷、耳内阻塞和头部沉重感。有时伴有耳鸣，听觉也减退。若头部改变位置，听力可暂时改善。多无疼痛，也无全身不适。检查鼓膜，早期为鼓膜内陷，失去正常光泽。以后因中耳腔内渗出液增多，鼓膜的颜色可变为淡黄略带棕色。听觉检查常为传导性耳聋。

【治疗】 重点是使鼻腔、鼻咽和耳咽管黏膜消肿，耳咽管通畅，空气易于进入中耳，中耳的渗出液可排出或逐渐被吸收。可在鼻内滴 1% 麻黄素，也可行耳咽管吹张法，使耳咽管通畅。如果中耳腔内渗出液不消退，可用鼓膜穿刺抽去积液。对顽固的病例，可切开鼓膜，将积液排出，或于切开处插入通气引流管进行引流。

（二）化脓性中耳炎

化脓性中耳炎指急性化脓性中耳炎、急性中耳乳突炎和慢性化脓性中耳炎。化脓性中耳炎是因化脓病菌侵入中耳而发生炎症性病变。患上呼吸道疾病（如急性鼻炎、慢性鼻炎）时擤鼻涕不当，常使鼻涕由耳咽管侵入中耳，引起发炎。本病是麻疹等急性传染病较常见的并发症。鼓膜外伤时，致病菌被带入中耳亦可引起炎症。小儿平卧吃奶，可能使带菌物流入耳咽管引起此病。

【临床表现】 耳内先有闭塞、发胀感，后有耳痛，如钻刺状，并有随脉搏跳动的感觉。鼓膜穿孔后，疼痛减轻或消失。脓液大多为带血性渗出物，以后渐变为黏脓。听力减退，并有头痛、全身不适等症状。如小儿患急性化脓性中耳炎，症状多与成人不同，先是烦躁啼哭、夜眠不安、不要吃奶、常用手抓耳，体温可升到40℃以上，甚至抽搐惊厥。

【治疗】 全身治疗可用磺胺类药或抗生素，局部治疗用3% 双氧水清洗脓液，用0.25%氯霉素或氧氟沙星等滴耳。如耳痛和发热经久不退，鼓膜检查发现明显外凸而未穿孔，可行鼓膜穿刺或切开，以排除中耳腔内积脓。对慢性中耳炎，必要时可考虑手术治疗。

【预防】 预防感冒是预防中耳炎的积极措施。如果已得了感冒，不可用手捏紧鼻孔擤鼻涕，因为这样可增加鼻和咽部的压力，使鼻涕和细菌通过耳咽管进入中耳。

六、鼻窦炎

鼻窦炎是一种常见疾病，可分为急性和慢性两种类型。

（一）急性化脓性鼻窦炎

【病因】 全身抵抗力差，受凉；局部各种原因使鼻窦与鼻腔的通路不畅，致病菌侵入鼻窦，引起鼻窦黏膜的急性炎症，甚至形成鼻窦积脓；诱发因素为游泳、跳水方法不当，以及人体不能适应气压的迅速改变（如飞行、潜水等时），或牙根感染扩散所致。

【临床表现】 急性鼻窦炎的全身症状与其他急性炎症相同，有发热、全身不适等。局部症状有鼻塞、流脓涕和嗅觉减退等。不同鼻窦感染引起的头痛的特点为：

急性上颌窦炎：眶上额部痛，可伴有同侧颌面部痛或上列磨牙痛。晨起轻，午后重。

急性筛窦炎：一般头痛较轻，局限于内眦或鼻根部，也可能放射至头顶部。

急性额窦炎：前额部的头痛具有周期性，也就是晨起即感头痛，且逐渐加重，至午后开始减轻，晚间则完全消失，次日又重复发作。

急性蝶窦炎：颅底或眼球深处钝痛，可放射至头顶或耳后，亦可引起枕部痛。早晨轻，午后重。严重病例在压痛相应部位的皮肤上出现红肿现象。

【预防和治疗原则】 及时治疗急性鼻炎能预防急性鼻窦炎的发生。全身治疗用抗生素，鼻内滴1%麻黄素，以便使鼻腔通畅，配合体位引流有利于早日痊愈。

（二）慢性鼻窦炎

【病因】 一般由于急性鼻窦炎未经彻底治疗所致，也可因鼻腔因素，如慢性鼻炎、鼻中隔偏曲、鼻息肉、鼻腔异物、慢性扁桃体炎、过敏性鼻炎等影响鼻窦引流。此外，因上列磨牙的牙根与上颌窦底关系密切，故其病变容易引起牙源性上颌窦炎。

【临床表现】 经常鼻塞、流脓鼻涕（齿源性上颌窦炎的脓涕有恶臭），嗅觉减退；头痛一般不如急性期严重；常有头胀、头昏、记忆力减退、注意力不容易集中等。

【治疗】 可用呋喃西林麻黄碱滴鼻，促使鼻黏膜消肿。滴药应注意方法：头部要充分后仰及侧仰，让药液从鼻顶及侧壁流过，使鼻甲和鼻窦开口部位的黏膜血管收缩，促进通气和引流。如有中鼻甲肿大或鼻息肉等，应采取手术切除。

七、咽炎

咽炎有急性咽炎和慢性咽炎两种。急性咽炎是感冒在咽部的表现（见本篇第一章），在此主要介绍慢性咽炎。

【病因】 由急性咽炎反复发作，转成慢性咽炎。有慢性鼻炎、鼻窦炎的病人，常因鼻塞而张口呼吸或因脓性分泌物刺激咽部而引起慢性咽炎；慢性扁桃体炎和龋齿的炎症可向咽部扩散；经常接触粉尘、化学气体或烟酒过度刺激咽部；过敏或全身慢性疾病等。

【临床表现】 病人常感咽部不适，如咽痒、咽部微痛、咽干、异物感以及分泌物增多等。检查可发现咽部黏膜充血，呈暗红色，咽后壁及咽侧淋巴组织可能增生。

【治疗与预防】 去除病因，戒烟、避免饮酒过度，注意口腔卫生以及锻炼身体是预防慢性咽炎的关键；对于经常有粉尘或化学气体刺激的工作环境，要加强劳动防护。局部治疗除用漱口液含漱，对增生的淋巴滤泡和局限性黏膜肥厚，可行化学药物烧灼或冷冻及其他物理疗法。

八、扁桃体炎

扁桃体炎有急性和慢性之分，慢性扁桃体炎多是由急性扁桃体炎反复发作而引起。

【病因】 主要是由于链球菌、葡萄球菌等侵入扁桃体，发生充血、肿胀、渗出等。

【临床表现】 多见于儿童和青壮年，并可反复发作或形成病灶。急性扁桃体炎起病较急，可有畏寒、高热，体温可高达39～40℃，病人咽痛明显，吞咽时加剧，伴有全身不适。检查时可见咽部充血，呈鲜红色，扁桃体肿大，充血，上面常有散在白点，或为黄色的炎症渗出物，颌下可有淋巴结肿大和压痛。慢性扁桃体炎由于扁桃体过分肥大时，可妨碍呼吸，睡时有鼾声。

【并发症】 扁桃体等咽部淋巴组织是人体的“门户”，很多病菌经此进入人体，局部蔓延可引起扁桃体周围炎、中耳炎、喉炎和气管炎等，全身可以并发风湿性关节炎、风湿热、心肌炎、急性肾炎以及过敏性紫癜等。

【治疗】 急性扁桃体炎要全身应用抗生素，如磺胺药物和青霉素、红霉素等。慢性扁桃体炎反复发作者，应考虑切除扁桃体。

【预防】 预防感冒，积极锻炼身体，对预防急性扁桃体炎的发生是很重要的。

九、喉炎

喉炎(laryngitis)也有急、慢性之分，急性喉炎如反复发作，可转为慢性喉炎。

【病因】 急性喉炎是喉黏膜的急性炎症，往往在骤然受凉或过度劳累后发生；也可由发声不当、用声过度或吸入有害气体所引起；有时也可由上呼吸道炎延伸而来。慢性喉炎可因烟酒过度、长期发声不当、说话过度，或经常在有害气体或粉尘环境中作业而诱发。

【临床表现】 急性喉炎常继发于急性鼻炎、急性咽炎。急性喉炎主要有声音嘶哑、喉痛、喉内多痰、咳嗽；伴畏寒、发热、全身不适等症状。慢性喉炎发病时喉部常有不适感，不时发痒或发毛；声音出现嘶哑，早晨较轻，午后加重，说话前常需要清净一下嗓子，这些都是典型症状。

【治疗原则】 ①对急性喉炎要休息，少说话，禁烟酒，多吃易消化的食物及饮料；及早使用广谱足量抗生素，严重者加用糖皮质激素；雾化吸入药物。②对慢性喉炎以局部治疗为主。

【预防】 平时加强体育锻炼，以增强身体抵抗力；避免受寒、受湿；在冷热变化季节应注意保暖，特别在患伤风、感冒时应注意不要用声过度。

十、聋及聋哑

语言是经过后天学习获得的，聋会切断这种学习途径，所以聋哑常常相伴，俗称“哑巴”，多指小孩自幼严重耳聋，不能听到语声，无从学习说话，因聋致哑，成为既无听力又不会说话的聋哑人(deaf-mute)。

【病因】 聋哑分先天性和后天性两类，并以后者居多，约占2/3以上。先天性聋哑是由于胚胎期因遗传因素(如胎儿父母为近亲婚配)，妊娠期母体患急性传染病(如风疹)或耳毒性药物中毒(如奎宁)等原因影响胎儿内耳听觉器官的发育，致使小孩在出生后听不见说话声，妨碍对语言的模仿和学习而成为聋哑。后天性聋哑指出生后听觉器官没有毛病，后来由于高热，得了急性传染病如脑膜炎、麻疹、伤寒、猩红热、腮腺炎、流感、百日咳、脑炎，以及用链霉素、新霉素、卡那霉素、庆大霉素等耳毒性药物引起内耳药物中毒而丧失听力。

【临床表现】 聋哑的主要症状是耳聋。婴儿到了1岁左右，仍不会学习说话时，便要考虑此病的可能性。聋哑患者哭、笑声正常，有的也可听到敲锣、雷鸣或爆竹声。对年幼小儿可于其背后用拍手、摇铃等做突发声音测验，如能听到声音，就会表现惊动、眨眼、啼哭或转动头部等反应；对较大的儿童，除可用背后呼其名、击掌等方法外，并可做语言、闹钟、秒表、音叉、电测听计等测试。近年常用脑干听觉诱发电位检查。

【治疗】 可进行听觉语言训练、配助听器，或置入人工耳蜗。

十一、龋齿

龋齿是牙体病的一种，由口腔中多种因素复合作用所导致的牙齿硬组织进行性损害，表现为无机质的脱矿物质和有机质的分解，随着病程的发展而由色泽变化到形成实质性损害的演变过程。其特点是发病率高、分布广。一般平均龋齿患病率可在50%左右，是口腔主要的常见病。

【病因】 主要包括细菌、口腔环境、宿主和时间，其基本点为：蔗糖和精制碳水化合物紧紧贴附于牙面，再由涎液蛋白形成的获得性膜，在适宜温度下，有足够的时间在这层膜上形成菌斑，后者在深层产酸，侵蚀牙齿，使之脱矿物质，进而破坏有机质，产生龋洞。

【临床表现】

1. 龋病好发部位 龋病的好发部位与食物是否容易滞留有密切关系。牙齿表面一些不易得到清洁，细菌、食物残屑易于滞留的场所，菌斑积聚较多，容易导致龋病的发生，这些部位就是龋病好发部位，包括窝沟、邻接面和牙颈部。

2. 龋病的好发牙齿 由于不同牙齿解剖形态和生长部位的特点，龋病在各牙的发生率存在着差别。大量流行病学调查资料表明，龋病的牙位分布是左右侧基本对称，下颌多于上颌，后牙多于前牙，下颌前牙患龋率最低。

3. 龋坏程度 临床上可见龋齿有色、形、质的变化，而以质变为主，色、形变化是质变的结果，随着病程的发展，病变由釉质进入牙本质，组织不断被破坏、崩解而逐渐形成龋洞。临床上常根据龋坏程度分为浅、中、深龋三个阶段。

【治疗】 需采用手术治疗。手术治疗根据龋坏程度，包括清除龋坏组织、用充填材料修补。有牙髓病变者，按牙髓病变治疗；牙齿残根、残冠应拔除。

十二、牙周病

牙周病是指发生在牙齿周围组织的疾病。根据病变侵犯的部位分为龈炎和牙周炎两类。龈炎的病变主要发生在牙龈组织。牙周炎的病变则同时侵犯牙龈、牙周膜、牙槽骨和牙骨质。本病在早期多无自觉症状，易被忽视，往往在发展较为严重时才被发现。因此，定期检查，及早发现和早期治疗有重要意义。

【病因】 ①菌斑是引起牙周病的主要致病因素。②牙石对牙周组织的危害，主要是它构成了菌斑附着和细菌滋生的良好环境。③创伤性咬合、夜间磨牙等。④食物嵌塞、不良修复物、口呼吸等因素也会促使牙周组织的炎症过程。

【临床表现】 早期自觉症状不明显，偶有牙龈炎、痒感，或有口臭，当有局部刺激如刷牙、咬硬食物和吮吸等时，可出现牙龈出血。后期有牙周溢脓、牙齿松动等表现。

【治疗】 主要是去除局部刺激因素，如通过洁治术清除菌斑和牙石；消除食物嵌塞，去除不良修复物等；炎症较重时可配合局部药物治疗；服用维生素能增进组织愈合。

（陈 文 赵仰星 张华屏）

【思考题】

1. 鼻腔和咽部的疾病为什么会引起中耳炎？中耳炎为什么要滴鼻？
2. 何为屈光不正？常见有几种表现？
3. 慢性扁桃体炎会引起哪些全身性疾病？
4. 不同鼻窦感染引起的急性炎症其头痛的特点各是什么？
5. 如何保护好牙齿？

第二十章　皮肤保健与常见的皮肤性病

皮肤不仅是一个包装的器官，而且是一个审美的器官，能传递人体美的各种信息。皮肤具有保护、感觉、吸收、分泌、排泄、代谢、调节体温和免疫稳定作用。同时，皮肤性病又是常见病和多发病，而养颜皮肤、滋润毛发、保持皮肤容貌美具有十分重要的作用。

第一节　皮肤的解剖生理特点

一、皮肤解剖学

皮肤(skin)位于人体表面，是机体最大的器官。成人的皮肤总面积约为 $1.5m^2$，其总重量约占体重的16%。皮肤的厚度根据部位有所不同，通常约0.5～4mm。皮肤表面有许多皮嵴和皮沟形成，皮嵴部位常见许多凹陷小孔，称为汗孔，是汗腺导管开口部位。皮沟深浅不一，将皮肤划分为许多三角形、菱形或多角形皮野。皮肤颜色根据不同人种、性别，色调有所不同。即使同一人体的皮肤，在各个部位也深浅不一。皮肤还附有毛发，皮脂腺、大小汗腺及指(趾)甲等附属器。

二、皮肤组织学

皮肤由3部分组成，由外向内依次为表皮、真皮和皮下组织(图20-1)。

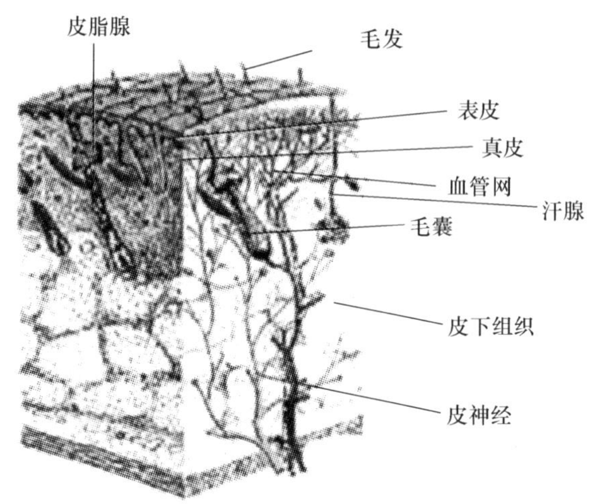

图20-1　皮肤组织的结构示意图

(一) 表皮

表皮由角质形成细胞与树枝状细胞组成。根据角质蛋白形成细胞的不同分化过程及细胞形态分为四层，即基底细胞层、棘细胞层、颗粒细胞层及角质层。基底细胞层呈长柱状或立方形，是生发细胞，代谢活跃，不断进行有丝分裂，产生子细胞以更新表皮。树枝状细胞包括黑素细胞(具有合成黑色素的作用)、朗汉斯细胞(具有吞噬细胞功能,还具有摄取、加工并递呈抗原作用)和 Merkel 细胞(能感受触觉)。

(二) 真皮

主要由结缔组织组成,包括胶原纤维、弹力纤维和基质。神经、血管、淋巴管、肌肉、毛囊、皮脂腺及大小汗腺均位于真皮结缔组织内。真皮与表皮连接处,有凸向表皮基底的乳头状隆起,称乳头层。乳头层下方为网状层,有较大的血管、淋巴管、神经、皮肤附属器及较粗的纤维。真皮有纤维母细胞、肥大细胞、内皮细胞及淋巴细胞。在真皮结缔组织中,胶原纤维最为丰富。

(三) 皮下组织

又称皮下脂肪层。由脂肪小叶及疏松结缔组织构成。

(四) 皮肤附属器

皮肤附属器包括毛发、毛囊、汗腺、皮脂腺与指(趾)甲等。

1. 毛发与毛囊 毛发由角化的角质形成细胞所构成。全身皮肤除掌跖、指(趾)末节伸侧、唇红、龟头、包皮内侧及阴蒂外均有毛发。

2. 皮脂腺 是一种全浆分泌腺,没有腺腔,整个细胞破裂即成为分泌物。皮脂腺与毛囊关系密切,头、面及胸背上部等处皮脂腺较多,称为皮脂溢出部位。

3. 小汗腺 除唇红缘、包皮内侧、龟头、小阴唇、阴蒂及甲床外,小汗腺遍布全身,分泌汗液。

4. 大汗腺 仅见于腋窝、乳晕、脐周、肛周和外阴部。分泌时细胞浆顶端脱落至管腔内,称为顶浆分泌或断头分泌。排出的分泌物被细菌分解产生臭味。

(五) 皮肤的血管、淋巴、神经和肌肉

1. 血管系统 皮肤的血管具有营养皮肤组织和调节体温的作用。调节体温的血管球,有较多的动、静脉吻合,当外界温度变化明显时,在神经支配下,球体可以扩张或收缩,控制血流,从而调节体温。

2. 淋巴系统 皮肤的淋巴管分别在乳头下层、真皮深层形成浅网和深网,收集流动在表皮、真皮、皮下组织中的淋巴液。

3. 神经系统 由感觉神经和植物神经组成,感觉神经在真皮深层和乳头下层分别形成神经丛,再上行进入乳头。

(1) 感觉神经:游离神经末梢分布在真皮上层、乳头层和毛囊周围,管痛觉。终末小体有 Merkel 细胞(触觉)、Meissner 小体(触觉、压觉)、Vater-pacini 小体(振动感)、Krause 小体(冷觉)和 Ruffini 小体(温觉)。

(2) 植物神经:皮肤的植物神经为交感神经的节后纤维,与感觉神经构成一个神经束而分布于汗腺、立毛肌、血管等处。立毛肌和血管受肾上腺素能神经的支配,小汗腺受胆碱能神经的支配。

4. 皮肤的肌肉 ①立毛肌:斜行附着在毛囊的隆起部分,收缩时皮肤上起"鸡皮疙瘩"。②平滑肌:阴囊、乳腺之平滑肌。③颜面表情肌:属于真皮内的横纹肌。

三、皮肤的生理

1. 屏障作用 人体正常皮肤有两方面的屏障作用,一方面保护机体内各种器官和组织免受外界环境中机械性刺激,如摩擦、牵拉、冲撞等;物理性刺激,如对光有吸收能力,对低电流有一定阻抗能力;角质层对化学性刺激有一定防护能力;对生物损伤也有防护作用。另一方面防止组织内的各

种营养物质、电解质和水分丧失。

2. 感觉作用 皮肤的感觉可以分为两类：一类是单一感觉，如触觉、压觉、痛觉、冷觉和温觉；另一类是复合感觉，如干、湿、光、糙、硬、软等。另外有形体觉、两点辨别觉、定位觉、图形觉等。

瘙痒是皮肤或黏膜的一种引起搔抓欲望的不愉快的感觉，瘙痒产生的机制尚不完全清楚。引起痒感的化学物质有组织胺、多肽、蛋白酶等，机械的刺激也可使皮肤发痒，上述物质可以单独起作用，也可以是几种物质同时起作用。

3. 调节体温作用 皮肤是散发热量的一个重要组成部分，它主要通过四种方式达到调节体温的作用：①辐射：可以散发热量的60%。②对流散热：散热多少和外界温度变化有关。③蒸发散热：和皮肤水分蒸发有关系。④传导散热：大约可以散发热量的9%。

4. 吸收作用 皮肤有吸收外界物质的能力，称为经皮吸收。皮肤主要通过三个途径吸收外界物质，即角质层细胞、角质层细胞间隙和毛囊、皮脂腺或汗腺口。皮肤吸收作用对维护身体健康是不可缺少的，并且是现代皮肤科外用药物治疗皮肤病的理论基础。影响皮肤吸收的主要因素包括：皮肤的结构和部位，皮肤角质层水合程度，物质的理化性质。

5. 分泌和排泄作用 包括皮脂分泌、小汗腺和大汗腺发汗。小汗腺发汗又分为感觉性发汗和非感觉性发汗，前者是由于温热、精神刺激引起的发汗；后者是意识不到的水分蒸发，一天约为400～600mL。大汗腺受肾上腺素能及胆碱能神经的支配，情绪激动时分泌含有大量蛋白和脂质的乳白色、黏稠的分泌物。

6. 黑素的生成和代谢作用 黑素是由黑素细胞产生的，成熟的黑素细胞主要分布于表皮的基底层内，与皮肤防护紫外线的能力有关。

7. 上皮角化作用 角化是表皮细胞的最重要功能之一，可以防护机械性摩擦损伤。

8. 皮肤的免疫功能 表皮的角质形成细胞能表达MHC-Ⅱ类抗原，还能产生多种细胞因子。此外，皮肤的淋巴细胞、朗汉斯细胞、内皮细胞、肥大细胞、巨噬细胞和真皮成纤维细胞等都参与皮肤的免疫反应。

第二节　皮肤性病的分类和主要症状

一、皮肤性病的分类

一般根据病因，适当结合病理改变或发病机理，进行皮肤性病的分类。

（一）皮肤病

1. 细菌性皮肤病
2. 病毒性皮肤病
3. 真菌性皮肤病
4. 动物性皮肤病
5. 皮炎和湿疹
6. 荨麻疹类皮肤病
7. 药疹
8. 物理性皮肤病
9. 瘙痒性皮肤病
10. 红斑及红斑鳞屑性皮肤病
11. 结缔组织病
12. 大疱性皮肤病
13. 血管性皮肤病
14. 皮肤附属器疾病
15. 色素障碍性皮肤病
16. 皮肤肿瘤
17. 遗传性皮肤病
18. 营养与代谢性皮肤疾病

（二）性传播疾病

1. 梅毒
2. 淋病

3. 非淋菌性尿道炎　　4. 尖锐湿疣
5. 生殖器疱疹　　6. 软下疳
7. 性病性淋巴肉芽肿　　8. 艾滋病

二、皮肤性病的症状

皮肤性病的症状可分为自觉症状和皮肤损害。

（一）自觉症状

患者主观感觉的症状称为自觉症状。自觉症状是多种多样的，与皮肤性病的严重程度及患者个体特异性有关，主要有痒、痛、烧灼、麻木等感觉，此外，还有刺痛、异物感，对温度及接触异物的易感性增加或降低等。

瘙痒是皮肤最常见的症状，可轻可重；可持续也可间断发作；或局限于某部位，或泛发致全身。皮肤瘙痒症、慢性单纯性苔藓、荨麻疹、接触性皮炎和疥疮等瘙痒剧烈，恶性淋巴瘤、糖尿病、黄疸、肾功能不全等系统性疾病也可引起痒感。

疼痛常见于带状疱疹、疖、结节性红斑等；烧灼感常见于接触性皮炎等；麻木常见于麻风等。

（二）皮肤损害

皮肤损害可分为原发性和继发性两大类，但有时不能截然分开，如脓疱为原发性损害，也可以继发于丘疹和水疱。

1. 原发性损害　是皮肤病理变化直接产生的结果（图 20-2）。

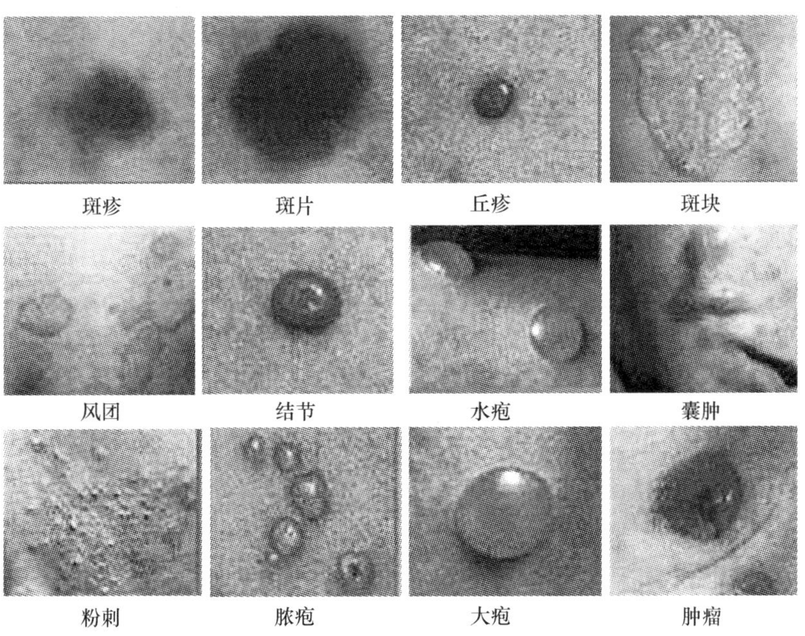

图 20-2　皮肤损害的表现

（1）斑疹：为局限性的皮肤颜色改变，损害与周围皮肤平齐，大小不一，形状不定，直径小于 2cm。直径大于 2cm 者称斑片。斑疹和斑片均可分为红斑、色素沉着斑、色素减退（或脱失）斑及出血斑等。

（2）丘疹：由于炎症或细胞成分增加所致的皮肤局限性小的隆起，小米粒大到黄豆大，直径小于1cm。1cm以上则称结节。丘疹可分为苔藓性丘疹、浆液性丘疹和毛囊性丘疹。丘疹的表面可呈扁平，如扁平疣；圆形，如传染性软疣；乳头状，如寻常疣。颜色可呈紫红色，如扁平苔藓；浅黄色，如黄色瘤；黑褐色，如色素痣。丘疹顶部有较小水疱时称丘疱疹；丘疹顶部有较小脓疱时称丘脓疱疹。一些介于斑疹与丘疹之间，稍隆起的损害称斑丘疹。

（3）斑块：直径大于1cm的扁平、隆起性浅表性损害，多为丘疹扩大或融合而成。

（4）风团：为真皮浅层急性水肿引起的隆起性损害，大小不一，边缘不规则，淡红或苍白色，周围有红晕，常伴剧痒。发作急，扩大快，一般经数小时即消退，不留痕迹，如荨麻疹。

（5）结节：直径在1cm以上的皮肤局限性充实性隆起，一般为豆大至胡桃大，再大者称肿块，有的是炎症性，有的是肿瘤。

（6）水疱：有透明水溶液的豆大或更大的局限性皮肤隆起，豆大以下的水疱称小水疱，疱液可为浆液性或血性。发生于角质层下的水疱，疱壁很薄，透明，易干燥而脱屑，如白痱；发生于表皮内的水疱，易破溃，如天疱疮；发生于表皮下的水疱，疱壁厚，不易破溃，如类天疱疮。

（7）脓疱：含有脓液的疱。脓液混浊，可黏稠或稀薄，周围常有红晕。脓疱可由化脓菌（如脓疱疮）或非感染性炎症（如脓疱性银屑病）引起。

（8）囊肿：是含有液体或黏稠分泌物及细胞成分的囊样损害。一般位于真皮中或更深，可隆起或仅可触知，常呈圆形或椭圆形，触之有弹性感，如皮脂腺囊肿。

2. 继发性损害　可由原发性损害转变而来，或由于治疗或机械性损伤所引起。

（1）鳞屑：为脱落或即将脱落的异常角质层细胞。由于角化过度或角化不全引起。鳞屑的大小、厚薄和形状不一，如花斑癣可呈糠秕状，银屑病可呈云母或蛎壳状，剥脱性皮炎可呈大片状。

（2）浸渍：为皮肤变软变白，甚至起皱。由皮肤长时间浸水或处于潮湿状态，角质层吸收水分过度所致。浸渍处表皮容易脱落或继发感染，如糜烂型足癣。

（3）糜烂：表皮局限性组织缺损，水疱、脓疱破溃后露出稍湿润的鲜红局面称糜烂。表皮可以再生，因损害表浅，基底层细胞仍存在，故治愈后不留瘢痕。

（4）溃疡：比糜烂深，达到真皮或皮下脂肪组织的组织缺损，溃疡被肉芽组织所代替，治愈后遗留瘢痕，瘢痕组织纤维化。

（5）裂隙：也称皲裂，为线条状的皮肤裂口，通常深达真皮。常见于掌跖、指（趾）关节部位、口角、乳房下部、肛周等处，也见于皮肤干燥、炎症后皮肤弹性降低及角质层过度增厚处。

（6）抓痕：为搔抓或摩擦所致的表皮或达到真皮浅层的缺损。表面可有渗出、脱屑或血痂。常见于各种瘙痒性皮肤病。如缺损只达到表皮，愈后不留瘢痕；如缺损达到真皮，则愈后可留瘢痕。

（7）结痂：渗出液、血液、脓液、坏死组织干燥时即可结痂，从结痂的色调可推测出分泌物的性状。血清形成的血痂一般为透明黄白色，血液形成的结痂为褐色（血痂），脓液形成的结痂为黄褐色，坏死物形成的结痂呈灰黑色。

（8）瘢痕：为真皮或深部组织缺损或破坏后，由新生结缔组织修复而成。较周围正常皮肤表面低凹者为萎缩性瘢痕，如红斑狼疮；高于皮肤表面者为增生性瘢痕，如烧伤后形成的瘢痕。瘢痕的表面光滑而无皮嵴、皮沟，无毛发等附属器。

（9）苔藓样变：也称苔藓化，为角质形成细胞、角质层增殖和真皮炎症细胞浸润而形成的斑块状结构，表现为皮肤浸润肥厚，纹理增深，如皮革状，多为反复搔抓摩擦所致。

（10）萎缩：表皮和真皮发生退行性变而皮肤变薄的状态。

三、皮肤性疾病的诊断

诊断皮肤病最重要的是正确掌握皮疹的性状，同时结合病史和各种辅助检查，最后才能做出正确的诊断。辅助诊断:针对不同的皮肤疾病选择使用下述方法,如变态反应检查法(斑贴试验、皮内试验)、光过敏反应和霉菌检查法(直接镜检)等。

第三节 皮肤性疾病的治疗方法

一、内用药物疗法

1. 抗组胺类药物 组胺是参与炎症和过敏反应的化学物质,效应细胞上的组胺受体有 H_1 和 H_2 两种,分别被 H_1 和 H_2 受体拮抗剂所抵抗。H_1 抗组胺药主要用于治疗Ⅰ型变态反应性疾病,也适用于Ⅱ~Ⅳ型变态反应有关的皮肤病。常用的 H_1 抗组胺药有扑尔敏、苯海拉明、多虑平、赛庚啶、去氯羟嗪、异丙嗪、酮替酚等,临床适应证包括荨麻疹、药疹、湿疹、接触性皮炎、虫咬性皮炎、扁平苔藓等引起的瘙痒。H_2 抗组胺药在皮肤科主要用于对 H_1 拮抗剂无效的慢性荨麻疹、色素性荨麻病、皮肤瘙痒症等。

2. 糖皮质激素 糖皮质激素由于具有抗炎、抗过敏和免疫抑制、抗毒、抗休克等作用,主要用于过敏反应、结缔组织病、水疱性疾病等。其适应证为:重症药疹、重症多形性红斑、非感染性的急性荨麻疹、过敏性休克、严重接触性皮炎、系统性红斑狼疮、皮肌炎、天疱疮、类天疱疮和变态性皮肤血管炎。根据不同病种、病情轻重、治疗效果等可以采取短程、中程、长程和冲击疗法。副作用有感染、高血压、糖尿病、消化道出血、穿孔、骨质疏松等。

3. 抗生素 常用的抗生素包括青霉素类、链霉素、庆大霉素、四环素族、红霉素、先锋霉素(头孢菌素类)、磺胺类、氟喹诺酮类等,均需根据病原学的情况选择使用。

4. 抗病毒药物

(1) 无环鸟苷:是一种无环的嘌呤核苷酸类似物,其抗病毒活性依赖于在感染细胞内转化成的三磷酸衍生物,阻滞病毒 DNA 的复制。通过动物实验证实本品具有高度抗疱疹病毒活性,用于治疗病毒感染,如阿昔洛韦、万乃洛韦、更昔洛韦等。

(2) 三氮唑核苷:又称病毒唑,是一种广谱抗病毒的核苷化合物,在体内和试管内对 DNA 及 RNA 病毒均有作用。

(3) 干扰素:能抑制多种病毒繁殖,其作用是非特异性的,用于治疗带状疱疹、单纯疱疹和扁平疣均获得良效。

5. 抗真菌药物 用于治疗浅部真菌和念珠菌感染,如克霉唑、酮康唑、伊他康唑、灰黄霉素、二性霉素 B 和制霉菌素等。

6. 免疫抑制剂 如环磷酰胺、硫唑嘌呤、6-巯基嘌呤、长春新碱、氨甲蝶呤、秋水仙碱、环孢素 A 等。长期应用能降低机体的免疫能力,且毒性较大,易引起不良反应,因此,在应用时必须慎重。

7. 其他类药物 如氯喹、氨苯砜、沙立度胺、甲硝唑、维生素类、钙剂、硫代硫酸钠、雷公藤等。其他疗法有封闭疗法、静脉注射免疫球蛋白等。

二、外用药物疗法

皮肤病的外用药物治疗在皮肤病治疗学中占有重要地位,通过不同剂型的有效药物可以发挥安抚、镇静、止痒、收敛、腐蚀、滑润等作用而使损害消退。因此正确、合理地选用外用药是治疗皮肤病的重要手段。选用外用药的基本原则:皮肤病的性质和病期是选用外用药的首要依据,同一皮肤病在不同病期,如急性期和慢性期,选方用药,有所不同。一般急性期不能用刺激性药物,否则会使症状加重。

三、物理疗法

1. 光疗 ①红外线治疗：各种炎症感染、慢性溃疡等。②紫外线治疗：玫瑰糠疹、疖和疖病、慢性溃疡、带状疱疹等。③光化学疗法：银屑病、蕈样肉芽肿等。

2. 激光治疗 ①二氧化碳激光治疗：寻常疣、尖锐湿疣、疣状痣、汗管瘤、光线性角化病、基底细胞瘤等。②氩离子激光治疗：对鲜红斑痣治疗效果理想，其他如毛细血管痣、蜘蛛痣、角化血管瘤、酒糟鼻等亦有效。③氦氖激光：用于皮肤和黏膜溃疡的治疗。

3. 冷冻治疗 主要是利用低温作用于病变组织，使之发生坏死而达到治疗目的。目前应用最广泛的致冷剂为液氮（−196℃），用于治疗雀斑，寻常疣、掌跖疣、尖锐湿疣、光线性角化病和基底细胞上皮瘤等。

4. 放射治疗 用于良性肿瘤，如血管瘤及皮肤恶性肿瘤。

四、皮肤外科疗法

1. 磨削术 利用电动磨削器或砂纸磨削来消除皮肤凹凸性病变。

2. 切割术 以特制的五锋刀做局部切割，破坏局部增生的毛细血管及结缔组织。

3. 毛发移植术 用于雄激素性秃发等。

4. 体表外科手术 用于皮肤或淋巴结活检、皮肤肿瘤、囊肿、切开引流等。

5. 腋臭手术疗法 适宜于较严重的腋臭。

第四节　皮肤的保健

健康的皮肤不但能完成正常的生理功能，还能使人容光焕发、富有青春的魅力。随着生活水平的提高，皮肤的保健和美容越来越受到人们的关心和重视。因此，就有必要了解正常皮肤所具备的特点。

一、正常皮肤的基本要素

1. 肤色 皮肤的颜色主要由皮肤内的色素含量、透过皮肤见到的血液色泽和皮肤表面光线反射等因素所决定，其中黑色素是最重要的。肤色因人种、个体、年龄及生活的地理环境不同而有明显差别。肤色的差异是人种的重要标志之一。同一种族在同一环境下，肤色在个体间的差异主要与遗传、性别、年龄、健康状况、内分泌变化、营养状况及嗜好（如烟、酒等）等有关。

2. 光泽 主要是面部及外露皮肤（手、小腿等）的光泽。在一般自然光线下，皮肤光泽发亮、容光焕发，这是生命活力的象征，能给人以美感。

3. 质地 皮肤的含水量及皮下脂肪含量适中、良好的血液循环、营养充足和新陈代谢旺盛，使皮肤表现为柔韧而富有弹性。

4. 细腻 由于真皮中纤维束的排列和牵拉形成皮肤表面许多浅细的皮肤沟纹，皮肤表面不粗糙，也无皱缩，触摸细腻。

5. 滋润 皮肤代谢及分泌排泄功能正常，可在皮肤表面形成适度的皮脂膜，既不干燥，又不油腻，对皮肤起到滋润作用。

6. 活力 经常锻炼的人肌肉丰满，面部肌肉的活力也可通过皮肤表现出来，面部皮肤表情丰富。

7. 耐老 皮肤的老化（如皱纹、色素斑、毛发变白等）有明显的个体差异，与年龄、遗传、营养、内分泌、嗜好、身心健康和环境等因素有关，如常年累月在阳光下操劳的人皮肤较易苍老。日常应注意调节生活节奏，避免不良刺激，保持适度的营养和良好的精神状态，可延缓皮肤的老化。

二、影响正常皮肤性状的因素

1. 皮脂膜 由皮脂和汗液乳化形成的一层透明乳状薄膜覆盖于皮肤表面，称为皮脂膜。皮脂膜的厚薄、性质等可受个体、性别、年龄、健康状况、环境和洗涤等因素的影响。夏季皮脂膜较冬季厚，因此冬季皮肤较干燥，容易引发冬季皮炎。

2. 皮肤的酸碱性 健康人皮肤的 pH 在 4.5～6.5，偏酸性。一般男性较女性更偏酸性。皮肤表面具有缓冲碱性物质的能力。缓冲性的强弱因人而异，如缓冲能力弱或当皮肤缓冲性减弱时，使用碱性大的肥皂将会是有害的。

3. 皮肤的性状 皮肤表面的水分、油分等因素决定皮肤表面的性状，一般依面部皮肤的状态而分成以下几种皮肤类型。

(1) 油性皮肤：由于皮脂腺分泌旺盛，使皮脂膜加厚、皮肤多油、外观油腻。这类皮肤易发生痤疮、脂溢性皮炎等，但皮肤弹性好，对外界刺激的耐受性较强，不易引起皮肤衰老。

(2) 干性皮肤：皮脂腺分泌少，皮脂膜薄，皮肤比较干燥，毛孔不明显，皮肤细嫩，肤色洁白，对外界刺激(风吹、日晒等)敏感，易产生紧绷或干燥感，如保养不当容易产生皱纹，皮肤老化。

(3) 中性皮肤：皮脂分泌适度，皮脂膜厚度适中，皮肤滋润光滑，细腻丰满，富有弹性，对外界刺激耐受性较好，皮肤衰老较慢。

(4) 混合性皮肤：面部皮肤油、干混合存在，如前额、鼻部及颏部等处表现为油性，而两颊及外侧部位为干性表现。

4. 皮肤的敏感性 敏感性的机体，其皮肤的敏感性也增高，对外界某些刺激反应过强。如对紫外线、冷热等物理性刺激敏感，对药物、化妆品等化学物质易产生过敏反应。

5. 疾病的影响 除皮肤病外，内脏疾病亦可影响皮肤的色泽、弹性和质地。苍白可由贫血、休克、营养不良、雷诺氏病引起；青紫可由先天性心脏病、氰化物、亚硝酸盐中毒等引起；皮肤黄染可由肝胆疾病或血液病引起，大量食用橘子、南瓜也可引起掌跖部黄染。硬皮病、硬肿病等导致皮肤硬化；消瘦或脱水可使皮肤松弛等。

三、皮肤的保健

为保证皮肤的正常生理功能和延缓皮肤的老化，皮肤的保健十分重要。

1. 心情舒畅 精神状态与皮肤的性状关系密切。保持乐观、心情愉快、思想开朗，可使副交感神经处于兴奋状态，血管扩张，皮肤血流量增加，使皮肤代谢旺盛，肤色红润，容光焕发。生活起居要有规律，对喜、怒、哀、乐要有节制，使自主神经处于稳定状态，保持肌肤有充足的血液和营养的供给，保持正常肤色和功能。

2. 适宜的营养和锻炼 饮食多样化，避免偏食，摄入适量的水、蛋白质、维生素及微量元素等，可促进皮肤新陈代谢，使皮肤富有光泽和弹性。如维生素 A 缺乏，皮肤粗糙、发干、脱屑等；维生素 B_2 缺乏，可引发口炎和阴囊炎；维生素 C 缺乏，使血管脆性增加，易引起瘀斑，同时也可影响色素代谢；长期缺乏抗细胞氧化的维生素，如维生素 A、E、C、B 类等，可引起细胞内脂褐质的增多，出现老年斑，使皮肤老化。

3. 充足睡眠 每个机体均有自己的生物钟，有学者认为皮肤基底层细胞更新最旺盛的时间主要在晚上睡眠的时间，一般在夜间 10 时至次晨 2 时左右。因此，晚上有充足的睡眠对皮肤细胞的正常更新、行使正常功能的作用是显而易见的，所以生活不规律、经常失眠的人，往往皮肤色泽暗淡、缺乏活力。

4. 皮肤保健 根据不同的皮肤特性进行正确的皮肤清洗和保养，对保持皮肤行使正常功能非常重要。

(1) 皮肤清洁卫生：人体皮肤表面会有尘土、污垢或微生物等黏附，甚至堵塞毛孔、汗腺口，因此，经常清洁皮肤十分必要。在清洗时需注意水质、肥皂、时间等各因素的影响。水的选择，一般选择自来水、河水、湖水等软水进行洗涤较好。洗涤剂选择，一般洗澡时多应用肥皂去污，肥皂可分硬皂、软皂、过脂皂和药皂。根据不同的皮肤特性，正确选用肥皂。

(2) 护肤品：护肤品对保护皮肤有一定作用，尤在冬季更为重要。油性皮肤宜用水包油的霜，如粉质雪花膏；干性皮肤选用油包水的脂，如香脂；中性皮肤可酌情选用霜或脂。但个体间在应用护肤品上会有差异，只要护肤品应用后使皮肤感到滋润不腻、清爽舒适、能起保护作用即可。护肤品需用新近产品，以免过久而失效或变质。

5. 头发保健 保持头发清洁卫生，一周洗头1～2次即可。根据头发油腻程度选择适当的洗发剂，一般不宜使用碱性肥皂或洗衣粉洗头，以免头发变脆断裂，通常用洗头膏或洗发精。干性头发宜选含有蛋白的洗发剂；油性头发选用弱酸性洗发剂；头皮屑多者用含有间苯二酚洗发剂或含硫磺洗发剂较好。用洗发剂后，需用清水冲净，以免刺激头皮。

第五节 常见的皮肤性疾病举例

一、荨麻疹

荨麻疹的皮疹表现与人接触植物荨麻所发生的皮损雷同，故称为荨麻疹。该病特征是全身泛发风团，皮疹来去迅速，消退不留痕迹，自觉甚痒。

【病因与发病机理】 荨麻疹病因十分复杂，而且大多数患者原因难觅，特别是慢性型病人。引起本病的最常见原因有：

1. 食物 从主食到副食的许多食物，甚至包括食品添加剂、饮料等都可能成为荨麻疹的诱发因素。其中以蛋白质含量高的食物常见，如鱼类、虾、甲壳类、蛋类、牛奶、肉等。

2. 药物 药物荨麻疹在临床上颇为常见，以青霉素、痢特灵、阿司匹林等引起者居多；使用磺胺制剂、链霉素、四环素或氯霉素有时也可发生本病。此外，可待因、吗啡、维生素 B_1 等引发荨麻疹也屡见报告。

3. 感染 细菌、病毒、原虫、蠕虫、真菌等病原微生物感染，可引发荨麻疹，此外，虫咬或蜂蛰刺都可导致荨麻疹发生。

4. 花粉及其他吸入物 如各种花粉、屋尘、动物皮屑等吸入物。

另外，精神因素、物理因素、全身性疾病、遗传素质等也可成为荨麻疹发病的原因。现今认为荨麻疹的绝大多数患者是属于Ⅰ型变态反应，但也有部分病人属于非变态反应。

【临床表现】 荨麻疹可以发生在身体的任何部位，有时口腔、咽喉及胃肠黏膜也可受累。本病在皮疹出现之前，往往局部先有剧痒，随后则发生风团。此种皮疹的特点是：大小不一，形状各异；色泽为红色、淡红色或苍白色；骤起骤落，此起彼伏，皮疹通常不超过24h就可消退；愈后不遗留任何痕迹，相邻损害可融合成较大风团。偶尔可见水疱或血疱的损害。自觉奇痒难耐，常因剧烈搔抓，在病变处留下血痂和抓痕。有些患者可伴发热、食欲不振、疲乏等全身症状。部分病人做皮肤划痕试验可呈阳性反应。本病经适当治疗可获痊愈，但不少患者易复发。

荨麻疹病程一个月内称为急性荨麻疹；病期持续30天以上为慢性荨麻疹。本病临床上尚有以下几种较常见的特殊型：

1. 人工荨麻疹 又叫皮肤划痕症。本型皮肤划痕试验可呈典型三联征，即用手指甲划试或用钝器划其皮肤后，开始出现条状红斑，随后在其周围发生红晕，最终发生明显的条状风团。

2. 血管性水肿 亦称巨大性荨麻疹，此型原称为血管神经性水肿，主要侵犯真皮深部和皮下组织的血管。常发于眼睑、口唇、阴部及咽喉等较为疏松的组织，但手足、前臂或踝部有时也可被累及。多在夜晚突然发生，皮损多呈 1～2 个巨大局限性水肿块，但无指压凹陷性体征，且常不对称。损害持续时间较长，有的需 2～3 天方能消退。若发于咽喉部，病情严重者可引起窒息，甚至死亡，因而值得引起注意。

3. 寒冷性荨麻疹 可分为家族性和获得性二型。前者临床少见，为常染色体显性遗传，多自婴幼儿开始发病，可持续终生；后者又有原发和继发性之区别，其中以原发性获得性寒冷性荨麻疹最为常见。这一型好发于暴露部位，痒较别的型轻，在气温突然变冷或接触冰冷物质时，则可诱发风团产生，故冰块试验呈阳性反应，即把冰块置于前臂处，经 2min 左右，在接触处的皮肤可出现风团。

4. 胆碱能性荨麻疹 该型以青年女性占多数，精神紧张、机体受热或运动时常常可诱发皮损。临床最大特点是风团损害颇小，约 1～3mm，周边绕以红晕，奇痒无比，且常伴头痛、头晕、流涎、出汗等症状。有时还可见到卫星状风团分布。

5. 光线性荨麻疹 表现为皮肤受日光、紫外线或红外线照射数分钟后，局部迅速出现瘙痒性风团。与此同时，可伴发畏寒、疲乏、肠痉挛乃至晕厥等全身症状。

6. 压迫性荨麻疹 易发生于受压较重，且时间较久的部位，以臀部和足部为多见，损害呈局部深在疼痛性水肿，可持续 8～12h。发病期间常伴发热、寒颤、关节痛和白细胞总数稍增多。此型被动转移试验为阴性，故与变态反应无关。

【诊断】 根据临床表现特点，荨麻疹诊断不困难，有些患者就诊时皮疹已消退完毕，此时仍可通过病史询问而做出诊断。过敏原检查有助于病因诊断。

【治疗原则】 抗组胺、降低血管通透性、对症处理为基本原则。

1. 急性荨麻疹 常以抗组胺类药品为首选药物，如扑尔敏、赛庚啶、酮替酚、西替利嗪、特非那定、氯雷他定。另外，还可配用钙剂、维生素 C 等。如果病情急剧时，还可考虑皮质类固醇激素口服或静滴，等症状控制后再改用其他治疗方法。

2. 慢性荨麻疹 除用抗组胺药外，可使用利血平、氨茶碱，有时还可采取赛庚啶或扑尔敏与甲氰咪胍联合应用。

3. 人工荨麻疹 以赛庚啶、安他乐、多虑平、脑益嗪、特非那丁为常用药物。

4. 寒冷性型麻疹 可选择抗组胺类药物单用或联用。

5. 胆碱能性荨麻疹 除常规服用抗组胺类药以外，可加用阿托品、普鲁本辛。

二、接触性皮炎

接触性皮炎是由于接触某种物质后在皮肤、黏膜接触部位发生的急性或慢性炎症反应。

【病因及发病机理】 本病按发病机理不同，大体上可分为原发刺激与变态反应两种类型，临床所见以后者为多。

1. 原发刺激性接触性皮炎 接触物本身具有强烈刺激性，如强酸、强碱等，任何人接触该物质均可发生皮炎。

2. 接触性致敏反应 为典型的Ⅳ型变态反应。可以引起变态反应性接触性皮炎的物质甚多，其中最主要的是化学物质，如香水、各种润肤美容香脂、雪花膏、口红等化妆用品，肥皂、塑料、橡胶等化学制品，清凉油、红汞、磺胺药膏、抗生素软膏等外用药物，油漆、染料、杀虫剂等化学产品及镍、铬等金属物品。植物性能引起皮炎的有漆树、荨麻、银杏、无花果；动物的有皮革、毛、羽毛等。

【临床表现】 以急性发病为常见，若刺激物为原发性刺激物，一般在接触后，短者几分钟，迟的数小时内即可发病。如果致敏物是初次接触，需经 4 天以上的致敏期，但再次复发者多在 24h 内起病。

皮损发生于接触致病物质的部位，轻者仅仅是红斑、丘疹而已；重者可呈现水疱、糜烂、渗出，甚至溃疡坏死。本病皮疹较单一，无多形性皮损，病变境界清晰可辨，肿胀较显著，在疏松组织处，如眼睑、外阴等部位尤甚。病人自觉患处瘙痒，且常伴有烧灼感。原发刺激型接触性皮炎，还可伴疼痛。皮炎剧烈的患者，有时还可发生全身症状，如全身不适、发热、畏寒等。

接触性皮炎有自限性，原因去除后，大约两周左右可痊愈。本病无复发倾向，若不再接触原致病物即不复发，但如果长期反复接触致病物质时，可演变成为慢性皮炎而使病变处呈苔藓样变。

【诊断与鉴别诊断】 依据有接触致病物质史、损害发生于接触部位、皮损单一，缺乏多形性、界限分明及自觉甚痒等临床表现特点，一般可做出诊断。必要时可考虑施行斑贴试验以辅助诊断。

【治疗】 首先应积极查找病因，尽快脱离接触物，积极对症处理。全身治疗，视病情轻重，采用抗组胺药物治疗。局部治疗，急性期：红肿明显时，选用炉甘石洗剂外搽，渗出多时用3%硼酸溶液湿敷；亚急性期：有少量渗出时，用湿敷剂或糖皮质激素糊剂、氧化锌油；慢性期：选用软膏。

三、湿疹

湿疹是由多种内、外因素引起的真皮浅层及表皮炎症。病因复杂，一般认为与变态反应有关。临床上瘙痒剧烈，急性期以丘疹为主，有渗出倾向；慢性期以苔癣样变为主，易反复发作。

【病因及发病机理】 真正的病因尚不清楚。一般认为是由内、外多种因素相互作用而导致湿疹性改变。变态反应在湿疹的发病机制上占有很重要的位置，湿疹可能是发生在皮肤的一种迟发型变态反应，本病常常发生于具有过敏素质的个体。

1. 外部因素 鱼、虾、蛋类及牛乳；化学物品、植物、动物皮革、羽毛、日光、风热、寒冷等物理刺激皆可诱发湿疹。

2. 内部因素 与肠道中寄生虫、感染灶、神经功能障碍、内分泌失调、消化不良、肠道疾病、新陈代谢异常等有一定的关系。

【临床表现】 湿疹临床症状变化多端，但根据发病过程中皮损表现不同，可将本病分为急性、亚急性和慢性三种类型，分述如下：

1. 急性湿疹 本型湿疹可发生在全身任何部位，但往往较易见于头部、四肢屈侧、阴部、手足背等部位。常呈对称分布，一般为局限在某些部位，而全身泛发性湿疹很少见。

皮肤损害表现为多形性，即红斑、丘疹、丘疱疹、水疱、糜烂、渗出、结痂、脱屑等各种皮疹可互见。也就是说，在同一病变处，于同一时期内，可出现上述3～4种以上损害。患处炎症反应通常较明显，尤其中央部位更为显著，往往伴有糜烂、渗出。但病损境界不清楚，肿胀也较轻。

自觉甚痒，其瘙痒程度依发病部位和个人耐受性的不同而有所差异。痒以夜间尤甚，病情厉害时，可影响睡眠。还有因搔痒而并发细菌感染，从而引发毛囊炎、疖肿、脓疱疮、淋巴管炎、淋巴腺炎等化脓性皮肤病。

2. 亚急性湿疹 当急性湿疹炎症反应缓解，红肿、渗出明显减轻，整个病变以丘疹为主，间有轻度糜烂，少量渗液，且伴有少许结痂或鳞屑，则可称之为亚急性湿疹。

此期湿疹，主观瘙痒依然存在，病程可达数周之久。倘若病情迁延不愈者，可演变成慢性湿疹；如果处理不当，病情迅速恶化剧变，还可逆转为急性湿疹。

3. 慢性湿疹 该型湿疹可以在发病伊始就呈慢性型；但多数是从急性、亚急性演变而成；还可见于急性湿疹反复在同一部位发生，最终转变成慢性湿疹。

慢性湿疹好发于四肢，如手足、小腿、肘窝等处，分布也多对称。皮损常是局限型，皮肤增厚，往往呈苔藓样变，色素沉着屡见不鲜，境界分外清晰。

患者常诉说剧痒难忍，遇热或夜幕降临时尤甚。病情缠绵，经年累月难得痊愈。在此期间，如局部治疗处理不当或进食刺激性食物，可使慢性湿疹急性发作，这时其临床表现如同急性湿疹。

4. 几种局限性湿疹

(1) 耳部湿疹:惯发在耳后皱襞处,中医称“旋耳疮”。皮损呈红斑、糜烂、渗出少许、结痂及皲裂,多对称分布、痒感较显著、易并发感染,以儿童患者占多数。

(2) 乳房湿疹:多见于女性,常在哺乳期易患此病。好发于乳头、乳晕及其周围,往往双侧同时受累。皮疹呈红斑、浸润、糜烂、渗出及结痂,有时伴皲裂。自觉甚痒,且有轻度痛感。若停止哺乳,症状可迅速改善,直至痊愈。

(3) 手部湿疹:本型最大特点是易受气候影响,多见冬天加重,而夏季缓解。常常侵犯指背,皮损表现浸润增厚较明显,可伴皲裂及脱屑,奇痒难忍,往往因洗涤剂等刺激而招致病情恶化。

(4) 女阴或阴囊湿疹:发生于女阴或阴囊部位,皮损呈红斑、糜烂及渗出,也可出现苔藓样变,色素沉着明显,此处湿疹由于神经分布丰富故自觉奇痒难忍。

(5) 肛门湿疹:病发于肛门处,亦可涉及附近皮肤,皮损常为浸润肥厚,湿润或少许渗出,也能引起皲裂,剧痒。

(6) 钱币状湿疹:又称货币样湿疹。常发生在手背、四肢伸侧及臀部,往往对称分布,以冬秋季节多见。皮损形状似钱币,圆形或类圆形,直径 2～5cm,损害为红斑基础上出现丘疹或丘疱疹,间可见滴状糜烂及渗液,甚痒。病程呈慢性经过,对治疗反应尚好,但也易复发。

【治疗】 本病应尽量去除可疑的病因,但通常不易办到;避免对病变处任何不良刺激,如手抓、水洗、用力揩擦和某些不适宜的治疗;忌食致敏性或刺激性食物,如饮酒、喝咖啡、食海鲜、蛋、乳、蒜、辣等食物。

1. 内用疗法

(1) 抗组胺药物:组胺受体 H_1 拮抗剂,如苯海拉明、非那根、扑尔敏、赛庚啶等是治疗各型湿疹的常用药,既可单用或联用,还可与镇静药联用。

(2) 镇静剂:常用于瘙痒剧烈者,往往与抗组胺药联用,这类药品以安定、眠尔通及鲁米那等较常用。

(3) 钙剂或奴夫卡因疗法:对急性湿疹或全身泛发者最为适宜,可用钙剂静脉注射或内服,也可应用佛夫卡因静滴。

(4) 维生素类:维生素 B_1、B_{12}、C、E、烟草酸及菸酰胺等均可用于治疗湿疹,其中,常用维生素 C 和抗组胺药合用,以提高疗效。

(5) 皮质类固醇激素:多用来治疗自体敏感性湿疹或传染性湿疹样皮炎,往往与抗生素联合应用,常能迅速奏效。但对非特殊型湿疹,皮质激素疗法不宜提倡。

2. 外用疗法 外用药中的主药多选具有止痒、消炎作用的角质促成剂或皮质激素。外用药剂型的挑选应依据临床皮损表现来酌定,如红肿明显、渗出多者应选溶液冷湿敷;为红斑、丘疹时可用洗剂、乳剂、泥膏、油剂等;呈水疱、糜烂者需用油剂;表现为鳞屑、结痂者当用软膏;若苔藓样变者多选择泥膏、软膏、乳剂、涂膜剂、酊剂及硬膏等。

四、皮肤真菌感染

真菌是一种微生物,亦可称霉菌。所谓真菌病就是人类由于感染致病真菌而发生的疾病。一般按其侵犯部位不同将真菌病分为浅部真菌病和深部真菌病两大类:侵犯表皮、毛发和指甲的称为浅部真菌病(癣);侵犯皮下组织和内脏器官的称为深部真菌病。

【病因】 浅部真菌病是由寄生于角蛋白组织的致病真菌所引起的皮肤病。

【临床类型及症状】

1. 头癣 头癣是由皮肤癣菌引起的头皮和毛发感染,分为黄癣、白癣、黑点癣和脓癣。儿童为易感人群,发病与接触患癣的动物有关,饲养和嬉戏患癣的猫、狗等易发病,患儿的头屑、痂皮中带有大量真菌，易污染床单、枕巾、衣帽，常在托儿所、幼儿园、小学及家庭中相互传播。理发工具如剃刀、梳子等可为传播媒介。

2. 体癣 除去头皮、毛发、掌跖和甲板以外，人体表面光滑皮肤感染皮肤癣菌所发生的皮肤病统称为体癣，体癣多见于儿童，其次是青少年。本病临床表现与致病真菌种类及个体反应有关。皮疹始为红斑或丘疹，且分布也不呈对称。病人自觉甚痒，瘙抓之后，可并发细菌感染。刮取损害周边的鳞屑进行镜检可发现菌丝或孢子。

3. 股癣 股癣是发生于腹股沟、会阴、肛周和臀部皮肤的癣菌感染。股癣绝大多数为成人男子，女性甚少见。常为单侧，也可两侧对称分布。股癣一般是从足癣或手癣自身传染引起的，病情与季节变化有关，通常入夏复发或加重，到冬天可缓解。病程缠绵，必须耐心医治方能痊愈，否则易复发。

4. 足癣 足癣俗称脚气或湿气，以中青年发病占多数，儿童老年患者较少。本病菌好发于趾间，尤其是第三、四和第四、五趾缝，这同上述部位皮肤密切接触、潮湿、不通气、汗蒸发较差有关。足癣皮损表现一般分为以下三型：

（1）水疱型：在趾间及足底处可见针头至粟粒大的深在性水疱，疱壁较厚，疏散或密集分布，邻近皮疹可融合，形成较大水疱。疱液自然吸收、干燥后转为鳞屑。

（2）趾间糜烂型：惯发于趾间，患处潮湿而多汗。皮疹初起为浸渍，因瘙痒或揉擦后招致表皮破损，终于转呈糜烂潮红湿润。可伴渗液，发出难闻恶臭。

（3）鳞屑角化型：颇为常见，好侵犯足底、足侧、趾间及足跟部。皮损表现为鳞屑，角质增厚，粗糙变硬，间有皲裂，每至冬季病情尤重。

本病自觉剧痒，以水疱型和趾间糜烂型尤甚。足癣发病与季节有关，往往冬轻夏重。在夏天容易继发细菌感染，发生变态反应而引起癣菌疹，此时可伴发热等全身症状。

5. 手癣 手癣是发生于掌面的浅部真菌病，可以是原发，但是多数是从足癣自身传染而来。以水疱型和鳞屑角化型多见。

6. 甲癣 甲癣是甲部感染皮肤癣菌所致，俗称灰指甲。甲癣病变始于甲远端、侧缘或甲褶部，多呈灰白色，且失去光泽；甲板增厚显著，表面高低不平。

【治疗】

1. 全身治疗 ①酮康唑：主要用于头癣，其次是全身泛发性体癣，重症型股癣以及甲癣。②伊康唑：抗真菌效力为酮康唑的5～10倍。

2. 局部治疗 ①普通外用抗真菌药，如水杨酸、苯甲酸、发癣退、十一烯酸、十一烯酸锌硫黄、碘等酌情配成软膏、霜剂及酊剂。②特异性广谱抗真菌剂，如硫康唑、咪康唑、肟康唑、益康唑、酮康唑、白呋唑及克霉唑等往往制成1%～2%霜剂。

五、淋病

淋病是淋病双球菌引起的急、慢性接触性传染病，主要引起泌尿生殖器黏膜的炎症，属于性传播性疾病之一。

【病因】 病因为淋病双球菌，呈肾形，为革兰氏阴性双球菌。

【传染途径】 主要通过性交直接接触传染，少数通过内裤、便盆、浴盆等间接传染，孕妇有淋病，分娩时新生儿经过产道感染。

【临床表现】 一般来说，临床症状在感染后72h之后发生，但身体虚弱、性生活过度、酗酒等因素可使潜伏期缩短。

1. 男性淋病 表现为急性前尿道炎、尿道口红肿，有稀薄黏液流出，排尿不适，24h后症状加剧，分泌物为黄色脓液，出现尿频、尿痛、排尿困难，少数病例伴发热，两侧腹股沟淋巴结红肿疼痛，甚至化脓，有的出现并发症如前列腺炎、附睾炎，最后形成尿道狭窄。

2. 女性淋病 女性患者由于尿道短，故泌尿道症状不明显，表现为白带增多，下腹痛等症状常见，可并发盆腔炎、子宫内膜炎、输卵管炎，最终导致不孕症。

3. 新生儿眼炎 从患淋病母亲产道感染，出生后 2～3 天出现眼睑红肿，有脓性分泌物，如不及时治疗，最终可致失明，故新生儿都应用常规硝酸银滴眼。

【治疗】 ①淋菌性尿道炎、宫颈炎、直肠炎、咽炎：用头孢曲松钠 0.25g，一次肌注；或大观霉素 2.0g，一次肌注；或环丙沙星 0.5g，一次口服。②淋菌性眼炎：新生儿，用头孢曲松钠 25～50mg/kg，静脉或肌注，连续 7 天，同时用生理盐水洗眼；成人，用头孢曲松钠 1.0g，肌注，1 次/天，连续 7 天，同时用生理盐水洗眼。

六、梅毒

【定义】 梅毒是由梅毒螺旋体引起的一种慢性传染性疾病，属于性传播性疾病之一。当螺旋体进入人体后，迅速播散至全身各器官，产生各种症状与体征，也可呈潜伏状态，还可通过胎盘传给下一代，故危害极大。

【病因】 病原体为梅毒螺旋体，为厌氧寄生菌，在人体内可长久生存繁殖，而在体外不易生存，煮沸、干燥、一般消毒剂(肥皂、石炭酸、酒精等)易将其杀死，但在低温(－78℃)下可存活数年。

【传染途径】 多数通过性交直接接触传染，患梅毒的孕妇可通过胎盘传给胎儿。

【症状】

1. 一期梅毒 主要症状为硬下疳，是梅毒螺旋体侵入部位发生无痛性炎症反应，无全身症状和发热。约在感染后 2～4 周出现硬性下疳，大多发生在生殖器部位，男性在冠状沟、阴茎、包皮等，女性在大小阴唇或子宫颈。开始为丘疹，迅速破溃成红色小溃疡，1～2cm，圆形，境界清楚，附有少量浆液性分泌物，即使不治疗，3～8 周内自然消退，局部不留痕迹或仅有轻度萎缩性瘢痕，伴腹股沟淋巴结肿大。在硬性下疳出现 7～8 周后，梅毒血清反应由阴性转为阳性。

2. 二期梅毒 一期梅毒未经治疗或治疗不彻底，螺旋体从淋巴系统进入血液循环形成螺旋体菌血症，引起皮肤黏膜、骨骼、内脏、心血管及神经损害，称二期梅毒。

3. 三期梅毒 早期梅毒未经治疗或治疗不充分，经过 3～4 年，最长可达 20 年，有 40％的梅毒患者发生三期梅毒。**树胶肿**是三期梅毒的标志，树胶肿发生在口腔腭部及鼻部，累及软骨而溃烂，使软腭、鼻中隔穿孔。**内脏梅毒**包括骨梅毒、心血管梅毒、神经梅毒，眼、呼吸道、消化道、肝脾、睾丸等都可受累而发生梅毒病变。

【实验室检查】 梅毒血清试验为诊断梅毒必需的检查方法。

【治疗】 对早期梅毒要求彻底治愈，以消灭传染源，力争血清反应转阴，预防复发。对晚期梅毒要求减轻症状，控制发展，部分血清转阴性。故治疗必须正规、足量。由于青霉素疗效好、毒性小、使用方便、疗程短、价廉，故目前仍是治疗梅毒的首选药物。

1. 早期梅毒 水剂普鲁卡因青霉素 G，80 万 U/天，肌肉注射，连续十天，总量 800 万 U。苄星青霉素，240 万 U 一次肌肉注射(每侧臀肌各注射 120U)。对青霉素过敏者，可口服四环素，0.5g/次，一天四次，连服 15 天，总量 30g。孕妇及肝肾功能不全者，可用红霉素。

2. 晚期梅毒 水剂普鲁卡因青霉素 G，80 万 U，肌肉注射，一天一次，连续 15 次，总量 1200 万 U。苄星青霉素，240 万 U，一周一次，共三次，总量 720 万 U，心血管神经梅毒者除外。对青霉素过敏者，可用四环素或红霉素，一次 0.5g，一天四次，共服 30 天，总量 60g。

(赵仰星　张华屏　王莲芸)

【思考题】

1. 皮肤的基本结构是什么？
2. 皮肤病的常见症状有哪些？
3. 荨麻疹有哪些类型？
4. 何谓接触性皮炎？
5. 皮肤真菌感染的类型有哪些？
6. 简述梅毒的分期及临床表现。治疗梅毒应选用何种抗菌素？
7. 淋病的传播途径有哪些？

第二十一章 生殖系统疾病

生殖系统(reproductive system)的功能是繁殖后代,形成并保持第二性征。男性生殖系统和女性生殖系统都包括内生殖器和外生殖器两部分。内生殖器由生殖腺、生殖管道和附属腺组成,外生殖器则以两性交接的器官为主。生殖系统的疾病以炎症和肿瘤常见。

第一节 女性生殖系统的解剖和生理功能特点

女性生殖系统包括内生殖器和外生殖器两个部分。内生殖器(图 21-1)由生殖腺(卵巢)、输卵管道(输卵管、子宫、阴道)和附属腺(前庭大腺)组成。外生殖器即女阴。卵巢是产生卵细胞和分泌女性激素的器官。卵巢产生的卵子成熟后,即突破卵巢表面的生殖上皮排至腹膜腔,再经输卵管腹腔口进入输卵管,在输卵管内受精后游移至子宫,植入子宫内膜发育成胎儿。分娩时,胎儿出子宫口,经阴道娩出。

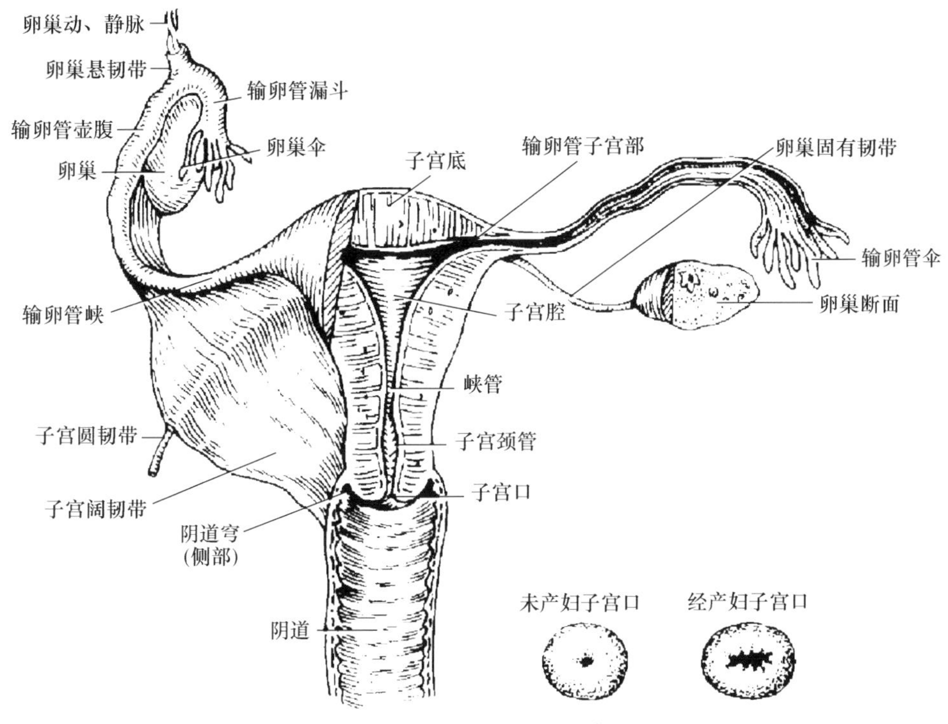

图 21-1 女性内生殖器全貌

女性生殖器官有明显的年龄变化,10 岁前生殖器官生长缓慢,10 岁后生殖器官和乳腺逐渐发育。至青春期(10～18 岁),生殖器官迅速发育成长,卵巢开始排卵并分泌性激素,月经来潮(子宫内膜出现周期性变化)和第二性征出现(乳房增大),性成熟,开始具有生育能力。一般在 45～55 岁进入更年期,卵巢功能逐渐减退,月经渐停,生殖器官逐渐萎缩,进入绝经期,卵巢退变,结缔组织增生，不再排卵。

一、生殖腺——卵巢

卵巢（ovary）呈扁卵圆形，略呈灰红色，左右成对，卵巢的形状、大小因年龄而异。幼年卵巢小而光滑，成年后卵巢增大，由于每次排卵后在卵巢表面留有瘢痕而显得凹凸不平，更年期后卵巢萎缩。卵巢位于小骨盆，贴靠骨盆侧壁上口平面。卵巢是实质性器官，可分为浅层的皮质和深层的髓质。皮质内藏有胚胎时期已生成的数以万计的原始卵泡，性成熟期之后，成熟的卵泡破溃后将卵细胞排出。一般在每个月经周期（约 28 天）排 1 个卵细胞。

1. 卵泡的发育与成熟 新生儿两侧卵巢有 70 万～200 万个原始卵泡，青春期约有 4 万个，至 40～50 岁时仅剩几百个。在胎儿及儿童期可偶见少量卵泡生长，但都不能发育成熟。从青春期至绝经期的 30～40 年生育时期，卵巢在垂体周期性分泌的促性腺激素的影响下，每隔 28 天左右有 1 个卵泡发育成熟并排出 1 个卵细胞，左右卵巢交替排卵。一生中约排卵 400 余个，其余卵泡均于不同年龄先后退化为闭锁卵泡（图 21-2）。

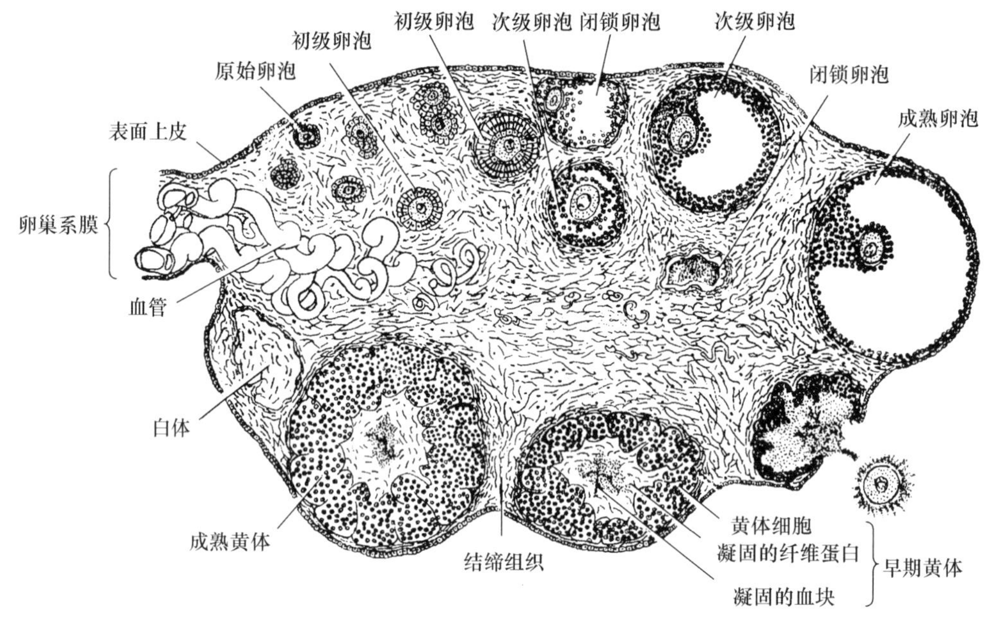

图 21-2 卵巢切面模式图

2. 排卵 成熟卵泡破裂，卵母细胞自卵巢排出的过程称为排卵。排卵时间约在月经周期的第 14 天。卵母细胞排出后，若在 24h 内没有受精，次级卵母细胞即退化；若与精子相遇而受精，次级卵母细胞即完成第二次成熟分裂，形成 1 个成熟的卵细胞（ovum）和 1 个第二极体。卵母细胞经过两次成熟分裂，卵细胞的染色体减半，从二倍体细胞（46，XX）变为单倍体细胞（23，X）。

3. 黄体的形成和功能 成熟卵泡排卵后，残留在卵巢内的卵泡壁塌陷，卵泡膜内的血管和结缔组织伸入颗粒层。在促黄体生成素（LH）的作用下，卵泡壁的细胞体积增大，分化为一个体积很大并富含血管的内分泌细胞团，新鲜时呈黄色，称为**黄体**。它的主要功能是分泌孕激素和一些雌激素。黄体的发育因卵细胞是否受精而差别甚大。卵细胞若未受精，黄体仅维持 2 周，称**月经黄体**，随后，黄体细胞迅速变小和退化，渐被结缔组织取代，称为**白体**。卵细胞若受精，黄体在胎盘分泌的人绒毛膜促性腺激素（HCG）的作用下继续发育增大，直径可达 4～5cm，称**妊娠黄体**。妊娠黄体可保持 6 个月，以后也退化为白体。妊娠黄体的粒黄体细胞还分泌松弛素，它可使妊娠子宫平滑肌松弛，以维持妊娠。

4. 卵泡闭锁 卵巢的绝大部分卵泡不能发育成熟，它们在卵泡发育的各阶段逐渐退化，退化的卵泡称为闭锁卵泡。

5. 门细胞 门细胞位于卵巢门近系膜处，是一些较大的上皮样细胞，细胞结构与睾丸间质细胞类似，胞质内富含胆固醇和脂色素等。妊娠期和绝经期的门细胞较明显，有分泌雄激素的功能。倘若门细胞增生或发生肿瘤时，患者常伴有男性化症状。

二、输卵管

输卵管(uterine tube)是一对弯曲的喇叭状的肌性管(图 21-1)，长约 8～14cm，内端连接子宫，外端开口于腹膜腔，在开口的游离缘有许多指状突起，称输卵管伞，覆盖于卵巢表面。卵细胞从卵巢表面排入腹膜腔，再经输卵管腹腔口进入输卵管。输卵管主要分为漏斗部、壶腹部、峡部和子宫部，管壁均由黏膜、肌层和浆膜三层组成。黏膜形成许多纵行而分支的皱襞，壶腹部的皱襞最发达，高而多分支，至子宫部的皱襞逐渐减少。黏膜上皮为单层柱状，由纤毛细胞和分泌细胞组成。纤毛细胞以漏斗部和壶腹部最多，至峡部和子宫部逐渐减少，纤毛向子宫方向摆动，使卵细胞移向子宫并阻止病菌进入腹膜腔。分泌细胞表面有微绒毛，顶部胞质内有分泌颗粒，其分泌物构成输卵管液。输卵管上皮细胞在卵巢雌激素和孕激素的作用下，随月经周期而有变化。肌层以峡部最厚，由内环行和外纵行两层平滑肌组成。壶腹部肌层较薄，环行肌明显，纵行肌散在分布。输卵管浆膜由间皮和富含血管的疏松结缔组织组成。

三、子宫

子宫(uterus)是孕育胎儿的器官，呈倒置梨形，前后略扁，可分为底、体、颈三部分(图 21-1)。上端向上隆凸的部分称子宫底，在输卵管入口平面上方；下部变细呈圆筒状，称子宫颈，底和颈之间的部分称子宫体。底、体部的内腔呈前后压扁的、尖端向下的三角形，称子宫腔。子宫颈的内腔呈梭形，称子宫颈管，上口称子宫内口，通子宫腔；下口称子宫外口，通阴道。子宫位于小骨盆腔中央，在膀胱和直肠之间，下端接阴道，两侧有输卵管和卵巢。成年女子子宫的正常位置呈轻度前倾前屈位(图 21-5)，子宫体伏于膀胱上，可随膀胱和直肠的充盈而移动。

子宫壁由内膜、肌层和外膜(浆膜)三层构成(图 21-3)。子宫底和子宫体的内膜随月经周期(约 28 天)而变化，呈周期性的增生和脱落，颈部黏膜较厚而坚实，无周期性变化。肌膜是很厚的纵横交错的平滑肌层，怀孕时肌纤维的长度和数量都增加。浆膜即包绕子宫的腹膜脏层。

(一) 子宫壁的组织结构

1. 外膜 子宫外膜于底部和体部为浆膜，其余部分为纤维膜。

2. 肌层 子宫肌层很厚，由成束或成片的平滑肌组成，肌束间以结缔组织分隔。肌层分层不明显，各层肌纤维互相交织，自内向外大致可分为黏膜下层、中间层和浆膜下层。黏膜下层和浆膜下层主要为纵行平滑肌束，中间层较厚，富含血管。成年妇女子宫平滑肌纤维长约 50μm，妊娠时肌纤维显著增长，可达 500～600μm 以上。肌纤维可分裂增殖，结缔组织中未分化的间充质细胞也可分化为肌纤维，使肌层增厚。分娩后，部分肌纤维恢复正常大小，部分肌纤维退化消失，增大的子宫恢复原状。子宫平滑肌的收缩受激素的调节，其收缩活动有助于精子向输卵管运送、经血的排出和胎儿娩出。

3. 内膜 子宫内膜由单层柱状上皮和固有层组成。内膜表面的上皮向固有层内深陷形成许多管状的子宫腺，其末端近肌层处常有分支。表面上皮与腺上皮结构相似，均由分泌细胞和少量纤毛细胞构成，但分布于子宫功能层的腺上皮细胞对卵巢激素反应敏感而有周期性变化，固有层较厚，

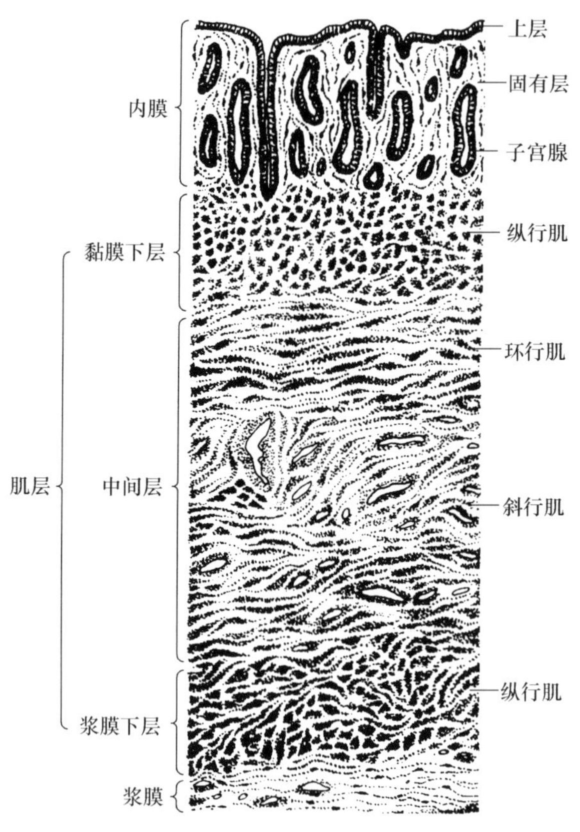

图 21-3　子宫壁的切面

血管较丰富，并有大量分化较低的梭形或星状细胞，称为**基质细胞**。子宫底部和体部的内膜可分为**功能层**和**基底层**两层。功能层位于浅部，较厚，自青春期起，在卵巢激素的作用下发生周期性剥脱和出血，妊娠时，胚泡植入功能层并在其中生长发育。基底层较薄，位于内膜深部与肌层相邻，此层无周期性脱落变化，有修复内膜的功能。

（二）子宫内膜周期性变化

自青春期起，在卵巢分泌的雌激素和孕激素的周期性作用下，子宫底部和体部的功能层内膜出现周期性变化，每 28 天左右发生一次内膜脱落与出血及修复和增生，称为**月经周期**。每个月经周期是从月经第 1 天起至下次月经来前一天止。内膜周期性变化一般分为三期（图 21-4）：

1. 月经期　指周期的第 1～4 天。由于卵巢黄体退化，雌激素和孕激素分泌量骤然下降，引起子宫内膜功能层的螺旋动脉发生持续性收缩，内膜缺血，组织坏死。螺旋动脉在收缩之后，又突然短暂地扩张，血液溢入结缔组织，最终突破退变坏死的内膜表层，流入子宫腔，从阴道排出，即为经血。退变及坏死的内膜呈小块状剥脱，直至功能层深部。月经期的持续时间一般为 3～5 天，因个体不同而有差异，并受环境变化的影响。在月经终止前，内膜基底层子宫腺残端的细胞迅速分裂增生，并铺展在脱落的内膜表面，内膜修复而进入增生期。

2. 增生期　增生期又称卵泡期，指周期的第 5～14 天。此时的卵巢内有若干卵泡生长，在卵泡分泌的雌激素作用下，子宫内膜发生增生性变化。在整个增生期内的上皮细胞与基质细胞不断分裂增殖，子宫腺细胞对激素的反应也较强，雌激素使腺上皮逐渐生长与分化。至增生晚期（第 11～14 天），内膜增厚达 1～3mm，子宫腺也增多，并不断增长和弯曲，上皮细胞分化成熟，胞质中糖原积

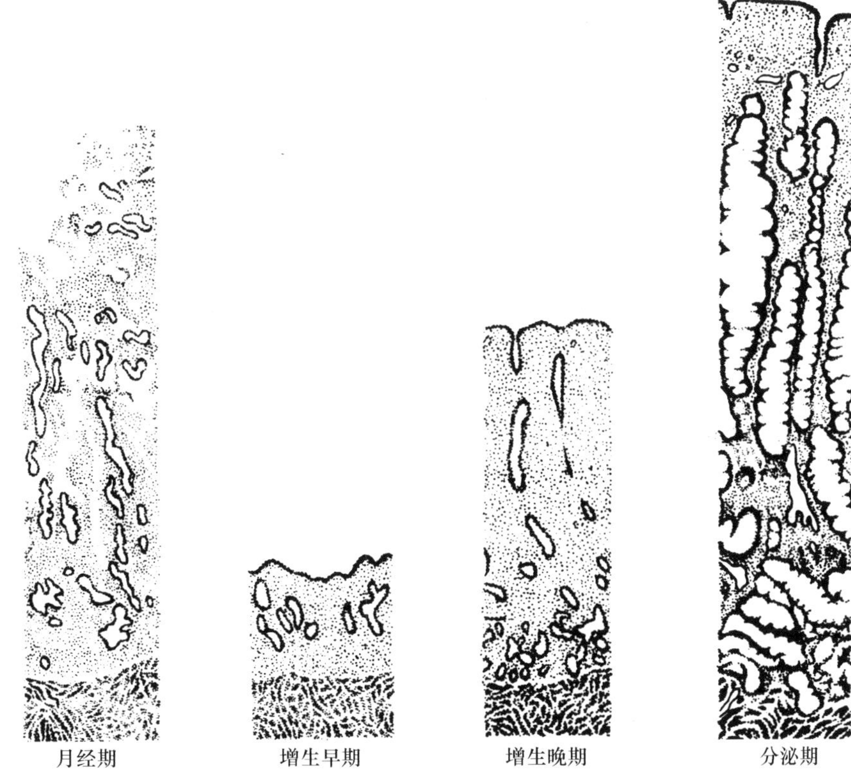

图 21-4 子宫内膜周期性变化示意图

聚，腺腔扩大。螺旋动脉也增长并弯曲。至增生期末，卵巢内的成熟卵泡排卵，子宫内膜由增生期转入分泌期。

3. 分泌期 分泌期又称黄体期，指周期的第 15～28 天。此时卵巢已排卵，黄体形成。子宫内膜在黄体分泌的雌激素和孕激素，尤其是孕激素的作用下继续增厚，于分泌早期(排卵后 2 天)，子宫腺更弯曲，腔也变大，腺细胞核下区出现大量糖原聚积，细胞核则移至细胞顶部。随后，腺细胞核下区糖原逐渐转移至细胞顶部即核上区，并以顶浆分泌方式排入腺腔，腺腔内可见含糖原的嗜酸性分泌物。腺细胞分泌活动于周期的第 21 天达高峰。腺细胞排泌后，细胞低矮，腺腔扩大呈锯齿状。此期的固有层内组织液增多，内膜水肿，螺旋动脉增长并更弯曲，伸至内膜表层。至分泌晚期，内膜可厚达 5mm。卵细胞若受精，内膜继续增厚；若未受精，卵巢内的月经黄体退变，孕激素和雌激素水平下降，内膜脱落又转入月经期。

绝经后，卵巢功能退化，激素分泌停止，子宫内膜萎缩变薄，仅残留稀少而细小的腺体。

(三) 子宫颈

子宫颈为子宫下端较窄的圆柱体(图 21-1，图 21-5)，长 2.5～3cm，突入阴道的部分称为宫颈阴道部，在阴道穹窿以上的部分称阴道上部。子宫颈管腔细窄呈梭形，子宫颈壁由外向内分为外膜、肌层和黏膜。外膜是结缔组织构成的纤维膜，肌层由平滑肌及含有丰富弹性纤维的结缔组织组成，平滑肌数量从宫颈上端至下端逐渐减少。子宫颈黏膜上皮由分泌细胞、纤毛细胞及储备细胞构成。绝经后，宫颈变小，质硬，黏膜萎缩，分泌功能低下。

宫颈黏膜无周期性脱落，但上皮细胞的活动受卵巢激素的调节。分泌细胞数量较多，胞质中充满糖原颗粒，雌激素促使细胞分泌增多，分泌物为稀薄黏液，有利于精子通过。孕激素使细胞分泌

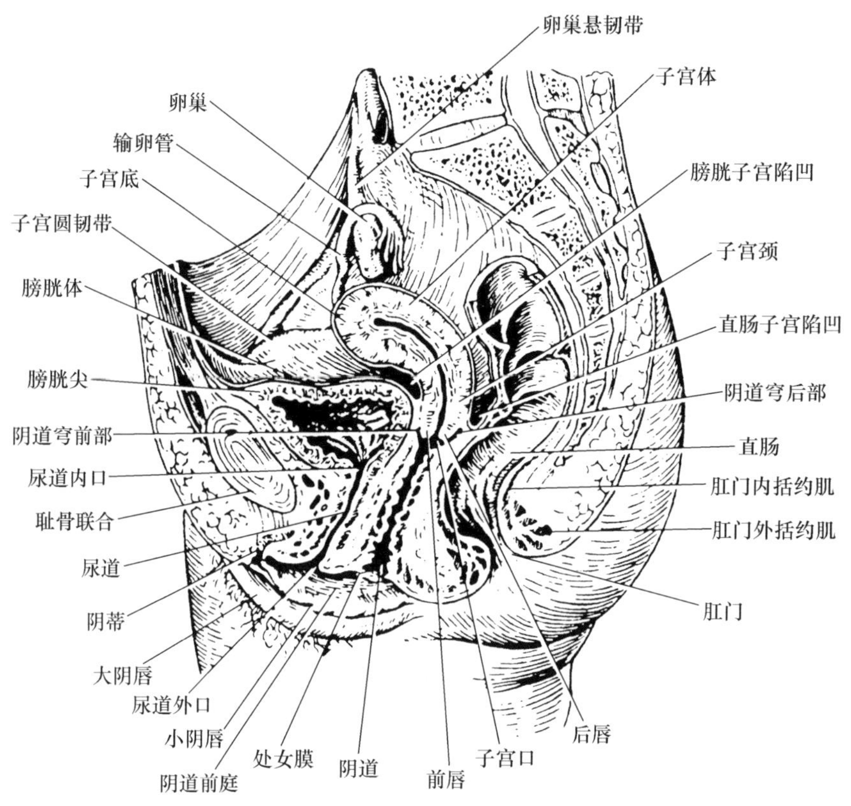

图 21-5 女性盆腔正中矢状切面(右)

减少,分泌物黏稠呈凝胶状,形成阻止精子及微生物进入子宫的屏障。纤毛细胞数量较少,纤毛向阴道方向摆动,以助分泌物排出。储备细胞小,位于柱状细胞与基膜之间,散在分布,细胞分化较低,在上皮受损伤时有增殖修复功能。子宫颈慢性炎症时,储备细胞增殖化生为复层扁平上皮,在增生过程中也可发生癌变。在宫颈外口处,单层柱状上皮移行为复层扁平上皮,两种上皮分界清晰,交界处是宫颈癌好发部位。

四、阴道

阴道(vagina)是一条前后压扁的肌性管道(图 21-5),由黏膜、肌膜和外膜构成,大部分位于小骨盆腔内,后方以结缔组织和直肠紧密粘连,前方与尿道也以结缔组织牢固连接,上端连接子宫颈,下部穿过尿生殖膈,开口于阴道前庭。在处女阴道口周围有处女膜附着。阴道具有较大的伸展性,分娩时高度扩张,成为胎儿娩出的产道。

阴道壁由黏膜、肌层和外膜组成。外膜为富于弹性纤维的致密结缔组织。肌层为平滑肌,较薄弱,肌束呈螺旋状,交错成网格状排列,其间的结缔组织中弹性纤维较丰富,这种结构特点使阴道壁易于扩大。阴道外口有骨骼肌构成的环行尿道阴道括约肌。阴道黏膜形成许多横形皱襞,黏膜上皮为非角化型复层扁平上皮,较厚。一般情况下表层细胞虽含透明角质颗粒,但不出现角化,阴道脱垂病人的局部上皮可出现角化。阴道上皮的脱落与更新及其一定的周期性变化受卵巢激素的影响,临床可通过阴道上皮脱落细胞的涂片观察,了解卵巢内分泌功能状态。脱落细胞中除阴道上皮细胞外,还有子宫颈及子宫内膜的脱落细胞,故阴道涂片检查也是诊断生殖道肿瘤的一种方法。阴道上皮细胞脱落后,细胞内糖原被阴道内的乳酸杆菌分解为乳酸,使阴道分泌物保持酸性,有一定的抗菌作用。绝经后阴道黏膜萎缩，上皮变薄，脱落细胞减少，阴道液 pH 上升，细菌易繁殖而导致阴道炎。

五、附属腺和女阴

女性外生殖器(又称女阴或外阴)包括阴阜、大阴唇、小阴唇、阴蒂、阴道前庭、前庭球等结构(图 21-6)。前庭大腺相当于男性尿道球腺，形如豌豆，位于前庭球两侧的后方，阴道口的两侧，导管开口于阴道前庭。女性尿生殖区的坐骨海绵体肌覆盖阴蒂脚，此肌收缩时，可使阴蒂勃起；同时，球海绵体肌环绕阴道口及尿道外口，并覆盖前庭球及前庭大腺，收缩时可压迫前庭球及前庭大腺，并使阴道缩小。在会阴深隙内，环绕尿道和阴道的肌肉称为尿道阴道括约肌，也可紧缩尿道及阴道。

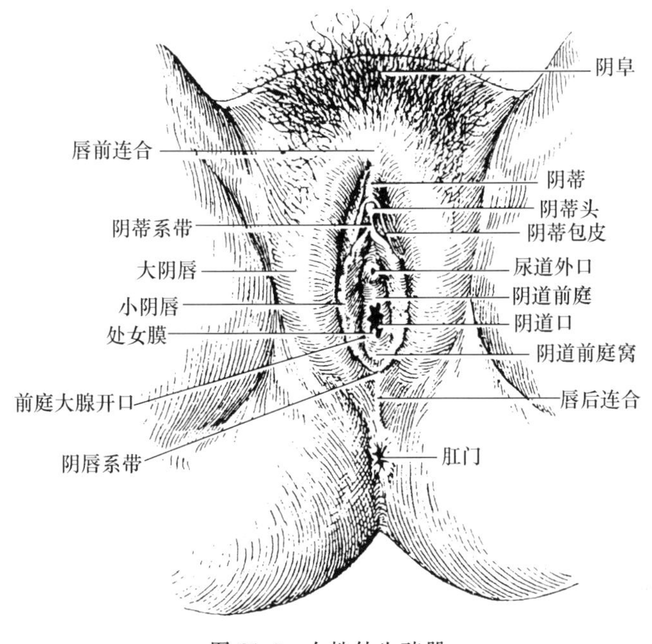

图 21-6　女性外生殖器

1. 阴阜　是覆盖于耻骨联合前上方隆起的脂肪软垫，成年妇女阴阜上有阴毛丛生，呈倒置三角形分布。

2. 大阴唇　为阴阜两侧向下延伸的丰满皮肤皱襞，下方在会阴体前相融合，称会阴后联合。内含脂肪、结缔组织及静脉丛，创伤后易形成血肿。

3. 小阴唇　在大阴唇内侧，为两片薄片皱襞，皮脂腺较多，表面湿润，血管与神经较丰富，感觉灵敏。上方或前端各分为二叶，包绕阴蒂，在中线融合，上叶为阴蒂包皮，下叶为阴蒂系带；后端在阴道口下方相连，形成阴唇系带，与处女膜之间形成一个深窝，称舟状窝，分娩后即消失。

4. 阴蒂　为圆柱形勃起组织，位于两侧小阴唇顶端，相当于男性的阴茎，分为头、体和脚三部分，由海绵样组织和不随意肌组成，富含神经血管，受伤后易出血。

5. 阴道前庭　为两个小阴唇之间的菱形区，前方有尿道外口，后方有阴道口。阴道口有黏膜皱襞环绕一周，称“处女膜”。开口多在中央，未婚时呈圆形或半月形，亦有呈筛状者；婚后处女膜破裂呈星形裂口，分娩后因进一步撕裂而呈锯齿状隆起组织，称“处女膜痕”。临床上一般可根据处女膜的形式，分辨未婚、已婚或经产者。

6. 前庭大腺(巴氏腺) 位于前庭下方阴道口的两侧,开口于小阴唇内侧中、下 1/3 交界处,性冲动时分泌黏液润滑阴道,有炎症时管口发红,如腺管闭塞,可形成脓肿或囊肿。

六、乳腺

乳腺于青春期开始发育,其结构随年龄和生理状况的变化而异。妊娠期和授乳期的乳腺分泌乳汁,称活动期乳腺;无分泌功能的乳腺,称静止期乳腺。

1. 乳腺的一般结构 乳腺被结缔组织分隔为 15～25 个腺叶,每个叶又分为若干小叶,每个小叶是一个复管泡状腺。腺泡上皮为单层立方或柱状,在上皮细胞和基膜间有肌上皮细胞。导管包括小叶内导管、小叶间导管和总导管。小叶内导管多为单层柱状或立方上皮,小叶间导管为复层柱状上皮,总导管又称输乳管(图 21-7),开口于乳头,管壁为复层扁平上皮,向下与乳头表皮相连。

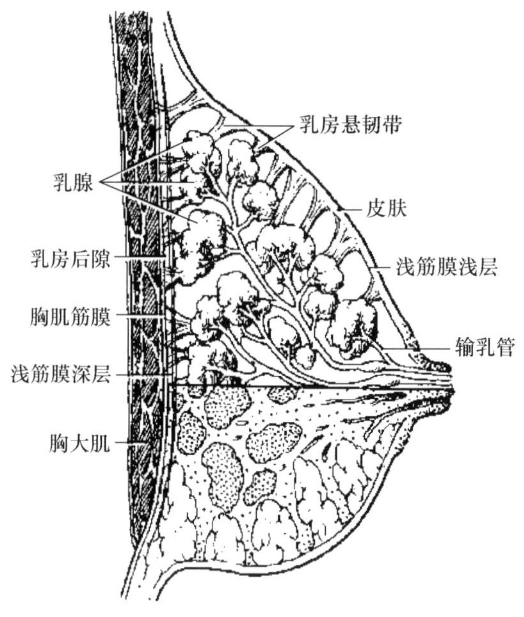

图 21-7 乳腺矢状切面

2. 静止期乳腺 指未孕女性的乳腺,腺体不发达,仅见少量导管和小的腺泡,脂肪组织和结缔组织丰富(图 21-7)。在排卵后,腺泡和导管略有增生。

3. 活动期乳腺 妊娠期在雌激素和孕激素的作用下,乳腺的小导管和腺泡迅速增生,腺泡增大,上皮为单层柱状或立方细胞,结缔组织和脂肪组织相应减少。至妊娠后期,在垂体分泌的催乳激素的影响下,腺泡以顶浆形式开始分泌,乳汁中含有脂滴、乳蛋白、乳糖、抗体和初乳小体(吞噬脂肪的巨噬细胞)等,称为**初乳**。

哺乳期乳腺结构与妊娠期乳腺相似,但腺体发育更好,腺泡腔增大。腺泡处于不同的分泌时期,有的腺泡呈分泌前期,腺细胞呈高柱状;有的腺泡处于分泌后期,腺细胞呈立方形或扁平形,腺腔充满乳汁。腺细胞内富含粗面内质网和线粒体等,呈分泌状态的腺细胞内有许多分泌颗粒和脂滴。

断乳后,催乳激素水平下降,乳腺停止分泌,腺组织逐渐萎缩,结缔组织和脂肪组织增多,乳腺又转入静止期。绝经后,体内雌激素及孕激素水平下降,乳腺组织萎缩退化,脂肪也减少。

第二节　女性生殖系统疾病的诊查

一、常见症状

1. 阴道出血　是指阴道、宫颈与子宫的出血，以子宫出血最多见。临床表现为月经过多、不规则或持续性出血、接触性出血等，出血量可多可少，出血时间可长可短。发生出血的原因很多，生育年龄妇女于闭经后出现不规则子宫出血，应想到与妊娠有关的疾病，如流产、宫外孕、葡萄胎等；青春期和更年期出血，多为神经内分泌功能失调性子宫出血；中年以上妇女出血，多为生殖道良性肿瘤，如子宫肌瘤；绝经后妇女出血，生殖道恶性肿瘤的可能性大，如子宫内膜癌及宫颈癌；此外，外伤、生殖道炎症以及血液病等均可引起阴道出血。

2. 白带异常　正常情况下，阴道有少量乳白色分泌物，为宫颈与子宫内膜腺体的分泌物，并混有脱落的阴道上皮细胞、白细胞和乳酸杆菌，为无色、无味或蛋清样，呈酸性反应，一般在经前、排卵期、月经后或妊娠期稍增多。如白带异常或增多，为黄色、脓性、泡沫状、有臭味伴外阴搔痒及烧灼痛，以滴虫性阴道炎、淋病为常见，亦可见于慢性宫颈炎、老年性阴道炎或子宫内膜炎等。如白带呈乳酪状或豆腐渣样，且伴有外阴奇痒，多为霉菌性阴道炎。血性白带，除见于子宫颈息肉、黏膜下子宫肌瘤等良性肿瘤外，应警惕宫颈癌、子宫内膜癌等恶性肿瘤。

3. 盆腔肿块　最常见的妇科盆腔肿块是子宫肌瘤与卵巢囊肿，其次为附件炎性包块与卵巢癌等。

4. 月经失调　表现为闭经、月经不规则、月经过多或过少、痛经等。主要为神经内分泌失调所致，其他生殖器肿瘤亦可致月经过多。

5. 下腹痛　急性下腹痛是妇科急症常见的症状，大多为卵巢囊肿蒂扭转、宫外孕、急性盆腔炎、痛经及子宫内膜腺肌症等疾病引起。慢性下腹痛常因慢性盆腔炎或肿瘤压迫所致。

6. 不孕　夫妇双方过去曾患慢性疾病，如结核、盆腔炎等。

7. 腰痛和下腹部下坠感　见于慢性盆腔炎、宫颈炎、子宫脱垂、膀胱或直肠膨出及肿瘤等。

二、实验室检查

1. 白带镜检　阴道分泌物涂片，在显微镜下检查滴虫、霉菌与淋球菌。

2. 宫颈刮片　是发现早期宫颈癌的重要方法，适用于门诊常规检查或防癌普查。

3. 活体组织检查　①宫颈活检是确诊宫颈癌前病变或浸润癌的重要诊断方法。②诊断性刮宫及分段刮宫用于鉴别子宫内膜癌及宫颈癌。

4. 卵巢功能检查　①基础体温测量以了解卵巢功能，有无排卵、排卵日期及卵巢黄体功能。②宫颈黏液检查宫颈黏液的量、透明度、黏稠性、结晶及上皮细胞的变化，以判断卵巢功能。目前临床常用宫颈黏液结晶形态，对诊断不孕症、早孕、闭经及功能性子宫出血等方面有一定应用价值。③子宫内膜检查。④阴道脱落细胞检查(阴道涂片)。

5. 探测宫腔　以了解宫腔深度、宫腔内壁光滑与否，以及鉴别卵巢肿块与子宫肌瘤。

6. 阴道后穹窿穿刺术

三、特殊检查

1. 超声检查　可了解子宫大小、形态、子宫病变；了解胎心、胎动，能迅速有效地进行早孕、葡萄胎、死胎等的诊断。

2. 内窥镜检查　包括子宫腔镜、阴道镜和腹腔镜检查，主要用于内生殖器发育异常、肿瘤、炎症、宫外孕、子宫内膜异位症、不孕症及原因不明的腹痛等的诊断和治疗。

3. 输卵管通气、通液术及子宫输卵管造影术

4. 常用激素测定 采用放射免疫法检测β-HCG(绒毛膜促性腺激素β亚单位)、E_2(雌二醇)、P_2(孕二醇)、PRL(胎盘泌乳素)、FSH(促卵泡激素)、LH(促黄体生成素)等。β-HCG测定对早孕与滋养层细胞肿瘤的诊断与随访有意义。PRL、E_2、P_2、FSH、LH测定以了解卵巢功能,对不孕症、闭经、功能性子宫出血及多囊卵巢综合征等病可协助诊断。

第三节 女性生殖系统的常见疾病

一、功能失调性子宫出血

功能失调性子宫出血,简称功血,是指异常的子宫出血,经诊查后未发现有全身及生殖器官器质性病变,而是由于神经内分泌系统功能失调所致。常表现为月经周期不规律、经量过多、经期延长或不规则出血。根据排卵与否,通常将功血分为无排卵型及排卵型两大类,前者最为多见,约占80%~90%,主要发生在青春期及更年期,后者多见于生育期妇女。

【主要临床表现】

1. 无排卵型功血 以青春期功血多见。正常月经周期有赖于中枢神经系统控制,下丘脑-垂体-卵巢性腺轴系统的相互调节及制约。任何内外因素干扰了性腺轴的正常调节,均可导致功血。青春期功血是以性腺轴的功能与调节不完善为主要原因。无排卵型功血的临床特点为:月经周期紊乱,经期长短不一,出血量时多时少。

2. 排卵型功血 多发生在生育年龄的妇女,有时也出现在更年期。可分为黄体功能不全和黄体萎缩不全两种。

(1) 黄体功能不全:月经周期缩短,月经频发,或经前数日即有少量出血,经血量可无变化。患者可合并不孕或早期流产。

(2) 黄体萎缩不全(属于子宫内膜不规则脱落):黄体发育多良好,可能因黄体未能及时全面萎缩而持续过久。孕酮量分泌不足,但分泌时间延长,此时子宫内膜不规则脱落,出血时间延长,经血量增加,但月经间隔时间仍多正常,在经期第2~3天量多,以后淋漓不净可长达十余日。

【鉴别诊断】

1. 全身性疾病 如血液病、高血压、肝病及甲状腺功能低下等。

2. 妊娠有关的出血性疾病 对生育年龄的已婚妇女,如发生子宫出血,应首先考虑异常妊娠,如流产、宫外孕、葡萄胎等;如继发于产后或流产后,需考虑胎盘残留、胎盘息肉、子宫复旧不全、子宫内膜炎、绒毛膜癌等。

3. 生殖器肿瘤 为常见的子宫器质性疾病,如子宫内膜息肉、子宫肌瘤;如在绝经后发生子宫出血,有可能为子宫内膜腺癌。此外,卵巢功能性肿瘤,如颗粒细胞瘤、卵泡膜细胞瘤等也可导致子宫出血。

4. 生殖器炎症 如宫腔感染,子宫内膜功能层的再生受到阻碍,造成出血量多而持久;流产后子宫内膜炎、慢性子宫内膜炎、宫颈息肉等亦常有出血。

5. 性激素类药物应用不当引起的症状

【治疗原则】

1. 无排卵型功血 内分泌治疗有效,根据不同年龄采用不同的方法,青春期少女以止血、调整周期、促使卵巢排卵为主进行治疗;围绝经期妇女止血后以调整周期、减少经量为原则。如采用雌、孕激素序贯疗法(人工周期),应在医生指导下进行。

2. 排卵型功血 采用激素疗法。

二、子宫肌瘤

子宫肌瘤是女性生殖系统最常见的良性肿瘤，多发生于35～50岁。据资料统计，35岁以上妇女约20%发生子宫肌瘤，但多数患者因肌瘤小、无症状，而未能发现，临床上报告肌瘤发生率仅在4%～11%。

【主要临床表现】 子宫肌瘤的典型症状为月经过多与继发贫血，也有一些患者可无自觉症状。肌瘤的症状一般与肌瘤的生长部位、大小有密切关系。

1. 月经血增多 多发生于黏膜下及肌壁间肌瘤，表现为月经过多、经期延长或不规则阴道流血。引起流血增多的主要原因是：子宫内膜面积增大，因雌激素作用至子宫内膜增生，肌瘤妨碍子宫收缩，并影响血循环而使内膜充血。由于长期流血，患者常有不同程度的贫血。

2. 下腹部包块 当浆膜下或肌壁间肌瘤增大超越盆腔时，患者多能自己扪及包块而去医院就诊，可伴有下坠感。

3. 压迫症状 宫体下部及宫颈的肌瘤，如嵌顿于盆腔内，可压迫盆腔组织及神经，引起下腹坠痛及腰背部酸痛。肌瘤向前或向后生长，可压迫膀胱、尿道或直肠，引起尿频、排尿困难、尿潴留或便秘。当肌瘤向两侧生长，则形成阔韧带肌瘤，其压迫输尿管时，可引起输尿管或肾盂积水；如压迫盆腔血管及淋巴管，可引起下肢水肿。

4. 疼痛 比较少见，除因盆腔神经受压有疼痛外，带蒂的黏膜下肌瘤在宫腔内引起宫缩而产生疼痛，当肌瘤阻塞宫颈管，妨碍经血外流，可引起痛经。当带蒂的浆膜下肌瘤发生蒂扭转或发生于妊娠期子宫肌瘤变性或感染时，均可引起较剧烈的腹痛。

5. 对妊娠及分娩的影响 浆膜下肌瘤一般不影响受孕，然而，位于子宫角的肌壁间肌瘤如压迫输卵管间质部，黏膜下肌瘤如引起子宫内膜感染，以及如肌瘤并发子宫内膜增生时，均可引起不孕。若能受孕，有时可因供血不足或宫腔变窄而妨碍胎儿发育，引起流产及早产。当妊娠足月时，尚可因肌瘤引起宫腔变形至胎位不正，且肌瘤可妨碍宫缩，引起难产及产后出血等。

【诊断】

1. 病史 有月经过多或不规则出血、下腹部包块史等。

2. 妇科检查 发现子宫不规则增大或均匀性增大，如浆膜下肌瘤在子宫表面可扪及单个或数个结节状突起，质硬；黏膜下肌瘤有时可使宫口开大，并通过宫口触到宫腔内肌瘤的下端；如悬垂于阴道内，可看到瘤体并触摸到其蒂部。

3. 辅助检查 B型超声可显示肌瘤大小及部位，是诊断子宫肌瘤的主要手段之一。肌瘤在短期内迅速增大或伴阴道不规则流血者，应考虑有恶变的可能。

【治疗原则】 应根据患者的年龄、症状、肌瘤大小、生育情况及全身健康状况等进行全面考虑后再做决定。一般采取下列治疗措施：

1. 随访观察 对肌瘤小、无明显症状、月经正常、无压迫症状者，可暂时观察，通常不需治疗。坚持每3个月复查一次，一般在绝经后肌瘤可逐渐萎缩。在随访期间，发现肌瘤增大或症状明显时，应考虑手术治疗。

2. 药物治疗 对月经量多，且子宫增大相当于约8周妊娠大小的患者，在诊断性刮宫排除子宫内膜癌后，可采用雄激素治疗。雄激素有对抗雌激素，促使子宫内膜萎缩，使子宫肌层及血管平滑肌收缩，减少出血量的作用。

3. 手术治疗 经长期保守治疗无效，或症状明显，肌瘤较大，合并贫血及生长迅速者，应手术治疗。手术治疗包括：①肌瘤剜除术：适于年轻并希望生育的患者。②全子宫切除术：适应于年龄较大、症状明显、无继续生育要求的子宫肌瘤患者，年龄在50岁左右可保留正常卵巢以维持其内分泌功能。

三、异位妊娠(宫外孕)

当受精卵在子宫腔以外的任何部位着床者,统称为异位妊娠,习称为宫外孕。根据着床部位不同,有输卵管妊娠、卵巢妊娠、腹腔妊娠、宫颈妊娠及子宫残角妊娠等情况。异位妊娠中,以输卵管妊娠最多见,约占95%。输卵管妊娠是妇产科常见急腹症之一,当输卵管妊娠流产或破裂急性发作时,可引起腹腔内严重出血,如不及时诊断,积极抢救,可危及生命。

【主要临床表现】

1. 症状 ①停经6～8周,一般在停经后发生腹痛、阴道出血等症状。但20%左右患者主诉并无停经史。②腹痛,是患者就诊时最主要症状。腹痛是由输卵管膨大、破裂及血液刺激腹膜等多种因素引起。破裂时患者突感一侧下腹撕裂样疼痛,常伴恶心呕吐。若血液局限于病变区,主要表现为下腹部疼痛;血液积聚在子宫直肠陷凹时,肛门有坠胀感;出血量过多,血液由盆腔流向全腹,疼痛即由下腹向全腹扩散;血液刺激膈肌时,可引起肩胛放射性疼痛。③阴道出血,胚胎死亡后,常有不规则阴道出血,色暗红或深褐,量少呈点滴状,一般不超过月经量,但淋漓不断。④晕厥与休克,由于腹腔内急性出血,可引起血容量减少及剧烈腹痛,轻者常有晕厥,重者出现休克,其严重程度与腹腔内出血速度和出血量成正比,即出血越多越急,症状出现越迅速越严重,但与阴道出血量不成正比。

2. 休克表现 当腹腔内出血较多时,可见面色苍白、四肢湿冷、脉搏快而细弱及血压下降等休克症状。体温一般正常,休克时略低,腹腔内血液吸收时可稍升高,但一般不超过38℃。

【诊断】 依靠病史、超声检查、阴道后穹隆穿刺和绒毛膜促性腺激素(HCG)测定等。

【治疗原则】 以手术治疗为主,非手术治疗为辅。

1. 手术治疗 一般在确诊后即应进行手术。

2. 药物治疗 中西医结合治疗时应严格掌握手术指征,凡腹腔内出血严重、保守治疗效果不佳或胚胎继续生长者均应及早手术。

四、慢性子宫颈炎

慢性子宫颈炎(chronic cervicitis)是妇科疾病中最常见的一种,可能发生于急性子宫颈炎之后,或由于各种原因所致的宫颈裂伤造成宫口变形,经常极易受到外界细菌的感染。

【主要临床表现】

1. 白带增多 有时为慢性子宫颈炎的唯一症状。通常为黏稠的黏液或脓性黏液,有时分泌物中可带有血丝或少量血液,也可有接触性出血。由于白带的刺激可引起外阴瘙痒。

2. 疼痛 下腹或腰骶部经常出现疼痛,有时疼痛可出现在上腹部、大腿部及髋关节,每遇月经期、排便或性生活时加重,有的患者甚至可引起恶心,影响性生活。

3. 其他症状 如月经不调、痛经、盆腔沉重感、不孕等。

【诊断】 主要靠妇科检查时发现的阳性体征,凡有子宫颈糜烂者,应做宫颈常规刮片检查,找癌细胞,必要时在阴道镜检查下做活检。

【治疗原则】 以局部治疗为主,可采用物理治疗、药物治疗及手术治疗。

五、阴道炎

阴道炎是妇科最常见疾病,各年龄组均可发病。其共同特点是阴道分泌物增多及外阴瘙痒,但因病原体不同,分泌物特点、性质及瘙痒轻重也不同。其中以滴虫阴道炎和外阴阴道假丝酵母菌病(霉菌性阴道炎)最为常见。

（一）滴虫阴道炎

【主要临床表现】 主要症状是阴道分泌物增多及外阴瘙痒。分泌物典型特点为稀薄脓性、黄绿色、泡沫状、有臭味。

【诊断】 阴道分泌物中找到滴虫即可确诊。

【治疗原则】 ①全身用药：初次治疗可选择甲硝唑 2g，单次口服；或替硝唑 2g，单次口服。②局部用药：甲硝唑阴道泡腾片 200mg，每晚一次，连用 7 日。

（二）外阴阴道假丝酵母菌病（霉菌性阴道炎）

【主要临床表现】 主要症状是外阴瘙痒、灼痛、性交痛以及尿痛，部分患者阴道分泌物增多。分泌物典型特点为白色稠厚呈凝乳或豆腐渣样。

【诊断】 阴道分泌物中找到假丝酵母菌的芽生孢子或假菌丝即可确诊。

【治疗原则】 ①局部用药：咪康唑栓，每晚一粒（200mg），连用 7 日；或每晚一粒（400mg），连用 3 日。②全身用药：氟康唑 150mg，顿服。

六、乳腺增生症

乳腺增生症是妇女常见、多发病之一，多见于 25～45 岁女性，其本质是一种生理增生与复旧不全造成的乳腺正常结构的紊乱。由于本病恶变的危险性较正常妇女增加 2～4 倍，临床症状和体征有时与乳癌相混，因此，正确地认识概念与处理措施十分重要。

【病因】 本病的病因和发病机理尚不十分明了，目前多认为与内分泌失调及精神因素有关，雌激素相对增多是本病的重要原因。

【临床表现】

1. 乳房胀痛 常见为单侧或双侧乳房胀痛或触痛。病程为 2 个月至数年不等，大多数患者具有周期性疼痛的特点，月经前期发生或加重，月经后减轻或消失。必须注意的是，乳痛的周期性虽是本病的典型表现，但缺乏此特征者并不能否定病变的存在。

2. 乳房肿块 常为多发性，单侧或双侧性，以外上象限多见；且大小、质地亦常随月经呈周期性变化，月经前期肿块增大，质地较硬，月经后肿块缩小，质韧而不硬。扪查时可触及肿块，呈结节结构，大小不一，与周围组织界限不清，多有触痛，与皮肤和深部组织无粘连，可被推动，腋窝淋巴结不肿大。

此外，尚有病程长、发展缓慢，有时可有乳头溢液等表现。乳房内大小不等的结节实质上是一些囊状扩张的大、小乳管，乳头溢液即来自这些囊肿，呈黄绿色、棕色或血性，偶为无色浆液性。

【诊断】 根据上述的临床表现及体征，诊断本病并不困难。但要注意的是，少数患者（约 2%～3%）可发生恶变，因此，对可疑患者要注意随访观察，一般每 3 个月复查一次。对单侧性且病变范围局限者，尤应提高警惕。

【治疗】 由于对本病发生的机理和病因尚无确切了解，目前治疗上基本为对症治疗。部分病人发病后数月至 1～2 年后常可自行缓解，多不需治疗。症状较明显，病变范围较广泛的病人，可以胸罩托起乳房；口服中药小金丹、消遥散、乳块消、乳癖消、天冬素片、平消片、三苯氧胺等，但治疗效果不一。对患者的随访观察中，一旦发现有短期内迅速生长或质地变硬的肿块，应高度怀疑其癌变可能，必要时行活检或患乳单纯切除，术中冰冻切片查到癌细胞者，应按乳腺癌处理。

第四节　男性生殖系统的解剖和生理功能特点

男性生殖系统包括内生殖器和外生殖器两个部分（图 21-8）。内生殖器由生殖腺（睾丸）、输精管道(附睾、输精管、射精管和尿道)和附属腺(精囊腺、前列腺、尿道球腺)组成。外生殖器包括阴囊和阴茎。睾丸是产生精子和分泌男性激素的器官,睾丸产生的精子,贮存于附睾和输精管内,当射精时经射精管和尿道排出体外。附属腺分泌的液体与精子相混合构成精液,以增加精子的活动,并供给其营养。

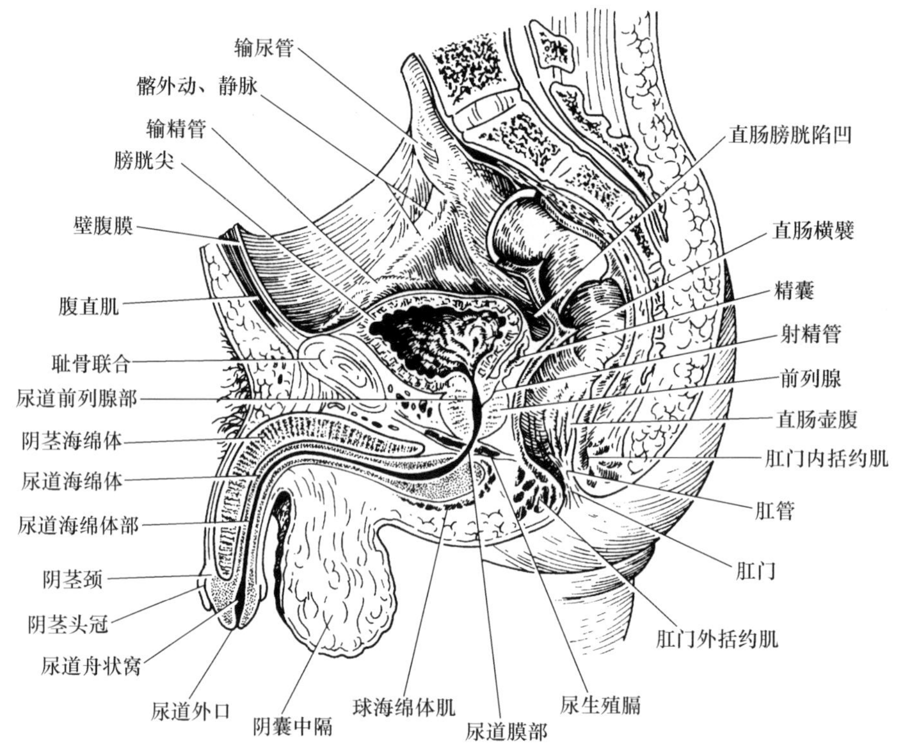

图 21-8　男性盆正中矢状切面(观察男性尿道全程)

一、生殖腺——睾丸

睾丸(testis)位于阴囊内(图 21-9),左右各一。睾丸呈微圆的扁圆体,表面光滑,分内、外侧面,前、后缘和上、下端。前缘游离,后缘有血管、神经和淋巴管出入交与附睾,和输精管的起始段相接触。睾丸的表面包被致密结缔组织构成的被膜,称为**白膜**。在睾丸后缘,白膜增厚并突入睾丸实质内形成放射状的小隔,把睾丸实质分隔成约 100～200 个锥体形的**睾丸小叶**,每个小叶内含 2～4 条**曲精小管**,其上皮能产生精子。曲精小管之间的结缔组织内有分泌男性激素的间质细胞。曲精小管汇合成**精直小管**,进入睾丸纵隔后交织成睾丸网。最后在睾丸后缘发出十多条**输出小管**进入附睾。

睾丸能产生精子及分泌男性激素。青春期睾丸随着性成熟生长,老年人的睾丸则随性机能的衰退而萎缩变小。

二、附睾、输精管和射精管

1. 附睾　附睾呈新月形,紧贴睾丸的上端和后缘而略偏外侧(图 21-9)。上端膨大为附睾头,中部为附睾体,下端为附睾尾。睾丸输出小管进入附睾后,弯曲盘绕形成膨大的附睾头,末端汇合成一条附睾管。附睾管迂曲盘回而成附睾体和附睾尾，附睾尾向上弯曲移行为输精管。附睾为暂时贮存精子的器官，并分泌附睾液供精子营养，促进精子进一步成熟。附睾为结核的好发部位。

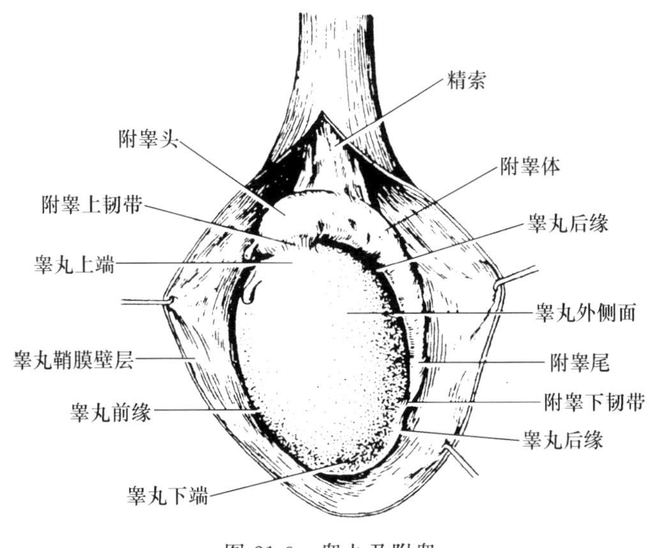

图 21-9　睾丸及附睾

2. 输精管、精索和射精管　**输精管**是附睾管的直接延续(图 21-8)，长约 50cm，管壁肌膜发达，于活体触摸时，呈紧硬圆索状。输精管行程较长，从阴囊到外部皮下，再通过腹股沟管入腹腔和盆腔，在膀胱底的后面精囊腺的内侧，膨大形成输精管壶腹，其末端变细，与精囊腺的排泄管合成**射精管**。射精管长约 2cm，镶嵌下穿前列腺实质，开口于尿道前列腺部。**精索**是一对扁圆形索条，由睾丸上端延至腹股沟管内口。它以输精管、睾丸动脉、蔓状静脉丛、神经丛、淋巴管等为主体，外包三层筋膜构成。

三、附属腺

1. 精囊腺　精囊腺为长椭圆形囊状器官(图 21-8)，位于膀胱底之后，输精管壶腹的外侧，其排泄管与输精管末端合成射精管，其分泌液参与精液形成。

2. 前列腺　前列腺呈栗子形(图 21-8)，位于膀胱底和尿生殖膈之间，内部有尿道前列腺部穿过。前列腺的间质中混有大量的平滑肌，较坚硬。腺的导管最后汇合成 20～30 条，开口于尿道前列腺部。小儿前列腺较小，性成熟期后生长迅速，老年腺组织退化，结缔组织增生，造成前列腺肥大。前列腺的分泌物是精液的主要成分，分泌物中含有前列腺素，是内分泌激素的一种。临床上可经肛门指检，在肛门上方约 4cm 处，膈直肠前壁可触及前列腺。前列腺肿瘤或腺体内纤维组织增生时，可压迫尿道前列腺部造成排尿困难。

3. 尿道球腺　尿道球腺是埋藏在尿生殖膈内的一对豌豆形小腺体(图 21-8)，导管开口于尿道海绵体部的起始段，其分泌物在射精时可滑润尿道。

四、外生殖器

1. 阴囊　阴囊是由皮肤构成的囊(图 21-8)，皮肤薄而柔软，皮下组织内含有大量平滑肌纤维，称为肉膜，肉膜在正中线上形成阴囊中隔，将两侧睾丸和附睾隔开。肉膜遇冷收缩、遇热舒张，借以调节阴囊内的温度，利于精子的产生和生存。

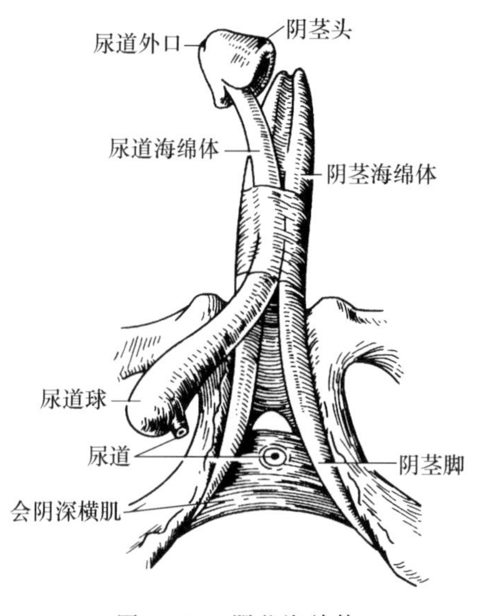

图 21-10　阴茎海绵体

2. 阴茎　阴茎可分为阴茎头、阴茎体和阴茎根三部分(图 21-10)。阴茎头为阴茎前端的膨大部分,尖端生有尿道外口,头后稍细的部分叫阴茎颈。阴茎根藏在皮肤的深面,固定于耻骨下支和坐骨上支。根、颈之间的部分为阴茎体。

阴茎由两个阴茎海绵体和一个尿道海绵体,外面包以筋膜和皮肤而构成。两个阴茎海绵体紧密结合,并列于阴茎的背侧部,前端嵌入阴茎头后面的凹窝中,后端分离,即阴茎根。尿道海绵体位于阴茎海绵体腹侧中央,尿道贯穿其全长,前端膨大即阴茎头,后端膨大形成尿道球,固定于尿生殖膈上。

海绵体是一种勃起组织,外面包有坚厚的白膜,内部由结缔组织和平滑肌组成海绵状支架,其腔隙与血管相通。当腔隙内充满血液时,阴茎变粗变硬而勃起。阴茎皮肤薄而软,皮下组织疏松,易于伸展。但阴茎头的皮肤无皮下组织,不能活动。阴茎体部的皮肤至阴茎颈游离向前,形成包绕阴茎头的环形皱襞称为阴茎包皮。在阴茎头腹侧正中线上,包皮与尿道外口相连的皮肤皱襞称为包皮系带,做包皮环切时,注意勿损伤此系带。

五、男性尿道

男性尿道在行程中粗细不一,有三个狭窄、三个扩大和两个弯曲(图 21-8)。三个狭窄分别在尿道内口、膜部和尿道外口。三个扩大在前列腺部、尿道球部和尿道舟状窝。一个弯曲为耻骨下弯,在耻骨联合下方 2cm 处,凹向上,包括前列腺部、膜部和海绵体部的起始段。另一弯曲为耻骨前弯,在耻骨联合前下方,凹向下,在阴茎根与体之间,如将阴茎向上提起,此弯曲即可变直。男性尿道兼有排尿和排精功能,起于膀胱的尿道口,止于尿道外口。成人男性尿道长度约为 16～22cm,管径平均为 5～7mm。全长可分为三部分,即前列腺部、膜部和海绵体部。

第五节　男性生殖系统的常见疾病

一、前列腺炎

前列腺炎是指前列腺特异性和非特异性感染所致的急、慢性炎症,从而引起的全身或局部症状。前列腺炎可分为特异性前列腺炎(由淋球菌、结核菌、真菌、寄生虫等引起)、非特异性肉芽肿性前列腺炎、其他病原体(如病毒、支原体、衣原体等)引起的前列腺炎、前列腺充血和前列腺痛。慢性前列腺炎是男性成人常见的疾病,多发生于青壮年,是泌尿外科门诊最常见的疾病。

【主要临床表现】　①尿路刺激症状:尿痛、尿急、尿频、夜尿多。②前列腺溢液:排尿终末或大便用力时,自尿道流出少量乳白色前列腺液。③疼痛:会阴、肛周、耻骨上、下腹部、腰骶部、腹股沟、阴囊、大腿内侧及睾丸、尿道内有不适感或疼痛。④性机能障碍及神经衰弱症状:性功能减退、早泄、遗精和阳萎等,失眠、情绪低落。

【治疗原则】　①一般治疗:应卧床休息 3～4 天,大量饮水,禁忌饮酒和食用刺激性食物。可行热水坐浴或会阴部热敷,并保持大便通畅。保持适度的性生活。②足量敏感抗生素治疗,疗程 2～6 周。③对难治性病例,如合并前列腺结石等可手术。

【预防】 多饮水、不憋尿、节制性生活和尽量保持精神放松的状态。

二、附睾炎

附睾炎多见于青壮年，感染多由前列腺炎和精囊炎沿输精管蔓延到附睾，血运感染较少见。经尿道器械操作、频繁导尿、前列腺摘除术后留置导尿管等均易引起附睾炎。引起附睾非特异性感染的致病菌以大肠杆菌、葡萄球菌、链球菌为多见。附睾感染后，常在尾部或头部遗留结节。

（一）急性附睾炎

【主要临床表现】 发病突然，高热，白细胞升高，患侧阴囊胀痛，沉坠感，下腹部及腹股沟部有牵扯痛，站立或行走时加剧。患侧附睾肿大，有明显压痛，炎症范围较大时，附睾和睾丸均有肿胀，两者界限触摸不清，称为附睾睾丸炎。患侧的精索增粗，亦有压痛。一般情况下，急性症状可于一周后逐渐消退。

【治疗原则】 急性附睾炎应适当休息，并给予抗菌素及一般镇痛剂。局部可行热敷、理疗、使用阴囊托带托起阴囊。如有脓肿形成，则需切开引流。此外，积极处理原发病因。

（二）慢性附睾炎

【主要临床表现】 慢性附睾炎较多见，部分病人因急性期未能彻底治愈而转为慢性，但多数病人并无明确的急性期，炎症多继发于慢性前列腺炎或损伤。病人常感患侧阴囊隐痛、胀坠感，疼痛常牵扯到下腹部及同侧腹股沟，有时可合并有继发性的鞘膜积液。检查时附睾常有不同程度的增大变硬，有轻度压痛，同侧输精管可增粗。

【诊断及鉴别诊断】 慢性附睾炎附睾常为均匀性肿大、质硬，有压痛。慢性附睾炎与典型的附睾结核鉴别常无困难，附睾结核有较大的硬块、表面不平、无压痛，结节多在附睾尾部，但与无皮肤粘连、无瘘道形成、无串珠状输精管改变的附睾结核仅凭体检则不易鉴别。慢性附睾炎尚需与阴囊内丝虫病相鉴别，后者是由丝虫侵犯精索淋巴管，继发精索炎或附睾周围炎，形成的硬结位于附睾或输精管周围。

【治疗原则】 慢性附睾炎常和慢性前列腺炎同时存在，所以，一般治疗措施与慢性前列腺炎相同，治疗前列腺炎的同时可使慢性附睾炎的症状缓解。附睾炎愈合后遗留附睾硬结，有时可造成病人的思想负担，但手术切除后不一定都能缓解症状，因此，一般不做附睾切除术。在双侧附睾炎后，因精子输出受阻常致男性不育症，行输精管附睾梗阻部位近端吻合，虽能部分解决精子引流问题，但术后受孕率不高。

三、良性前列腺增生症

良性前列腺增生症是一种老年男性的常见病，发病年龄大都在50岁以后，随着年龄增长其发病率也不断升高。其病理改变主要为前列腺组织及上皮增生，故称前列腺增生症。随着人民生活水平及卫生条件不断提高，我国人民的平均寿命已达70岁，前列腺增生症已成为泌尿外科的常见病，由于它在泌尿系所造成的梗阻，影响排尿，直接威胁肾功能，对患者的生活与健康带来严重的危害。

【主要临床表现】 尿频、尿急、尿失禁、尿潴留、夜尿次数增多；进行性排尿困难；严重者有血尿和发生肾功能不全症状。

【治疗原则】 因良性前列腺增生症的病状进展缓慢，如无尿路梗阻症状及肾功能障碍者可等待观察，如已影响排尿及正常生活时，应予治疗。

（邵　莉　张华屏　王莲芸）

【思考题】

1. 女性生殖系统疾病的常见症状有哪些?
2. 子宫肌瘤的临床表现有哪些?
3. 急性宫外孕的临床表现有哪些?
4. 慢性宫颈炎的临床表现有哪些?
5. 急、慢性附睾炎分别有什么临床表现?
6. 前列腺炎的临床表现有哪些?

第二十二章　常见的传染性疾病

传染病是指由病原微生物，如朊病毒、病毒、衣原体、立克次体、细菌、真菌、螺旋体和寄生虫感染人体后产生的有传染性、在一定条件下可造成流行的疾病。

第一节　传染病的发病、流行特征与诊治

一、传染病的发病机制

1. 传染病的发生与发展　传染病的发生与发展有一个共同的特征，就是疾病发展的阶段性。①入侵门户：病原体的入侵门户与发病机制有密切关系，入侵门户适当，病原体才能定殖、生长、繁殖及引起病变。②机体内定位：病原体入侵并定殖后，可在入侵部位直接引起病变，也可远离入侵部位引起病变。各种病原体的机体内定位不同，各种传染病都有其各自规律性。③排出途径：各种传染病都有其病原体排出途径，是病人、病原携带者和隐性感染者有传染性的重要因素。

2. 组织损伤的发生机制　①直接侵犯：病原体藉其机械运动及所分泌的酶可直接破坏组织，或通过细胞病变而使细胞溶解，或通过诱发炎症过程而引起组织坏死。②毒素作用：许多病原体能分泌毒力很强的外毒素，可选择性损害靶器官而引起功能紊乱；革兰氏阴性菌裂解后产生的内毒素可激活一些细胞因子而导致发热、休克及弥漫性血管内凝血等。③免疫机制：许多传染病的发病机制与免疫应答有关。有些传染病能抑制细胞免疫或直接破坏 T 细胞，更多的病原体则是通过变态反应而导致组织损伤。

3. 重要的病理生理变化　①发热：发热常见于传染病，但并非传染病所特有。②代谢改变：传染病患者发生的代谢改变主要为进食量下降，能量吸收减少、消耗增加，蛋白、糖原、脂肪分解增多，水、电解质平衡紊乱和内分泌改变。

二、传染病的流行过程及影响因素

1. 流行过程的三个基本条件　①传染源：是指病原体已在体内生长、繁殖并能将其排出体外的人和动物，包括患者、隐性感染者、病原携带者、受感染动物。②传播途径：病原体离开传染源到达另一个易感者的途径为传播途径，由外界环境中一种或多种因素组成，各种传染病有其各自的传播途径。传染病的传播途径有五种：呼吸道传播、消化道传播、接触传播、虫媒传播、血液/体液传播。有些传染病只有一种传播途径，有些传染病则有多种传播途径。③人群易感性：对某种传染病缺乏特异性免疫力的人称为易感者，他们都对该病原体具有易感性。当易感者在某一特定人群中的比例达到一定水平，若又有传染源和合适的传播途径时，则很容易发生该传染病的流行。

2. 影响流行过程的因素　①自然因素：寄生虫病和由虫媒传播的传染病对自然条件的依赖性尤为明显，传染病的地区性和季节性也与自然因素有密切关系，自然因素不但直接影响病原体在外环境中的生存能力，还可以通过降低机体的非特异性免疫力而促进流行过程的发展。②社会因素：包括社会制度、经济状况、生活条件和文化水平等，对传染病流行过程有决定性的影响。目前，因人口流动、生活方式、饮食习惯的改变和环境污染等，有可能使某些传染病的发病率升高，如结核病、艾滋病、疟疾等。

三、传染病的特征与临床特点

1. 基本特征 ①有病原体：每种传染病都是由特异性病原体引起的，病原体可以是微生物或寄生虫。②有传染性：病原体从宿主排出体外，通过一定方式，到达新的易感染者体内，呈现出一定传染性，其传染强度与病原体种类、数量、毒力、易感者的免疫状态等有关。③有流行病学特征：传染病的流行需要有传染源、传播途径和人群易感性这三个基本条件，流行过程在自然和社会因素的影响下，表现出各种特征。④有感染后免疫力：免疫功能正常的人体经显性或隐性感染某种病原体后，都能产生针对该病原体及其产物的特异性免疫。

2. 临床特点 ①病程发展的阶段性：急性传染病的发生、发展和转归，通常分为四个阶段：潜伏期、前驱期、症状明显期、恢复期。从病原体侵入人体起，至开始出现临床症状为止的时期，称为**潜伏期**，每一个传染病的潜伏期都有一个范围，并呈常态分布。从起病至症状明显开始为止的时期称为**前驱期**，起病急骤者，可无前驱期。②常见的症状与体征：发热、发疹、毒血症状、单核-吞噬细胞系统反应等。③临床类型：根据传染病临床过程的长短可分为急性、亚急性和慢性型；按病情轻重可分为轻型、典型(中型、普通型)、重型和暴发型。

3. 实验室检查 ①一般实验室检查：包括血常规、尿常规、便常规检查和生化检查。白细胞总数显著增多常见于化脓性细菌感染，病毒性感染时白细胞总数通常减少或正常，蠕虫感染时嗜酸性粒细胞常增多。尿常规检查有助于钩端螺旋体病和肾综合征出血热的诊断。便常规检查有助于肠道细菌与原虫感染的诊断。血液生化检查有助于病毒性肝炎、肾综合征出血热的诊断。②病原体检查：许多传染病可通过显微镜或肉眼检出病原体而明确诊断，细菌、螺旋体和真菌通常可用人工培养基分离培养，病毒分离一般需用细胞培养。此外，病原体特异性抗原的检测可较快地提供病原体存在的证据，其诊断意义往往较抗体检测更为可靠。③特异性抗体检测：在传染病早期，特异性抗体在血清中往往尚未出现或滴度很低，而在恢复期或后期则抗体滴度有显著升高。

四、传染病的防治原则

1. 治疗目的 促进患者康复，控制传染源，防止进一步传播。

2. 治疗的原则 即治疗、护理、隔离与消毒并重，一般治疗、对症治疗与病原治疗并重的原则。

3. 传染病的预防 ①管理传染源。②切断传播途径：如肠道传染病应做好床边隔离，吐泻物消毒，加强饮食卫生，做好水源及粪便管理；呼吸道传染病，应使室内开窗通风，空气消毒，个人戴口罩；虫媒传染病，应有防虫设备，并采用药物杀虫、防虫、驱虫。③提高人群免疫力：通过预防接种提高人群的主动或被动特异性免疫力。

第二节　几种重要的病毒感染性疾病

一、传染性非典型肺炎

重症急性呼吸综合症(severe acute respiratory syndrome，SARS，或传染性非典型肺炎)是一种因SARS病毒感染而导致的急性呼吸系统疾病，其主要症状为发热和快速进展的呼吸系统衰竭，同时伴有寒战、肌肉疼痛、头疼和食欲减退。

【流行病学】 病原体为SARS冠状病毒。通过飞沫传播或直接和间接的接触传播。

【临床表现】 SARS的临床表现不特异。2～10天的潜伏期过后，病人表现出发热(>38℃)并伴有其他一些症状，包括寒战、强直、头痛、不适、肌痛，而咳痰、咽喉炎、鼻卡他、恶心、呕吐和腹泻少见。一旦发热，大部分病人胸片都有肺实变的异常表现，典型的胸片开始是小的、单侧的、斑片状阴影，1～2 天以后，阴影变成双侧，多发的伴间隙或融合浸润。疾病的严重性变异非常大，从轻微的症状到严重的疾病进程至呼吸衰竭（＞20%）以致死亡。通常症状出现以后 7～10 天时临床症状恶化，出现不饱和血氧，此时需要密切监护和通气支持。

【治疗】 ①一般性治疗：休息，适当补充液体及维生素。②对症治疗：发热超过 38.5℃可使用解热镇痛药，高热者给予冰敷、酒精擦浴等物理降温措施。咳嗽、咳痰者给予镇咳、祛痰药。气促明显、轻度低氧血症者应早期给予持续鼻导管吸氧。有心、肝、肾等器官功能损害者，应做相应处理。③早期选用抗生素：大环内脂类、氟喹诺酮类、β-内酰胺类等。④糖皮质激素的应用：有严重中毒症状或达到重症病例标准者应有规律使用，具体剂量根据病情来调整，儿童慎用。

二、艾滋病

艾滋病是获得性免疫缺陷综合征（acquired immune deficiency syndrome，AIDS）的简称，由人类免疫缺陷病毒（HIV）引起的、主要通过性接触和体液传播的慢性传染病。HIV 主要侵犯 CD_4^+ T 细胞，导致机体细胞免疫功能损害，最终并发严重机会性感染和肿瘤。

【病原】 人免疫缺陷病毒 1 型（HIV-1）和 2 型（HIV-2）。

【流行病学】 ①传染原：主要是病人及 HIV 携带者。②传播途径：性接触是主要的传播途径，亦可经注射传播和母婴传播。③高危人群：同性恋者、静脉药隐者、性乱者、血友病、多次输血及女性感染者的新生儿等。

【临床表现】 本病潜伏期较长，感染病毒后一般需 2～10 年才发生以机会性感染及肿瘤为特征的艾滋病。①急性感染：原发 HIV 感染后少数经数周潜伏期后即可有发热、全身不适、头痛、厌食、恶心、咽痛、肌痛、关节痛、皮疹及颈、腋、枕部淋巴结肿大等类血清病样表现。血中可检出 HIV 抗原。一般持续 3～14 天后症状自然消失。②无症状感染：本期可由原发 HIV 感染或急性感染症状消失后延伸而来，持续 1～10 年，平均 5 年，无自觉症状，仅血清抗 HIV 抗体阳性。③持续性全身淋巴结肿大综合征：主要表现是除腹股沟淋巴结外，全身其他部位两处或两处以上淋巴结肿大。淋巴结直径 1cm 以上，质地韧，可移动，无压痛，活检为反应性增生。一般持续 3 个月以上，部分患者淋巴结肿大 1 年后可逐步消散，也可反复肿大。④典型艾滋病：主要表现为由于免疫功能缺陷所导致的继发性机会性感染或恶性肿瘤的症状。机会性感染是艾滋病患者最常见的且往往是最初的临床表现，主要病原体有卡氏肺孢子虫、弓形虫、隐孢子虫、念珠菌、鸟分枝杆菌、巨细胞病毒、疱疹病毒等，其中卡氏肺孢子虫肺炎最为常见，以慢性咳嗽、短期发热、乏力和进行性呼吸困难为主要症状，而肺部体征不明显。恶性肿瘤中以卡氏肉瘤最为常见，多见于青壮年，起病缓慢隐袭，肉瘤呈多灶性，不痛不痒，除皮肤广泛损害外，常累及口腔、胃肠道、淋巴等。其他恶性肿瘤包括原发性脑淋巴瘤、何杰金氏病、非何杰金淋巴瘤和淋巴网状恶性肿瘤等。

【高危人群】 ①近期体重下降 10%以上。②咳嗽或腹泻超过 1 个月。③持续或间歇性发热超过 1 个月。④全身淋巴结肿大。⑤反复带状疱疹或慢性播散性单纯疱疹病毒感染。⑥口咽念珠菌病。

【实验室检查】 ①血常规：红细胞、血红蛋白、白细胞、血小板均可有不同程度减少。②免疫学检查：可有 T 细胞总数减少，CD_4^+ T 细胞明显下降，$CD_4/CD_8 \leqslant 1$（正常 1.5～2）；链激酶、植物血凝素等皮试常呈阴性。③特异性诊断检查：包括分离病毒、特异性抗体和抗原检测等。

【治疗】 目前尚无特效疗法。可试用以下方法：

1. 抗病毒治疗 可试用叠氮脱氧胸苷（AZT）、苏拉明、磷甲酸钠、病毒唑、锑钨酸铵、α-干扰素、袢霉素等。

2. 重建或增强免疫功能 可用骨髓移植、同系淋巴细胞输注、胸腺植入等免疫重建疗法。亦可用白细胞介素-2、胸腺素、异丙肌苷等提高免疫功能。

3. 合并症治疗 卡氏肺孢子虫肺炎可用戊烷脒或复方新诺明；隐孢子虫可用螺旋霉素；弓形虫病可用螺旋霉素、克林霉素；鸟分枝杆菌病可用环丙沙星、氯苯吩嗪；巨细胞病毒感染可用丙氧鸟苷；卡氏肉瘤可用阿霉素、长春新碱、博莱霉素等，亦可同时应用干扰素治疗。

三、流行性感冒

流行性感冒(influenza)简称流感，是由流感病毒引起的急性呼吸道传染病。如 2009 年 4 月开始在全球流行的甲型 H1N1 流感(猪流感)是一种新的甲型 H1N1 病毒引起的急性呼吸道传染病，具有较强的传染性，可通过近距离飞沫和接触传播。

【病原】 流感病毒(RNA 病毒)。

【流行病学】 ①传染原：流感患者，病后 1～7 天均有传染性。②传播途径：主要经飞沫传播。③人群易感性：普遍易感。④流行特征：突然发生，迅速蔓延，流行情况与人群密集程度有关，往往沿交通线传播，从大城市向中小城市及农村扩散。

【临床表现】 流感的潜伏期一般为 1～3 日。起病多急骤，以全身中毒症状为主，呼吸道症状轻微或不明显。发热通常持续 3～4 天，但疲乏、虚弱可达 2～3 周。

患者可有上呼吸道感染表现，如打喷嚏、鼻塞、流清水样鼻涕和咽痛等症状，但全身症状较重，如高热、全身酸痛和眼红、流泪等症状。

【实验室检查】 白细胞总数正常或减少，淋巴细胞相对增加。

【治疗】 ①隔离患者。②及早应用抗流感病毒药物治疗。③休息、多饮水、注意营养，饮食要易于消化。④合理应用对症治疗药物，如解热药、缓解鼻黏膜充血药物、止咳祛痰药物等。儿童忌用阿司匹林或含阿司匹林药物以及其他水杨酸制剂，因为此类药物可能与流感的脑病-肝脂肪变综合征(Reye 综合征)相关，偶可致死。

四、病毒性肝炎

病毒性肝炎(viral hepatitis)是由多种不同肝炎病毒引起的一组以肝脏损害为主的传染病，临床表现以疲乏、食欲减退、厌油、肝大为主，部分病例可出现黄疸。

【病原】 目前病毒性肝炎的病原至少有 5 型，即甲型肝炎病毒(HAV)、乙型肝炎病毒(HBV)、丙型肝炎病毒(HCV)、丁型肝炎病毒(HDV)及戊型肝炎病毒(HEV)。

【流行病学】 患者和病毒携带者是主要的传染源。甲型和戊型经粪-口途径传播，表现为急性肝炎，乙型、丙型、丁型主要经胃肠外途径(胎盘、血液、体液)传播，大部分呈慢性感染，并可发展为肝硬化和肝细胞癌。

【临床表现】

1. 急性肝炎 ①黄疸前期：多以发热起病，伴有全身乏力、食欲不振、厌油、恶心，甚或呕吐，常有上腹部不适、腹胀、便泌或腹泻。尿色逐渐加深，至本期末尿色呈红茶样。肝脏可轻度肿大，伴有触痛及叩击痛。尿胆红素及尿胆原阳性，血清转氨酶明显升高。②黄疸期：尿色加深，巩膜及皮肤出现黄染，且逐日加深，多于数日至 2 周内达高峰，然后逐渐下降。在黄疸出现后发热很快消退，而胃肠道症状及全身乏力则见增重，但至黄疸即将减轻前即迅速改善。本期肝肿大达肋缘下 1～3cm，有明显触痛及叩击痛，部分病例还有轻度脾肿大。肝功能改变明显。③恢复期：黄疸消退，精神及食欲好转。肿大的肝脏逐渐回缩，触痛及叩击痛消失。肝功能恢复正常。

急性无黄疸型肝炎起病大多徐缓，临床症状较轻，仅有乏力、食欲不振、恶心、肝区痛、腹胀等症状，多无发热，亦不出现黄疸。肝常肿大伴触痛及叩击痛，少数有脾肿大。肝功能改变主要是谷丙转氨酶(ALT)升高。有的病例无明显症状，仅在普查时被发现。

2. 慢性肝炎 ①慢性迁延型肝炎：急性肝炎病程达半年以上，仍有轻度乏力、食欲不振、腹胀、肝区痛等症状，多无黄疸。肝肿大且伴有轻度触痛及叩击痛。肝功检查主要是 ALT 单项增高，病情一般较轻。②慢性活动性肝炎：出现黄疸、蜘蛛痣、肝掌及明显痤疮。肝功能长期明显异常，ALT 持续升高或反复波动，白蛋白降低，球蛋白升高，丙种球蛋白及 IgG 增高，凝血酶原时间延长，自身抗体及类风湿因子可出现阳性反应，循环免疫复合物可增多而补体 C3、C4 可降低。

3. 重型肝炎 ①急性重型肝炎：亦称暴发型肝炎。起病急，病情发展迅猛，病程短，一般不超过 10 天。患者常有高热，消化道症状严重，在起病数日内出现神经、精神症状，可急骤发展为肝昏迷。体检有扑翼样震颤、肝臭等，黄疸迅速加深，出血倾向明显，肝脏迅速缩小，出现腹水及肾功不全。实验室检查：外周血白细胞计数及中性粒细胞增高，血小板减少，凝血酶原时间延长，凝血酶原活动度下降，纤维蛋白原减少。血糖下降，血氨升高，血清胆红素上升，ALT 升高，但肝细胞广泛坏死后 ALT 可迅速下降，形成"酶胆分离"现象。尿常规可查见蛋白及管型，尿胆红素强阳性。②亚急性重型肝炎：出现高度乏力、厌食、频繁呕吐，黄疸迅速加深，出血倾向明显，常有肝臭、顽固性腹胀、腹水及神经、精神症状，晚期可出现肝肾综合征，经救治存活者大多发展为坏死后肝硬化。实验室检查：肝功能严重损害，血清胆红素迅速升高，ALT 明显升高，或 ALT 下降与胆红素升高呈"酶胆分离"；血清白蛋白降低，球蛋白升高，白、球蛋白比例倒置，丙种球蛋白增高；凝血酶原时间明显延长，凝血酶原活动度下降；胆固醇酯及胆碱脂明显降低。③慢性重型肝炎：在慢性活动性肝炎或肝硬化的病程中，病情恶化，出现亚急性重型肝炎的临床表现，预后极差。

4. 淤胆型肝炎 亦称毛细胆管型肝炎或胆汁瘀积型肝炎。起病及临床表现类似急性黄胆型肝炎，但乏力及食欲减退等症状较轻而黄疸重且持久，有皮肤瘙痒等梗阻性黄疸的表现。肝脏肿大，尿中胆红素强阳性而尿胆原阴性。

【乙肝化验项目】 乙肝检查"两对半"是指五项血液指标，即表面抗原、核心抗体、e 抗原、e 抗体和表面抗体，如果某人的血液中表面抗原、核心抗体和 e 抗原都显示为阳性，那么判断此人是"大三阳"；而如果表面抗原、核心抗体和 e 抗体都显示为阳性，就是"小三阳"。

(1) HBeAg：是病毒复制和传染性的标志。

(2) 抗-Hbe：它的出现标志着病毒复制减少、传染性降低。

(3) HBsAg：绝大部分 HBV 现症感染为阳性，但阳性并不能肯定有传染性。

(4) 抗-HBs：是保护性抗体，出现后提示病毒已清除，病情恢复。

(5) 抗 HBc-IgM(+)：提示近期有急性 HBV 感染或慢性感染者病毒复制活跃。

(6) 抗 HBc-IgG(+)：凡有过 HBV 感染者均可阳性，单凭此不能判断目前 HBV 的感染状态。

【治疗】 病毒性肝炎目前尚无可靠而满意的抗病毒药物治疗。一般采用综合疗法，以适当休息和合理营养为主，根据不同病情给予适当的药物辅助治疗，同时避免饮酒、使用肝毒性药物及其他对肝脏不利的因素。

五、麻疹

麻疹(measles，rubeola)是由麻疹病毒引起的急性呼吸道传染病。

【流行病学】 ①传染原：人类为麻疹病毒唯一宿主，急性患者为最重要的传染源。②传播途径：经呼吸道传播。③人群易感性：普遍易感，病后可获持久免疫力。④流行特征：目前多为散发，流行多发生于冬春季，20 世纪 60 年代麻疹疫苗问世以来，普种疫苗的国家发病率大大下降。

【临床表现】 潜伏期平均 10 天左右，本病典型经过分三期。

1. 前驱期 又称出疹前驱期，持续 3～4 天。主要表现为上呼吸道及眼结膜发炎的卡他现象，有急起发热、乏力、咳嗽、咽痛、流涕、畏光、流泪、眼结合膜充血症状。起病 2～3 天，第二磨牙对面的颊黏膜上出现针尖大小、细盐粒样灰白色斑点，微隆起，周围有红晕，称为麻疹黏膜斑，此征有早期诊断价值，初少许，随后扩散至整个颊黏膜及唇龈等处，黏膜斑多数在出疹后 1～2 天完全消失。

前驱期有时可见颈、胸、腹部一过性风疹样皮疹，数小时即退，称为前驱疹。

2. 出疹期 于发热第3～4天开始出现皮疹。皮疹首先开始于耳后发际，渐及前额、面、颈、躯干与四肢，待手掌与足底见疹时，则为“出齐”或“出透”。皮疹初为淡红色斑丘疹，压之褪色，直径2～5mm，稀疏分明，疹间皮肤正常。出疹高峰时皮疹可融合，颜色转暗，部分病例可出现出血性皮疹，压之不褪色。

本期全身中毒症状加重，体温高达40℃，精神萎靡，嗜睡，甚至谵妄抽搐；咳嗽加重，咽红舌干；结膜红肿，畏光；表浅淋巴结及肝脾肿大；肺部可闻干湿啰音，可出现心功能衰竭。

3. 恢复期 皮疹出齐后，中毒症状明显缓解，体温下降，约1～2日降至正常，精神食欲好转，呼吸道炎症迅速减轻，皮疹按出疹顺序消退并留有糠麸样细小脱屑及淡褐色色素沉着，1～2周退净。无并发症者整个病程为10～14天。

【诊断】 根据当地有麻疹流行，病人有麻疹患者接触史，典型麻疹的临床表现，如急起发热、上呼吸道卡他症状、结膜充血、畏光、口腔麻疹黏膜斑等即可诊断。

【治疗】 迄今尚无特异抗麻疹病毒药物，因此，重点为对症治疗，加强护理和预防并发症的发生。

六、水痘和带状疱疹

水痘和带状疱疹是由同一病毒，即水痘-带状疱疹病毒(VZV)感染所引起的不同表现的两种急性传染病。水痘为原发感染，其临床特征是出现全身水疱疹。带状疱疹是潜伏于感觉神经节的水痘-带状疱疹病毒再激活后发生的皮肤感染，以沿一侧周围神经出现呈带状分布的疱疹为特征。

（一）水痘

【流行病学】 ①传染源：病人是唯一的传染源。②传播途径：主要通过飞沫和直接接触传播。③人群易感性：普遍易感，尤以儿童发病较多，病后可获持久免疫，但以后可发生带状疱疹。④流行特征：全年均可发生，冬春季多见。本病传染性很强，幼儿园、小学等幼儿集体机构易引起流行。

【临床表现】 潜伏期为10～24天，典型水痘可分为两期：

1. 前驱期 可有畏寒、低热、头痛、乏力、咽痛、咳嗽、恶心、食欲减退等表现，持续1～2天后出现皮疹。

2. 出疹期 皮疹首先见于躯干和头部，后延及全身。皮疹发展迅速，开始为红斑疹，数小时后变为丘疹，再形成疱疹。疱疹浅表易破，常呈椭园形，3～5mm，周围有红晕，疱液初为透明，后混浊，疱疹处常伴搔痒。1～2天后疱疹从中心开始干枯、结痂，如无感染，1～2周后痂皮脱落，一般不留瘢痕。

皮疹呈向心性分布，躯干最多，其次为头面部及四肢近端。数目由数个至数千个不等。皮疹分批出现，同一部位可见斑疹、丘疹、疱疹和结痂同时存在。口腔、外阴、眼结合膜等处黏膜可发生浅表疱疹，易破溃形成浅表性溃疡。

【治疗】 呼吸道隔离，卧床休息，加强护理，防止疱疹破溃感染。皮疹已破溃可涂以龙胆紫或新霉素软膏，瘙痒者可给予炉甘石洗剂及抗组胺药物，继发感染者应及早选用敏感的抗生素，水痘不宜使用肾上腺皮质激素，阿昔洛韦是水痘-带状疱疹病毒感染的首选抗病毒药物。

（二）带状疱疹

【流行病学】 ①传染源：水痘和带状疱疹患者是本病的传染源。②传播途径：病毒很可能通过呼吸道或直接接触传播，但一般认为带状疱疹主要不是通过外源性感染，而是潜伏性感染的病毒再激活所致。③人群易感性：普遍易感，带状疱疹愈后极少复发。④流行特征：常年散发，发病率随年龄增长而增加,免疫功能低下者易发生带状疱疹。

【临床表现】 起病初期,可出现低热和全身不适,沿着神经节段的局部皮肤常有灼痒、疼痛、感觉异常等。1～3 天后沿着周围神经分布区域出现成簇的红色斑丘疹,很快发展为水疱,疱疹从米粒大至绿豆大不等,分批出现,沿神经支配的皮肤呈带状排列,故名“带状疱疹”。伴有显著的神经痛是该病突出特征。带状疱疹 3 天左右转为脓疱,10～12 天结痂,脱痂后不留瘢痕。带状疱疹可发生于任何感觉神经分布区,但以脊神经胸段最常见,因此皮疹部位常见于胸部,其次为腰部、面部等。带状疱疹皮疹多为一侧性,很少超过躯体中线。

【治疗】 该病是自限性,治疗原则为止痛、抗病毒和预防继发感染等。

七、流行性腮腺炎

流行性腮腺炎(mumps)简称流腮,是儿童和青少年中常见的呼吸道传染病,由腮腺炎病毒所引起。临床特征为发热及唾液腺非化脓性肿胀疼痛,并可侵犯各种腺组织、神经系统、肝、肾、心脏、关节等器官。本病好发于儿童,亦可见于成人。

【流行病学】 ①传染源:早期患者和隐性感染者均是传染源。②传播途径:主要通过飞沫经呼吸道传播。③人群易感性:普遍易感。④流行特征:本病呈全球分布,全年均可发病,但以冬、春季为主,可呈流行或散发。

【临床表现】 潜伏期 4～25 天,平均 18 天。起病大多较急,有发热、畏寒、头痛、咽痛、食欲不佳、恶心、呕吐、全身疼痛等,数小时后出现腮腺肿痛,逐渐明显,体温可达 39℃以上,成人患者一般较严重。腮腺肿胀最具特征性,一般以耳垂为中心,向前、后、下发展,状如梨形,边缘不清,局部皮肤紧张,发亮但不发红,触之坚韧有弹性,有轻触痛,言语、咀嚼(尤其进酸性饮食)时刺激唾液分泌,导致疼痛加剧。腮腺管开口处早期可有红肿,挤压腮腺始终无脓性分泌物自开口处溢出。通常一侧腮腺肿胀后 1～4 天累及对侧,双侧肿胀者约占 75%。腮腺肿胀大多于 1～3 天到达高峰,持续 4～5天逐渐消退而回复正常,全程约 10～14 天。

【治疗】 流行性腮腺炎无特效治疗方案,一般抗生素和磺胺药物无效,常采用中西医结合方法对症处理。隔离患者,使之卧床休息直至腮腺肿胀完全消退。注意口腔清洁,饮食以流质或软食为宜,避免酸性食物,保证液体摄入量。高热患者可采用物理降温或使用解热剂。

八、流行性乙型脑炎

流行性乙型脑炎简称乙脑,是由乙脑病毒所致的、以脑实质炎症为主要病变的急性传染病,经蚊等吸血昆虫传播,流行于夏秋季,多发生于儿童,临床上以高热、意识障碍、惊厥、呼吸衰竭及脑膜刺激征为特征。

【流行病学】 ①传染源:乙脑是人畜共患的自然疫源性疾病,人与许多动物可作为本病的传染源。②传播途径:主要通过蚊虫叮咬而传播。③人群易感性:普遍易感,感染后可获得持久和稳定的免疫力。④流行特征:本病有严格的季节性,80%～90%的病例都集中在 7、8、9 三个月内,80%左右的患者为 10 岁以下儿童。

【临床表现】 潜伏期 4～21 天,一般为 10～14 天。典型患者的病程可分为四个阶段。①初热期:病程第 1～3 天,体温升高到 38～39℃,伴头痛、神情倦怠和嗜睡、恶心、呕吐,小儿可有呼吸道症状或腹泻。②极期:病程第 4～10 天,突出表现为全身毒血症状及脑部损害症状,体温高达 39～40℃以上,出现意识障碍、惊厥、抽搐、呼吸衰竭及脑膜刺激征。多数病人在本期末体温下降,病情改善,进入恢复期,少数病人因严重并发症或脑部损害重而死于本期。③恢复期:极期过后体温在 2～5 天降至正常,昏迷转为清醒,个别重症病人表现为低热、多汗、失语、瘫痪等,经积极治疗,常可在 6 个月内恢复。④后遗症期:虽经积极治疗,部分患者在发病 6 个月后仍留有神经、精神症状,称为后遗症。

【诊断】 本病有严格的季节性，突然起病，以高热、头痛、呕吐、意识障碍、抽搐、病理反射征阳性等脑实质病变为主，脑膜刺激征较轻。实验室检查发现白细胞及中性粒细胞增高；脑脊液细胞数轻度增加，压力和蛋白增高；血清学检查，尤特异性 IgM 抗体测定可助诊断。

【治疗】 尚无特效抗病毒药物，早期可试用利巴韦林、干扰素。乙脑病情重，变化快，应积极采取对症和支持治疗，密切观察病情变化，及时处理危重症状，以降低病死率和防止后遗症的发生。

第三节　几种重要的细菌感染性传染病

一、流行性脑脊髓膜炎

流行性脑脊髓膜炎，简称流脑，是由脑膜炎球菌引起的急性化脓性脑膜炎，临床表现为发热、头痛、呕吐、皮肤黏膜瘀点和脑膜刺激征。

【流行病学】 ①传染源：带菌者和患者是本病的传染源。②传播途径：经呼吸道传播，病原菌主要是通过咳嗽、喷嚏等形成的飞沫直接从空气中传播。③易感性：普遍易感，儿童发病率较高，感染后可产生持久的免疫力。④流行特征：有明显季节性，多发生在冬春季，3～4 月为高峰。

【临床表现】 ①前驱期：低热、咽痛、咳嗽、鼻塞等，约持续 1～2 天。②败血症期：高热寒战，伴头痛、全身不适及神志淡漠等毒血症症状，可有皮肤黏膜瘀点或瘀斑。③脑膜炎期：头痛剧烈，呕吐频繁，呈喷射状，颈项强直，谵妄、神志障碍及抽搐。④恢复期：症状逐渐好转，患者一般在 1～3 周内痊愈。

【治疗】 积极补液、对症治疗，使用磺胺、青霉素 G、氯霉素、氨苄青霉素、头孢菌素进行抗菌治疗。

二、结核病

结核病(tuberculosis)是由结核分支杆菌(简称结核杆菌)引起的主要经呼吸道传播的慢性传染病。以肺结核最常见，临床常表现为长期低热、咳痰、咯血等。

【流行病学】 开放性肺结核患者是主要传染源，以空气传播为主。

【临床表现】 典型肺结核起病缓慢，病程经过较长。①结核中毒症状：表现为午后低热、乏力、食欲不振、体重减轻、盗汗等。当肺部病灶急剧进展播散时，可有高热，妇女可有月经失调或闭经。②呼吸系统症状：一般有干咳或只有少量黏液痰，伴继发感染时，痰呈黏液性或脓性。约 1/3 病人有不同程度咯血，大咯血时可发生失血性休克。

【辅助检查】 ①痰结核菌检查：是诊断肺结核的主要依据。②X 射线检查：是诊断肺结核的必要手段。③血沉：增快。

【治疗】 **抗结核药物治疗**(简称化疗)**原则**：早期、联合、适量、规律和全程用药为化疗原则，疗程 12～18 个月。常用药物有异烟肼、利福平、吡嗪酰胺、链霉素、对氨水杨酸钠等。

三、细菌性痢疾

细菌性痢疾，简称菌痢，是由志贺菌属引起的肠道传染病，又称志贺菌病，临床上以发热、腹痛、腹泻、里急后重感及黏液脓血便为特征。

【流行病学】 ①传染源：主要为急、慢性菌痢病人及带菌者。②传播途径：通过消化道传播。③易感性：普遍易感，年龄分布有 2 个高峰，第一个高峰为学龄前儿童，第二个高峰为轻壮年期，感染后可获得一定免疫力，但短暂而不稳定。④流行特征：呈全年散发，以夏秋两季多见。

【诊断】 夏秋季发病，有不洁饮食史或与菌痢病人接触史。临床表现急性期为发热、腹痛、腹泻、里急后重及黏液脓血便，左下腹有明显压痛。慢性菌痢病人则有急性菌痢史，病程超过 2 个月而未愈。中毒型则以儿童多见，有高热、惊厥、意识障碍及循环、呼吸衰竭，而胃肠道症状轻微甚至无腹痛、腹泻，应及时用直肠拭子或盐水灌肠取标本送检。粪便镜检有多数白细胞、脓细胞及红细胞即可诊断，确诊有赖于粪便培养出痢疾杆菌。

【治疗】 急性菌痢病人应卧床休息、消化道隔离，给予易消化、高热量、高维生素饮食，以流质为主，对于高热、腹痛、失水者给予退热、止痉及补液。病原治疗目前首选喹诺酮类药物，还可选用庆大霉素、丁胺卡那霉素、头孢菌素类及磺胺类等，由于耐药菌株增加，最好联合用药。中毒性菌痢注意控制高热与惊厥，防治脑水肿与循环、呼吸衰竭。

第四节　几种重要的寄生虫感染性传染病

一、疟疾

疟疾(malaria)是由人类疟原虫感染引起的寄生虫病，主要由按蚊叮咬传播。临床上以反复发作的间歇性寒战、高热、继之出大汗后缓解为特点。

【病原及流行病学】 疟疾的病原体为疟原虫，疟原虫先侵入肝细胞发育繁殖，再侵入红细胞繁殖，引起红细胞成批破裂而发病。①传染源：疟疾患者和带疟原虫者。②传播途径：疟疾的传播媒介为雌性按蚊，经叮咬人体传播。

【诊断】 有在疟疾流行区居住或旅行史，近年有疟疾发作史或近期曾接受过输血的发热患者都应被怀疑。临床表现典型的周期性寒战、发热、出汗可初步诊断。实验室检查主要是查找疟原虫，通常找到即可确诊，血片查找疟原虫应当在寒战发作时采血，此时原虫数多易找，如临床高度怀疑而血片多次阴性者可做骨髓穿刺涂片查找疟原虫。

【治疗】 在疟疾的治疗中，除支持与对症治疗外，最重要的是杀灭红细胞内的疟原虫，目前常用的抗疟药有氯喹、青蒿素、甲氟喹、磷酸咯萘啶、磷酸伯氨喹啉、青蒿琥酯等。

二、黑热病

黑热病，又称内脏利什曼病，是由杜氏利什曼原虫引起、经白蛉传播的慢性地方性传染病。临床上以长期不规则发热、进行性肝脾肿大、消瘦、贫血、白细胞减少及血浆球蛋白增高等为特征。患者骨髓涂片中找到病原体是确诊的主要依据。治疗：患者应卧床休息，增强营养，预防和治疗继发感染，以及高热时对症处理。目前以五价锑剂为病原治疗的首选药物，常用葡萄糖酸锑钠。多种治疗无效，脾肿大伴脾功能亢进者，应行脾切除术。

三、血吸虫病

血吸虫病是由血吸虫寄生于人体门静脉系统所引起的疾病，由皮肤接触含幼虫的疫水而感染，主要病变为肝与结肠由虫卵引起的肉芽肿。①传染源：病人及病畜是本病的主要传染源。②传播途径：主要通过皮肤、黏膜与疫水接触受染。③易感性：普遍易感，夏秋季感染机会多。④钉螺滋生：钉螺是唯一的中间宿主。

【临床表现】 由于感染的程度、时间、部位和病程的不同，临床表现各异。①急性期血吸虫病：发热、过敏反应、消化系统症状、肝脾肿大，呼吸系统症状多在感染后 2 周内出现。②慢性期血吸虫病:本期一般可持续 10～20 年,临床表现以隐匿性间质性肝炎或慢性血吸虫性结肠炎为主。③晚期血吸虫病:病程多在 5～15 年以上,脾脏进行性肿大,可达盆腔,可有压痛,常伴有脾功能亢进。肝脏因硬化逐渐缩小,腹水大都进行性加剧,每因上消化道出血,促使肝衰竭、肝昏迷或感染败血症死亡。患者经常腹痛、腹泻、便秘或二者交替出现,左下腹可触及肿块,有压痛。

【诊断】 疫水接触史以及血吸虫病的临床症状与体征是诊断的必要条件,免疫学方法特异性、敏感性较高,血液循环抗原检测阳性均提示体内有活的成虫寄生。

【治疗】 动物及临床实验证明吡喹酮的毒性小、疗效好、适应证广,可用于各期各型血吸虫病患者。

四、丝虫病

丝虫病是由丝虫寄生于人体引起的疾病,通过蚊虫传播。急性期临床表现为反复发作的淋巴管炎和淋巴结炎,慢性期为淋巴管阻塞引起的不同部位的淋巴水肿、象皮肿和睾丸鞘膜积液。

【诊断】 结合流行病学史,如 3～5 月前在蚊虫滋生季节到流行区旅游或居住过,有蚊虫叮咬史,加上发热、离心性淋巴管炎、淋巴结肿痛、乳糜尿、精索炎、象皮肿等症状和体征均应考虑为丝虫病。血常规检查可见嗜酸性粒细胞显著增高,确诊依赖于血及组织中的病原体检查。

【治疗】 乙胺秦,又名海群生,是目前治疗丝虫病的首选药物。对象皮肿还常采用热绑疗法,疗效肯定。乳糜尿应注意休息,发作期不宜高脂、高蛋白饮食,可应用中医药治疗,必要时可做外科手术治疗。

五、肠虫症

(一) 钩虫病

钩虫病是由钩虫寄生于人体小肠所致的疾病。农田作业是感染的重要因素,其幼虫丝状蚴从皮肤或黏膜侵入人体,随血液和淋巴液移行至肺部,循气道上升至咽部后,随吞咽活动经食管进入小肠,在小肠发育为成虫并附着于肠黏膜,吸食血液。**主要临床表现**为贫血、营养不良、胃肠功能紊乱、劳动力下降,严重时致心功能不全或儿童发育障碍。通过粪便虫卵检查可以明确诊断。常用驱虫药物有甲苯咪唑、丙硫咪唑、噻苯咪唑等,用噻苯咪唑配制 15%软膏局部涂敷,可治疗钩蚴性皮炎,若同时辅以透热疗法,效果更佳,将受染部位浸入 53℃热水中,持续 20～30min,有可能杀死皮下组织内移行的幼虫。

(二) 蛔虫病

蛔虫病是经口误食感染期蛔虫卵所引起的传染病。病原体为蛔虫,其幼虫在小肠孵出,侵入肠壁随血循环移行至肺,循气道上升至咽部后再随吞咽运动进入小肠,在此发育为成虫。①幼虫在肺移行:可出现发热、咳嗽、哮喘、血痰等症状,血中嗜酸性粒细胞比例增高。②成虫期致病:患者常有食欲不振、恶心、呕吐、间歇性脐周疼痛等表现。也可发生变态反应,出现荨麻疹、皮肤瘙痒、血管神经性水肿,以及结膜炎等症状。③胆道蛔虫病:是由虫体侵入胆道引起,主要症状为突发性右上腹绞痛,并向右肩、背部及下腹部放射,疼痛呈间歇性加剧,伴有恶心、呕吐等。④粪便检查发现虫卵、有粪便排出或吐出蛔虫史者,即可确诊。⑤治疗:常用的驱虫药物有丙硫咪唑、甲苯咪唑、左旋咪唑和构橼酸哌嗪(商品名为驱蛔灵)等,驱虫效果都较好,并且副作用少。

(三) 肠绦虫病

肠绦虫病是由寄生于人体小肠的各种绦虫所致,以猪带绦虫和牛带绦虫最为常见,因食入含囊尾蚴的猪肉或牛肉而感染。①病原体为猪带绦虫和牛带绦虫，病人是唯一传染源，人吃了生的或未煮熟的含囊尾蚴的猪肉或牛肉，囊尾蚴进入人小肠后固着于肠壁并在此发育为成虫。②临床表现：上腹部或脐周隐痛，消化不良、恶心、呕吐、腹泻或体重减轻，偶有失眠、头晕、神经过敏及磨牙等表现。③有生食或食入未熟的猪、牛肉史，随粪便排出白色带状节片即可做出临床诊断。④以驱虫治疗为主，常用驱虫药物有吡喹酮、甲苯咪唑、硫双二氯酚。

（邵　莉　刘立民　王莲芸）

【思考题】

1. 传染病流行过程的基本条件有哪些？
2. 简述传染病的基本特征与临床特点。
3. 简述艾滋病的传播途径和临床表现。
4. 简述慢性肝炎的类型及临床表现。
5. 流脑与乙脑的发病原因及传播媒介有什么区别？
6. 带状疱疹的皮疹有何特点？
7. 消灭血吸虫病的关键措施是什么？
8. 简述肺结核中毒症状。
9. 简述疟疾的病原体、传播媒介及典型症状。
10. 丝虫病和黑热病的传播媒介及主要表现分别是什么？

第二十三章　肿　　瘤

肿瘤(tumor)是机体在各种致瘤因素作用下，局部组织的某一个细胞在基因水平上失去对其生长的正常调控，导致其克隆性异常增生而形成的新生物。这种新生物形成的过程为肿瘤形成。

机体在生理状态下以及在炎症、损伤修复等病理状态下也常有组织、细胞的增生，但一般来说，这类增生或者属于正常新陈代谢所需的细胞更新，或者是针对一定刺激或损伤的适应性反应，它们皆为机体生存所必需；同时，这类增生的组织能分化成熟，并能恢复原来正常组织的结构和功能；而且这类增生是有一定限度的，一旦增生的原因消除后就不再继续增生。然而，正常细胞转变为肿瘤细胞后就具有异常的形态、代谢和功能，并在不同程度上失去了分化成熟的能力。肿瘤细胞生长旺盛，并具有相对的自主性，即使后来致瘤因素已不存在时，仍能持续性生长。

根据肿瘤的生物学特点主要分为：良性性肿瘤和恶性肿瘤。通常良性肿瘤简称为**“瘤”**；恶性肿瘤来源于上皮组织称为**“癌”**。来源于间叶组织(包括起源于纤维、肌肉、骨、脂肪及脉管等多种中胚层组织)的恶性肿瘤称为**“肉瘤”**。胚胎性肿瘤称为**“母细胞瘤”**。

第一节　肿瘤的形态和结构

一、肿瘤的肉眼形态观

在肉眼观上，肿瘤的形态多种多样，并可在一定程度上反映肿瘤的良恶性。

1. 肿瘤的数目和大小　肿瘤的数目不一，通常一个，有时可为多个。小的肿瘤在显微镜下才能发现，如原位癌；大的可重达数公斤乃至数十公斤。一般来说，肿瘤的大小与肿瘤的性质(良、恶性)、生长时间和发生部位有一定的关系。生长于体表或大的体腔(如腹腔)内的肿瘤有时可长得很大；生长在颅腔和椎管内的肿瘤则一般较小。大的肿瘤通常生长缓慢，生长时间较长，且多为良性。恶性肿瘤生长迅速，短期内即可带来不良后果，故一般不会长得很大。

2. 肿瘤的形状　肿瘤的形状多种多样，有乳头状、菜花状、绒毛状、息肉状、结节状、分叶状、浸润性包块状、弥漫性肥厚状、溃疡状和囊状等(图 23-1)。肿瘤形状上的差异一般与其发生部位、组织来源、生长方式和肿瘤的良恶性质密切相关。

3. 肿瘤的颜色　肿瘤的切面一般多呈灰白或灰红色，可因其含血量的多少，有无变性、坏死、出血，以及是否含有色素等而呈现各种不同的颜色，如血管瘤多呈红色或暗红色、脂肪瘤呈黄色、黑色素瘤多呈黑色等。

4. 肿瘤的硬度　肿瘤较其来源组织的硬度增大，其硬度与肿瘤的种类、瘤实质与间质的比例以及有无变性坏死等有关。如骨瘤很硬、脂肪瘤质软；实质多于间质的肿瘤一般较软，反之则较硬；瘤组织发生坏死时变软，有钙质沉着(钙化)或骨质形成(骨化)时则变硬。

二、肿瘤的组织结构

肿瘤组织多种多样，但任何一个肿瘤的组织成分都可概括为实质和间质两部分。

1. 肿瘤的实质　肿瘤实质是肿瘤细胞的总称，是肿瘤的主要成分。肿瘤的生物学特点以及每种肿瘤的特殊性都是由肿瘤的实质决定的。机体内几乎任何组织都可发生肿瘤，因此肿瘤实质的

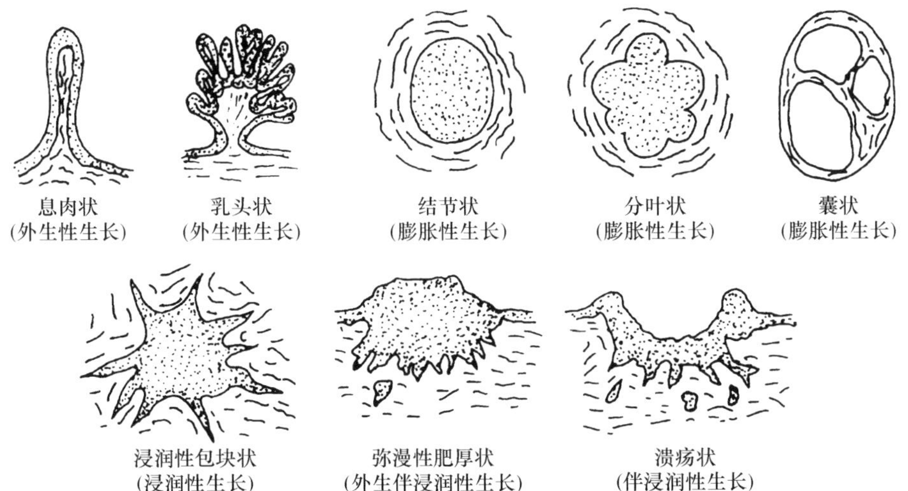

图 23-1　肿瘤的外形和生长方式模式图

形态也多种多样，通常根据肿瘤的实质形态来识别各种肿瘤的组织来源，进行肿瘤的分类、命名和组织学诊断；并根据其分化成熟程度和异型性大小来确定肿瘤的良恶性。

2. 肿瘤的间质　肿瘤的间质成分不具有特异性，起着支持和营养肿瘤实质的作用，一般是由结缔组织和血管组成，有时还可有淋巴管。通常生长快的肿瘤，其间质血管较多而结缔组织较少；生长缓慢的肿瘤，其间质血管则较少。此外，肿瘤间质内往往有或多或少的淋巴细胞等单个核细胞浸润，这是机体对肿瘤组织的免疫反应。

第二节　肿瘤的异型性

肿瘤组织无论在细胞形态和组织结构上，都与其发源的正常组织有不同程度的差异，这种差异称为**异型性**。肿瘤组织异型性的大小反映了肿瘤组织的成熟程度(即分化程度，指肿瘤的实质细胞与其来源的正常细胞和组织在形态与功能上的相似程度)。异型性小者，说明它和正常组织相似，肿瘤组织成熟程度高(分化程度高)；异型性大者，表示瘤组织成熟程度低(分化程度低)。区别这种异型性的大小是诊断肿瘤，确定其良、恶性的主要组织学依据。恶性肿瘤常具有明显的异型性。

一、肿瘤组织结构的异型性

良性肿瘤细胞的异型性不明显，一般都与其发源组织相似。因此，这种肿瘤的诊断有赖于其组织结构的异型性。例如，纤维瘤细胞和正常纤维细胞很相似，只是其排列与正常纤维组织不同，呈编织状。恶性肿瘤的组织结构异型性明显，瘤细胞排列更为紊乱，失去正常的排列结构层次。例如，纤维组织发生的恶性肿瘤——纤维肉瘤，瘤细胞很多，胶原纤维很少，排列很紊乱，与正常纤维组织的结构相差较远；腺上皮发生的恶性肿瘤——腺癌，其腺体的大小和形状十分不规则，排列也较乱，腺上皮细胞排列紧密重叠或呈多层，并可有乳头状增生。

二、肿瘤细胞的异型性

良性肿瘤细胞的异型性小，一般与其发源的正常细胞相似。恶性肿瘤细胞常具有高度的特异性，表现为以下特点：①瘤细胞的多形性：即瘤细胞形态及大小不一致。恶性肿瘤细胞一般比正常细胞大，各个瘤细胞的大小和形态又很不一致，有时出现巨瘤细胞。②核的多形性：即瘤细胞核的大小、形状及染色不一致。细胞核的体积增大(核肥大)，胞核与胞浆的比例比正常增大。核分裂像常增多，特别是出现不对称性、多极性及顿挫性等病理性核分裂像时，对于诊断恶性肿瘤具有重要的意义。③胞浆的改变：由于胞浆内核蛋白体增多，胞浆呈嗜碱性。并可因为瘤细胞产生的异常分泌物或代谢产物而具有不同特点，如激素、黏液、糖原、脂质、角质和色素等。瘤细胞的多形性常为恶性肿瘤的重要特征，在区别良、恶性肿瘤上有重要意义。

三、肿瘤的生长与扩散

局部浸润和远处转移能力是恶性肿瘤细胞特有的性质，并且是恶性肿瘤威胁病人健康与生命的主要原因。

1. 肿瘤的生长速度 各种肿瘤的生长速度有极大的差异，主要决定于肿瘤细胞的分化成熟程度。一般来讲，成熟程度高、分化好的良性肿瘤生长较缓慢(几年甚至几十年)，如果其生长速度突然加快，就要考虑发生恶性转变的可能。成熟程度低、分化差的恶性肿瘤生长较快，短期内即可形成明显的肿块，并且由于血管形成及营养供应相对不足，易发生坏死，出血等继发改变。

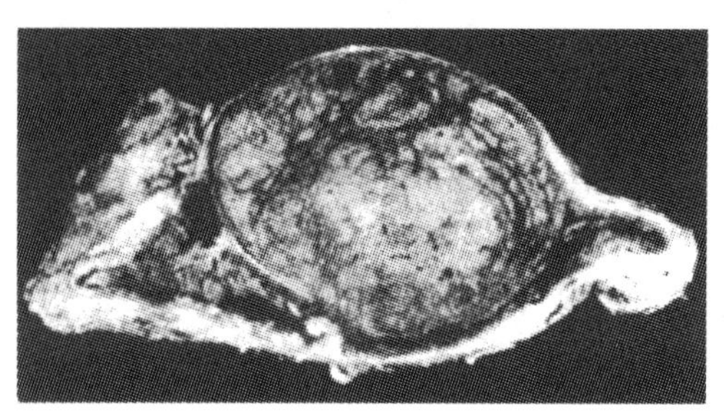

图 23-2 良性肿瘤的膨胀性生长（肾上腺皮质腺瘤）肿瘤呈卵圆形，有包膜，与周围肾上腺组织分界清楚

2. 肿瘤的生长方式

(1) 膨胀性生长：是大多数良性肿瘤所表现的生长方式。由于这种瘤细胞生长缓慢，不侵袭周围正常组织，随着肿瘤体积的逐渐增大，有如逐渐膨胀的气球，向四周组织推挤。因此肿瘤往往呈结节状，周围常有完整的包膜，与周围组织分界清楚(图 23-2)。位于皮下的肿瘤触诊时可以推动，容易手术摘除，摘除后也不易复发。这种生长方式的肿瘤对局部器官、组织的影响主要为挤压或阻塞，一般不破坏器官的结构和功能。

(2) 外生性生长：在体表、体腔表面或管道器官(如消化道、泌尿生殖道等)表面的肿瘤，常向表面生长，形成乳头状、息肉状、蕈状或菜花状突起的肿物，这种生长方式称为外生性生长。良性肿瘤和恶性肿瘤都可呈外生性生长，但恶性肿瘤在外生性生长的同时，其基底部往往也呈浸润性生长，同时，由于其生长迅速，血液供应不足，这种外生性肿物容易发生坏死脱落而形成底部高低不平、边缘隆起的癌性溃疡。

(3) 浸润性生长：为大多数恶性肿瘤的生长方式。瘤细胞分裂增生，侵入周围组织间隙、淋巴管或血管内，如树根长入泥土、浸润并破坏周围组织。此类肿瘤没有包膜，与邻近的正常组织紧密连接在一起而无明显界限。临床触诊时，肿瘤固定不活动。

3. 肿瘤的扩散 具有浸润性生长的恶性肿瘤，不仅可以在原发部位继续生长、蔓延(直接蔓延)，而且还可以通过多种途径扩散至身体其他部位(转移)。

(1) 直接蔓延：随着肿瘤的不断长大，瘤细胞常常连续不断地沿着组织间隙、淋巴管、血管侵入并破坏邻近正常组织或器官，并继续生长，称为直接蔓延。例如，晚期子宫颈癌可蔓延至直肠和膀胱，晚期乳腺癌可穿过胸肌和胸腔甚至达肺。

(2) 转移：瘤细胞从原发部位侵入淋巴管、血管或体腔，被带到其他部位而继续生长，形成与原发瘤同样类型的肿瘤，这个过程称为转移，所形成的肿瘤称为转移瘤或继发瘤。良性肿瘤不转移，只有恶性肿瘤才可能发生转移。常见的转移途径有：

① 淋巴道转移：瘤细胞侵入淋巴管(图 23-3)后，随淋巴流首先到达局部淋巴结。例如，乳腺外上象限发生的乳腺癌首先到达同侧腋窝淋巴结，肺癌首先到达肺门淋巴结。有时，有转移的淋巴结由于瘤组织侵出被膜而互相融合成团块。局部淋巴结发生转移后，可继续转移至下一站的其他淋巴结，最后可经胸导管进入血流再继发血道转移。

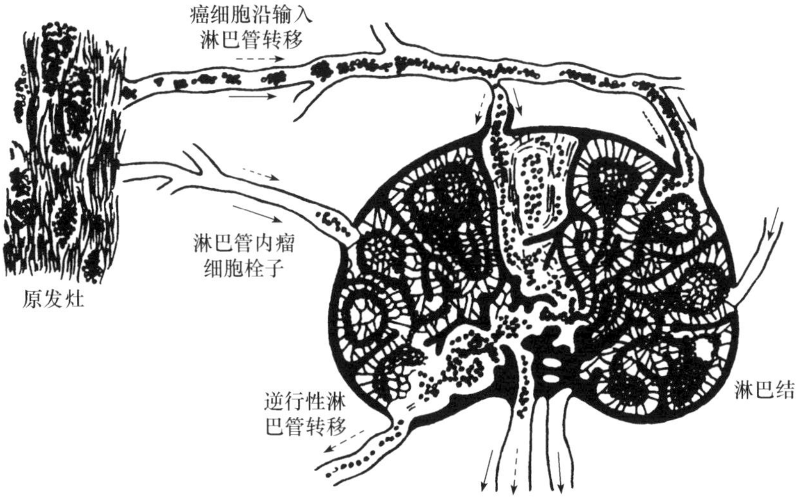

癌细胞沿输入淋巴管转移

淋巴管内瘤细胞栓子

原发灶

逆行性淋巴管转移

淋巴结

经输出淋巴管转移到淋巴管主干及血流

图 23-3 瘤的淋巴道转移模式图

—→淋巴流向 ------→瘤细胞流向

② 血道转移:瘤细胞侵入血管后,可随血流到达远隔器官继续生长,形成转移瘤。如图 23-4 所示,肺的切面上可见多数大小不等的圆形癌结节,边界清楚,脉壁较厚,同时管内压力较高,故瘤细胞多经小静脉入血,少数亦可经过淋巴管入血。血道转移的运行途径与血栓栓塞过程相同。

血道转移虽然可见于许多器官,但最常见的是肺,其次是肝。故临床上判断有无血道转移,以确定患者的临床分期和治疗方案时,做肺部的 X 射线检查及肝的超声等影像学探查是非常必要的。转移瘤在形态上的特点是边界清楚并常为多个散在分布的结节,且多接近器官的表面(图 23-4)。位于器官表面的转移瘤,由于瘤结节中央出血、坏死而下陷,可形成"癌脐"。

③ 种植性转移:体腔内器官的肿瘤蔓延至器官表面时,瘤细胞可以脱落并像播种一样,形成多数的转移瘤,这种转移方式称为种植性转移或播种。种植性转移常见于腹腔器官的癌瘤,如胃癌破坏胃壁侵及浆膜后,可种植到大网膜、腹膜、腹腔内器官表面甚至卵巢等处;肺癌也常在胸腔内形成广泛的种植性转移;脑部的恶性肿瘤,如小脑的髓母细胞瘤亦可经脑脊液转移到脑的其他部位或脊髓,形成种植性转移。

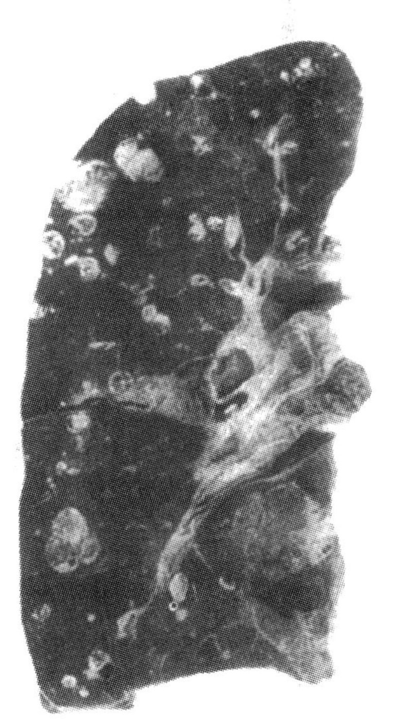

图 23-4 肺内的血道转移癌

第三节 肿瘤对机体的影响

1. 良性肿瘤 因其分化较成熟,生长缓慢,停留于局部,不浸润、不转移,故一般对机体的影响相对较小，主要表现为局部压迫和阻塞症状。其影响的发生主要与其发生部位和继发变化有关，如体表良性瘤除少数可发生的局部症状外，一般对机体无明显影响；但若发生在腔道或重要器官，也可引起较为严重的后果，如消化道良性肿瘤（如突入肠腔的平滑肌瘤），有时引起肠梗阻或肠套叠；颅内的良性瘤（如脑膜瘤、星形胶质细胞瘤）可压迫脑组织、阻塞脑室系统而引起颅内压升高和相应的神经系统症状。良性肿瘤有时可发生继发性改变，亦可对机体带来不同程度的影响，如肠的腺瘤性息肉、膀胱的乳头状瘤等表面可发生溃疡而引起出血和感染。此外，内分泌腺的良性肿瘤则常因能引起某种激素分泌过多而产生全身性影响，如垂体前叶的嗜酸性腺瘤可引起巨人症或肢端肥大症；胰岛细胞瘤分泌过多的胰岛素，可引起阵发性血糖过低等。

2. 恶性肿瘤 恶性肿瘤由于分化不成熟、生长较快，浸润破坏器官的结构和功能，并可发生转移，因而对机体的影响严重。恶性肿瘤除可引起与上述良性瘤相似的局部压迫和阻塞症状外，发生于消化道者更易并发溃疡、出血，甚至穿孔，导致腹膜炎，后果更为严重。有时肿瘤产物因合并感染可引起发热，肿瘤浸润、压迫局部神经还可引起顽固性疼痛等症状。恶性肿瘤的晚期患者，往往发生恶病质，可致患者死亡。

3. 良性肿瘤与恶性肿瘤的区别 良性肿瘤与恶性肿瘤间有时并无绝对界限，有些肿瘤其表现可以介于两者之间，称为交界性肿瘤（如卵巢交界性浆液性乳头状囊腺瘤和黏液性囊腺瘤），此类肿瘤有恶变倾向，在一定的条件下可逐渐向恶性发展（表 23-1）。

表 23-1 良性肿瘤与恶性肿瘤的区别

	良性肿瘤	恶性肿瘤
组织分化程度	分化好，异型性小，与原有组织的形态相似	分化不好，异型性大，与原有组织的形态差别大
核分裂像	无或稀少，不见病理核分裂像	多见，并可见病理核分裂像
生长速度	缓慢	较快
生长方式	膨胀性和外生性生长，前者常有包膜形成，与周围组织一般分界清楚，故通常可推动	浸润性和外生性生长，前者无包膜，一般与周围组织分界不清楚，通常不能推动，后者常伴有浸润性生长
继发改变	很少发生坏死、出血	常发生出血、坏死、溃疡形成等
转移	不转移	常有转移
复发	手术后很少复发	手术等治疗后较多复发
对机体影响	较小，主要为局部压迫或阻塞作用。如发生在重要器官也可引起严重后果	较大，除压迫、阻塞外，还可以破坏原发处和转移处的组织，引起坏死、出血、合并感染，甚至造成恶病质

在恶性肿瘤中，其恶性程度亦各不相同，有的较早发生转移，如鼻咽癌；有的转移晚，如子宫体腺癌；有的则很少发生转移。此外，肿瘤的良恶性也并非一成不变，有些良性肿瘤如不及时治疗，有时可转变为恶性肿瘤，称为恶性变，如结肠腺瘤性息肉可恶变为腺癌。而个别的恶性肿瘤如黑色素瘤，有时由于机体免疫力加强等原因，可以停止生长甚至完全自然消退。又如，见于少年儿童的神经母细胞瘤的瘤细胞有时能发育成为成熟的神经细胞，有时甚至转移灶的瘤细胞也能继续分化成熟，使肿瘤停止生长而自愈。当然，这些情况毕竟罕见，绝大多数恶性肿瘤能否逆转为良性，是目前肿瘤研究的重要课题之一。

4. 癌前疾病及癌前病变、非典型性增生及原位癌

（1）癌前疾病及癌前病变：

① 黏膜白斑：常发生在食管、口腔、子宫颈及外阴等处黏膜。主要病理改变是黏膜的鳞状上皮过度增生和过度角化，并出现一定的异型性，肉眼观呈白色斑块，故称白斑，如长期不愈就有可能转

变为鳞状细胞癌。

② 慢性子宫宫颈炎伴宫颈糜烂：是妇女常见的疾患。在慢性宫颈炎的基础上子宫颈阴道部的鳞状上皮被来自子宫颈管内膜的单层柱状上皮所取代，使该处呈粉红色或鲜红色，好像发生了黏膜上皮的缺损，称为子宫颈糜烂。随后，局部又可被再生的鳞状上皮所替代，称为糜烂愈复。如果上述过程反复进行，则少数病例可变为子宫颈鳞状细胞癌。

③ 纤维囊性乳腺病：本病由内分泌失调引起，常见于 40 岁左右的妇女。主要表现为乳腺小叶导管和腺泡上皮细胞的增生、大汗腺化生及导管囊性扩张，间质纤维组织也有增生，伴有导管内乳头状增生者较易发生癌变。

④ 结肠、直肠的腺瘤性息肉：较为常见，可以单发或多发，均可发生癌变，多发性者常有家族史，更易发生癌变。

⑤慢性萎缩性胃炎及胃溃疡：慢性萎缩性胃炎时，胃黏膜腺体可有肠上皮化生，这种肠上皮化生与胃癌的发生有一定关系，如久治不愈可发生癌变。

⑥ 慢性溃疡性结肠炎：在溃疡反复和黏膜增生的基础上可发生结肠腺癌。

⑦ 皮肤慢性溃疡：经久不愈的皮肤溃疡和瘘管，特别是小腿的慢性溃疡，由于长期慢性刺激，表皮鳞状上皮增生，有的可发生癌变。

但需指出，癌的形成往往经历一个漫长的、逐渐演进的过程，平均为 15～20 年，而且并非所有癌前疾病和病变都必然转变为癌，这还取决于很多因素。同时，也并非所有的癌目前都已发现明确的癌前疾病，这方面的研究在肿瘤的预防上具有重要意义。

(2) 非典型性增生：指上皮细胞异乎常态的增生，表现为增生的细胞大小不一，形态多样，核大而浓染，核浆比例增大，核分裂可增多但多呈正常核分裂像，细胞排列较乱，极向消失。可发生于皮肤或黏膜表面的被覆上皮，也可发生于腺体上皮。根据其异型性程度和(或)累及范围可分为轻、中、重三级。轻度和中度的非典型性增生(只累及上皮下部的 1/3～2/3 处)，在病因消除后可恢复正常，而重度非典型性增生则累及上皮全层并很难逆转，常转变为癌。

(3) 原位癌：一般指黏膜上皮或皮肤表皮层内的非典型增生(重度)累及上皮的全层，但尚未侵破基底膜向下浸润生长者，如子宫颈、食管及皮肤的原位癌。此外，当乳腺小叶腺泡发生癌变而尚未浸润至小叶外者，亦可称为小叶原位癌。原位癌是一种早期癌，因而早期发现和积极治疗，可防止其发展为浸润性癌，从而提高癌瘤的治愈率。

第四节　常见肿瘤举例

一、肺癌

原发性支气管癌简称肺癌，是指原发于支气管黏膜和肺泡的肿瘤，是最常见的恶性肿瘤之一。自 1978 年以来，肺癌已跃居各种恶性肿瘤死亡率的首位，我国肺癌的死亡率为 4.97/10 万，男女之比为 2.13∶1。本病发病随年龄增长而增加，发病年龄高峰在 60～79 岁之间。本病死亡率极高，虽经各种治疗，平均 5 年生存率不到 10%。

【病因】 ①已经公认吸烟是肺癌的重要危险因素。②空气污染包括室内小环境和室外大环境污染。③已确认的致人类肺癌的职业因素包括石棉、无机砷化合物、二氯甲醚、铬及某些化合物、镍冶炼、芥子气、氯乙烯、煤烟、焦油和石油中的多环芳烃、烟草的加热产物等。④电离辐射。⑤摄取食物中维生素 A 含量少或血清维生素 A 含量低时，患肺癌的危险性增加。⑥病毒的感染、真菌毒素(黄霉曲菌)、结核的瘢痕、机体免疫功能的低下、内分泌失调以及家族遗传等因素对肺癌的发生可能也起一定的综合作用。⑦遗传因素：许多基因与肺癌的易感性有关。

【主要临床表现】 ①由原发肿瘤引起的症状：咳嗽、咯血、喘鸣、气急、发热。②肿瘤局部扩张引起的症状：胸痛、呼吸困难、吞咽困难、癌肿压迫喉返神经时出现声哑；压迫上腔静脉时，静脉回流受阻，头面部和上半身可有浮肿。部分肺癌病人还可出现杆状指、趾，四肢关节疼痛和男性乳房增大等症状。

【主要诊断依据】 ①胸部拍片检查可发现胸部肿块。CT检查不仅确定肺癌的部位、大小，而且可以了解有无纵隔淋巴结转移，是否侵及胸膜。②痰液脱落癌细胞检查：阳性率可高达80%。③支气管镜检查：可直接观察到肺癌生长的位置、形态，或取活检。

【治疗原则】 ①化学药物疗法：小细胞性肺癌对化疗敏感性高，对已有转移的肺癌的治疗应以化疗为主，手术和放疗为辅。②手术疗法：早期肺癌手术后5年生存率可提高到65%～80%。③放射治疗：放疗与手术、放疗与药物治疗的综合疗法。

【预防】 对45岁以上的重度吸烟者最好戒烟；对肺癌高发工矿的工人，定期做X射线和痰液脱落细胞检查；及时治愈肺部良性病变，如炎症、结核等；多食具有防癌抗癌作用的食物，吸烟者尤应多食用含胡萝卜素的食物，如胡萝卜、香菜、芥菜、南瓜、卷心菜、杏、枇杷等。

二、胃癌

胃癌是最常见的恶性肿瘤之一，其发病率占所有恶性肿瘤的第一位，病人约占全部肿瘤的1/3。胃癌的发生与常吃咸鱼、咸肉、咸菜、油炸或烟熏火烤的食物、暴饮暴食、吸烟、酗酒等有关，另外，与萎缩性胃炎、胃溃疡、胃息肉及遗传因素也有关系。发病多在中年以后，以45～65岁为高峰，男性多于女性。

【主要临床表现】 胃癌的早期症状常不典型，只有胃纳不好，上腹饱胀等，并常和溃疡病相似，但症状缺少周期性和节律性，对药物的治疗反应也较差，在贲门或幽门处的癌较早出现梗阻的症状，如吞咽困难或呕吐等；在小弯处的可能只有体重减轻、贫血等现象。出现顽固性疼痛或腹部肿块，表示病情已属晚期。胃癌可不断地发展而破坏正常组织，引起出血或穿孔。患者常可有原因不明的全身症状，如疲倦、乏力、消瘦、不明原因的黑便等。

【主要诊断依据】 ①纤维胃镜检查：对胃癌早期发现和诊断有重要意义。②胃黏膜活组织检查：对早期胃癌能确诊。③X射线钡餐检查：在胃癌诊断中占有重要地位。

【治疗原则】 ①手术治疗：早期胃癌根治手术5年生存率可达90%～100%，一般为胃大部切除术。②化学抗癌药物：为辅助治疗。③放射治疗：胃癌多为腺癌，放射敏感性差，故一般很少采用，但与手术配合，可提高5年生存率。

【预防】 戒烟，不酗酒。少吃腌、熏、烧烤和油煎炸的食品，不吃霉烂变质的食物。多吃乳制品、豆制品、新鲜蔬菜、水果，这些食物中含有丰富的维生素C和维生素A类物质，具有一定的防癌作用。此外，多饮茶水，多吃大蒜对胃癌也有一定的预防作用。积极治疗胃溃疡、慢性萎缩性胃炎、胃息肉等疾病。有条件的胃癌高发区，可定期进行防癌普查。发现癌前病变及时治疗。

三、原发性肝癌

原发性肝癌为肝细胞或肝内小胆管上皮细胞恶变形成的癌，通常简称为肝癌。由身体其他器官或组织的癌转移到肝脏的则称为转移性肝癌或继发性肝癌。原发性肝癌是我国常见的恶性肿瘤之一，东南沿海一带发病率尤高，多见于40～50岁之男性，原因不明，据研究认为可能与乙型肝炎病毒感染及与摄入黄曲霉毒素有关。

【主要临床表现】 早期缺乏特异性症状，晚期多有全身症状，患者突然感到全身倦怠乏力，容易疲劳，难以恢复。常持续低热，发烧一般在37.5～38℃，少数达39℃；体重下降，或伴发黄疸，上腹饱胀，食欲减退，恶心，呕吐。右上腹或中上腹刺痛，且疼痛逐渐加剧。临床以肝肿块为主诉者占

40%～60%，检查发现肝肿块者达80%～100%。肝肿块体积较大，隆起于肝脏，表面凸凹不平，质地坚硬，伴有疼痛或压痛。多因呕血、便血、腹内出血及肝昏迷等原因而死亡。

【主要诊断依据】 ①X射线检查：选择性肝动脉造影是最敏感的检查方法，对原发性肝癌直径在0.5cm以上，可以获得显示。②超声和CT显像：可显示2cm以上的肿瘤。③磁共振成像（MRI）检查：优于CT检查。④甲胎蛋白：明显升高应高度怀疑为肝细胞癌。

【治疗原则】 ①手术治疗仅适用于早期，肿瘤尚较局限的病例。②放射治疗、肝动脉插管灌注化疗、中药治疗、免疫治疗等亦有一定的疗效。③肝移植。

【预防】 ①搞好乙型肝炎的预防和治疗工作。②不吃霉烂变质食物；不吃或尽量少吃酸菜、香肠、火腿。③戒烟、不酗酒。④经常食用具有防癌抗癌作用的食物。如十字花科的卷心菜、菜花、萝卜、荠菜等能对抗黄曲霉毒素和抑制甲胎蛋白上升。

四、结、直肠癌

结、直肠癌（大肠癌）是常见的恶性肿瘤，其发病率在我国位于恶性肿瘤第三位，并且直肠癌比结肠癌发病率高，青年人（<30岁）比例较高，约占15%。其发病原因可能与饮食结构、结肠慢性炎症、遗传因素、癌前病变（结肠腺瘤）等因素有关。

【主要临床表现】 结、直肠癌早期常无特殊症状，肿瘤生长到一定程度，出现肠腔狭窄、癌肿溃破以及感染等症状。依肿瘤生长部位不同，临床表现各有不同：右侧结肠癌以全身症状为主，如贫血、腹痛、腹部肿块为主要表现；左侧结肠癌以腹部局部症状为主，如肠梗阻、便秘、腹泻、腹痛、便血等；直肠癌则有直肠刺激症状、便血、大便变细、里急后重、肛门疼痛等。

【主要诊断依据】 ①大便隐血检查，作为初筛手段。②血清CEA检测，对早期诊断意义不大，主要用于监测复发。③直肠指检，是诊断直肠癌最重要的方法。④内镜检查，一般主张做全结肠镜检查，同时能取活检，是最基本的检查手段。钡剂灌肠亦可作为检查方法。⑤影像学检查，如腔内超声可探测癌肿浸润肠壁的深度及有无侵犯临近脏器；CT和MRI可了解直肠和盆腔内扩散情况及淋巴结转移情况。

【治疗原则】 ①手术切除仍然是治疗结、直肠癌的主要方法，其根治性手术5年生存率可达60%～90%以上。②化疗：可分为术前、术中、术后化疗。③放疗：主要针对直肠癌而言，其中术前放疗可以提高手术切除率，目前常用“三明治”疗法，即手术前后外照射。④其他治疗：如免疫治疗、中药治疗、导向治疗、基因治疗等。

【预防】 合理调配饮食，限制饱和脂肪酸的摄入，多吃新鲜蔬菜和水果等富含纤维素的食物，适当补充维生素A、B_{12}、C、D、E和叶酸；积极防治癌前病变，对有肠息肉，尤其是肠息肉家族遗传性患者，需及早予以切除；大力防治血吸虫病及血吸虫肉芽肿；对有癌瘤遗传易感性和癌瘤家族史的人群应定期行癌前普查；近期有进行性消瘦及大便习惯改变者，也应及早行有关检查，以期尽早发现；对早期肠癌手术后或放疗后患者，应定期复查，有条件者应长期坚持给予扶正抗癌中药巩固治疗，预防复发。

五、乳腺癌

乳腺癌是发生在乳腺组织的恶性肿瘤，是妇女最常见的癌肿之一。1999年上海市女性的乳腺癌发病率已经达到了10万分之52.98，在女性的各种肿瘤中跃居首位。乳腺癌发病与月经、婚姻、孕产、哺乳、体型、饮食习惯、乳房外伤、乳腺良性疾病、乳腺癌家族史及经济生活水平等因素有关。大多数发生于40～60岁之间绝经期前后的妇女。

【主要临床表现】 ①乳房肿块：多无疼痛，约1/3患者伴有不同程度的隐痛或刺痛。特别是位于乳房外上方的肿块，更应警惕。乳腺癌患者大约有95%以上的有肿块出现。②皮肤改变：乳房皮

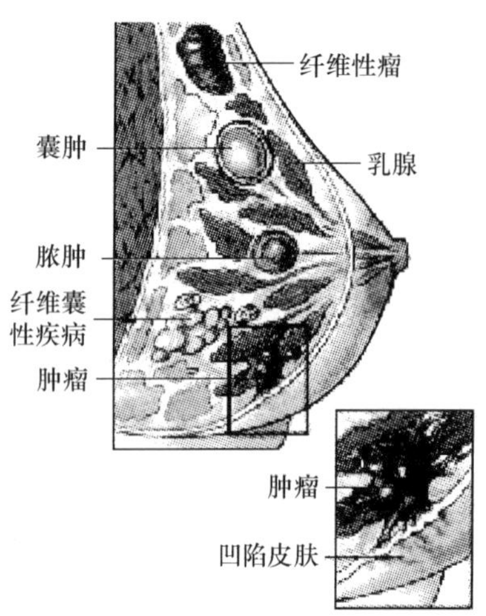

图 23-5 乳腺常见疾病示意图

肤出现凹陷,类似“酒窝”,或局部皮肤变得粗糙,呈“橘皮样”改变(图 23-5)。乳头可出现回缩、糜烂、溢液。③淋巴结肿大。

【主要诊断依据】 ①超声波检查:此检查具有无损伤、对囊实性肿块诊断符合率达 90%以上。②乳腺 X 射线检查:可靠率在 90%以上。③穿刺细胞学检查:诊断准确率在 82%~97%。④乳头溢液涂片细胞学检查:此检查为发现早期乳腺癌的重要线索之一。⑤活体组织检查:这是最后确定诊断的重要手段。

【治疗原则】 治疗乳腺癌的方法很多,包括手术、放射、激素、抗癌化疗、高强度聚焦超声(SAFU)和中草药等,但目前疗效最满意、最可靠的方法仍是早期手术,其他方法只能作为辅助措施或乳房癌晚期不能手术时采用。

【预防】 乳腺癌的高危人群应做定期检查。高危人群包括:①初潮小于 12 岁者。②绝经大于 50 岁者。③大于 30 岁生育或未生育者。④患过乳腺良性肿瘤,并做过手术者。⑤家庭成员有人患乳腺癌者。⑥有烟酒嗜好的妇女。另外,提倡母乳喂养,避免过多地摄入脂肪,戒烟限酒,经常食用具有防癌抗癌作用的食物,特别是海藻类食物;增加体育健美锻炼,保持体型健美,避免肥胖。

六、宫颈癌

宫颈癌是女性生殖器恶性肿瘤中最常见的一种。多见于中年以上妇女,20 岁以下罕见。病因尚不清楚,但早婚、早育、多产、多次结婚及性生活紊乱的妇女发病率较高。因此,宫颈糜烂与裂伤很可能诱发宫颈癌。近年发现单纯疱疹病毒Ⅱ型、人乳头瘤病毒、人巨细胞病毒与宫颈癌发病有一定的关系。宫颈癌初期,病变局限于上皮层内,称“原位癌”。癌细胞穿透上皮的基底膜向深处发展,即成“浸润癌”。

【主要临床表现】 宫颈原位癌一般无症状。浸润癌早期亦可无症状,或有接触性出血(性交后、检查后),或绝经后间断性出血或血性白带。晚期浸润癌症状明显,主要为不规则出血、阴道分泌物增多,呈脓性或米泔水样而且恶臭、小腹及腰腿骶部疼痛。癌肿如压迫或侵犯膀胱可有尿频、排尿困难,甚至形成膀胱阴道瘘;侵犯直肠可有腹泻、里急后重,甚至形成直肠阴道瘘。由于贫血及感染,患者消瘦、发热、出现恶病质。

【主要诊断依据】 ①宫颈外口刮片细胞学检查:对发现癌前期病变及防癌具有重要意义。②宫颈和颈管活组织检查:是确诊宫颈癌不可缺少的方法。

【治疗原则】 宫颈原位癌只需进行子宫全切术即可彻底解决。Ⅰ期、Ⅱ期早期浸润癌需扩大手术范围(行子宫根治术和盆腔淋巴清除术)或与放射治疗并用。浸润癌发展至晚期,手术根治可能性小,以放射治疗为主,亦可用抗癌中西药物。

【预防】 ①提倡晚婚和少育、注意性生活卫生、新法接生与产后及时修补子宫颈裂伤、积极治疗子宫颈炎,可降低子宫颈癌的发病。②30 岁以后,每年进行 1~2 次防癌检查,重视接触性出血、异常白带等均有利于早期发现、早期诊断及早期治疗宫颈癌。③积极预防与治疗子宫颈疾病,如子宫颈糜烂和慢性子宫颈炎。④注射人类乳头状瘤病毒(human papilloma virus)疫苗,预防宫颈癌。

(张华屏 钟 鸣 王莲芸)

【思考题】

1. 试述良性肿瘤与恶性肿瘤的区别。
2. 常见的癌前疾病及病变有哪几种?
3. 肺癌的主要临床表现有哪些?
4. 试述胃癌的主要临床表现。
5. 如何预防肝癌的发生?
6. 结、直肠癌的临床表现是什么?
7. 乳腺癌的皮肤表现是什么?
8. 宫颈癌的预防措施包括哪些内容?

第二十四章　中医中药学基本概念

中医学有其独特的理论体系，在医疗技术方面，除了药物治疗外，尚有针灸、气功、推拿、耳针等特殊疗法，是世界传统医学中最完善的一种医学。

第一节　中医学的基本特点

中医学认为人体是以脏腑经络为核心的有机整体，各脏腑组织之间是互相联系、互相影响、互相促进的；人体与自然界是密切相关的，是对立统一的整体。

一、整体观念

整体观念就是强调在观察分析和研究处理问题时，需注重事物本身所存在的统一性、完整性和联系性。这一观念始终贯穿在中医学对生理、病理、诊法、辨证、治疗等各个方面的理性认识中。

1. 人是一个有机的整体　人体的各个部分是有机联系的，这种联系是以五脏为中心，通过经络的沟通和联系，将人体各脏腑、孔窍以及皮毛、筋肉、骨骼等组织紧密地联结成一个统一的整体。如心合小肠，主血脉，开窍于舌；肺合大肠，主气，开窍于鼻；脾合胃，主肌肉、四肢，开窍于口；肝合胆，主筋，开窍于目；肾合膀胱，主骨，开窍于耳等。这种整体性，表现在生理、病理以及诊断治疗等方面，临床上就是根据这种联系和影响来指导辨证论治。

2. 人与外界环境的统一性　人与外界环境具有物质统一性，外界环境提供了人类赖以生存的必要条件，即中医所谓"人与天地相应"。人生活在大自然中，昼夜阴阳的消长，一年四季的气候变化，不同地域的地理环境、居住条件、生活习惯等，都直接影响人的生理活动。在一般情况下，人能适应自然界有规律的变化。《灵枢・五癃津液别》说："天暑衣厚则腠理开，故汗出……；天寒则腠理闭，气湿不行，水下留于膀胱，则为溺与气。"所以一旦气候环境条件的变化，超过人体的适应能力，或者由于人体的调节机能失常，不能对外界变化作出适应性反应时，就会发生疾病。

二、辨证论治

运用望、闻、问、切的诊断方法，收集病人的症状、体征以及病史有关情况，进行分析、综合、辨明病理变化的性质和部位，判断为何种性质的"证候"，这个过程就是"辨证"。"论治"就是在辨证基础上，根据正邪情况而确立的治疗法则。因此，辨证是治疗的前提和依据；论治是治疗疾病的手段和方法，亦为辨证的目的，又是对辨证正确与否的检验。

"证"与"症"的概念不同。"症"是症状，如头痛、恶寒、咳嗽、胸痛等；"证"是证候，是疾病发展过程中某一阶段的各种症状的概括，包括病变部位、原因和性质，以及致病因素与抗病能力相互斗争情况等，它深刻、全面、正确地反映了疾病的本质。

辨证论治不同于"对症治疗"，以及现代医学所说的"辨病治疗"。疾病的不同阶段可出现不同的证候，不同的疾病，也可在其发展过程中出现同样的证候。因此同一疾病的不同证候和治疗方法有异，如水肿（肾炎）患者，初期发热、恶寒、浮肿、小便不利等为"风水证"，治宜宣肺发汗，利水退肿；后期见腰酸、肢冷、畏寒、面白、浮肿等为"肾阳虚衰证"，治当温肾扶阳。不同的疾病只要证候相同，便可以采用相同的治法，如脱肛、胃下垂、子宫脱垂等病，均属中气下陷所致，皆可用益气升阳的方法治疗，这就是中医学常说的“同病异治”、“异病同治”。

第二节　阴阳五行学说

阴阳五行学说是我国古代朴素的辨证唯物的哲学思想。因此，古代医学家借用阴阳五行学说来解释人体生理、病理的各种现象，并用以指导总结医学知识和临床经验，这就逐渐形成了以阴阳五行学说为基础的祖国医学理论体系。

一、阴阳学说

1. 阴阳学说的基本概念　阴阳学说认为，宇宙间任何事物都具有既对立又统一的阴阳两个方面，经常不断地运动和相互作用，这种运动和相互作用，是一切事物运动变化的根源。古人把这种不断运动变化，叫做“生化不息”。《素问·阴阳应象大论》说：“阴阳者天地之道也，万物之纲纪，变化之父母，生杀之本始，神明之府也，治病必求于本。”阐明了宇宙间一切事物的生长、发展和消亡，都是事物阴阳两个方面不断运动和相互作用的结果。因而，阴阳学说也就成为认识和掌握自然界规律的一种思想方法。医学属于自然科学范围，认为人体生理活动、疾病的发生发展，也超越不出阴阳这个道理。因此，我们想要掌握疾病的发展过程，探求疾病的本质，从而获得满意疗效，就必须探求人体的阴阳变化情况。阴阳的含义及普遍性：许多古代思想家认为，宇宙间一切事物都是由互相对立又互相依存的两个方面构成的(表 24-1，表 24-2)。这两个方面就称为阴阳。

表 24-1　事物的阴阳属性举例

阳	天	昼	春夏	热	光亮	活动	上升	向外	兴奋	亢进	功能
阴	地	夜	秋冬	冷	晦暗	沉静	下降	向内	抑制	衰退	物质

表 24-2　人体的阴阳属性举例

	组织						辨证		脉象				四气		五味
阳	表	背	肌肤	六腑	气	卫	实证	热证	浮	数	洪	滑	升	浮	辛甘
阴	里	腹	内脏	五脏	血	营	虚证	寒证	沉	迟	细	涩	降	沉	酸苦咸

2. 阴阳变化的规律　阴和阳之间，并不是孤立和静止不变的，而是存在着相互对立、依存、消长、转化的关系。

(1) 阴阳的对立：阴阳是说明事物的两种属性，是代表矛盾对立、统一的两个方面。是自然界相互联系的事物和现象对立双方的概括。如天为阳、地为阴；白天为阳、黑夜为阴；上为阳、下为阴；热为阳、寒为阴等。诸如此类，说明了不论任何事物，都是对立存在于宇宙间的，但是，事物的阴阳属性不是绝对的，而是相对的，必须根据互相比较的条件而定。就人体而言，体表为阳，内脏为阴；就内脏而言，六腑属阳，五脏为阴；就五脏而言，心肺在上属阳，肝肾在下属阴；就肾而言，肾所藏之“精”为阴，肾的“命门之火”属阳。由此可见，事物的阴阳属性是相对的。

(2) 阴阳的互根：古代医学家称为“阴阳互根”。中医学有“阳根于阴，阴根于阳”，“孤阴不生，独阳不长”和“无阳则阴无以生，无阴则阳无以化”等论点。以自然界来说，上为阳、下为阴；外为阳、内为阴；白天为阳、黑夜为阴。如果没有上、外、白天，也就无法说明下、内、黑夜。以人体生理来说，机能活动属阳，营养物质(津液、精血等)属阴。各种营养物质是机能活动的物质基础，有了足够的营养物质，机能活动就表现得旺盛；从另一方面来说，营养物质的来源，又是依靠内脏的功能活动而吸取的。阴阳是相互依傍、存亡与共的，如果没有阴，也就谈不上有阳。如果单独的有阴无阳，或者有阳无阴，则势必如《内经》所说："孤阳不生，独阴不长"，则一切都归于静止寂灭了。

（3）阴阳的消长：指阴阳双方在对立互根的基础上是在永恒地运动变化着，不断出现"阴消阳长"与"阳消阴长"的现象，这是一切事物运动发展和变化的过程。例如：四季气候变化，从冬至春至夏，由寒逐渐变热，是一个"阴消阳长"的过程；由夏至秋至冬，由热逐渐变寒，又是一个"阳消阴长"的过程。由于四季气候阴阳消长，所以才有寒热温凉的变化，万物才能生长收藏；如果气候失去了常度，出现了反常变化，就会产生灾害。临床上常常以阴阳偏盛偏衰（即阴阳消长）来说明临床的不同证候。例如，寒属阴，阴盛则见寒证，如受冷后出现的胃寒腹痛、腹泻等；热属阳，阳盛则见热证，如一般的急性肺炎，有高热口渴、皮肤红等急性热病症状。有些虚弱的病症，其发病机制不是因为阴或阳的偏盛，而是因为偏虚。如果某脏腑的阴偏虚，称为"阴虚"，此为阴消，"阳"相对突出，因为热属阳，故阴虚见热证，这种现象称为"虚热"。如果某脏腑的阳偏虚，此为阳消，称为"阳虚"，此时"阴"相对突出，因寒属阴，故阳虚见寒证，这种现象称为"虚寒"。

在正常情况下，阴阳常处于相对平衡的状态，如果"消长"关系超出一定的限制，不能保持相对的平衡时，便将出现阴阳某一方面的偏盛偏衰，导致疾病的发生。

（4）阴阳的转化：指同一体的阴阳，在一定的条件下，当其发展到一定的阶段，其双方可以各自向其相反方面转化，阴可以转为阳，阳可以转为阴，称之为"阴阳转化"。如果说"阴阳消长"是一个量变过程的话，则转化便是一个质变的过程。《素问》所谓"重阴必阳，重阳必阴"、"寒极生热"、"热极生寒"。寒"极"时，便有可能向热的方向转化，热"极"时，便有可能向寒的方向转化。如某些急性热病，由于邪热极重，大量耗伤机体正气，在持续高热的情况下，可以突然出现体温下降，四肢厥冷，脉微欲绝等一派阴寒危象，这种病症变化，即属由阳转阴；若抢救及时，处理得当，使正气恢复，四肢转温，色脉转和，阳气恢复，为由阴转阳，病情好转。此外，临床上常见的各种由实转虚、由虚转实、由表入里、由里出表等病证变化，也是阴阳转化的例证。

3. 阴阳学说在医学中的应用

（1）阴阳与人体解剖部位的关系：根据上为阳，下为阴；外为阳、内为阴，背为阳、腹为阴的规律，则人之头在上为阳，足在下为阴；皮毛在外为阳，脏腑在内为阴。

（2）阴阳与人体生理的关系：人体的健康与否，决定于阴阳是否调和，如《内经》所说："阴平阳秘，精神乃治。"人体摄取饮食后，经过脾、胃的腐熟运化，将营养物质运送至全身各处，使肉体增长强壮、使生命活动力旺盛。食物消化后有形的废料，由前后二阴排出。人体之阴阳若是保持在平衡的情况下，人体就健康。

（3）阴阳与人体病理的关系：人体阴阳失去平衡后，就会表现出各种症状来，古人对症状的分类，也是用阴阳来代表和说明的。阳证，一般表现的症状是：发热、口渴、脉数（快）等，这类症状，古人又称为热（即阳）证。阴证，一般表现的症状是：不发热、口不渴、手足冷、脉迟（慢）等，这类症状，古人又称为寒（即阴）证。这就是《内经》所说的："阳胜则热，阴胜则寒。"

另阴阳偏衰，是指阴或阳低于正常水平的失调，其一方低于正常水平，而另一方保持正常水平，或双方都不同程度地低于正常水平，故出现虚证。阴不足，阳正常则阴虚生内热；阳不足，阴正常则阳虚生外寒；阴阳双方都不同程度地不足，则虚寒、虚热并见或阴阳两虚。这就是"内经"所说的"阴虚生内热，阳虚生外寒"、"阴阳两虚"。

（4）阴阳在诊断上的应用：阴阳是诊断的总纲。疾病虽然很多，但其属性不外阴阳两类，如从疾病发展部位来看：表证（阳），里证（阴）。从疾病性质来看：热证（阳），寒证（阴）。从疾病发展趋势来看：实证（阳），虚证（阴）。总之，阴阳可以概括疾病的属性。

（5）阴阳在治疗上的应用：中药种类甚多，但就其性能不外阴阳两类，从药性来看有寒、热、温、凉，温热属阳，寒凉属阴。从治疗上总原则是"调整阴阳，以平为期"，这就是治疗的基本出发点。针对阴阳盛衰，采取补其不足，泻其有余，使阴阳偏盛偏衰的异常现象得到纠正，恢复其相对平衡状态。中医常用"寒者热之，热者寒之，实者泻之，虚者补之"的治疗原则，促使失调的阴阳重新恢复到相对的平衡。临床上借药性之偏，来纠正人体阴阳之偏，使达到“阴平阳秘，精神乃治”。临床具体用法：①阳虚和阴盛则寒，治法：寒者热之(用热药)。②阴虚和阳盛则热，治法：热者寒之(用寒药)。③正气不足，治法：虚者补之。④邪气偏盛，治法：实者泻之。⑤阴不足、阳偏亢，治法：滋阴潜阳。⑥阴阳两者均不足，治法：滋阴助阳(阴阳双补)。

二、五行学说

1. 五行学说的概念 五行学说同“阴阳学说”一样，也是一种哲学概念，是一种认识和分析事物的思想方法。“五行”，就是指自然界中“木、火、土、金、水”这五类物质的运动。“五行学说”是指这五类物质的运动变化，以及它们之间的相互关系，以相生、相克作为解释事物之间相互关联及运动变化规律的说理工具。

在祖国医学中，首先以归类的方法，说明人体各部位之间，与外在环境之间的相互关系，其次是在五行归类的基础上，以五脏为中心，以五行的相生、相克关系，说明人体各部分之间生理过程中的关系。在病理情况下，也以这种关系分析判断病情(表 24-3)。

表 24-3 自然界与人体五行归类示例

自然界				五行	人体				
五味	五色	五气	五季		五脏	六腑	五官	形体	情志
酸	青	风	春	木	肝	胆	目	筋	怒
苦	赤	暑	夏	火	心	小肠三焦	舌	脉	喜
甘	黄	湿	长夏	土	脾	胃	口	肉	思
辛	白	燥	秋	金	肺	大肠	鼻	皮毛	悲
咸	黑	寒	冬	水	肾	膀胱	耳	骨	恐

五行的属性：木——代表生气旺盛的——“木曰曲直”；火——代表炎热的、向上的——“火曰炎上”；土——代表具有营养作用的——“土曰稼穑”；金——代表具有摧残杀伤作用的——“金曰从革”；水——代表寒冷的、向下的——“水曰润下”。

2. 五行学说的基本规律

(1) 相生规律：生，含有资生、助长、促进的意义。五行之间，都具有互相资生、互相助长的关系(图 24-1，图 24-2)。这种关系简称为“五行相生”。

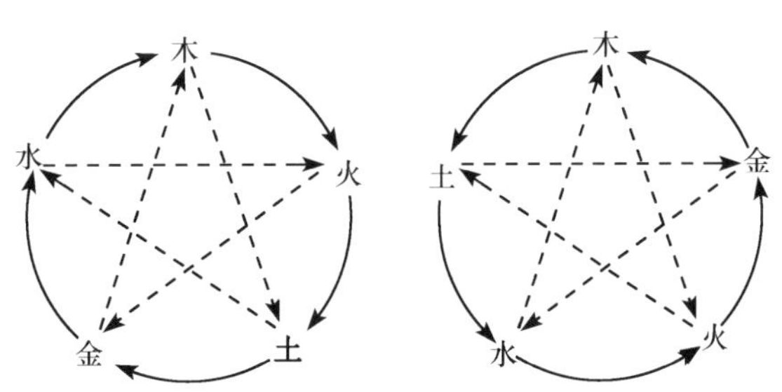

图 24-1 五行相生、相克图

五行相生的次序是：木生火，火生土，土生金，金生水，水生木。在五行相生的关系中，任何一行都具有生我、我生两方面的关系，也就是母子关系。生我者为母、我生者为子。以水为例，生我者为金，则金为水之母；我生者是木，则木为水之子。其他四行，以此类推。由于肝属木，心属火，脾属土，肺属金，肾属水，结合五脏来讲，就是肝生心，心生脾，脾生肺，肺生肾，肾生肝，起滋生和促进作用。

(2) 相克规律：克，含有制约、阻抑、克服的意义。五行之间，都具有相互制约、相互克服、相互阻抑的关系(图 24-1)，简称“五行相克”。

五行相克的次序是：木克土，土克水，水克火，火克金，金克木。在五行相克的关系中，任何一行都具有克我、我克两方面的关系，也就是“所胜”、“所不胜”的关系。克我者为“所不胜”，我克者为“所胜”。以木为例，克我者为金，则金为木之“所不胜”，我克者为土，则土为木之“所胜”。其他四行，以此类推。结合五脏来讲，就是肝克脾，脾克肾，肾克心，心克肺、肺克肝，起着制约和阻抑的作用。

(3) 五行制化：在五行相生之中，同时寓有相克，在相克之中，同时也寓有相生。这是自然界运动变化的一般规律。如果只有相生而无相克，就不能保持正常的平衡发展；有相克而无相生，则万物不会有生化。所以相生、相克是一切事物维持相对平衡的两个不可缺少的条件。只有在相互作用、相互协调的基础上，才能促进事物的生化不息。例如，木能克土，但土却能生金制木。因此，在这种情况下，土虽被克，但并不会发生偏衰。其他火、土、金、水都是如此。古人把五行相生寓有相克和五行相克寓有相生的这种内在联系，名之曰“五行制化”。制化规律的具体情况如下：木克土，土生金，金克木；火克金，金生水，水克火；土克水，水生木，木克土；金克木，木生火，火克金；水克火，火生土，土克水。

(4) 相乘规律：乘是乘袭的意思。从五行生克规律来看，是一种病理的反常现象。相乘与相克意义相似，只是超出了正常范围，达到了病理的程度。相乘与相克的次序也是一致的。即是木乘土，土乘水，水乘火、火乘金，金乘木。如木克土，当木气太过，金则不能对木加以正常的制约，因此，太过无制的木乘土，即过强的木克土，土被乘更虚，而不能生金，故金虚弱，无力制木。

(5) 相侮规律：侮，是欺侮的意思。从五行生克规律来看，与相乘一样，同样属于病理的反常现象。但相侮与反克的意义相似，故有时又曰反侮。相侮的次序也与相克相反，即是：木侮金，金侮火，火侮水，水侮土，土侮木。

以上相乘、相侮的两个规律，都是在病理情况下才会产生。例如，水气有余，便克害火气，同时又会反过来侮土。如果水气不足，则土来乘之，火来侮之。这都是由于太过和不及出现的反常现象。

3. 五行学说在临床中的应用 中医学运用五行的生克乘侮规律来解释五脏病变的相互影响关系，利用调整五脏间生克乘侮关系来治病。如：①肝木乘脾土，则临床上见肝脾不和证，治疗时一般是采取“培土抑木”(疏肝健脾)的方法。②肾生肝(水生木)，肾精能滋养肝脾不和证，即“水能生木”，当“肾水”不足时，肝木失养，病人出现“肝阳上亢”等水不涵木的病证，治疗时要滋水涵木，肝阳上亢的证候可以得到改善。③肾助脾(火生土)，脾的运化功能需要肾阳的帮助才能正常进行，如果肾阳虚导致脾阳虚，临床上出现脾肾阳虚证，产生腹泻、水肿等症状。治宜采取温补肾火，资助脾阳(温肾健脾)的方法。④脾益肺(土生金)，脾气健运，将饮食精微运输给肺，从而保持肺的功能正常，脾虚精微不升，废浊不降，容易产生痰湿，出现痰多、咳嗽等肺的症状，治疗则需健脾化痰(培土生金)，健脾补肺的方法治疗，往往取得较好的效果。⑤肾济心(水火相济)，肾主水，心主火，肾藏精。正常时，心肾互济，心助肾以阳，肾助心以阴，互相交往，保持平衡状态，中医叫“心肾相交”。如肾水不足，则不能滋润心阳，就会引起心火亢盛的症状，出现“心肾不交证”。治疗应当滋肾水(阴)，降心火，使病证得以痊愈。总之，懂得这些规律，可以帮助加深对中医病因、病机和治疗的理解。

第三节 经　　络

经络是运行气血的通路。经和络既有联系又有区别。经指经脉，犹如途径，贯通上下，沟通内外，是经络系统中的主干；络为络脉，它譬如网络，较经脉细小，纵横交错，遍布全身，是经络系统中的分支。经络学说是祖国医学理论的重要组成部分，是针灸学的理论核心。《内经》关于经络的记载说，它内属于脏腑，外络于肢节，沟通内外，贯穿上下，将人体各部的组织器官联系成为一个有机的整体；并藉以运行气血，营养全身，使人体各部的功能活动得以保护协调和相对平衡。

经络系统由十二经脉、奇经八脉、十五络脉和十二经别、十二经筋、十二皮部及许多孙络、浮络等组成。十四经脉是指十二经脉和奇经八脉中的任脉、督脉。

脏腑、经络之气输注于体表的部位称为腧穴，是针灸施术的部位。针灸刺激通过腧穴、经络的作用，调动人体内在的抗病能力，调节机体的虚实状态以达到防治疾病的目的。所以经络和腧穴的理论，对生理、病理、诊断和治疗等方面，均有重要的意义。

一、十二经脉

1. 十二经脉的组成 十二经脉即手三阴（肺、心包、心），手三阳（大肠、三焦、小肠），足三阳（胃、胆、膀胱），足三阴（脾、肝、肾）经的总称。由于它们隶属于十二脏腑，为经络系统的主体，故又称为“正经”。十二经脉的命名是结合脏腑、阴阳、手足三个方面而定的。阳分少阳、阳明、太阳；阴分少阴、厥阴、太阴。根据脏属阴、腑属阳；内侧为阴、外侧为阳的原则，把各经所属脏腑结合循行于四肢的部位而命名（表 24-4）。即属脏而循行于肢体内侧的为阴经，否则为阳经。十二经脉的作用主要是联络脏腑、肢体和运行气血、滋养全身。

表 24-4 十二经脉名称表

	阴经（属脏）	阳经（属腑）	循行部位（阴经行于内侧，阳经行于外侧）	
手	太阴肺经	阳明大肠经	上肢	外侧
	厥阴心包经	少阳三焦经		中间
	少阴心经	太阳小肠经		内侧
足	太阴脾经	阳明胃经	下肢	前侧
	厥阴肝经	少阳胆经		外侧
	少阴肾经	太阳膀胱经		后侧

2. 十二经脉的循行特点 十二经脉的循行特点是：凡属六脏（五脏加心包）的经脉称“阴经”，它们从六脏发出后，多循行于四肢内侧及胸腹部，上肢内侧者为手三阴经，下肢内侧者为足三阴经。凡属六腑的经脉标为“阳经”，它们从六腑发出后，多循行四肢外侧面及头面，躯干部，上肢外侧者为手三阳经，下肢外侧者为足三阳经。十二经脉的头身四肢的分布规律是：手足三阳经为“阳明”在前，“少阳”在中（侧），“太阳”在后；手足三阴经为“太阴”在前，“厥阴”在中，“少阴”在后。

3. 十二经脉的走向规律 十二经脉的走向规律为“手之三阴从胸走手，手之三阳从手走头，足之三阳从头走足，足之三阴从足走腹”（《灵枢・逆顺肥瘦》）。十二经脉的流注次序为：起于肺经→大肠经→胃经→脾经→心经→小肠经→膀胱经→肾经→心包经→三焦经→胆经→肝经，最后又回到肺经。周而复始，环流不息。

二、奇经八脉

奇经八脉：是任、督、冲、带、阴维、阳维、阴跷、阳跷脉的总称。它们与十二正经不同，既不直属脏腑，又无表里配合，故称“奇经”。其生理功能，主要是对十二经脉的气血运行起调节作用。奇经八脉中的腧穴，大多寄附于十二经之中，唯任、督二脉，各有其专属的腧穴，故与十二经相提并论，合称为“十四经”。

任脉：为诸条阴经交会之脉，故称“阴脉之海”，具有调节全身阴经经气的作用。任脉循行：起于小腹内，下出会阴部，向上行于阴毛部，沿腹内向上经前正中线到达咽喉部，再向上环绕口唇，经面部入目眶下。

督脉:称"阳脉之海",诸阳经均与其交会,具有调节全身阳经经气的作用。督脉循行:起于小腹内,下出于会阴部,向后行于脊柱的内部,上达项后风府,进入脑内,上行巅顶,沿前额下行鼻柱。

三、经络的生理功能和病理反应

(一) 生理功能

1. 沟通内外,联系脏腑器官 经络具有联络脏腑和肢体的作用。如《灵枢·海论》篇说:"夫十二经脉者,内属于脏腑外络于肢节。"指出了经络能沟通表里、联络上下,将人体各部的组织器官联结成一个有机的整体。

2. 运行气血,营养周身 经络具有运行气血,濡养周身的作用。《灵枢·本脏》篇说:"经脉者,所以行气血而营阴阳,濡筋骨,利关节者也。"由于经络能输布营养到周身,因而保证了全身各器官正常的功能活动。所以经络的运行气血,保证了全身各组织器官的营养供给,为各组织器官的功能活动,提供了必要的物质基础。

3. 抗御外邪,保卫机体 由于经络能"行气血则营阴阳,使卫气密布于皮肤之中,加强皮部的卫外作用,故六淫之邪不易侵袭"。

4. 调节机能平衡 经络能运行气血和协调阴阳,以维持人体内环境的相对平衡,当人体发生疾病时,出现气血不和及阴阳偏盛偏衰的证候,可通过针灸等治疗方法,激发经络的调节作用,以"泻其有余,补其不足,阴阳复平"(《灵枢·刺节真邪》)。

5. 感应传导作用 感应传导是指经络系统对针刺或其他刺激的感觉传递和传导作用。针刺中的"得气"现象和"行气"现象就是经络传导感应作用的表现。

(二) 病理反应

1. 反应病候 由于经络在人体各部分布的关系,如内脏有病时便可在相应的经脉循环部位出现各种不同的症状和体征。有时内脏疾患还在头面五官等部位出现反应。如心火上炎可致口舌生疮;肝火升腾可致耳目肿赤;肾气亏虚可使两耳失聪等。

2. 传注病邪 在正虚邪盛时,经络又是病邪传注的途径。经脉病可以传入内脏,内脏病亦可累及经脉。

四、经络的临床应用

经络学说广泛地应用于临床各科的治疗,尤其是对针灸、按摩、药物等具有重要的指导意义。针灸按摩治疗,是根据某经或某脏腑的病变,选取相关经脉上的腧穴进行治疗。例如,头痛即可根据其发病部位,选取有关腧穴进行针刺,如阳明头痛取阳明经;两胁痛取肝经腧穴。在药物治疗上,常根据其归经理论,选取特定药治疗某些病。如柴胡入少阳经,少阳头痛时常选用它等。

五、手指同身寸

手指同身寸是以患者的手指为标准(图 24-2),进行测量定穴的方法。临床常用以下三种:①中指同身寸:是以患者的中指中节屈曲时内侧两端横纹头之间作为 1 寸,可用于四肢部取穴的直寸和背部取穴的横寸。②拇指同身寸:是以患者拇指指关节的横度作为 1 寸,亦适用于四肢部的直寸取穴。③横指同身寸:又名"一夫法",是令患者将食指、中指、无名指和小指并拢,以中指中节横纹处为准,四指测量为 3 寸。

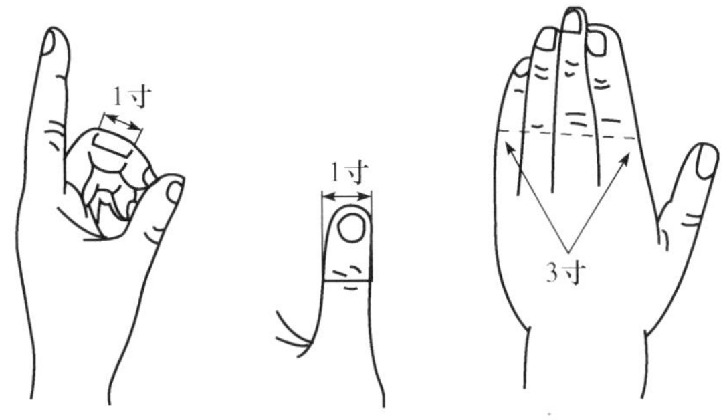

图 24-2　手指同身寸

六、常用的穴位

1. 百会　属于督脉，位于后发际正中直上 7 寸。简便取法：耳尖直上，头项正中(图 24-3)。主治：头痛眩晕、中风失语、癫狂、脱肛、阴挺、不寐。

2. 太阳　属于奇穴，在眉梢与目外眦之间的向后约 1 寸凹陷中(图 24-3)。主治：头痛、目疾。

3. 印堂　属于奇穴，位于两眉头连线的中点(图 24-4)。主治：头痛、眩晕、鼻衄、鼻渊、小儿惊风、失眠。

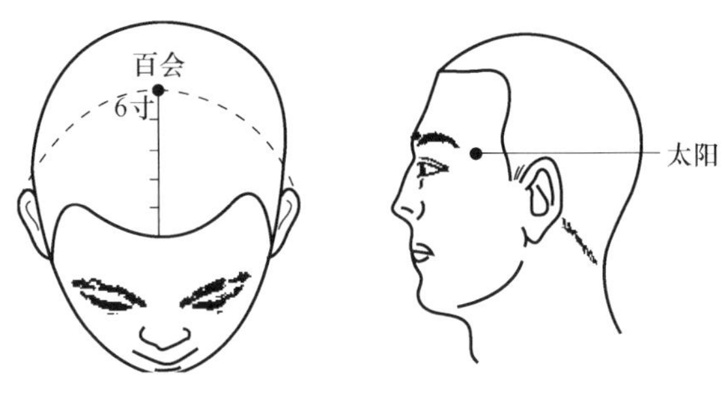

图 24-3　百会和太阳穴

4. 人中　属于督脉，又称水沟，在人中沟的上 1/3 与中 1/3 交界处(图 24-4)。主治：癫狂病、小儿惊风、昏迷、口眼歪斜、腰脊强痛。

5. 大椎　属于督脉，第七颈椎棘突下(图 24-5)。主治：热病、疟疾、喘咳、骨蒸盗汗、癫痫、头痛项强。

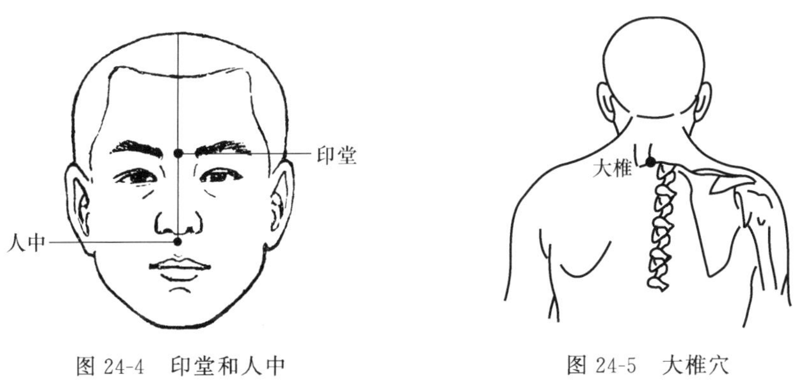

图 24-4　印堂和人中

图 24-5　大椎穴

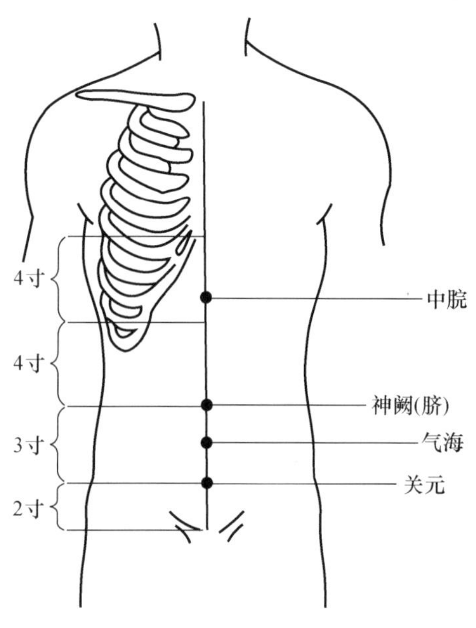

图 24-6　中脘、气海、关元

6. 中脘　属于任脉，位于脐上 4 寸(图 24-6)。主治：胃痛、呕吐、反酸、泄泻、黄疸、癫狂。据实验观察，针刺中脘穴可使健康人的胃蠕动增强。表现为幽门立即开放，胃下缘轻度升高，空肠黏膜皱襞增深，增密，空肠动力增强，上段尤为明显。

7. 气海　属于任脉，在脐下 1.5 寸(图 24-6)。主治：腹痛、泄泻、便秘、遗尿、疝气、遗精、月经不调、经闭、虚脱。本穴有强壮作用，为保健要穴。

8. 关元　属于任脉，脐下 3 寸(图 24-6)。主治：遗尿、尿频、尿闭、泄泻、腹痛、遗精、阳痿、疝气、月经不调、带下、不孕。本穴有强壮作用，为保健要穴。

9. 内关　属于手厥阴心包经，在腕横纹上 2 寸，掌长肌腱与桡侧腕屈肌腱之间(图 24-7)。主治：心痛、心悸、胸闷、胃痛、呕吐、癫痫、热病、上肢痹痛、偏瘫、失眠、眩晕、偏头痛。

10. 劳宫　属于手厥阴心包经，位于手掌的第二、三掌骨间，握拳、中指尖下(图 24-7)。主治：心痛、呕吐、癫狂、癫痫、口疮、口臭。

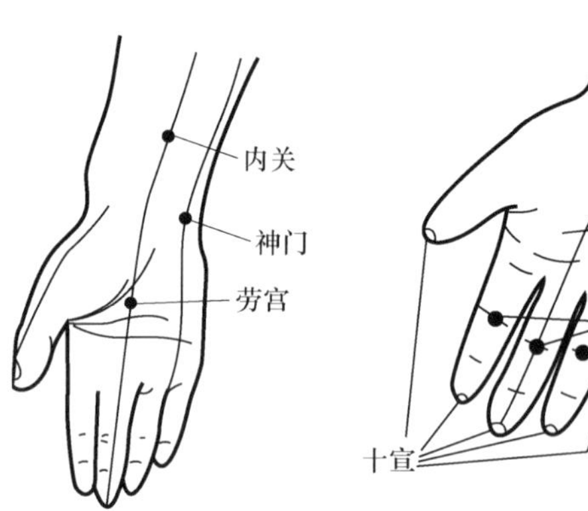

图 24-7　内关、劳宫、十宣、四缝穴(手掌面)

11. 十宣　属于奇穴，位于手十指尖端，距指甲 0.1 寸(图 24-7)。主治：昏迷、癫痫、高热、咽喉肿痛。

12. 四缝　属于奇穴，在第二、三、四、五掌指面，近端指关节横纹中点(图 24-7)。主治：小儿疳积、百日咳。据报道，营养不良小儿合佝偻病者，针四缝后血清钙、磷均上升，碱性磷酸酶活性降低，结果钙、磷活性增加，大大有助于患儿的骨骼发育与成长。

13. 合谷　属于手阳明大肠经，在手背的第一、二掌骨之间，约平第二掌骨中点处。简便取法：以一手的拇指指骨关节横纹，放在另一手的拇指、食指之间的指蹼缘上，当拇尖下即为该穴(图 24-8)。主治：头痛、目赤肿痛、牙痛、鼻衄、牙关紧闭、口眼歪斜、耳聋、热病无汗、多汗、腹痛经闭滞产等。

合谷

图 24-8　合谷

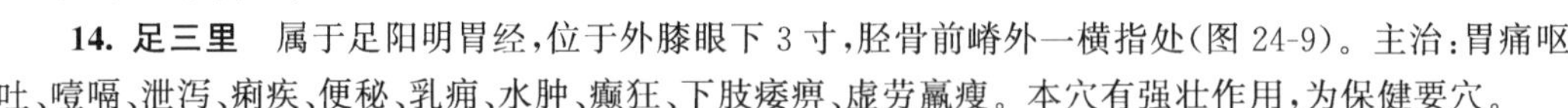

14. 足三里　属于足阳明胃经，位于外膝眼下 3 寸，胫骨前嵴外一横指处(图 24-9)。主治：胃痛呕吐、噎嗝、泄泻、痢疾、便秘、乳痈、水肿、癫狂、下肢痿痹、虚劳羸瘦。本穴有强壮作用，为保健要穴。

15. 涌泉 属于足少阴肾经，在足底的中足趾跖屈时呈凹陷处，(图 24-10)。主治：头痛、头昏、失眠、目眩、失音、便秘、小便不利、小儿惊风、癫狂、昏厥。

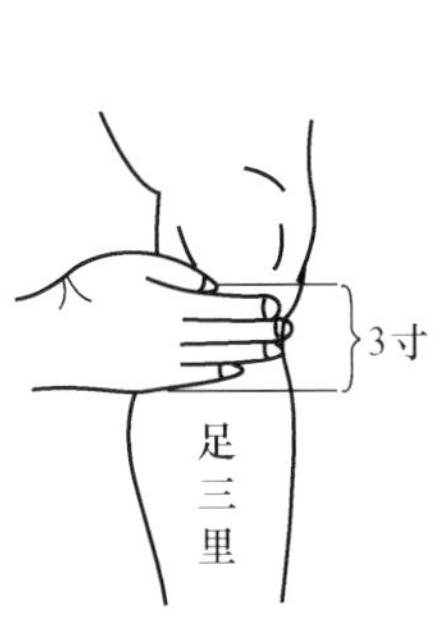

图 24-9 足三里穴

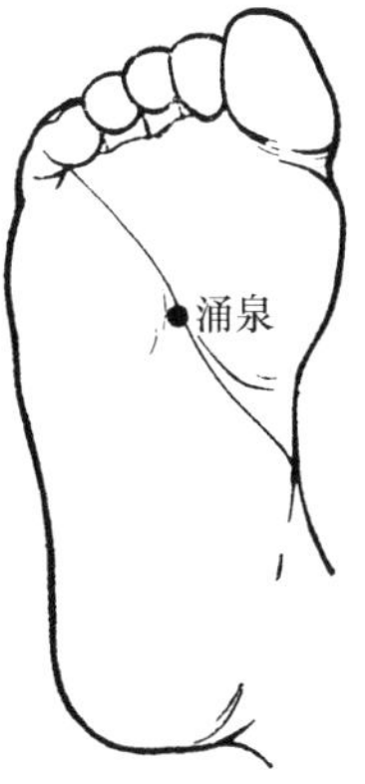

图 24-10 涌泉穴

第四节 四诊八纲

一、四诊

四诊即望、闻、问、切四种诊察疾病的方法，是搜集临床资料的主要方法。人体是有机的整体，局部病变可以影响全身，全身的病变也可以反映在局部。从诊察疾病反映在各方面的客观症状、体征，可以帮助了解疾病的原因、性质、部位，为辨证论治提供依据。

(一) 望诊

望诊是医生运用自己的视觉，观察患者全身和局部情况，以获得与疾病有关的资料，作为分析内脏病变的依据。包括精神、气色、形态的望诊，舌的望诊及排出物的望诊。

1. 望精神 包括精神意识活动和人体生命活动的外在表现，通过神志状况、面目表情、语言气息等观察病人精神状况：意识是否清楚、反应是否灵敏、动作是否协调等，以判断机体气血阴阳的盛衰和疾病的轻重。

(1) 病人神志不乱，两眼灵活，明亮有神，语言清楚，声音宏亮，为“有神”或“得神”，表示正气未伤，脏腑功能未衰，疾病轻浅，预后好，多属实证、热证、阳证。

(2) 病人精神萎靡，目光晦暗，反应迟钝，语言无力，声音低微，表示正气已伤，病势较重，多属虚证、寒证、阴证。见于重病及慢性病。

(3) 神志昏迷、谵语、手足躁动，虽表现为阳证、热证、实证，但正气已伤，邪气过盛，病邪深入，预后不良。

2. 望气色 观察病人皮肤的颜色光泽，它是脏腑气血的外荣。颜色的变化可反映不同脏腑的病证和疾病的不同性质；光泽的变化即肤色的荣润或枯槁，可反映脏腑精气的盛衰。“十二经脉，三百六十五络，其气皆上注于面”，面部气血充盛，且皮肤薄嫩，色泽变化易于显露，故望气色主要指面部的色泽。通过面部色泽的变化，可以帮助了解气血的盛衰和疾病的发展变化。

(1) 正常人面色微黄，红润而有光泽。

(2) 面色红：为热证。血液充盈皮肤脉络则显红色。血得热则行，脉络充盈，所以热证多见红色。如满面通红，多是实热；若两颧绯红，多为阴虚火旺之虚热。

(3) 面色白：为虚寒证或失血。血脉空虚，则面色多白。寒则凝，寒凝经脉，气血不荣或失血则脉空虚。若面色苍白而虚浮多为气虚；面色苍白而枯槁多为血虚。

(4) 面色黄：多为脾虚而水湿不化，或皮肤缺少气血之充养。若面目鲜黄为阳黄，多属湿热；面目暗黄为阴黄，多属寒湿；面色淡黄、枯槁无泽为萎黄，多为脾胃虚弱，营血不足；面色黄胖多为气血虚而内有湿。

(5) 面色黑：多属寒证、虚证，常为久病、重病、阳气虚。阳虚则寒，水湿不化，气血凝滞，故多见于肾虚及血瘀证。

(6) 面色青：多为寒证、痛证和肝病。为气血不通，脉络阻滞所致。

3. 望形态 外形与五脏相应，一般地说，五脏强壮，外形也强壮；五脏衰弱，外形也衰弱。①体形结实，肌肉充实，皮肤润泽，表示体格强壮，正气充盛；形体瘦弱，肌肉瘦削，皮肤枯燥，表示衰弱，正气不足。②形体肥胖，气短无力，多为脾虚有痰湿。③形体消瘦，为阴虚有火。④手足屈伸困难或肿胀，多为风寒湿痹。⑤抽搐、痉挛多是肝风。⑥足膝软弱无力，行动不灵，多为痿证。⑦一侧手足举动不遂，多为中风偏瘫。

4. 舌诊 是中医诊断疾病的重要方法。舌通过经络与五脏相连，因此人体脏腑、气血、津液的虚实，疾病的深浅轻重变化，都有可能客观地反映于舌象，通过舌诊可以了解脏腑的虚实和病邪的性质、轻重与变化。其中舌质的变化主要反映脏腑的虚实和气血的盛衰；而舌苔的变化主要用来判断感受外邪的深浅、轻重，以及胃气的盛衰。

中医将舌划分为舌尖、舌中、舌根和舌侧，认为舌尖属心肺，舌中属脾胃，舌根属肾，舌两侧属肝胆(图 24-11)。根据舌的不同部位反映不同的脏腑病变在临床上具有一定的参考价值，但不能机械地看，需与其他症状和体征综合加以考虑。

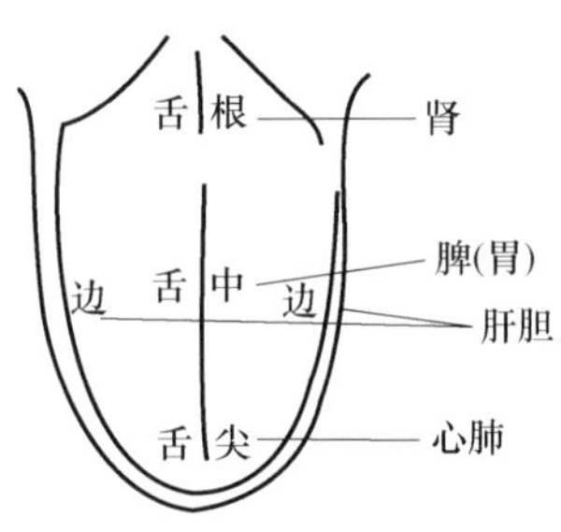

图 24-11 舌诊脏腑部位分属图

(1) 舌质：是指舌的本体，主要观察其色、形、态 3 方面。正常舌质为色泽淡红，含蓄荣润，胖瘦老嫩适中，运动灵活自如，表示气血充足，见于健康人。

(2) 舌苔：舌苔是胃之生气所现。①白苔：白苔是临床上最常见的，其他颜色的苔可以认为是白苔基础上转化而形成的。白苔一般属肺，主表证、寒证，但临床上也有里证、热证而见白苔者。如薄白而润为风寒；薄白而燥为风热；寒湿之里证可见白而厚腻之苔。②黄苔：有淡黄、嫩黄、深黄、焦黄等不同。一般来说，黄苔的颜色越深，则热邪越重。淡黄为微热；嫩黄热较重；深黄热更重；焦黄则为热结；黄而干为热伤津；黄而腻则为湿热。③灰黑苔：多主热证，亦有寒湿或虚寒证。舌苔灰黑而干，为热盛伤津；舌苔灰黑而湿润，多属阳虚寒盛。灰黑苔多见于疾病比较严重的阶段。

5. 望少儿指纹 指纹是指浮露于食指桡侧可见的脉络(即食指掌侧的浅静脉)，是由手太阴肺经分支而来，所以望小儿指纹与诊寸口脉具有近似的临床意义，适用于三岁以下的幼儿。望指纹，主要是观察其色泽与形态的变化。三关：小儿指纹分风、气、命三关，食指第一节为风关，第二节为气关，第三节为命关。(图 24-12)。

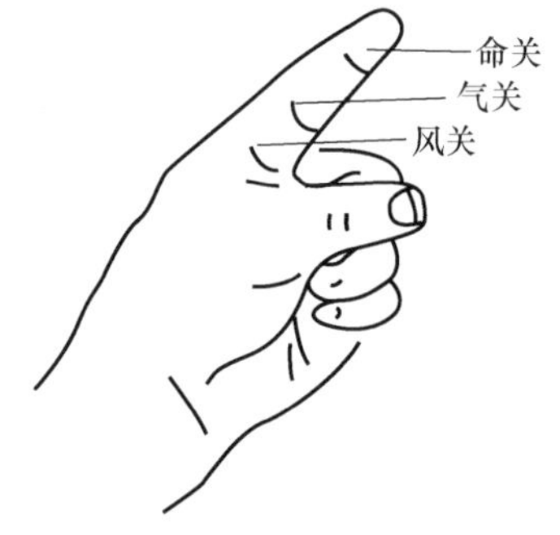

图 24-12 小儿指纹三关示意图

(二) 闻诊

闻诊是医生通过听觉和嗅觉了解病人的声音和气味两方面的变化。闻声音即观察病人的语言、呼吸、咳嗽等声音的变化；嗅气味即观察病人的分泌物、排泄物的气味变化，以协助辨别疾病的虚、实、寒、热。

1. 闻声音

(1) 发声：发声重浊，声高而粗，多属实证；发声轻清，低微细弱，多属虚证。小儿阵发惊呼，发声尖锐多为惊风。

(2) 语音：声高有力，前轻后重，多为外感病；声音低怯，前重后轻，多为内伤。说话多而声音有力，多属实热；说话少而声音低微，或说话断续不接，多属虚寒。说话声高有力，但语无伦次，神志不清，为"谵语"，属实证；发音无力或不接续，语言重复，神疲不力，为"郑声"，属虚证；自言自语，见人便停语，为"独语"，属心力不足。语言蹇涩多为中风。

(3) 呼吸：呼吸气粗或喘多属热属实，呼吸气微多属虚证。

(4) 咳嗽：咳声重、浊声粗，多属实证；咳声无力，多属虚证；干咳阵阵而无痰为燥咳；咳时痰声辘辘，多为痰湿咳嗽。

(5) 呃逆：呃声高而短，且响亮有力，多属实热；低而长，且微弱无力，多属虚寒。

2. 嗅气味 主要是嗅病人口气，汗气，痰涕及大、小便的气味等。口臭，多为肺胃有热，或有龋齿；或口腔不洁；口出酸臭味，多是胃有宿食，消化不良；口出腐臭气，多是牙疳，或有内痈。鼻出臭气，经常流浊涕为鼻渊证。大便酸臭、秽臭为肠中积热；气味腥臭多属寒。小便臊臭，多为湿热。

(三) 问诊

问诊是医生对病人或其家属亲友进行有目的的询问病情的方法。有关疾病的很多情况，如病人的自觉症状、起病过程、治疗经过、生活起居、平素体质及既往病史、家族病史等只有通过问诊才能了解，所以问诊是中医诊法的重要一环，它对分辨疾病的阴阳、表里、寒热、虚实能提供重要的依据。

十问歌：一问寒热二问汗，三问头身四问便，五问饮食六问胸腹，七聋八渴俱当辨，九问旧病十问因，再兼服药参机变，妇女尤必问经期，迟速闭崩皆可见，再添片语告儿科，天花麻疹全占验。

(四) 切诊

切诊是指医生用手在病人身上做某种形式的诊察，或切或按，或触或叩，以获得辨证的资料。切诊包括脉诊(表 24-5)和触诊两个部分。

表 24-5 临床常见的十六种脉与主病

脉名	主 病	脉名	主 病
浮脉	表证，亦主虚证	沉脉	里证，有力为里实，无力为里虚
迟脉	寒证，有力为寒实证，无力为虚寒证	数脉	热证，有力为实热，无力为虚热
虚脉	虚证	实脉	实证
洪脉	热盛，亦主邪盛正衰	促脉	阳盛实热，气血痰饮宿食停滞，亦主脏气衰败
濡脉	诸虚，又主湿	滑脉	痰饮，食滞，实热
涩脉	伤精，血少，气滞，血瘀，挟痰，挟食	弦脉	肝胆病，诸痛，痰饮，疟疾
细脉	气血两虚，诸虚劳损，又主湿病	紧脉	寒、痛、宿食
结脉	阴盛气结，寒痰血瘀，癥瘕积聚。亦主气血虚衰	代脉	脏气衰微。亦主风证痛证，七情惊恐，跌打损伤

二、八纲辨证

八纲：阴、阳、表、里、寒、热、虚、实八类证候。八纲辨证是中医各种辨证的总纲。辨证，即分析、辨认疾病的证候，是认识和诊断疾病的主要过程和方法。辨证的过程，是以脏腑、经络、气血津液、病因等理论为依据，对通过望、闻、问、切四诊所搜集的症状、体征等资料进行综合、归纳、分析、推理、判断、辨明其内在联系，以及各种病变相互之间的关系，从而认识疾病，做出正确的诊断。

（一）表里

表里是说明病变部位深浅和病情轻重的两纲。一般地说，皮毛、肌肤和浅表的经络属表；脏腑、血脉、骨髓及体内经络属里。表证，即病在肌表，病位浅而病情轻；里证即病在脏腑，病位深而病情重。

1. 表证 表证是病位浅在肌肤的证候。一般为六淫外邪从皮毛、口鼻侵入机体后，邪留肌肤，出现正气（卫气）拒邪的一系列症状，多为外感病初起阶段。表证具有起病急、病程短、病位浅和病情轻的特点。常见于外感热病的初期，如上呼吸道感染、急性传染病及其他感染性疾病的初起阶段。主证：以发热恶寒（或恶风），头痛，舌苔薄白，脉浮为基本证候，常兼见四肢关节及全身肌肉酸痛，鼻塞，咳嗽等症状。由于外邪有寒热之分，正气抗御外邪的能力有强弱不同，表证又分为表寒、表热、表虚、表实证。

（1）表寒证：主证：恶寒重，发热轻，头身疼痛明显，无汗，流清涕，口不渴。舌质淡红，苔薄白而润，脉浮紧。病机：寒邪束于肌表或腠理，正邪相争，故恶寒发热。邪气侵犯体表经络，致卫气营血运行不畅，故头身肢体酸痛。正邪相争于表，故脉浮。治则：辛温解表。常用方剂：麻黄汤

（2）表热证：主证：发热重，恶寒轻，头痛，咽喉疼痛，有汗，流浊涕，口渴。舌质稍红，苔薄白不润，脉浮数。病机：邪正相争于表，故发热，恶寒。热邪犯卫，汗孔失司，则汗外泄。热伤津而口渴。热邪在表，故脉浮数。治则：辛凉解表。常用方剂：银翘散。

（3）表虚证：主证：表证而恶风，恶寒有汗。舌质淡，舌苔薄白，脉浮而无力。治则：调和营卫，解肌发表。常用方剂：桂枝汤。

（4）表实证：主证：发热，恶寒，身痛，无汗。舌质淡红，舌苔薄白，脉浮有力。病机：邪盛正不衰，邪束肌表，正气抗邪，肌表汗孔固密，故发热恶寒而无汗，脉浮而有力。治则：辛温解表。常用方剂：麻黄汤。

辨别表虚证与表实证，结合病人体质，以有汗无汗为依据。表实证为表证而无汗，年轻体壮者多见；表虚证为表证而有汗，年老体弱或久病者多见。

2. 里证 里证是与表证相对而言，是病位深于内（脏腑、气血、骨髓等）的证候。里证的成因，大致有三种情况：一是表证进一步发展，表邪不解，内传入里，侵犯脏腑而成；二是外邪直接入侵内脏而发病，如腹部受凉或过食生冷等原因可致里寒证；三是内伤七情、劳倦、饮食等因素，直接引起脏腑机能障碍而成，如肝病的眩晕、胁痛，心病的心悸、气短，肺病的咳嗽、气喘，脾病的腹胀、泄泻，肾病的腰痛、尿闭等。因此，里证的临床表现是复杂的。外感病中的里证还需结合病因辨证、卫气营血辨证，而内伤杂病中，则以脏腑辨证为主。里证要辨别里寒、里热、里虚、里实（在寒热、虚实辨证中讨论）。

辨别表证与里证，多依据病史的询问，病证的寒热及舌苔、脉象的变化。一般来说，新病、病程短者，多见于表证；久病、病程长者，常见于里证。发热恶寒者，为表证；发热不恶寒或但寒不热者，均属里证。表证舌苔常无变化，或仅见于舌边尖红；里证常有舌苔的异常表现。脉浮者，为表证；脉沉者，为里证。

3. 半表半里证 病邪既不在表，又未入里，介于表里之间，而出现的既不同于表证，又不同于里证的证候，称为**半表半里证**。主证：寒热往来，胸胁胀满，口苦咽干，心烦，欲呕，不思饮食，目眩。舌尖红，苔黄白相兼，脉眩。病机：邪正相争于半表半里，互有胜负，故寒热往来。邪犯半表半里，胆经受病，故胸胁胀满，口苦。胆热而肝胃不和，故心烦，目眩，欲呕，不思饮食。治则：和解表里。常用方剂：小柴胡汤。

4. 表里同病(表里夹杂) 表里同病是指表证和里证在同一个时期出现,常见的有三种情况:一是初病即见表证又见里证;二是发病时仅有表证,以后由于病邪入里而见里证,但表证未解,也称为表里同病;三是本病未愈,又兼标病,如原有内伤,又感外邪,或先有外感,又伤饮食等,也属表里同病。治疗原则为表里双解。

(二) 寒热

寒热是辨别疾病性质的两纲,是用以概括机体阴阳盛衰的两类证候,一般来说,寒证是机体阳气不足或感受寒邪所表现的证候,热证是机体阳气偏盛或感受热邪所表现的证候。所谓"阳盛则热,阴盛则寒","阳虚则寒,阴虚则热"。辨别寒热是治疗时使用温热药或寒凉药的依据,所谓"寒者热之,热者寒之"。

1. 寒证 寒证是感阴寒之邪(如寒邪、湿邪)或阳虚阴盛、脏腑阳气虚弱、机能活动衰减所表现的证候,可分为表寒证和里寒证,表寒证已在表证讨论,这里所指为里寒证。主证:畏寒,形寒肢冷,口不渴或喜热饮,面色白,咳白色痰,腹痛喜暖,大便稀溏,小便清长。舌质淡,苔白,脉沉迟。病机:阳虚阴盛,病人寒化,故畏寒肢冷,脾胃寒冷,故腹痛喜暖,阳气不振而脉沉迟。治则:温中祛寒。常用方剂:附子理中汤。

2. 热证 热证是感受阳热之邪(如风邪、热邪、火邪等)或阳盛阴虚、脏腑阳气亢盛和阴液亏损、机能活动亢进所表现的证候,可分为表热证和里热证,表热证已在表证讨论,这里所指为里热证。主证:发热,不恶寒,烦躁不安,口渴喜冷饮,面红目赤,咳痰黄稠,腹痛喜凉,大便燥结,小便短赤。舌质红,苔黄,脉数。病机:阳热偏盛,故发热喜凉,热伤津液而口渴喜饮,小便短赤,大便燥结。热盛故见脉数。治则:清热法。常用方剂:白虎汤等。

3. 实热与虚热 感受热邪所形成的实热证,与机体阴液亏损或机能亢进所致的虚热证,其临床表现及治则都不尽相同(表24-6)。

表 24-6 实热证与虚热证的鉴别

实热证	虚热证
发病急,病程短	发病缓慢,病程长
高热,怕热,大汗出	低热,骨蒸潮热,盗汗
神昏谵语,甚则发狂	五心烦热,失眠多梦
烦渴引饮	口干,但饮不多
咳吐黄稠痰、脓痰或咳血	痰少,痰黏,或痰带血丝
大便秘结,小便短赤	大便量少,小便黄、量少
面红目赤	两颧绯红
舌红,苔黄厚	舌红,少苔或无苔
脉洪数	脉细数
热邪炽盛	阴液亏耗,虚损内呈
多由热邪引起(如感染)	多由机能亢进所致
治以清热泻火	治以滋阴清热

(三) 虚实

虚实是辨别人体的正气强弱和病邪盛衰的两纲。一般而言,虚指正气不足,虚证便是正气不足所表现的证候;而实指邪气过盛,实证便是由邪气过盛所表现的证候。《素问·通评虚实论》说:"邪气盛则实,精气夺则虚。"若从正邪双方力量对比来看,虚证虽是正气不足,而邪气也不盛;实证虽是邪气过盛，但正气尚未衰，正邪相争剧烈的证候。辨别虚实，是治疗采用扶正（补虚）或攻邪（泻实）的依据，所谓“虚者补之，实者泻之”。

1. 虚证 虚证的形成，或因体质虚弱（先天、后天不足），或因久病伤正，或因出血、失精、大汗，或因外邪侵袭损伤正气等原因而致“精气夺则虚”。主证：面色苍白或萎黄，精神萎靡，身疲乏力，心悸气短，形寒肢冷或五心烦热，自汗盗汗，大便溏泻，小便频数失禁，舌少苔或无苔，脉虚无力等。临床上由于气、血、阴、阳不足可分为气虚、血虚、阴虚、阳虚，由于脏腑的不足造成各脏腑的虚证（如肺气虚、心血虚、肝阴虚、脾气虚、肾阳虚等）。关于气虚、血虚、阴虚、阳虚的证候及治则见表24-7。

表 24-7 气虚、血虚、阴虚、阳虚鉴别表

分类	共同证候	不同证候	治则	常用方剂
气虚	面色白或萎黄，精神萎靡，身疲乏力，声低懒言，自汗，纳少，舌淡胖，脉无力	气短，乏力，动则气急等症明显，脉虚无力	益气	四君子汤等
阳虚		畏寒，形寒肢冷，小便清长，大便稀溏，脉迟	补阳	肾气丸、参茸丸等
血虚	消瘦，头晕，目眩，失眠，心悸，脉细	面色苍白无华或萎黄，手足麻木，口唇指甲淡白，舌质淡，脉细弱无力	养血	四物汤等
阴虚		低热或潮热，颧红，五心烦热，口干，咽燥，盗汗，舌红绛，质瘦或有裂纹，无苔或少苔，脉细数	滋阴	六味地黄丸等

气虚和阳虚，属阳气不足，故临床表现相似而都有面色白、神疲乏力、自汗等症状，但二者又有区别，气虚是虚而无“寒象”，阳虚是虚而有“寒象”，怕冷、形寒肢冷、脉迟等。血虚和阴虚属阴液不足，故临床表现相似而都有消瘦、头晕、心悸、失眠等症状。但二者又有区别，血虚是虚而无“热象”，阴虚是阴液亏损不能约束阳气而导致阳亢，故为虚而有“热象”，低热或潮热、口干、咽燥等。

2. 实证 实证多见于病人体质强壮，因外邪侵袭而暴病，或是因脏腑气血机能障碍引起体内的某些病理产物，如气滞血瘀、痰饮水湿凝聚、虫积、食滞等。临床表现由于病邪的性质及其侵犯的脏腑不同而呈现不同证候，其特点是邪气盛、正气衰，正邪相争处于激烈阶段。常见症状为高热，面红，烦躁，谵妄，声高气粗，腹胀满疼痛而拒按，痰涎壅盛，大便秘结，小便不利，或有瘀血肿块，水肿，食滞，虫积，舌苔厚腻，脉实有力等。治则：泻实攻邪，是治疗实证的主法，所谓“实则泻之”，如泻火、通便、逐水、祛痰、理气、活血化瘀、消导和驱虫等不同的治法。

辨别虚证与实证可从下面几方面考虑：从发病时间上，新病、初病或病程短者多属实证，旧病、久病或病程长的多属虚证；从病因上，外感多属实证，内伤多属虚证；从体质上，年轻体壮者多属实证，年老体弱者多属虚证；临床症状与体征见表24-8。

表 24-8 虚证与实证鉴别表

	症状与体征						治则
虚证	面色白、苍白、萎黄无华	神疲乏力	声低懒言	隐痛喜按	舌淡苔白或少苔	脉虚无力	补虚
实证	面红	烦躁谵语	声高气粗	剧痛拒按	舌红苔黄厚腻	脉实有力	泻实

（四）阴阳

阴阳是辨别疾病性质的两纲，是八纲的总纲，即将表里、寒热、虚实再加以总的概括。《类经·阴阳类》说：“人之疾病，……必有所本，或本于阴，或本于阳，病变虽多，其本则一”，指出了证候虽然复杂多变，但总不外阴阳两大类，而诊病之要也必须首先辨明其属阴属阳，因此阴阳是八纲的总纲，一般表、实、热证属于阳证，里、虚、寒证属于阴证。

1. 阴证　阴证是体内阳气虚衰、阴偏盛的证候。一般而言阴证必见寒象，以身畏寒、不发热、肢冷、精神萎靡、脉沉无力或迟等为主证。由脏腑器官功能低下，机体反应衰减而致，多见于年老体弱，或久病，呈现一派虚寒的表现。

2. 阳证　阳证是体内阳气亢盛，正气未衰的证候。一般而言阳证必见热象，以身发热，恶热，肢暖。烦躁口渴，脉数有力等为主证。由脏腑器官机能亢进而形成，多见于体壮者，新病、初病呈现一派实热的表现。阴证与阳证的主要临床表现见表 24-9。

表 24-9　阴证与阳证鉴别表

四诊	阴　证	阳　证
望	面色苍白或暗淡，身重蜷卧，倦怠无力，萎靡不振，舌质淡而胖嫩，舌苔白而润滑	面色潮红或通红，狂躁不安，口唇燥裂，舌质红绛，舌苔厚，甚则燥裂，或黑而生芒刺
闻	语声低微，静而少言，呼吸怯弱，气短	语声壮历、烦而多言，甚则狂言，呼吸气粗，喘促痰鸣
问	饮食减少，喜温热，口不渴，口淡无味，大便溏薄，小便清长或少	口干口苦，喜凉，烦渴引饮，大便燥结，小便短赤
切	疼痛喜按，身寒足冷，脉沉，细、涩、迟、弱、无力	疼痛拒按，身热足暖，脉浮，洪、滑、数、实而有力

八纲各证不是一成不变的，而是依一定条件而转化，表证传里为病势加重，里证出表为病势向愈；热证变寒证、实证变虚证多为正不胜邪，寒证变热证、虚证变实证多为正气逐渐恢复。八纲虽有各自不同的见证，但很少是单纯的、孤立的，而是存在着“相兼”、“夹杂”的复杂关系。

第五节　中药药性和方剂基本知识

四气五味是中药性能理论的重要内容，又是概括药物作用的纲领。标明药物的性味，对于认识药物的共性和个性，以及对临床用药都有实际指导意义。归经是指药物对机体某部分的选择性作用，也指中药的用药规律。药物归经是以脏腑经络学说为基础，以所治疗的具体病证为依据。临床用药时，首先要审清证候病变所在的脏腑经络，然后再选用相应的药物进行治疗。组方原则，即君、臣、佐、使是对处方用药规律的高度概括。

一、四气五味

四气是指药物的寒、热、温、凉四种不同的药性。它是在长期的医疗实践中通过观察总结出来的。能治疗热性病的药物，多数属于寒凉性质；能治疗寒性病的药物，多数又属于温热性质。寒凉药物大多有清热泻火，解毒凉血等作用，如银花、石膏等。温热药物大多有温中散寒，助阳通脉等作用，如干姜、附子等。此外，还有一些平性药，所谓平性药是指药物的寒热之性不甚显著，作用比较平和，但也有偏温偏凉的不同，故仍称为四性。

五味指辛、甘、酸、苦、咸五种滋味。还有淡味和涩味，实际上不止五种。但是，五味是最基本的五种滋味，故仍称五味。药物的味不同，作用就不同。现分述于下：

1. 辛　“能散、能行”，即具有发散、行气行血的作用。如发散表邪的麻黄、薄荷，行气止痛的香附、木香和活血化瘀的川芎、红花等。

2. 甘　“能补、能和、能缓”，即具有补益、和中、调和药性和缓急止痛的作用。常为用于治疗虚弱证的滋补强壮药物，如人参、熟地以及调和诸药与缓急止痛的药物甘草、饴糖等均有甘味。

3. 酸　“能收、能涩”，即具有收敛、固涩的作用。常用于治疗自汗盗汗、肺虚久咳、久泻久痢、遗精滑精、遗尿尿频、崩带不止等证，如五味子收敛止汗，乌梅涩肠止泻，金樱子涩精止带。

4. 苦　“能泄、能燥、能坚”，即具有清泻火热、泄降气逆、通泄大便、燥湿、坚阴(泻火存阴)等作用。泄有通泄、降泄、清泄之意。如大黄泻热通便，杏仁降肺气止咳平喘，栀子清泄火热。燥是燥湿，治疗湿证，如苦温的苍术可治疗寒湿证、苦寒的黄柏治疗湿热证。

5. 咸 “能下、能软”，即具有泄下通便、软坚散结的作用。常用于治疗痰核、瘰疬、痞块与便结等证。如芒硝泻下通便、治疗大便燥结；瓦楞子、牡蛎能软坚散结，治疗痰核、瘰疬、痞块。

6. 涩 涩味的作用与酸味药相似。具有收敛固涩的作用。常用于治疗自汗盗汗、肺虚久咳、久泻久痢、遗精滑精、遗尿尿频、崩带不止等证，如赤石脂能涩肠止泻。

7. 淡 “能渗、能利”，具有利水渗湿的作用。常用于治疗湿邪阻滞，小便不利，水肿等证。如茯苓、薏苡仁其味淡，有渗湿利水消肿等作用。

二、升降浮沉

升降浮沉是药物在对疾病治疗作用中的趋向。升浮药物，主向上向外，有发汗解表、散寒祛风、升阳、催吐等作用。沉降药物，主向下向内，有降气、潜阳、敛汗、清热、泻下、止呕等作用。

1. 升降浮沉与病位、病势的关系 凡病位在上在表的，宜用升浮药物，如外感风寒表证，当选麻黄、生姜。反之，病位在下在内的，宜用沉降药物，如肠燥便结，当选大黄，芒硝。病势上逆的宜降不宜升，如头痛眩晕，目赤，当用石决明、龙胆草。病势下陷的，宜升不宜降，如久泻、脱肛、子宫脱垂等证，当选黄芪、升麻等。

2. 升降浮沉与药物气味、质地轻重的关系 凡味属辛、甘，气属温、热的药物，多为升浮之品；凡味属酸、苦、咸，气属寒、凉的药物，多为沉降之品。质地轻的药物，如桑叶、辛夷等，大多主升浮；质地重的药物，如大黄等，大多主沉降。应当注意的是，在共性中也常有特性，如“诸花皆升”，但旋覆花独降；“诸子皆降”，但苍耳子主升。

3. 升降浮沉与炮制、配伍的关系 炮制中用酒炒的药物主升，用醋炒的药物主收敛，用姜汁炒的药物主散，用盐炒的药物主下行。配伍中，少数升浮药在多数沉降药中便随之下降，少数沉降药在多数升浮药中便随之上升，但也有少数药物可引多数药物上升或下降的，如桔梗能载药上浮、牛膝可引药下行。

三、归经

药物归经是以脏腑经络学说为基础，以所治疗的具体病证为依据。临床用药时，首先要审清证候病变所在的脏腑经络，然后再选用相应的药物进行治疗。药物的归经同治疗作用有密切的关系。药物对所归的经，其治疗效果就明显，对其他经的治疗小或无。如寒性药物可清热，而其中的黄芩善清肺热，黄连长于清心胃火热，黄柏偏于泻肾火，决明子又偏于清肝火等。这都是由于药物的归经不同，因而其作用的脏腑经络也不同。同归一经的药物，又因清热不同的药性，有补泻、升降浮沉不同的作用与趋向。如黄芩、干姜、百合、葶苈子、苏子等均归肺经，都可以治疗肺经的病变，但其作用却不同。如黄芩主要清肺热，干姜主要温肺寒，百合主要补肺阴，葶苈子主要泻肺实热，苏子主要降气平喘。还有一些药物可以同时归入数经，说明该药对数经病变都有治疗作用。如山药归脾、肺、肾经，其作用能补脾止泻，养肺益阴，补肾固精；石膏归肺、胃二经，有清肺热与清胃热的作用。

四、配伍

中药的配伍，就是根据病情的需要和药物的性能、功用、用药法度，有选择地将两种以上的药物配合在一起应用。配伍的恰当与否，直接影响治疗效果。在长期的用药实践中把单味的应用和药的配伍关系，总结为“七情”。即：①相须：用两味以上功效相同的药物配伍应用，以增强疗效。如知母配黄柏，能增强滋阴降火的作用。②相使：将两种性能和功效有某些共性的药物配合应用，其中以一种药物为主药，另一种为辅药，辅药能提高主药的疗效。如黄芪与茯苓同用，可以提高黄芪的补气利水作用。③相畏：相畏是指一种药物的副作用、毒性或烈性被另一种药物减轻或消除。生半夏的毒性可被生姜减弱或消除，故生半夏畏生姜。④相杀：相杀是指两种药物配伍应用，一种药物能减轻或消除另一种药物的副作用、毒性或烈性，如绿豆可杀巴豆毒等。⑤相恶：相恶是指两种药物合用，一种药物使另一种药物功效降低甚至于丧失药效。如黄芩能降低生姜的温胃止呕作用，所以生姜恶黄芩。⑥相反：相反是指两种药物配合，可产生或增强不良的副作用和毒性反应。如"十八反"中的藜芦反细辛、甘草反甘遂等。

五、君臣佐使

中医方剂是以《内经》提出的君、臣、佐、使制方理论为处方原则。

1. 君 即方中针对主病或主证起主要作用的药物，为一方中的核心。如麻黄汤中的麻黄；白虎汤中的石膏。

2. 臣 ①辅助君药加强治疗主病或主证的药物。②针对兼病或兼证起主要治疗作用的药物。如麻黄汤中的桂枝；白虎汤中的知母。

3. 佐 ①佐助药：即配合君、臣药以加强治疗作用，或直接治疗次要症状的药物。如麻黄汤中的杏仁；银翘散中的牛蒡子、桔梗。②佐制药：即用以消除或减弱君、臣药的毒性，或能制约君、臣药峻烈之性的药物。如大乌头煎中的蜂蜜；小青龙汤中的五味子。③反佐药：即病重邪甚，可能拒药时，配用与君药性味相反而又能在治疗中起相成作用的药物。亦可理解为在治纯寒证时，于热剂中少加寒品，以免热性上升，不肯下降，如加胆汁童便于热药中，引入肝肾之类；治纯热证时，于寒剂中少加热药，以行散之，以免凝闭郁遏之患，如左金丸之用吴茱萸。例如，为避免病势格拒，寒药热服，热药寒服，亦反佐之意。

4. 使 ①调和诸药，即具有调和方中诸药作用的药物，如麻黄汤中的甘草。②引经药，即引药直达病所的药物，如八正散中的灯心草。

六、禁忌

1. 配伍禁忌 是指某些药物合用会产生剧烈的毒副作用或降低和破坏药效，因而应该避免配合应用。历代对于配伍禁忌药物的认识与说法并不一致，到了金元时代才能把药物的配伍禁忌概括为"十八反"、"十九畏"，并编成歌诀。

十八反歌：

本草明言十八反，半蒌贝蔹及攻乌，
藻戟遂芫俱战草，诸参辛芍叛藜芦。

即：乌头反贝母、瓜蒌、半夏、白芨、白蔹；甘草反甘遂、大戟、海藻、芫花；藜芦反人参、丹参、玄参、沙参、细辛、芍药。

十九畏歌：

硫黄原是火中精，朴硝一见便相争；
水银莫与砒霜见，狼毒最怕密陀僧；
巴豆性烈最为上，偏与牵牛不顺情；
丁香莫与郁金见，牙硝难合京三棱；
川乌草乌不顺犀，人参最怕五灵脂；
官桂善能调冷气，若逢石脂便相欺。

即：硫黄畏朴硝，水银畏砒霜，狼毒畏密陀僧，巴豆畏牵牛，丁香畏郁金，川乌、草乌畏犀角，牙硝畏三棱，官桂畏赤石脂，人参畏五灵脂。

2. 妊娠用药禁忌 是指妇女妊娠期治疗用药的禁忌。根据药物对胎儿损害的大小不同，一般分为禁用和慎用两类。禁用的药物大多数是毒性较强，药性猛烈的药物，如巴豆、牵牛、斑蝥、水蛭、虻虫、麝香、三棱、莪术、大戟、芫花、甘遂、水银、轻粉、雄黄等。慎用药包括活血通经、行气导滞、辛热、滑利的药物，如桃仁、红花、乳香、王不留行、枳实、附子、干姜、车前子、滑石等。

3. 服药饮食禁忌 是指服药期间对某些食物的禁忌，就是常说的忌口。如服地黄、何首乌忌葱、蒜、萝卜；鳖甲忌苋菜；土茯苓、使君子忌茶；蜂蜜反生葱等。高热病人忌油；虚寒证病人不宜食生冷瓜果等。

第六节 常用中药的功效分类

1. 解表药 凡以发散表邪、治疗表证为主的药物，称解表药，又叫发表药。①常用的发散风寒药有：麻黄、桂枝、紫苏、生姜、香薷、防风、荆芥、羌活、白芷、细辛、苍耳子、辛夷、葱白、鹅不食草。②常用的发散风热药有：薄荷、牛蒡子、蝉蜕、桑叶、菊花、葛根、柴胡、升麻、蔓荆子、淡豆豉、浮萍、木贼。

2. 清热药 凡以清解里热、治疗里热证为主要作用的药物，称为清热药。常用的有：①清热泻火药：石膏、知母、栀子、天花粉、芦根、夏枯草、决明子、寒水石、淡竹叶、竹叶、鸭跖草、谷精草、密蒙花、青葙子。②清热燥湿药：黄芩、黄连、黄柏、龙胆草、苦参、秦皮、白鲜皮、苦豆子、三棵针、马尾连。③清热解毒药：金银花、连翘、蒲公英、大青叶、板蓝根、青黛、贯众、野菊花、白花蛇舌草、射干、山豆根、马勃、穿心莲、土茯苓、熊胆、紫花地丁、鱼腥草、败酱草、红藤、青果、锦灯笼、金果榄、木蝴蝶、白头翁、马齿苋、鸦胆子、蚤休、拳参、白蔹、漏芦、千里光、山慈姑、四季青、半边莲、金荞麦、绿豆。④清热凉血药：生地黄、玄参、牡丹皮、赤芍、紫草、水牛角。⑤清虚热药：青蒿、白薇、地骨皮、银柴胡、胡黄连。

3. 泻下药 凡能引起腹泻，或润滑大肠，促进排便的药物，称为泻下药。常用：①攻下药：大黄、芒硝、番泻叶、芦荟。②润下药：火麻仁、郁李仁、松子仁。③逐水药：甘遂、大戟、芫花、商陆、牵牛子、巴豆、千金子。

4. 祛风湿药 凡以祛除风寒湿邪，治疗风湿痹证为主的药物，称为祛风湿药。常用：①祛风寒湿药：独活、木瓜、威灵仙、川乌、草乌、乌梢蛇、徐长卿、蚕沙、松节、蕲蛇、寻骨风、伸筋草、海风藤、青风藤、雪上一枝蒿、丁公藤、昆明山海棠、路路通。②祛风湿热药：秦艽、防己、络石藤、豨莶草、老鹳草、雷公藤、丝瓜络、穿山龙、桑枝、臭梧桐、海桐皮。③祛风湿强筋骨药：桑寄生、五加皮、狗脊、千年健、鹿衔草、石楠叶、雪莲花。

5. 化湿药 凡气味芳香，性偏温燥，以化湿运脾为主要作用的药物，称为化湿药。常用的化湿药有：苍术、厚朴、藿香、佩兰、砂仁、白豆蔻、草果、草豆蔻。

6. 利水渗湿药

凡以通利水道，渗泄水湿，治疗水湿内停病证为主要作用的药物，称利水渗湿药。常用：①利水消肿药：茯苓、泽泻、薏苡仁、猪苓、香加皮、泽漆、蝼蛄、冬瓜皮、葫芦、玉米须、枳椇子、荠菜。②利尿通淋药：车前子、滑石、木通、通草、石韦、海金沙、瞿麦、地肤子、萹蓄、草薢、冬葵子、灯心草。③利湿退黄药：茵陈、金钱草、虎杖、地耳草、垂盆草、鸡骨草、珍珠草。

7. 温里药 凡以温里祛寒，治疗里寒证为主的药物，称温里药，又名祛寒药。常用的温里药有：附子、干姜、肉桂、吴茱萸、花椒、丁香、小茴香、胡椒。

8. 理气药 凡以疏理气机为主要作用、治疗气滞或气逆证的药物，称为理气药，又名行气药。常用的理气药有：橘皮、青皮、橘核、橘络、橘叶、化橘红、枳实、枳壳、木香、香附、乌药、川楝子、荔枝核、沉香、檀香、薤白、佛手、香橼、柿蒂、刀豆、青木香、天仙藤、大腹皮、甘松、九香虫、娑罗子、绿萼梅、玫瑰花。

9. 消食药 凡以消化食积为主要作用，主治饮食积滞的药物，称为消食药。常用的消食药有：山楂、神曲、莱菔子、鸡内金、麦芽、谷芽、稻芽、隔山消。

10. 驱虫药　凡以驱除或杀灭人体内寄生虫，治疗虫证为主要作用的药物，称为驱虫药。常用的驱虫药有：使君子、苦楝皮、槟榔、南瓜子、鹤草芽、雷丸、榧子。

11. 止血药　凡治疗各种出血病证为主的药物，称止血药。常用药有：①凉血止血药：小蓟、大蓟、地榆、槐花、槐角、白茅根、侧柏叶。②化瘀止血药：三七、茜草、蒲黄、降香、花蕊石。③收敛止血药：白及、仙鹤草、棕榈炭、血余炭、藕节、紫珠。④温经止血药：艾叶、炮姜、灶心土。

12. 活血化瘀药　凡以通利血脉，促进血行，消散瘀血为主要功效，用于治疗瘀血病证的药物，称活血化瘀药。常用药为：①活血止痛药：川芎、郁金、姜黄、延胡索、乳香、没药、五灵脂、夏天无、枫香脂。②活血调经药：丹参、益母草、泽兰、桃仁、红花、番红花、牛膝、鸡血藤、王不留行、月季花、凌霄花。③活血疗伤药：马钱子、土鳖虫、骨碎补、血竭、儿茶、苏木、自然铜、刘寄奴。④破血消瘀药：莪术、三棱、水蛭、虻虫、斑蝥、穿山甲。

13. 化痰止咳平喘药　凡以祛痰或消痰，治疗"痰证"为主要作用的药物，称化痰药；以制止或减轻咳嗽和喘息为主要作用的药物，称止咳平喘药。常用药有：①温化寒痰药：半夏、天南星、禹白附、白芥子、旋覆花、白前、皂荚、猫爪草。②清化热痰药：浙贝母、川贝母、瓜蒌、桔梗、胆南星、前胡、竹茹、天竺黄、竹沥、海藻、昆布、黄药子、海蛤壳、浮海石、胖大海、瓦楞子、礞石。③止咳平喘药：苦杏仁、紫苏子、桑白皮、葶苈子、百部、款冬花、紫菀、马兜铃、枇杷叶、白果、胡颓子叶、洋金花、矮地茶、满山红、华山参、罗汉果。

14. 安神药　凡以安定神志、治疗心神不宁病证为主的药物，称安神药。常用：①重镇安神药：朱砂、磁石、龙骨、龙齿、琥珀。②养心安神药：酸枣仁、柏子仁、远志、首乌藤、合欢花。

15. 平肝息风药　凡以平肝潜阳或息风止痉为主，治疗肝阳上亢或肝风内动病证的药物，称平肝息风药。常用：①平抑肝阳药：石决明、珍珠母、牡蛎、代赭石、刺蒺藜、罗布麻。②息风止痉药：羚羊角、牛黄、钩藤、天麻、地龙、全蝎、蜈蚣、僵蚕、珍珠。

16. 开窍药　凡具辛香走窜之性，以开窍醒神为主要作用，治疗闭证神昏的药物，称为开窍药，又名芳香开窍药，如麝香、冰片、苏合香、石菖蒲。

17. 补虚药　凡能补虚扶弱，纠正人体气血阴阳虚衰的病理偏向，以治疗虚证为主的药物，称为补虚药。常用：①补气药：人参、西洋参、党参、太子参、黄芪、白术、甘草、山药、白扁豆、大枣、蜂蜜、刺五加、绞股蓝、沙棘、红景天、饴糖。②补阳药：鹿茸、淫羊藿、杜仲、续断、菟丝子、巴戟天、补骨脂、紫河车、肉苁蓉、沙苑子、冬虫夏草、蛤蚧、益智仁、锁阳、仙茅、海狗肾、黄狗肾、海马、蛤蟆油、韭子、核桃仁、胡芦巴、阳起石、羊红膻、紫石英。③补血药：当归、熟地黄、何首乌、白芍、阿胶、龙眼肉。④补阴药：北沙参、南沙参、麦门冬、天门冬、龟甲、鳖甲、玉竹、石斛、百合、黄精、枸杞子、墨旱莲、女贞子、明党参、黑芝麻、桑椹。

18. 收涩药　凡以收敛固涩，用以治疗各种滑脱病证为主要作用的药物称为收涩药，又称固涩药。常用：①固表止汗药：麻黄根、浮小麦、糯稻根须。②敛肺涩肠药：五味子、乌梅、肉豆蔻、五倍子、石榴皮、罂粟壳。③固精缩尿止带药：山茱萸、莲子、芡实、桑螵蛸、覆盆子、海螵蛸、金樱子、刺猬皮、鸡冠花、椿皮。

19. 涌吐药　凡以促使呕吐，治疗毒物、宿食、痰涎等停滞在胃脘或胸膈以上所致病证为主的药物，称为涌吐药，又名催吐药，如常山、瓜蒂、明矾。

20. 攻毒杀虫止痒药　凡以攻毒疗疮，杀虫止痒为主要作用的药物，称为攻毒杀虫止痒药。常用的攻毒杀虫止痒药有：硫黄、雄黄、蛇床子、蜂房、土荆皮、白矾、大蒜、蟾酥、樟脑、木鳖子。

21. 拔毒化腐生肌药　凡以外用拔毒化腐，生肌敛疮为主要作用的药物，称为拔毒化腐生肌药。常用药有：升药、轻粉、砒石、铅丹、炉甘石、硼砂。

附：清热药的基本作用

凡以清解里热为主要作用的药物，称为清热药。

清热药的药性都属寒凉，按“热者寒之”的治病法则，本类药物主要用于各种热证。所谓热证是一个很广泛的概念，它不仅指体温升高的发热，而且也泛指体温虽正常或接近正常，患者常具有某些热证症状，如口干、咽燥、面红、目赤、大便干结、小便短赤、五心烦热、舌红苔黄、脉数等，都属于热证的范畴。

热证根据其发病的部位、性质和病情的轻重可分为表热证和里热证两型。表热证的特点是虽有发热，但时有恶寒。有表证者当用解表药治之。里热证则不同，它是由于外邪内传入里化热，或因内郁化热所致的一类症候群，临床主要表现为发热，不恶寒反恶热，口渴，心烦口苦，呼吸迫促，小便短赤，大便干结或兼有便秘，腹胀，苔黄脉洪，甚至神昏谵语，发狂等。

里热证根据其性质的不同可分为实热和虚热两类，实热又可进一步分为气分热、血分热、湿热和热毒疮疡等各种类型。

1. 清热药的分类

(1) 清热泻火药：本类药物因有“寒凉折火”的性能，故主要用于清气分实热。常用药物有石膏、知母、栀子等。

(2) 清热凉血药：主要用于清解血分实热。所谓“血热”是指在温热病（相当于感染性疾病的极期和晚期或败血症期）时出现的发热、烦躁、神昏谵语、皮肤发斑发疹（皮下出血）、鼻衄、吐血、便血等并发症，以及由“血热妄行”所致的其他出血症，本类药物可通过其清热作用而达到凉血的目的。常用药物有犀角、生地黄、玄参等。

(3) 清热燥湿药：因湿邪侵犯人体所引起的发热称为湿热，临床主要表现为发热、头痛、身重而痛、腹满食少、小便短赤、大便溏泄、舌苔黄腻等。因本类药物既能清热又能燥湿，部分药物还兼有解毒的作用，故主要用来治疗湿热证，常用药物有黄芩、黄连、黄柏等。

(4) 清热解毒药：这里所指的毒，是指火热壅盛引起的“火毒”或“热毒”，相当于感染性疾病所引起的高热以及伴随的病理变化，包括各种毒性反应。多种化脓性感染（如疮疡、肺痈、肠痈等）、痢疾和部分病毒感染（如流感、乙脑等）都属于热毒范畴。因本类药物具清热又兼有解毒作用，故主要用来治疗各种热毒证，常用药物有银花、连翘、大青叶、板蓝根、薄公英等。

(5) 清虚热药：所谓虚热，从理论上讲是指阴、阳、气、血不足所引起的发热，但通常专指热邪伤阴所致的热证。如湿热病（相当于急性传染病）后期，热已伤阴所致的口干咽燥、夜热早凉、热退无汗等阴虚发热证，又如慢性消耗性疾病（肺结核等）所引起的午后发热、颧红盗汗、骨蒸痨热并有慢性进行性消瘦等证均为本类药物的适应证。常用药物有地骨皮、银柴胡等。

(6) 清热明目药：凡能清肝热或散风热，以治疗肝热和风热目疾为主的药物，称为清热明目药，常用于肝热上扰所致的目疾。代表药物有决明子、谷精草等。

2. 清热药的药理作用

(1) 抗菌作用：本类药物中的大多数都具有一定程度的抗菌作用，但其抗菌范围和抗菌强度各有不同，如银花、连翘、蒲公英、紫花地丁、黄连、大蒜、金荞麦、知母、赤芍、鱼腥草等对革兰阳性菌（如金黄葡萄菌、溶血链球菌、肺炎双球菌、白喉杆菌等）、革兰氏阴性菌（如伤寒杆菌、副伤寒杆菌、大肠杆菌、变形杆菌、痢疾杆菌、结核杆菌等）都有一定的抑制作用。此外，黄连、黄柏、黄芩、蒲公英、牛蒡子、菊花、紫花地丁、银花、生地、紫草等对多种皮肤真菌（如堇色毛癣菌、许兰氏黄癣菌、铁锈色小芽孢癣菌等）也有效。抗菌的有效成分目前所知的有癸酰乙醛（鱼腥草）、β-二甲基丙烯酰紫草醌（紫草）、穿心莲内酯（穿心莲）、秦皮乙素（秦皮）、原白头翁素（白头翁）、小檗碱（黄连、黄柏）等。

(2) 抗病毒作用：体外实验和临床实践都证明，银花、连翘、鱼腥草、贯众、黄芩、大青叶、赤芍、板蓝根、黄柏、丹皮等对流感病毒有抑制作用；蒲公英、鱼腥草、穿心莲、野菊花还能延缓病毒所引起的细胞病变。

(3) 对机体免疫功能的影响：本类药物能广泛地影响机体免疫功能的不同方面，许多清热药对机体的免疫功能有促进作用。如黄连、小檗碱、黄芩、穿心莲、野菊花、石膏等能增强白细胞和网状内皮系统的吞噬功能；蒲公英、大蒜、黄连、黄芩等还能促进淋巴细胞转化。黄芩苷、黄连、丹皮等对变态反应有一定的抑制作用。

(4) 解热作用:犀角、石膏、知母、玄参、赤芍、紫草、地骨皮、银花、大青叶等对动物实验性发热模型均有明显的退热作用。临床观察到本类药物对发热病人的降温作用与解表药不同,退热多不伴有明显出汗。

(5) 抗炎作用:急性炎症是热证的主要表现,也是急性感染性疾病的重要病理过程,许多清热药对实验性炎症的各个环节均有一定的作用。如连翘能抑制炎性渗出,黄连能加速炎症消退,黄芩能对抗伴有变态反应的炎症等。临床上用本类药物治疗急性和慢性感染性疾病都取得了较好的疗效。

(6) 其他作用:实验证明牛黄、栀子、黄芩、丹皮等有明显的镇静或抗惊厥作用。此外,生地、牛黄有强心作用,黄芩、丹皮等有降血压作用,银花有止血作用,广豆根、紫草、蒲公英等有抗肿瘤作用,白头翁、黄连还有抗阿米巴原虫的作用。

(张建军　王林元　王莲芸)

【思考题】

1. 中医学的基本特点是什么?
2. 何谓经络?
3. 中药的"四气五味"代表什么含义?
4. 人中、合谷、内关及足三里位于哪里?各有什么作用?
5. 八纲代表什么含义?

第二十五章　常用的影像诊断方法及适应证

医学影像诊断技术包括X射线、超声、核素、CT、磁共振成像(MRI)和发射体层成像。虽然各种成像技术的成像原理与方法不同，诊断价值各异，但都使人体内部结构和器官形成影像，从而了解人体解剖与生理功能状况以及病理变化，以达到诊断的目的。

第一节　普通X射线检查适应证

一、普通X射线成像基本原理

X射线成像原理与X射线的性质、人体组织密度和厚度有关，X射线能够穿过人体是由X射线的特性决定的。①穿透性：X射线波长为0.08～0.31A，波长越短穿透力越强，组织密度越低越易穿透，这正是人体组织器官X射线成像的基础。②荧光作用：X射线可使铂氰化钡、硫化锌和钨酸钙等物质产生荧光。③感光作用：X射线和普通光线一样可使感光材料感光。④电离作用：X射线可使气体或其他物质电离，因此可进行X射线测量。⑤生物效应：机体经X射线照射后，可使组织细胞和体液受损而发生一系列变化，这是放射治疗的基础。X射线影像形成的基本原理是由于X射线的特性和人体组织器官密度与厚度的差异所致，这种密度与厚度的差异称为密度对比，可分为自然对比和人工对比。

1. 自然对比　即人体各种组织、器官和密度不同，厚度也有差异，经X射线照射，其吸收及透过X射线的量也不一样。因此，在透视荧光屏上有亮暗之分，在照片上有黑白之别。按照人体组织密度的高低，依次分为骨骼、软组织(包括皮肤、肌肉、内脏、软骨)、液体(血液及体液，密度和软组织相似，X射线不能区别)、脂肪和存在人体内的气体。各个不同密度的组织相邻排列，吸收及透过X射线的量不同，才产生透视或照片上影像(表25-1)。在人体内，胸部和骨骼的自然密度对比最好，透视和普通照片上应用最多。凡是密度最大的部分(例如骨骼)吸收X射线最多，通过X射线很少，故在照片上显出白色影像；反之，密度较小的部分(如空气或软组织)在照片上出现黑色影像，此外，还应注意厚度，如心脏的投影，形成明显的白色。

表25-1　人体组织密度差异和X射线影像关系表

组　织	密度	吸收X射线的量	透过X射线的量	X射线影像	
				透视	照片
骨、钙化灶	高	多	少	暗	白
软组织、液体	稍低	稍少	稍多	较暗	灰
脂肪	更低	更少	更多	较亮	深灰
气体	最低	最少	最多	最亮	黑

同样，如器官和组织有病理变化，改变了原有的密度，出现新的密度差异，产生密度高低不等的影像，也属于自然对比的范畴。

密度分辨率：使用某种射线的设备，能分辨人体同一部位的两种以上不同密度的结构，即显出密度差异，从而形成影像。这种能分辨的最小密度差异，称为某种设备的密度分辨率。如CT机就具有高分辨率，在头颅同一层扫描片中，能分辨出灰质与白质、脑室、脑池与脑沟等不同结构，而普通 X 射线的密度分辨率则较低，约为 5%～10%。

2. 人工对比 人体有些部分，如腹部各脏器，密度大致相同，不具备自然对比的条件，可用对人体无害、密度大或密度小的物质，引入被检查的组织器官或其周围，造成密度差异，显出影像，称为人工对比。形成人工对比的方法称为造影检查，所用的物质叫做造影剂(contrast medium)。

二、X 射线检查方法及适应证

普通检查是应用身体的自然对比进行透视或照相。此法简单易行，应用最广，是 X 射线诊断的基本方法。

1. 透视(fluoroscopy) 使 X 射线透过人体被检查部位并在荧光屏上形成影像，称为透视。透视是动态观察，虽然操作相对简单，但其他方法无法取代。

透视的优点是能看到心肺、横膈及胃肠等活动情况，同时还可转动患者体位，进行多方面观察，以显示病变及其特征，便于分析病变的性质，多用于胸部及胃肠检查。缺点是荧光影像较暗。细微病变(如粟粒型肺结核等)和密度、厚度较大的部位(如头颅、脊椎等)看不太清楚，而且，透视仅有书写记录，患者下次复查时不易做精确的比较。

适应证：透视下可观察多系统的器官，但以胸部、腹部、四肢为主，特别是肺部的检查有独到之处，不仅可以观察病灶，同时也能观察病变与周围的关系。心脏的外形及搏动观察优于彩超。急腹症的诊断、消化道造影检查都是在透视下完成的。比如胃镜确诊胃癌后需手术的病人，再行消化道造影观察其外形、活动度及周围关系考虑手术方案十分重要。

2. 照相(radiography) 亦称为摄影或摄片，X 射线通过人体后使受检部位在胶片上显影称为摄片，它是利用了 X 射线的穿透性和对胶片的感光作用。

摄片的优点是可留作永久记录，便于分析对比、集体讨论和复查比较。缺点为摄片不能显示脏器活动状态。一张照片只反映一个体位(体位即照相位置)的 X 射线征象。

适应证：摄片可适应于各系统、器官疾病，如头颅、脊椎及腹部等部位检查。

三、X 射线的特殊检查

特殊摄影检查：包括体层摄影、记波摄影、X 射线电影摄影及 X 射线电视录像等。

造影检查：常用的有静脉排泄性尿路造影、逆行尿路造影、各种瘘管造影、子宫输卵管造影、脑血管造影、关节造影、脊髓造影等。

适应证：特殊检查是普通检查的延伸，其适应证较宽，目的是解决普通检查不能确诊的问题。

第二节 CT 检查适应证

CT(computed tomography，简称 CT)即计算机断层扫描，是计算机技术和 X 射线检查技术相结合的产物。它是用 X 射线束对人体层面进行扫描，取得信息，经计算机处理而获得的重建图像。所显示的是断面解剖图像，其密度分辨率明显优于普通 X 射线图像。从而显著扩大了人体的检查范围，提高了病变的检出率和诊断的准确率。

一、CT 的成像基本原理

CT 成像的基本原理是取一束高度准直的、极细笔状 X 射线束，环绕人体某一部分一定厚度的层面进行扫描，未被吸收的光子穿透人体后被检测器接收，由光电转换变为电信号，再经模拟/数字转换器转为数字，输入计算机处理，作为模拟信号输入，经处理后重建图像。

二、主要检查方法及适用范围

（一）平扫

1. 横断轴位扫描 适用于绝大部分CT检查。

2. 冠状面扫描 主要适用于：①颅内病变定位，确定病变在幕上或幕下、脑室内或脑室外、脑内或脑外。②颅底及颅顶部位病变的观察。③全面观察先天畸形的异常结构。④蝶鞍区病变的诊断。⑤内耳结构的观察。⑥副鼻窦及窦口情况的显示。

3. 高分辨率扫描 主要适用于：①肺内弥漫间质性病变。②孤立或播散的小结节病灶诊断。③轻度的支气管扩张。④内耳结构的观察等。

4. 螺旋扫描 主要用于对病变的三维图像显示和支气管的模拟内窥镜显示，危重病人的检查时间可明显缩短。

（二）增强扫描

1. 静脉内快速注射碘造影剂 适用于：①脑内肿瘤的定位、大小及血脑屏障破坏的观察。②脑内良恶性病变的鉴别。③脑内血管畸形的范围确定。④纵膈内血管、淋巴结及肿块的区分。⑤鉴别原发性肝癌、转移性肝癌及良性血管瘤。⑥发现等密度的肿瘤。⑦胰腺癌及胰岛细胞瘤的鉴别。⑧肾脏、膀胱、子宫及前列腺病变的范围的确定。

2. 增强动态扫描 主要指单层动态扫描，观察肿瘤随时间的位移，根据肿瘤吸收造影剂浓度的变化来判断其性质。

3. 脑池造影CT扫描 主要观察脑池内等于脑脊液密度的病变，现已很少用。

4. 脑室造影CT扫描 有助于显示脑室内等于脑脊液密度的病变，观察和评价脑脊液内通道的通畅与否。

第三节 磁共振成像的原理和适应证

核磁共振是自旋的原子核在磁场中与电磁波相互作用的一种核物理现象，也称**磁共振成像**（magnetic resonance imaging，**MRI**）。参与MRI成像的因素较多，信息量大而且不同于现有各种影像学成像技术，在诊断疾病中有很大优越性和应用潜力。由于磁共振成像具有高对比度、无骨伪影、可任意方位断层等优点，目前广泛应用于临床。但是，MRI设备昂贵，检查费用高，检查所需时间长，对某些器官和疾病的检查还有局限。

一、磁共振成像的原理

含单数质子的原子核，如人体内广泛存在的氢原子核，其质子有自旋运动，带正电，产生磁矩，有如一个小磁体。小磁体自旋轴的排列无一定规律。但如在均匀的强磁场中，则小磁体的自旋轴将按磁场磁力线的方向重新排列。在这种状态下，用特定频率的射频脉冲进行激发，作为小磁体的氢原子核吸收一定量的能量而共振，即发生了磁共振现象。停止发射射频脉冲，则被激发了的氢原子核将所吸收的能量逐步释放出来，其相位和能级都恢复到激发前的状态。这一恢复过程称为**弛豫过程**，而恢复到原来平衡状态所需的时间则称为**弛豫时间**。有两种弛豫时间，一种是自旋-晶格弛豫时间，又称**纵向弛豫时间**（T_1 值），反映自旋核将吸收的能量传给周围晶格所需要的时间，也是90°射频脉冲质子由纵向磁化转到横向磁化之后再恢复到纵向磁化激发前状态所需时间。另一种是自旋-自旋弛豫时间，又称**横向弛豫时间**（T_2 值），反映横向磁化衰减、丧失的过程，即横向磁化所维持的时间。T_2 衰减是由共振质子之间相互的磁化作用所引起，与 T_1 不同，它引起相位的变化。

人体不同器官的正常组织与病理组织的 T_1 是相对固定的（表 25-2），而且它们之间有一定的差别，T_2 也是如此（表 25-3）。这种组织间弛豫时间上的差别，是 MRI 的成像基础。因此，获得选定层面中各种组织的 T_1（或 T_2）值，就可获得该层面中包括各种组织影像的图像。MRI 的成像方法也与 CT 相似，如把检查层面分成一定数量的小体积，即体素，用接收器收集信息，数字化后输入计算机处理，获得每个体素的 T_1（或 T_2）值，进行空间编码。用转换器将每个 T 值转为模拟灰度，而重建图像。

表 25-2　人体正常与病变组织的 T_1 值（ms）

组　织	T_1 值	病变组织	T_1 值
肝	140～170	脑膜瘤	200～300
胰	180～200	肝癌	300～450
肾	300～340	肝血管瘤	340～370
胆汁	250～300	胰腺癌	275～400
血液	340～370	肾癌	400～450
脂肪	60～80	肺脓肿	400～500
肌肉	120～140	膀胱癌	200～240

表 25-3　正常颅脑的 T_1 与 T_2 值（ms）

组　织	T_1	T_2
胼胝体	380	80
桥脑	445	75
延髓	475	100
小脑	585	90
大脑	600	100
脑脊液	1155	145
头皮	235	60
骨髓	320	80

二、磁共振成像的适应证

1. 中枢神经系统病变　可观察病变与血管的关系。对脑干、幕下区、枕大孔区、脊髓与椎间盘的显示效果明显优于 CT。对脑脱髓鞘疾病、多发性硬化、脑梗塞、脑与脊髓肿瘤、血肿、脊髓先天异常与脊髓空洞症的诊断有较高价值。

2. 肺与纵膈病变　纵膈在 MRI 上，脂肪与血管形成良好对比，易于观察纵膈肿瘤及其与血管间的解剖关系。对肺门淋巴结与中心型肺癌的诊断，帮助也较大。心脏大血管在 MRI 上可显示其内腔，所以，心脏大血管的形态学与动力学的研究可在无创伤的检查中完成。

3. 腹腔、盆腔及泌尿系统病变　如对肝、肾、膀胱，前列腺和子宫，颈部和乳腺，MRI 检查也有相当价值。对早期的恶性肿瘤及肿瘤的分期方面优于 CT。

4. 骨髓和关节肌肉病变　骨髓在 MRI 上表现为高信号区，侵及骨髓的病变，如肿瘤、感染及代谢疾病，MRI 上可清楚显示。

第四节　超声检查适应证

超声(ultrasonography,USG)是指超过正常人耳能听到的声波,频率在20000赫兹(Hertz,Hz)以上。超声检查是利用超声的物理特性和人体器官组织声学性质上的差异,以波形、曲线或图像的形式显示和记录,借以进行疾病诊断的检查方法。

超声诊断的优点:所用设备没有CT或MRI设备那样昂贵,可获得器官的任意断面图像,观察运动器官的活动情况,成像快,诊断及时,无痛苦与危险,属于非损伤性检查,因此,在临床上应用已普及,是医学影像学中的重要组成部分。它的不足之处在于图像的对比分辨力和空间分辨力不如CT和MRI高。

一、超声成像的基本原理

超声是机械波,由物体机械振动产生。具有波长、频率和传播速度等物理量。超声波需在介质中传播,其速度因介质不同而异,在固体中最快,液体中次之,气体中最慢。介质有一定的声阻抗,声阻抗等于该介质密度与超声速度的乘积。

就超声波而言,人体结构是一个复杂的介质,各种器官与组织,包括病理组织有它特定的声阻抗(表25-4)和衰减特性。因而构成声阻抗上的差别和衰减上的差异。超声射入体内,由表面到深部,将经过具有不同声阻抗和不同衰减特性的器官与组织,从而产生不同的反射与衰减。这种不同的反射与衰减是构成超声图像的基础。将接收到的回声,根据回声强弱,用明暗不同的光点依次显示在荧光屏上,则可显出人体的断面超声图像,称声像图。

表25-4　人体不同介质的声速与声阻抗

介质	密度(g/cm^3)	超声纵波速度(m/s)	特征阻抗(105R*)	测试频率(MHz)
空气	0.001 293	332	0.000 429	2.9
水	0.9934	1523	1.513	2.9
血液	1.055	1570	1.656	1.0
软组织	1.016	1500	1.524	1.0
肌肉	1.074	1568	1.684	1.0
骨	1.658	3860	5.571	1.0
脂肪	0.955	1476	1.410	1.0
肝	1.050	1570	1.648	1.0

* R(Rayls)=1kg/(m^2·s)。

二、主要检查方法

1. 检查前准备

(1) 检查肝、胆、胰、胃等器官要禁食8h以上。检查胃时可根据需要服温开水或快速超声显影剂500～600mL,充盈后观察胃腔和胃壁结构。

(2) 检查盆腔内脏器,如子宫、输卵管、前列腺、膀胱等,待膀胱充盈尿液后检查为佳。

(3) 检查心脏时应先休息15min再检查。小儿不配合时可口服1%水合氯醛入睡后检查。

(4) 检查脾、肾、眼球、甲状腺、乳腺及周围血管等,一般无须特殊准备。

2. 扫描方法

(1) B超检查适用于除心脏外的其他检查,通过改变病人体位、探头位置和方向,行横切面、纵切面、斜切面等各种不同轴向和方向的扫描探查，以求在荧光屏上显示出符合诊断要求的最佳图像。

（2）心脏超声检查方法：①首先从二维超声心动图开始，观察左室长轴、短轴及四腔心各切面。必要时配合“M”型超声心动图法。②在二维超声心动图的基础上，加上彩色血流显像，不断改变探头位置或多普勒声束方向，以获得较理想的血流显像。

三、超声检查的临床适用证

（1）循环系统疾病中的先天性心脏病，风湿性心脏病、心房黏液瘤、心脏瓣膜病、心包积液等心脏病，超声检查均具有典型表现，可部分代替心血管造影或心导管检查，成为心血管疾病诊断中的首选检查。

（2）消化系统疾病中的肝癌、肝血管瘤、胆囊炎、胰腺癌等疾病。

（3）泌尿生殖系统疾病中的肾肿瘤、肾积水、肾结石、前列腺肥大或肿瘤、子宫肌瘤、卵巢囊肿等疾病，超声已成为临床常规检查。

（4）在产科的应用中，如对葡萄胎的早期诊断，对胎盘的定位和羊水测量，对胎位、胎儿发育情况、有无畸形的观察和判断，都是其他影像检查难以比拟的。

（5）软组织疾病，如甲状腺疾病、乳腺疾病等。超声在周围血管疾病诊断中，也是其他影像检查不能比拟的。介入超声的应用具有实时显示、灵敏度高、引导准确、无 X 射线损伤、无需造影剂、操作简便、费用低廉等优点，较其他影像学介入方法更简单、更独特。

第五节　数字减影血管造影适应证

数字减影血管造影(digital substraction angiograph，DSA)是将影像增强和电视上的视频信号进行数字转换、减影、对比增强和模拟转换而获得血管造影图像。DSA 是利用计算机处理数字化的影像信息，以消除骨骼和软组织影的减影技术，是新一代血管造影的成像技术。目前，在血管造影中这种技术应用已很普遍。

一、DSA 的基本工作原理

X 射线穿透人体某一部位时，由于各种解剖结构和组织器官密度与厚度不同，穿透人体的 X 射线的量也不同，从而在 X 射线荧光屏上形成亮度不一的影像。

DSA 的工作原理：当造影剂注入前，先将造影区的透视影像转换成数字形式，储存于记忆盘中，这是蒙片的数字资料。当血管内注入造影剂后，将同一造影区的透视影像转换成数字形式，再将造影后所得的数字减去蒙片的数字，然后再将这数字转换成影像，在监视器上显示，即数字减影后图像。这一图像所反应的为血管造影图像，除去了原透视图像上的骨骼及软组织影，显示的血管十分清晰。

二、DSA 的适应证范围

DSA 主要用于血管性和非血管性的介入性诊断和治疗。

1. 血管疾病方面　各部分血管造影、血管成形、房间隔切开、溶栓治疗、外周血管性病变、控制出血、非手术性动导脉管未闭、血管畸形及瘘的栓塞治疗、血管内支架的放置、二尖瓣扩张、冠脉造影、心脏射频消融等。

2. 肿瘤性疾病方面　肿瘤血管的栓塞、药物灌注化疗、动脉内照射等。

3. 非血管性方面　经皮穿刺活检、经皮穿刺抽吸或椎间盘摘除等。

第六节　核医学检查和治疗的适应证

核医学是核科学技术和医学相结合产生的一门新兴学科，它利用核技术(核素及核标记化合物，核仪器)进行人体或脏器的功能显像，属于现代医学五大影像诊断之一。

核医学是根据脏器摄取带有放射性的物质(显像剂)后，由于靶器官与非靶器官、正常组织与病变组织存在分布上的差异，靶器官的选择性摄取。显像剂的分布就出现显著的不同，核仪器收集来自靶器官内部发射出的核射线信息，并根据各部位及射线的密度用计算机组成图像，这种图像直接反映器官各部位细胞的功能，故称**“功能显像”**。核医学影像检查项目及其适应证见表 25-5、表 25-6。

表 25-5　核医学影像检查项目及其适应证

检查项目	主要适应证
心肌血流灌注	冠心病、心肌梗塞、心肌病
心功能测定	各种心脏病
骨扫描显像	原发性与转移性骨肿瘤、代谢性骨病
脑血流灌注显像	脑梗等缺血性脑病、癫痫、早老性痴呆
肺灌注与肺血流显像	各种肺部疾病
肾功能测定	各种肾脏疾病
甲状腺显像	甲状腺结节、甲状腺癌
淋巴显像	何杰金氏病、淋巴瘤、肿瘤淋巴转移
消化道出血定位	小肠或大肠出血

表 25-6　核素治疗项目及其适应证

放射性药物	适应证
碘-131	甲亢、甲状腺癌及其转移灶
^{131}I-MIBG	神经分泌肿瘤(以嗜铬细胞瘤为主)
锶-89	恶性肿瘤骨转移

第七节　正电子发射计算机断层扫描检查的适应证

正电子发射计算机断层扫描(positron emission computed tomography，PET)，是一种最先进的医学影像学技术。PET 技术是目前唯一的用解剖形态方式进行功能、代谢和受体显像的技术，具有无创伤性的特点。它的图像质量好、灵敏度高、分辨病变小、适用面广，可做身体各部位的检查，最大优点是可以获得全身各方位的断层像，对肿瘤转移、复发的诊断尤为有利，是目前临床上用以诊断和指导治疗肿瘤的最佳手段之一。

由于所在医院工作性质和特点不同，PET 的临床应用领域亦有所差异。据美国绝大多数 PET 中心综合资料表明，PET 主要集中应用于神经系统(15%～35%)、心血管疾病(15%～25%)、肿瘤学研究(65%～85%)等。

一、神经系统方面的应用

(1) 短暂性脑缺血发作(TIA)与急性脑梗塞的早期定位诊断、疗效评价和预后判断。

(2) 老年性痴呆的早期诊断与病程评价。

(3) 癫痫病灶的定位与疗效判断。

(4) 脑肿瘤的良恶性鉴别、临床分级、疗效评价、预后判断和复发或残存病灶定位。

(5) 帕金森氏病的早期诊断与病因探讨。

(6) 精神病的病因研究和临床用药方案的确定。

(7) 脑生理研究与认知科学的探索。

二、心血管疾病方面的应用

(1) 冠心病的早期诊断。

(2) 严重缺血心肌存活的估价。

(3) 急性心肌梗塞和不稳定型心绞痛的鉴别诊断。

(4) 心肌病的诊断和研究。

(5) 糖尿病性心脏病诊断和研究。

三、肿瘤学方面的应用

(1) 异常肿块的良恶性鉴别及恶性程度的判断。

(2) 临床治疗效果的评价与肿瘤耐药的探讨。

(3) 鉴别肿瘤治疗后残存组织的性质,即局部病灶已坏死或仍有存活的肿瘤。

(4) 肿瘤的转移诊断及组织的活检部位的选择。

(武卫东　王莲芸　刘立民)

【思考题】

1. X射线影像形成的基本原理是什么?
2. 试述CT成像的基本原理及检查方法。
3. 简述MRI的适应证。
4. 超声检查的临床适用证有哪些?
5. 从组织病变的结构和功能改变不同的方面分析和比较CT、MRI、DSA、PET、超声波及核医学检查各有什么特点?

第二十六章　徒手急救医学

生命系于千钧一发，当遇到意外时，第一时间能为伤病者提供有效救护的人就是我们自己。因此我们必须掌握更多的急救自救方法，赢得时间就意味着留住生命，让脆弱的生命坚强起来！

第一节　自救与互救的基本技能

一、止血包扎法

血液是维持生命的重要物质。当受外伤、引起大出血时，成年人出血量超过 800～1000mL 就可引起休克，危及生命。因此，止血对挽救伤员生命具有绝对重要的意义。

（一）止血方法

1. 一般止血法　针对小的创口出血。需用生理盐水冲洗患部，然后覆盖多层消毒纱布用绷带扎紧包扎。如果患部有较多毛发，在处理时应先剪、剃去毛发。

2. 指压止血法　较大的动脉出血后，用拇指压住出血的血管上方（近心端），使血管被压闭住，中断血液。这种方法只适用于头面颈部及四肢的动脉出血急救，注意压迫时间不能过长。①头顶部出血：在伤侧耳前，对准下颌耳屏上前方 1.5cm 处，用拇指压迫颞浅动脉。②头颈部出血：四个手指并拢对准颈部胸锁乳突肌中段内侧，将颈总动脉压向颈椎。注意不能同时压迫两侧颈总动脉，以免造成脑缺血坏死。压迫时间也不能太久，以免造成危险。③上臂出血：一手抬高患肢，另一手四个手指对准上臂中段内侧压迫肱动脉。④手掌出血：将患肢抬高，用两手拇指分别压迫手腕部的尺、挠动脉。⑤大腿出血：在腹股沟中部稍下方，用双手拇指向后用力压股动脉。⑥足部出血：用两手拇指分别压迫足背动脉和内踝与跟腱之间的胫后动脉。

3. 屈肢加垫止血法　当前臂或小腿出血时，可在肘窝、腘窝内放以纱布垫、棉花团或毛巾、衣服等物品，屈曲关节，用三角巾做 8 字型固定。

4. 橡皮止血带止血　常用的止血带是三尺左右长的橡皮管。方法是：掌心向上，止血带一端由虎口拿住，一手拉紧，绕肢体 2 圈，中、食两指将止血带的末端夹住，顺着肢体用力拉下，压住另一头，以免滑脱。注意使用止血带要加垫，不要直接扎在皮肤上。每隔 40min 放松止血带 2～3min，松时慢慢用指压法代替。

【注意事项】　小动脉和静脉出血可用加压包扎止血法。较大的动脉出血，应用止血带止血。在紧急情况下，需先用压迫法止血，然后再根据出血情况改用其他止血法。如伤处有骨折时，需另加夹板固定。伤口内有碎骨或异物存在时，不得应用加压包扎止血法。使用止血带时一定要扎紧，否则深部动脉仍有血液流出，可能造成局部血肿。

（二）包扎法

1. 绷带包扎法　用绷带包扎伤口，目的是固定盖在伤口上的纱布，固定骨折或挫伤，并有压迫止血和保护患处的作用。

【环形法操作要领】　此法多用于手腕部，肢体粗细相等的部位。首先将绷带作环形重叠缠绕。第一圈环绕稍作斜状；第二、三圈作环形，并第一圈之斜出一角压于环形圈内，最后用橡皮膏将带尾固定，也可将带尾剪成两个头，然后打结。

【注意事项】 ①打好绷带的要领是，不要过紧也不能过松，过紧会引起血液循环不良，过松则固定不住纱布。如果没经验，打好绷带后，看看肢体远端有没有变凉，有没有浮肿等情况。②打结时，不要在伤口上方，也不要在身体背后，免得睡觉时压住引起不适。③在没有绷带而必须急救的情况下，可用毛巾、手帕、床单(撕成窄条)、长筒尼龙袜等代替绷带包扎。

2. 三角巾包扎法 对较大创面、固定夹板、手臂悬吊等，需应用三角巾包扎法。

【操作要领】 ①普通头部包扎：先将三角巾底边折叠，把三角巾底边放于前额拉到脑后，相交后先打一半结，再绕至前额打结。②普通面部包扎：将三角巾顶角打一个结，适当位置剪孔(眼、鼻处)。打结处放于头顶处，三角巾罩于面部，剪孔处正好露出眼、鼻。三角巾左右两角拉到颈后在前面打结。③普通胸部包扎：将三角巾顶角向上，贴于局部，如左胸受伤，则顶角放在右肩上，底边扯到背后在后面打结；再将左角拉到肩部与顶角打结。背部包扎与胸部包扎相同，唯有位置相反，结打于胸部。

【注意事项】 三角巾的制作，用一米见方的布，从对角线剪开即成。

二、骨折固定法

当发生骨折事故后，为了使断骨不再加重对周围组织损伤，减轻患者疼痛和便于医生诊治，在运送患者去医院的途中，应进行必要的固定。

【操作要领】

1. 肱骨骨折固定法：患者手臂呈屈肘状，用两块夹板固定，一块放于上臂内侧，另一块放在外侧，用绷带固定。如只有一块夹板，则夹板放在外侧加以固定，用三角巾悬吊伤肢。

2. 大腿骨折固定法：将伤腿拉直，夹板长度上至腹股沟，下过脚跟。两块夹板放于大腿内、外侧；用绷带或三角巾缠绕固定。

3. 脊柱骨折固定法：病情多较严重。严禁乱加搬动。应轻巧平稳地在保持脊柱安定状况下，移至硬板担架上，用三角巾固定后，及早转运。切勿扶持患者走动，或躺在软担架上，否则会使脊柱骨折，加重对神经的损害，导致终生截瘫。

【注意事项】 ①有出血时应先止血和消毒包扎伤口，然后固定骨折。如有休克，应同时快速补液积极抢救。②对于大腿、小腿和脊椎骨折，一般应就地固定，不要随便移动患者。③固定力求稳妥牢固，要固定骨折的两端和上下两个关节。④上肢固定时，肢体要弯着绑，呈屈肘状；下肢固定时，肢体要伸直绑。

三、搬运法

1. 徒手救护搬运法 经过现场急救后，应迅速安全地将危重患者送往医院。

【操作要领】 ①扶行法：救护人站于病人一侧，使其身体略靠着救护人。②抱持法：将病人抱起。③背负法：将病人背起。如病人卧于地上，救护人可躺其一侧，一手紧握伤者肩部，另一手抱其腿，用力翻身，使其伏于救护人背上，而后慢慢起来。④椅托式：甲乙两人在病人两侧对立，甲以右膝、乙以左膝跪地，各以一手伸入病人大腿之下互相紧握，另外一手彼此交替搭于肩上，支托患者背部。⑤双人拉车式：一个站在病人的头部，两手插其腋下，抱入怀内；一个站其足部，立在病人中间，然后步调一致前行。⑥三人搬运法：三人并排，将患者抱起齐步前进。

【注意事项】 ①搬运癫痫患者时，要在其上下牙齿间垫纱布或缠上纱布的筷子。②上止血带的患者，每隔 40min 放松止血带一次，每次约 2～3min。③途中患者发生呼吸心跳骤停时，要积极抢救。④患者在车上应横卧，身体与前进方向成垂直角度。⑤夏天注意防暑，冬天预防冻伤。

2. 器械救护搬运法 对病情严重、路途遥远又不适于徒手搬运的患者，应用器械救护搬运法。

常用的器械有帆布担架。绳络担架和被服担架多为临时制成。

【操作要领】 ①绳络担架的制作:用木杆或竹竿两根,横木两根,扎成长方形的担架状,然后缠上较坚硬的绳索即成。②被服担架的制作:取两件衣服或大衣,翻袖向内成两管,插入木棒两根,再将钮扣妥善扣好即成。③将患者平稳地移上担架:患者头部向后,足部向前,便于观察。行走时步调一致,并使患者保持在水平状态。

【注意事项】 ①对脊柱骨折的患者:应用门板或其他硬板担架,搬运时使其面向下,由 3~4 人分别用手托其头、胸、骨盆和腿部,动作一致平放到担架上;用三角巾或其他宽布带将患者绑在担架上以防移动。②对颈椎骨折和高位胸椎骨折的患者:在搬运时,要有专人牵引头部,患者卧在担架上,并用沙袋或枕头垫在头颈部两侧,避免晃动。③对头部骨折的患者:在去医院的途中,要保持头部固定,头稍垫高,头部两侧放沙袋或枕头固定,避免头部左右晃动。

3. 危重伤病员的搬运 ①脊柱损伤:硬担架,3~4 人同时搬运,固定颈部不能前屈、后伸、扭曲。②颅脑损伤:半卧位或侧卧位。③胸部伤:半卧位或坐位。④腹部伤:仰卧位、屈曲下肢,宜用担架或木板。⑤呼吸困难病人:坐位,最好用折叠担架(或椅)搬运。⑥昏迷病人:平卧,头转向一侧或侧卧位。⑦休克病人:平卧位,不用枕头,脚抬高。

四、对不同类型的病人采取不同的姿势

1. 对意识清楚、脸色正常者,注意保暖 ①枕头要低,找平坦的地方,让病人躺倒。②脸色正常者,只要盖棉毯保暖就行。③意识清楚,无休克症状者,可让病人保持原有姿势,不宜多搬动。

2. 对感到心脏、胸部痛的病人 ①用棉被垫在病人背后,让病人呈半卧姿势。②面朝椅背坐下,让脚伸出,头搁在椅背上,这一姿势可以帮助减轻呼吸困难。

3. 对脸色异常、有休克症状、下肢出血的病人 ①用棉被垫高下肢。②休克症状:脉搏、呼吸加快,面色苍白,冒冷汗,血压下降,意识模糊,手脚发冷。

4. 对处于昏睡状态的病人 让病人侧身躺下,将脚弯曲,把自然弯曲了的左手腕压在右手背上,将下腭搁在上面,使下腭突出,舌伸出,这样有利呼吸道通畅。

五、正确判断病情

在意外伤害的事故现场,作为参与救护的人员应该沉着镇静地观察伤者的病情,在短时间内做出伤情判断。急救原则:先抢救生命后减少伤残。先对伤者的生命体征进行观察判断,包括神志、呼吸、脉搏、心跳、瞳孔;然后再检查局部有无创伤、出血、骨折畸形等变化。其具体检查顺序如下:

1. 检查神志是否清醒 神志是否清醒是指伤员对外界的刺激是否有反应。可以大声呼喊病人,拍打病人脸颊或拧病人手脚等。如果伤员毫无反应称为神志不清或消失,预示着病情严重。此时要保持伤员呼吸道畅通,谨防窒息。如伤员神志清醒应尽量记下伤员的姓名、住址、受伤时间和经过等情况。

2. 检查呼吸是否正常 正常呼吸是通过神经中枢调节的有规律的运动。正常人每分钟呼吸 15~20 次。病情危重时出现鼻翼扇动,口唇紫绀,张口呼吸等呼吸困难的表现,并有呼吸频率、深度、节律的异常,甚至时有时无。首先可以观察胸壁有否上下起伏活动,也可将手掌心或耳朵贴在病人的鼻腔或口腔前,体察有否气流进出,或者用一薄纸片、棉花丝或一丝餐巾纸放在病人的鼻孔前,观察是否随呼吸来回摆动。经以上方法检查,如无呼吸迹象,可以初步判定呼吸已经停止,必须马上做人工呼吸抢救,根据具体情况判断呼吸停止的主要原因。

3. 观察脉搏是否正常 脉搏即动脉血管随着心脏节律性地收缩和舒张引起血管壁相应地出现扩张和回缩的搏动。手腕部的桡动脉,颈部的颈动脉,大腿根部的股动脉是最容易触摸到脉搏跳动的地方。正常成年人心率为 60~80 次/min,女性稍快。一般以手指触摸脉搏即可知道心跳次数。

用食指和中指轻轻地触及病人手腕桡侧的动脉，如果感觉不清楚，可以触摸病人颈动脉。对于危重病人无法摸清脉搏时，可将耳紧贴伤员左胸壁听心跳。

4. 检查心跳是否正常 心跳是指心脏节律性地收缩和舒张引起的跳动。心脏跳动是生命存在的主要征象。将耳紧贴伤员左胸壁可听到心跳。当有危及生命的情况发生时，心跳将发生显著变化，无法听清甚至停止。

5. 检查瞳孔是否正常 正常人两眼瞳孔等大等圆，在光照下迅速缩小。对于有颅脑损伤或病情危重的伤员，两侧瞳孔可呈现一大一小或散大的状态，并对光线刺激无反应或反应迟钝。

6. 检查伤员是否有大出血 大出血的三个症状：①出血性休克，脸色苍白，出冷汗。②脉搏弱而快，一分钟120次以上。③头耷拉，身体不能站立，反应淡漠。

大血管破裂和头颅、胸、腹部等的内出血，从外部很难发觉，须紧急送往医院。

经过上述检查后，基本可判断伤员是否有生命危险。如有危险则立即进行心、脑、肺的复苏抢救。如无危险则对伤员进行包扎、止血、固定等治疗。

六、人工呼吸与心外按摩法

心搏、呼吸骤停是创伤后最紧急和最严重的情况。如抢救不及时、措施不正确，伤员将因缺氧而迅速死亡，或不能完全恢复，遗留程度不同的后遗症。因此在急救现场一旦判断伤员出现呼吸心跳停止，必须立即进行心肺复苏，将有挽救生命的可能。

(一) 人工呼吸法

人工呼吸术对于外伤、触电、溺水、中暑或中毒等意外事故引起的呼吸骤停的抢救非常重要。实践表明，伤病员呼吸停止后，若能及时采用人工呼吸术，往往会收到起死回生的效果。常用的人工呼吸法有：

1. 口对口人工呼吸法 患者平卧，头部尽量后仰，急救者一手托起伤病员下巴，另一手捏住伤病员的鼻孔以防气体由鼻孔逸出。急救者先深吸一口气，然后对准伤病员的口腔，用力吹气，吹气量稍大，使上胸部能见到抬起为宜。吹气后，听有无回气声，如有回气声，即表示气道通畅，可再吹气。吹完一口气后，要放松病人鼻孔，让其“呼”气。这样一口一口地有规律地吹入，每分钟16～20次，直到伤病员恢复自主呼吸或确诊死亡为止。

2. 口对鼻吹气法 如果遇到伤病员牙关紧闭或口唇部有伤口，无法进行口对口人工呼吸时，可采用口对鼻吹气法。口对鼻吹气法与口对口吹气法基本相同，只是将气体由伤病员的鼻孔吹入，同时将伤病员的嘴捏紧，防止漏气。若患者为小儿或婴幼儿，也可以口对鼻吹气。

3. 单臂压胸人工呼吸法 伤病员平卧，两上肢分别平放于躯干两则，急救者用双手握住伤病员的两前臂（接近肘关节处），将其双臂向上拉，与躯体呈直角；再将双臂向外拉，使伤病员的肢体呈十字状，保持此姿势2s，使伤病员的胸廓扩张，有利于气体入肺，接着再将伤病员的两臂收回，使之屈肘放于胸廓的前外侧，往内（对着肋骨）挤压，使其胸廓缩小，持续2s，挤出肺内气体，如此反复。

【操作要领】

(1) 病人仰卧，面部向上，颈后部（不是头后部）垫一软枕，使其头尽量后仰，保证气道通畅。

(2) 抢救者位于病人头旁，一手捏紧病人鼻子，以防止空气从鼻孔漏掉。同时用口对着病人的口吹气，在病人胸壁扩张后，即停止吹气，让病人胸壁自行回缩，呼出空气。如此反复进行，每分钟最少12次。

(3) 吹气要快而有力。此时要密切注意病人的胸部，如胸部有活动后，立即停止吹气。并将病人的头偏向一侧，让其呼出空气。

【注意事项】

(1) 成人每次吹气量应在800～2000mL。低于800mL,通气可能不足;高于2000mL,常使咽部压力超过食管内压,使胃胀气而导致呕吐,引起误吸。

(2) 每次吹气后抢救者都要迅速掉头朝向病人胸部,以求吸入新鲜空气。

(3) 对小孩应3s一次,每分钟20次。要规律地、正确地反复进行。

(4) 进行4～5次人工呼吸后,应摸摸颈动脉、腋动脉或腹股沟动脉。如果没有脉搏,必须同时进行心脏按摩。

(5) 实施人工呼吸时,应清除患者口、鼻腔内异物,且最好能用纱布或手帕将伤病员的口鼻遮盖一下。

(二) 胸外心脏按压

从体外压迫一度停止跳动的心脏,使之恢复跳动。

【操作要领】

(1) 患者仰卧在硬板上或地上,两腿可适当抬高,以增加回心血量。

(2) 抢救者站立或跪在病人侧面(左侧或右侧均可),两手相迭,将手掌根部放在病人的胸骨下方、剑突之上,借用上半身的力量,以手掌根部适度而有冲击性地向脊柱方向按压,使胸骨下段下陷3～4cm。每次挤压后随即放松,让伤员的胸骨复位,心脏舒张。

(3) 如此有规律地以每分钟60～80次的速度按压,向下按压和松开的时间必须相等。按压的间歇不再使胸部受压,便于心脏充盈。但手掌根部不要抬起离开胸壁,以免改变按压的正确位置。

【注意事项】

(1) 抢救者的双臂应绷直,双肩应在患者胸骨的正上方,上半身可向前倾斜,利用上半身的体重和肩、上臂肌肉的力量。

(2) 如患者在钢丝床上,应在其背后垫一块硬板,其长度和宽度应够大。不然会使压迫心脏的力量减弱而减小了按摩的作用。

(3) 心脏位于胸腔的中央偏左,在进行心脏按摩时,一定把一只手掌放在胸骨中下1/3处,用另一只手放在前一只手的上面加强力量。

(4) 对儿童心脏按摩要轻而快。只用一只手,试着力量进行,压力约为成人的1/2左右,每分钟90～100次。若是婴儿,可用两个手指压迫,压力为儿童的1/2,每分钟100～110次。

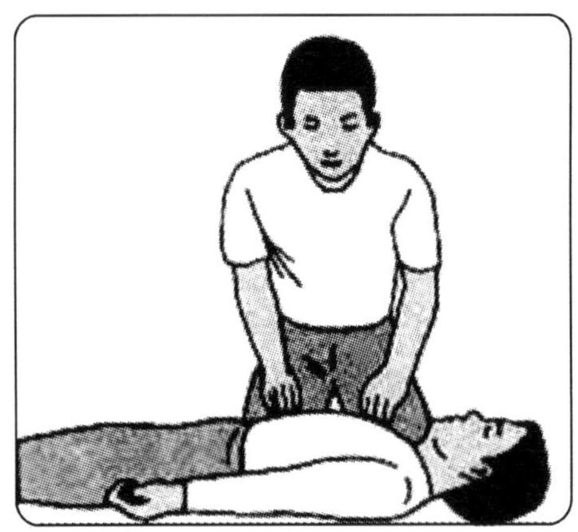

图26-1 单人抢救体位

抢救者位于伤病者一侧肩部,两腿自然分开与肩同宽间距,跪于该侧肩胸部水平位。避免在实施人工呼吸与胸外心脏挤压时来回移动膝部,以利于操作

(三) 人工心肺复苏法

1. 单人心肺复苏抢救法 当家庭出现危重病人,或在郊外发生事故时,常常只有一人在场,掌握单人心肺复苏抢救法,对患者进行适当的处理,可使之免于不幸(图26-1)。

【操作要领】

(1) 首先判定患者神志是否丧失。如果无反应,一方面呼救,让旁人拨电话通知急救中心,一方面摆好患者体位,打开气道。

(2) 如患者无呼吸,即刻进行口对口吹气两次,然后检查颈动脉,如脉搏存在,表明心脏尚未停搏,无需进行体外按摩,仅做人工呼吸即可。按每分钟

16 次的频率进行吹气,同时观察患者胸廓的起伏。一分钟后检查脉搏,如无搏动,则人工呼吸与心脏按摩同时进行。按摩频率为每分钟 60～80 次。

(3) 按摩和人工呼吸同时进行时,即心脏按摩 15 次,吹气 2 次,交替进行。

(4) 操作时,抢救者同时计数 1、2、3、4、5…15 次按摩后,抢救者迅速倾斜头部,打开气道,深吸气,捏紧患者鼻孔,快速吹气 2 次。然后再回到胸部,重新开始心脏按摩 15 次。如此反复进行,一旦心跳开始,立即停止按摩。

【注意事项】

(1) 单人进行心肺复苏抢救 1min 后,可通过看、听和感觉来判定有无呼吸。以后每 4～5min 检查一次。操作时,中断时间不得超过 5s。

(2) 一旦心跳开始,在立即停止心脏按摩的同时,尽快把患者送到医院。

2. 双人心肺复苏抢救法 双人心肺复苏抢救法指两人同时进行徒手操作,即一人进行心脏按摩,另一个进行人工呼吸(图 26-2)。

【操作要领】

(1) 双人抢救的效果要比单人进行的效果好。按摩速度为一分钟 60 次。心脏按摩与人工呼吸的比例为 5∶1,即 5 次心脏按摩、1 次人工呼吸,交替进行。

(2) 操作时由按摩者数口诀:1 下、2 下、3 下…人工呼吸者要先打开患者气道,每当口诀数完第 4 下时,人工呼吸者开始深吸气,在按摩者数完第 5 下时深呼一口气,此时正值按摩者松手,气体易于吹入肺内,可以看到患者胸廓鼓起。然后按摩者按摩 5 次、人工呼吸者吹气 1 次,如此反复进行。

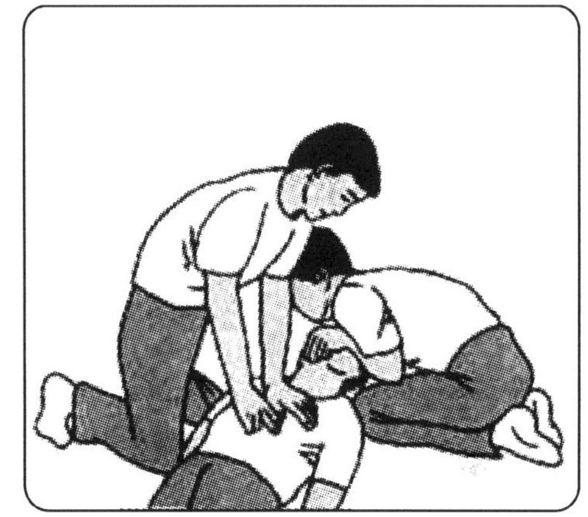

图 26-2 双人抢救体位

一人跪于伤病者头部水平位,行人工呼吸,另一人跪于伤病者胸部水平位,行胸外心脏挤压

【注意事项】

(1) 操作时,中断时间最多不得超过 5s。

(2) 什么时候停止心脏按摩好呢?首先触摸患者的手足,若温度略有回升,则进一步检查颈动脉搏动,动脉搏动也是心跳开始的证据,此时应立即停止心脏按摩。

七、急救用品代用法

各种急性病症的发生,往往很突然,就是平时准备了家庭急救箱,也不可能随身携带。下面介绍一下急救用品的代用法,使之在应急处理时派上用场。

【操作要领】

(1) 长筒袜:可在应急处理时作绷带用。

(2) 领带:骨折时可以作固定夹板用或作止血带用。

(3) 浴巾:上肢骨折时可作三角巾用。

(4) 手帕:用电熨斗充分烫熨后可作消毒纱布用。

(5) 手帕、手巾:出血时可用作止血,也可作冷湿敷用。

(6) 杂志、尺子、厚包装纸、伞、手杖均能在骨折时作夹板用。

【注意事项】 ①不管用什么物品来替代止血带止血,都应在替代品上标明止血的时间,每隔 40min 放松一次。因为采用这种方法止血后,如不定时放松止血带,会引起肢体远端坏死,甚至截肢。②当用木棒、裁尺、木板、手杖、厚杂志等代用品当夹板用时，其外边最好再用毛巾包衬一下，使患部得到充分固定。

八、急救药盒使用法

供应心脏血液的冠状动脉若发生粥样硬化，导致心肌供血不足或心肌病变称为冠心病。冠心病患者一般都随身携带一个急救药盒，这样就如同有了一个“保健医生”，万一发病，服用盒中的药，可起一定的急救作用。

【服用方法】 当心绞痛发作时，不要慌张，可以就地而坐，迅速拿出急救药盒。将硝酸甘油片1～2片咬碎，含在舌下，过1～3min，疼痛即可缓解。如果疼痛严重，服用硝酸甘油片也不缓解，可把亚硝酸异戊脂小瓶裹在手帕或棉花中，捏碎后放到鼻前吸入。它的作用比硝酸甘油片快，吸入后半分钟即可奏效。

【注意事项】 ①服用上述药物只是急救，而后应速去医院继续诊治。②急救盒里的药，应注意失效期，硝酸甘油片一般每年更换一次，从而做到“有求必应”。

九、呼吸、脉搏、体温测量法

（一）呼吸测量法

正确测量病人的呼吸次数，是了解其身体状况的常用指标，在家庭急救中事关重要。正常人的呼吸，不仅有规律，而且均匀，成年人每分钟16～20次，运动或情绪激动可以使呼吸暂时增快。儿童每分钟30次左右。

【操作要领】 ①测量呼吸最好与测量脉搏同时进行。一般数病人胸、腹起伏运动次数就可以。也可把手放在病人的胸或腹部检查。②对危重病人，可用棉絮放在鼻孔前，棉絮飘动次数就是他的呼吸数。

【注意事项】 ①药物中毒，呼吸可能减慢。如呼吸困难或鼾声，便是危险的信号。②要是出现双吸气、点头呼吸、鼻翼扇动，以及吸气时胸廓不但不鼓反而下陷的现象，都表明病情严重，要赶快请医生诊治。③一般来说，年龄越小呼吸频率越快。

（二）脉搏测量法

成年人的脉搏在安静状态下每分钟是60～80次。如少于60次是心动过缓。一般体温每升高1℃，脉搏就增加10～20次。但伤寒病人例外，因为他虽然发烧很高，但脉搏并不快，称为相对缓脉。而贫血、剧痛、甲状腺机能亢进的病人，虽不发烧，脉搏也很快。

【操作要领】 ①脉搏在手腕掌面外侧跳动的桡动脉上容易摸到，也可测量颈部的颈动脉或腹股沟的股动脉。婴幼儿可以直接把手放在心前区检查。②检查颈动脉搏动的方法：检查者手指（腹）从喉节开始沿气管向检查者一侧，轻压下滑至胸锁乳突肌前缘，如果触及不到颈总动脉搏动，即认为无心跳，这时就要实施胸外心脏按压。

【注意事项】 ①摸不到脉搏时，一般认为心脏停止了跳动。如果心跳确实停止，必须马上进行心脏按摩。②正常人脉搏的节律快慢是有规律的，如果脉搏忽快忽慢，或者时有时无，这叫心律不齐，要是经常出现这种现象，应去医院检查诊治。

（三）体温测量法

健康人体温在36.3～37.2℃（口测法），超出这个范围是发热。38℃以下是低热，39℃以上是高热。

【操作要领】 ①测体温时，要先把体温计上的水银柱甩到35度以下，用酒精棉花擦拭消毒后再用。②测腋下温度时，要先擦去腋窝的汗，再把体温计有水银的一头放入腋窝中央夹紧，10min后取出。正常值为36～37℃。③测肛门的温度时，最好用肛门体温计。测温时，要将其慢慢地插入肛门3～4cm。测量时间最好略微延长，规定1min的测量3min；规定3min的测量5min。使用后要用肥皂水洗净体温计。但腹泻、便秘的病人不要应用此法。正常值为36.5～37.7℃。④在口中测体温比腋下更准确。首先要把体温计洗净，水银部分在冷水中浸泡一下再放入口中。要把体温计斜放在舌下，测体温时轻轻地闭住嘴，不要说话。⑤看体温计数字时，应横持体温计缓慢转动，取水平线位置观察水银柱所示温度刻度。

十、外敷法

外敷法是在医院外常用的方法，主要包括冷、热敷和酒精擦浴降温。

（一）冷敷法

冷敷可使局部毛细血管收缩，减轻局部血管充血，有消炎、止血、止痛、皮肤散热、降低体温的作用。冷敷的方法有两种。

【操作要领】 ①一种是用冰袋冷敷。在冰袋里装入半袋或1/3袋碎冰或冷水，把袋内的空气排出，用夹子把袋口夹紧，放在病人额头、腋下、大腿根等处。没有冰袋时，用塑料袋也可。②另一种冷敷法是把毛巾或敷料在冷水或冰水内浸湿，拧干后敷在患处，最好用两块布交替使用。用冷敷法降温时，可用毛巾或纱布包上冰块；冷敷四肢、背部、腋窝、肘窝、腘窝和腹股沟等处，敷后用毛巾擦干。

【注意事项】 ①冷敷时，要注意观察局部皮肤颜色，出现发紫、麻木时要立即停用。冷敷时间不宜过长，以免影响血液循环。老、幼、衰弱病人，不宜做全身冷敷。②冷敷时，时间过长，毛巾或敷料等会变热，就失去了治疗作用，因此要经常更换。③挫伤、肌肉撕裂伤、内出血时，开始用冷敷，2～3天后恢复期时，为了促进血液循环，应使用热敷。

（二）热敷法

热敷能使肌肉松弛，血管扩张，促进血液循环，因此，它有消炎、消肿，减轻疼痛及保暖的作用。热敷有两种方法。

【操作要领】 ①一种是用热水袋，水温是60～80℃，以用手背试温不太烫为度，将热水灌至热水袋的2/3即可，排出袋内气体，拧紧螺旋盖，装进布套内或用毛巾裹好，放在患病部位。也可把盐、米或砂子炒热后装入布袋内，代替热水带热敷。一般每次热敷20～30min，每天3～4次。②另一种热敷法是把毛巾在热水中浸湿，拧干后敷于患病部位。在热毛巾外面可以再盖一层毛巾或棉垫，以保持热度。一般每5min更换一次毛巾，最好用两条毛巾交替使用。每次热敷时间15～20min，每天3～4次。

【注意事项】 ①防止烫伤：尤其是小孩、昏迷病人、老年人，瘫痪病人、糖尿病患者、肾炎患者等血液循环不好或感觉不灵敏的病人，使用热敷时，应随时检查局部皮肤的变化，如发红起泡时，应立即停止。②热敷适应证：适用于初起的疖肿、麦粒肿、肌炎、关节炎、痛经、风寒、受凉引起的腹痛及腰腿痛等。③禁忌证：当急腹症未确诊时，如急性阑尾炎；面部、口腔的感染化脓；各种内脏出血，关节扭伤初期有水肿时。

（三）酒精擦浴降温法

用酒精擦浴高热病人的身体，并借酒精的挥发作用带走体表的热量而使体温降低，这种方法又称“物理降温法”。

【操作要领】 用酒精擦浴降温，在操作方式上以滚动按摩手法为好。用一块小纱布蘸酒精浓度为30%～50%的32～34℃的温水，置于擦浴的部位，先用手指拖擦，然后用掌部作离心式环状滚动，边滚动边按摩，使皮肤毛细血管先收缩后扩张，在促进血循环的同时，使机体的代谢功能也相应加强，并借酒精的挥发作用带走体表的热量而使体温降低。

【擦浴部位】 擦腋窝、腹股沟、腘窝等血管丰富处，停留时间应稍长，以助散热。四肢和背部各擦3～4min，全部擦浴时间为20min左右。擦浴中注意观察病情，如病人发生寒战，或脉搏、呼吸、神色有异常变化，应立即停止擦浴。

【注意事项】 ①适应证：高热无寒战又无出汗的小儿，采用酒精擦浴降温，能收到一定的效果。但应注意受凉并发肺炎。擦浴部位不能全部一次裸露，擦哪个部位就暴露出该部位。擦浴完毕，为病人穿好衣服。半小时后测量体温。在擦浴过程中，由于皮肤很快冷却，可引起周围血管收缩及血流瘀滞，必须按摩患者四肢及躯干，以促进血循环，加快散热。②禁忌证：高热寒战或伴出汗的小儿，一般不宜用酒精擦浴。因寒战时皮肤毛细血管处于收缩状态，散热少，如再用冷酒精刺激会使血管更加收缩，皮肤血流量减少，妨碍体内热量的散发。③禁止擦浴部位：胸前区、腹部、后项，这些部位对冷的刺激较敏感，冷刺激可引起反射性的心率减慢、腹泻等不良反应。

第二节　意外伤害急救

一、家庭急救九大禁忌

1. 急性腹痛忌服用止痛药 以免掩盖病情，延误诊断，应尽快去医院。

2. 腹部受伤内脏脱出后，忌立即复位 脱出的内脏需经医生彻底消毒处理后再复位，防止感染造成严重后果。

3. 使用止血带结扎忌时间过长 止血带应每隔40min放松2～3min，并做好记录，防止因结扎时间过长造成远端肢体缺血坏死。

4. 昏迷病人忌仰卧 应使其侧卧，防止口腔分泌物、呕吐物吸入呼吸道引起窒息。更不能给昏迷病人进食、进水。

5. 心源性哮喘病人忌平卧 因为平卧会增加肺脏瘀血及心脏负担，使气喘加重，危及生命。应取半卧位使下肢下垂。

6. 脑出血病人忌随意搬动 如有在活动中突然跌倒昏迷或患过脑出血的瘫痪者，很可能有脑出血，随意搬动会使出血更加严重，应平卧，抬高头部，即刻送医院。

7. 小而深的伤口忌马虎包扎 若被锐器刺伤后马虎包扎，会使伤口缺氧，导致破伤风杆菌等厌氧菌生长，应清创消毒后再包扎，并注射破伤风抗毒素。

8. 腹泻病人忌乱服止泻药 在未消炎之前乱用止泻药，会使毒素难以排出，肠道炎症加剧。应在使用消炎药痢特灵、黄连素、氟哌酸等之后再用止泻药。

9. 触电者忌徒手拉救 发现有人触电后应立刻切断电源，并马上用干木棍、竹竿等绝缘体挑开电线。

二、野外活动中事故的处理

1. 中暑 盛夏，人们在烈日下和高温环境里，由于高温不断作用于人体，体内散热困难，易引起头痛、头晕、体温升高、恶心和呕吐等中暑症状，严重的甚至可发生虚脱晕倒。处理：迅速将病人转移到凉快的地方。让病人躺下，解开衣服，或用冷水毛巾擦身，或边用酒精擦身边用口吹，促使酒精快速挥发散热。患者想喝水时可给凉开水或盐水。轻者一般经过上述处理会逐渐好转，再服人丹、十滴水或藿香正气胶囊等。重症中暑出现抽搐者，应马上叫救护车送医院。

2. 晒痛 皮肤被晒红，并出现疼痛时可用冷水毛巾敷在患部，直至痛感消失为止。也可以涂上防晒油脂。出现水泡时，不要挑破，先用冷水毛巾外敷，然后去医院处理。

3. 冻伤 用40℃左右的恒温水浸泡肢体或全身，水量要足够，浸泡时可轻轻按摩未损伤部位，帮助改善血循环。若出现红肿，用纱布包扎后去医院处理。注意：冻伤后不能用火烘，或用热水洗，也不可以按摩患部。

4. 误饮误食有毒物品 要用手指或筷子拨动病人的悬雍垂，引起反射性呕吐。如果是毒性强的物品，应马上送医院灌洗胃肠。

5. 接触性皮炎 当接触某些物质而致皮肤出现奇痒、红肿时，要赶快离开引起过敏的物质，并用水清洗患部，马上更换衣服。红肿严重时，可以外用皮炎平、肤轻松软膏等。容易引起接触性皮炎的物质有：化妆品、染发水、涂料、生漆树、银杏树、洗涤剂等。

6. 晕车 调换到晃动轻微的位置，打开窗户呼吸新鲜空气，解开衣服，恶心时以吐出为好。晕车有相当一部分是心理因素引起的，所以要尽量分散晕车者的注意力，必要时也可以服用乘晕宁、胃复安或维生素 B_6 等药物。

7. 便秘 生活环境改变，很容易引起便秘，应尽量保持每天定时排便的习惯，并尽快适应野外厕所的使用。还可以早晨醒来后，喝一杯凉开水。

8. 被狗或猫咬伤 被咬后应迅速用清水涂肥皂冲洗干净，包上纱布再去医院检查。被狗咬伤的伤口，容易化脓，所以必须进行彻底的伤口处理，及时注射疫苗。

9. 蛇咬伤 不同的毒蛇分泌不同的蛇毒，有的以神经毒素为主，引起四肢肌肉瘫痪和呼吸肌麻痹；有的以心脏毒素为主，引起心肌损害和心力衰竭；有的以血毒素为主，引起凝血机理紊乱、出血和溶血。在自救的过程中，力求减少蛇毒的吸收，即在伤口上方或超过一个关节处绑扎止血带，越早越好，止血带的紧松度以压迫静脉但不影响动脉血供为准（即在结扎的远端仍可摸到动脉搏动）。若无止血带，暂以布带替代，2h后再予松绑，如每隔40min放松止血带会使蛇毒吸收增快，在2h内足以完成伤口内蛇毒的清除以及全身蛇毒的中和等治疗。用肥皂水和清水清洗伤口周围皮肤，再用温开水或0.02%高锰酸钾反复冲洗伤口，洗去黏附的蛇毒液。

被咬的肢体应放低，伤口应保持不动，如是脚伤，应抬着去医院。被毒蛇咬伤是危险的，必须去医院处理。蛇咬伤15min内，用吸引器从伤口处持续吸引1h能吸出30%～50%毒液。也可用吸奶器或拔火罐吸吮毒液。应尽量避免用口吸污染的伤口。

10. 蜂刺 被蜂蜇后，首先把毒刺拔出，用手挤出毒液，然后涂上氨水和抗组织胺软膏。如果被蜂蜇后出现恶心、抽搐等症状是危险征兆，要赶紧上医院。若被蜂蜇后20min以内无异常反应，一般问题不大。

11. 被毛虫蜇伤 被带有毒腺的毛虫刺伤后，伤部即变红肿，并有痛感。可用手挤出毒汁，并用肥皂、自来水擦洗干净。

12. 被蜈蚣咬伤 蜈蚣是毒虫，被咬后局部马上会出现红肿，并伴有剧烈疼痛，应马上挤出毒液，在伤口的近心端部位用领带等扎起来。并用自来水冲洗，进行冷敷，涂上抗组织胺软膏后马上去医院。

三、指甲受伤急救法

在日常生活中，常有指甲被挤掉的意外事故发生，但更多的时候，是因意外而发生指甲缝破裂出血的情况。

【急救措施】 ①指甲被挤掉时，最重要的是防止细菌感染。应急处理时，先把挤掉指甲的手指，用纱布、绷带包扎固定，再用冷水袋冷敷。然后把伤肢抬高，立即去医院。②指甲缝破裂出血，如果是球类运动员，在治疗期间，需要继续打球，在打球之前，一定要用橡皮膏将手指末节包2～3层，加以保护，打完球后立即去掉，以免引起感染。

【注意事项】 ①夜间手指甲被挤掉，无法去医院时，应对局部进行消毒，如家里有抗生素软膏，应涂抹于患处。第二天一定要去医院诊治。②平时不要把指甲剪得太“秃”，否则会造成指甲缝破裂出血。

四、烧伤后的紧急处理

日常生活中常会发生烧伤或烫伤，人们遇到这种情况时常会惊慌失措，慌乱地往医院跑或急忙往创面上涂酱油、碱或盐等。其实这些做法往往会影响创面的愈合，有时甚至会加重病情。因为烧伤后热力已烧坏皮肤，而侵入体内的热量将继续向深层浸透，造成深部组织的迟发性损害。那么，如何利用发生烧伤或烫伤的现场设施，对创面进行科学合理的早期处理，以降低烧伤造成的损伤呢？

【处理】

1. 冷疗 是在烧伤后将受伤的肢体放在流动的自来水下冲洗或放在大盆中浸泡。冷疗可降低局部温度，减轻创面疼痛，阻止热力的继续损害及减少渗出和水肿。冷疗时间的长短以停止冷疗后创面不再有剧痛为宜，大约为0.5～1h。水温一般为15～20℃，有条件者可在水中放些冰块以降低水温。冷疗多适用于四肢或头面部的中小面积烧伤，寒冷季节应注意病人的耐受性。大面积烧伤对冷疗并非完全禁忌，但应考虑冷疗可使体温降低，不利于抗休克治疗。创面的处理：冷疗对创面有一定的机械清洗作用，有水泡者不要弄破，也不要将泡皮撕去，以减少创面受污染的机会。创面不要涂有颜色的药物或覆盖有油脂的敷料，以免影响创面深度的估计与处理。要用干净、清洁的被单或敷料包裹保护创面，然后将伤员就近送医院接受进一步治疗。

2. 酸碱烧伤 可造成严重的深度烧伤。虽然酸碱可中和，但中和反应可产生热量，反而会加深创面深度。应立即脱去被污染衣物，以大量清水冲洗，时间不少于30min。头面部化学烧伤时，首先应注意眼部，看角膜有无损伤，并立即用大量清水冲洗创面。

3. 生石灰烧伤 是一个例外，伤后不能立即用水冲洗。因为生石灰遇水会产生大量热，加重创面的损伤程度。所以，必须先将创面上的生石灰清除干净，然后用大量清水冲洗创面。

4. 烫伤 小面积轻度烧烫伤，局部皮肤会发红，要立即用清水冲洗，或将烧烫伤部位浸泡在干净的冷水里约30min，也可用冷敷方法。如果被烫时穿着衣服，也要先降温后再脱衣服，否则会将烧烫伤后已游离的表皮连同衣服一并撕下来，造成严重后果。严重烧伤时要检查病员有无心跳、呼吸停止及大出血、窒息、开放性气胸、严重中毒等危及情况，保持呼吸通畅，及时专送医院。用敷料或清洁衣服等包扎创面，防止污染和搬运过程中再损伤。皮肤一旦被严重烧伤后，其损伤将是不可逆的。深度烧伤后疤痕的形成在所难免，疤痕挛缩畸形将直接影响伤员的工作、学习和生活。但抓住烧伤后短暂的黄金时间对创面进行简单的处理，将大大减轻受损程度，减少疤痕的形成。

五、游泳发生意外的应急方法

1. 头痛 多因呛水或暂时性脑血管痉挛供血不足造成。发生头痛时应迅速上岸，用大拇指对准头部的太阳、百会等穴位进行旋转按摩，并用热毛巾做头部保暖；喝杯热茶，头痛可以很快缓解。

2. 头晕脑胀 多因游泳时间过长，机体能量消耗过大，导致血糖降低，加上身体疲劳、饥饿而引起。此时要立即上岸休息，给予全身保暖，用中指按压印堂、人中等穴位，并喝一杯淡盐糖水，头晕脑胀很快就能消除。

3. 眼睛痒痛　无论是天然还是人工游泳场所，其水中多少带有一些致病物质，导致急性结膜炎，引起眼睛痒痛。有的人在海滨游泳，眼睛承受不了咸水的刺激，也会有眼睛发涩，红肿痒痛。此时应马上用清洁的淡水冲洗眼睛，然后用毛巾擦干，外用氯霉素眼药水。临睡前还可以做热敷。

4. 耳痛和耳鸣　多数因外耳道进水或鼻子呛水而造成。出现这种情况时，应上岸用盐水漱口，以疏通鼻腔、清洁耳道。

5. 恶心呕吐　多由于鼻子呛水，喝进脏水，疲乏劳累，精神烦躁，情绪紧张等造成，从而出现一时性的反胃而恶心呕吐。口服人丹7～10粒即可止吐。

6. 游泳中有时会发生抽筋　抽筋，就是肌肉强直性的收缩，往往因过度疲劳，游泳过久或突然受冷水刺激造成。当发生抽筋时，应保持镇定，立即上岸擦干身体，如果在深水处或腿部抽筋剧烈，无法游回岸上，应沉着镇静、呼人援救，或自己漂浮在水面上，控制抽筋部位，往往经过休息抽筋肌肉可自行缓解。

抽筋的处理方法，通常根据产生的部位，分别进行处理。①手指抽筋：将手握成拳头，然后用力张开，张开后，又迅速握拳，如此反复数次，至解脱为止。②手掌抽筋：用另一手掌将抽筋手掌用力压向背侧并做振颤动作。③手臂抽筋：将手握成拳头并尽量曲肘，然后再用力伸开，如此反复数次。④小腿或脚趾抽筋：用抽筋小腿对侧的手，握住抽筋腿的脚趾，用力向上拉，同时用同侧的手掌压在抽筋小腿的膝盖上，帮助小腿伸直。⑤大腿抽筋：屈曲抽筋的大腿与身体成直角并弯曲膝关节，然后用两手抱着小腿，用力使它贴在大腿上并做振颤动作，随即向前伸直。⑥腹直肌抽筋：即腹部抽筋，弯曲下肢靠近腹部，用手抱膝，随即向前伸直。

六、六种常见中毒的处理

1. 煤气中毒　起初感头痛头昏、全身无力、恶心、呕吐，随中毒的加深而昏倒或昏迷、大小便失禁、面呈樱桃红色、发绀、呼吸困难，重者因呼吸循环中枢衰竭而死亡。

【处理】　立即打开门窗通风，使中毒者离开中毒环境，吸入新鲜空气、注意保暖。给清醒者喝热糖水，有条件时尽可能吸入氧气。对呼吸困难或呼吸停止者，进行人工呼吸，且坚持2h以上。清理呕吐物，保持呼吸道畅通。对心跳停止者，进行心肺复苏。同时呼叫120急救电话。

2. 食物中毒　细菌性食物中毒，多在食后数十分钟至数小时内发病。其症状有恶心、呕吐、腹痛、腹泻、水样便。同食者多在同一时间内先后发病。严重者，可造成脱水和电解质紊乱、休克等。

【处理】　鼓励多饮含盐饮料或糖盐水。轻者口服氟哌酸，重者送医院。

3. 酒精中毒　①兴奋期：有酒味，一般言语增多，有时粗野无理，悲喜交错。②共济失调期：动作笨拙而不协调，身体失去平衡。语言不清，语无伦次，可伴呕吐。③昏睡期：渐渐睡去，面色苍白、皮肤湿冷、体温低、有鼾声、脉数、昏迷等，可因呼吸衰竭而死亡。

【处理】　轻度中毒者，无需特殊治疗，可饮浓茶、吃水果。重者，应注重保暖，速送医院治疗。

4. 发芽土豆中毒　数分钟至数小时发病，开始时上腹部灼感和痛感，继而咽喉干燥、恶心、呕吐、腹痛腹泻。重者发烧、呼吸困难、抽风、昏迷，可因呼吸中枢麻痹而死亡。

【处理】　催吐、洗胃、导泻。可服用蛋清、活性炭等，对食用时间不长的可饮醋50mL。重者送医院救治。

5. 毒气中毒　在生产环境现场发病，病因是水溶性大的毒物如氨、氯、氯化氢、三氯化磷、二氧化氯、二氧化硫、溴化氢、甲胺等，在吸入当时就发病。主要为咳嗽、多痰、胸闷、气促。重者迅速出现化学性肺水肿、肺炎，常合并眼灼伤。

【处理】　迅速离开环境，脱去污染衣物，冲洗眼睛，再彻底冲洗污染部位。绝对卧床休息，限制活动，严重者，速送医院救治。有条件者应吸入氧气。禁止不必要的补液，特别是生理盐水等，以防肺水肿的发生。对吸入量大者，有可能发生肺水肿的患者，药物要静脉推注。

6. 沥青中毒 局部皮肤受刺激处易发生皮炎，全身不适、头晕、头痛、发烧、无力、恶心、呕吐、高度口渴、脉快而弱、呼吸粗浅，甚至脱水虚脱。部分病人还有眼部刺激症，可发生结膜炎和角膜炎，有时还可引起喉炎和支气管炎。

【处理】 迅速脱离现场，避免日光照射。速用汽油或乙醚擦去皮肤上污染的沥青，然后用大量清水冲洗局部，送医院救治。

（邵 莉 王林元 钟 鸣）

【思考题】

1. 徒手急救时，对外伤止血的方法有哪些？其注意事项是什么？
2. 人工呼吸和心外按摩的操作要领和注意事项是什么？
3. 如何测量体温、脉搏和呼吸？
4. 热敷与冷敷的适应证和禁忌证分别是什么？
5. 什么是家庭急救的九大禁忌？
6. 掌握野外常见意外的处理方法。

第三篇　预防医学

第二十七章　预防医学

预防医学是针对人群中疾病的发生发展规律，研究环境因素对健康的影响及疾病的分布规律，制定防治疾病、提高生命质量、延长寿命的对策和措施的一门学科。

一、三级预防

1. 一级预防　亦称病因预防，是针对致病因素采取的预防措施，使健康人免受致病因素的危害。其目的是防止疾病发生，对疾病发生的生物、心理和社会等有关因素加以综合研究，提出增进健康的预防措施。一级预防的内容主要包括改善环境措施和增进健康措施两方面。

2. 二级预防　也就是临床前期预防，即在疾病的临床前期及时采取早期发现、早期诊断、早期治疗的“三早”预防措施。其目的是控制或减缓疾病病程的进展，促使疾病向痊愈的方向转化，提高治愈率。

3. 三级预防　即临床预防，对已患病的病人采取及时的、有效的治疗措施，防止病情恶化，预防并发症，防止病残，使之早日康复。

二、合理营养

每天应吃的主要食物种类见平衡膳食宝塔(图 27-1)。宝塔各层位置和面积不同，这在一定程度上反映出各类食物在膳食中的地位和应占的比重。饮食指南如下：

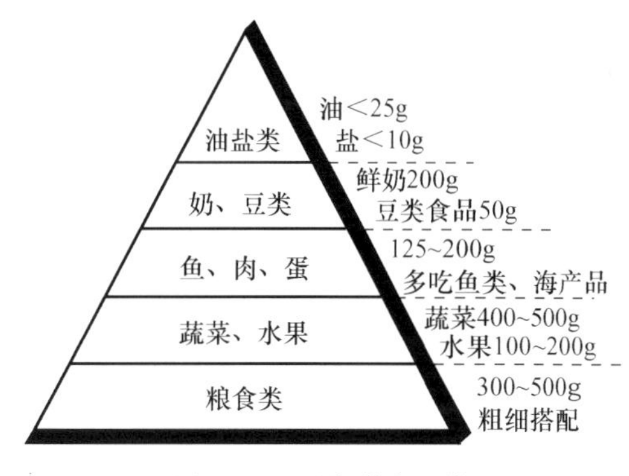

图 27-1　平衡膳食宝塔

1. 食物要多样　我国将食物分成五大类：第一类为谷类、薯类、干豆类，主要提供碳水化合物、蛋白质、B 族维生素和能量；第二类为动物性食物(肉、禽、蛋、鱼、奶等)，主要提供蛋白质、脂肪、无机盐、维生素 A 和 B 族维生素；第三类为大豆及其制品，主要提供蛋白质、脂肪、膳食纤维、无机盐和 B 族维生素；第四类为蔬菜和水果，主要提供膳食纤维、无机盐、维生素 C 和胡萝卜素；第五类为纯热能食物(动植物油脂、食糖和酒类)，主要提供热能。应尽可能选择不同品种食物，尤其是绿色和深色蔬菜。

2. 饥饱要适当　人的进食量自身可以调节，当食欲满足时，其能量需要也可满足，体重得以维持正常。

3. 油脂要适量　我国全国平均膳食中脂肪所提供的能量仅占总能量的 18.4%，故没有必要限制食用含饱和脂肪酸较多的食物。在小康水平的食物结构中，预期食用植物油的消费量为每月 0.75kg，其余油脂来自各种食物。如果食物选择适当，估计油脂所提供的能量一般不会超过总能量的 30%。

4. 粗细要搭配　每天应吃不同类型食物，如粗粮、杂粮、豆类、蔬菜、水果等。

5. 食盐要限量　为了预防高血压，每日以不超过 10g 盐为宜，原则是“食不过咸”。

6. 甜食要少吃　我国食糖消费属较低水平，但食糖是纯热能食物，对于只需低能量者，要避免经常食用过甜的食物。

7. 饮酒要节制 无节制地大量饮用高度白酒，会使食欲下降，食物摄取量减少，以致发生营养缺乏症，严重的还会产生酒精性肝硬化。孕妇和儿童均应忌饮酒。

8. 三餐要合理 要建立合理的膳食制度，切忌暴饮暴食，少吃零食。早中晚三餐的能量分配以3∶4∶3较为合适，并坚持吃早餐，尤其是儿童。

三、不同人群的营养与膳食

处于不同生理状况的人，对营养的需求各异，故营养和膳食也必须适应这些生理变化，才能保持机体处于最健康的状态。

1. 孕妇及乳母的膳食 在妊娠4个月后，胎儿生长以及母体组织增长和脂肪、蛋白质蓄积过程都加速，各种营养素和热能的需要急剧增加，因此，我国对不同孕期及授乳期妇女的热能和营养素需要提出了不同的要求。

孕妇的蛋白质需要量较平时增加，我国的供给标准是妊娠中期（4～6个月）的孕妇每日摄取蛋白质80g，后期（7～9个月）为90g。母乳蛋白质的消耗量更大，母乳中蛋白质含量平均为1.2%，以每天分泌乳汁850～1000mL计算，相当于消耗母体蛋白质10～12g。膳食蛋白转变为乳汁蛋白质时，其转变效率仅为70%，所以在满足母体正常需要之外，还必须额外增加25g。

孕妇和乳母膳食中钙、磷的供应很重要，因为胎儿骨骼、婴儿牙齿所需的钙均来自母体，如果供应不足，会导致母体钙代谢的负平衡，易患骨质疏松症和软骨病。铁的需要量增加，除了要满足母体生理必需及贮备相当量以补偿分娩时的失血而造成的损失以外，还需要满足胎儿造血及肌肉组织所需的量。其他的无机盐如碘、镁等的需要量也增加。

维生素的供给量也应适当增加，如维生素B_1可提高孕妇食欲，促进产后乳汁分泌，并有利于分娩时子宫收缩。维生素C能增强机体的抵抗力。叶酸对于预防巨红细胞贫血，防止流产、死产，促进正常妊娠具有特别重要的作用。脂溶性维生素中，只有维生素A能少量通过乳腺，维生素D则几乎不能通过乳腺，故乳汁中维生素D的含量很低。婴儿必须通过多晒太阳或补充鱼肝油和其他维生素D制剂，来补充维生素D的不足。

孕妇在妊娠初期食欲较差，应选择易于消化、清淡及适合孕妇口味的食品，对有恶心、呕吐等妊娠反应者，应少食多餐、多进食水果。对乳母更应供给足量优质蛋白质，除尽量食用一些动物性食品外，还应充分利用大豆类及其制品。各种新鲜瓜果蔬菜也很重要，并应补充钙和充足的维生素D。怀孕和哺乳期间应禁烟酒，慎用各种药物。

2. 儿童及青少年的膳食 由于儿童时期生长发育迅速，代谢旺盛，能量和各种营养素的需求量要比成年人大。儿童期各个年龄阶段，对膳食中营养素供给量有不同的要求。儿童青少年时期肌肉系统发育最快，所需蛋白质也最多，对各种氨基酸的需要量均相应增多，一般高于成人的1～2倍，在蛋白质的供给量上应与热能相适应。

儿童肝脏中储存糖原不多，体内碳水化合物相对较少，由于活泼好动，易饥饿，应适当增加餐饮。膳食热量分配要合适，一日三餐的热量比例，可按早餐30%、午餐35%及晚餐35%分配。各种无机盐及维生素的足量供给也很重要，无机盐中除钙、磷、铁、碘和镁外，锌的充分供应对生长和性器官的发育有重要的促进作用。

3. 老年人的膳食 老年人活动量相应减少，整个代谢过程减慢，热能的消耗也随之降低。因此，在热能的供给量上应适当降低，如40～49岁减少5%，50～59岁减少10%，60～69岁减少20%，70岁以上减少30%。老年人处在衰老过程中，蛋白质代谢以分解代谢为主，合成代谢缓慢。血红蛋白合成减少，老年性贫血较常见。其原因除缺铁外，还与氨基酸缺乏有关，氨基酸缺乏也常引起氮平衡失调。所以，应对老年人提供优质蛋白质，而且其量应占蛋白质总量的50%左右。同时蛋白质应占总热量的12%～15%。老年性骨质疏松症已成为老年人的常见病，尤其是绝经期妇女。

故老年人钙的供应量应当充分，应选择钙易吸收的食物，并补充适当量的维生素 D。其他维生素与老年人关系也很密切，如维生素 C 与胆固醇代谢有关，维生素 E 有抗衰老作用，维生素 B_1 在尿中排出量较一般成年人高，维生素 B_{12} 在血清中的量低于成年人，因此老年人也应注意这些维生素的供给量。为缓解由于结肠、直肠肌肉萎缩影响排便能力，造成的便秘，每天应摄入适量纤维素和水（约2000mL）。

四、食物中毒及其预防

食物中毒是指人摄入含有生物性、化学性有毒有害物质的食品或把有毒有害物质当作食品摄入后所引起的急性或亚急性非传染性疾病。

（一）食物中毒的特征

虽然食物中毒的原因不同，症状各异，但一般都具有如下流行病学和临床特征：①潜伏期短，一般几分钟到几小时，食入"有毒食物"后于短时间内几乎同时出现一批病人，来势凶猛，很快形成高峰，呈爆发流行。②病人临床表现相似，且多以急性胃肠道症状为主。③发病与食入某种食物有关，病人在近期同一段时间内都食用过同一种"有毒食物"，发病范围与食物分布呈一致性，不食者不发病，停止食用该种食物后很快不再有新病例。④一般人与人之间不传染，发病曲线呈骤升骤降的趋势，没有传染病流行时发病曲线的余波。⑤有明显的季节性，夏秋季多发生细菌性和有毒动植物食物中毒；冬春季多发生肉毒中毒和亚硝酸盐中毒等。

（二）食物中毒的分类

通常按病原学将食物中毒分为：

1. 细菌性食物中毒 ①感染型食物中毒：包括沙门菌属、变形杆菌属、副溶血性弧菌、致病性大肠菌属、韦氏梭状芽胞杆菌等引起的食物中毒。②毒素型食物中毒：包括肉毒梭菌毒素、葡萄球菌肠毒素等引起的食物中毒。

2. 有毒动植物食物中毒 ①有毒动物中毒，如河豚鱼、毒贝类、鱼类组胺、动物内脏及腺体（甲状腺等）所引起的食物中毒。②有毒植物中毒，如毒蕈、木薯、四季豆、发芽马铃薯、新鲜黄花菜、生豆浆等引起的食物中毒。

3. 化学性食物中毒 食物被某些金属、类金属及其化合物、亚硝酸盐、农药等污染，或因误食引起食物中毒。

4. 真菌毒素食物中毒 食入含有被大量霉菌毒素污染的食物引起的食物中毒，如赤霉病麦、霉变甘蔗等。

（三）食物中毒发生的原因

食物中毒发生的原因主要有：①原料选择不严格，可能食品本身有毒，或受到大量活菌及其毒素污染，或食品已经腐败变质。②食品在生产、加工、运输、贮存、销售等过程中不注意卫生、生熟不分造成食品污染，食用前又未充分加热处理。③食品保藏不当，致使马铃薯发芽、食品中亚硝酸盐含量增高、粮食霉变等都可造成食物中毒。④加工烹调不当，如肉块太大、内部温度不够、细菌未被杀死。⑤食品从业人员本身带菌，个人卫生不好，造成对食品的污染。⑥有毒化学物质混入食品中并达到中毒剂量。

（四）处理原则

1. 迅速排出毒物 对潜伏期短的中毒患者可催吐、洗胃以促使毒物排出。

2. 对症治疗 止腹痛、腹泻，纠正酸中毒及补液，抢救循环衰竭和呼吸衰竭等。

3. 特殊治疗 细菌性食物中毒患者可用抗生素治疗，但葡萄球菌毒素中毒一般不需要用抗菌药，以保暖、输液、饮食调节为主。

4. 现场一般卫生情况调查 了解餐具、炊具、用具、设备是否符合卫生要求，炊事人员个人卫生习惯和健康状况，用膳制度等，分析可能引起中毒的原因和条件。

5. 确定中毒食物 ①详细了解病人发病前 24～48h 内进食的各餐食谱，找出可疑食物。②进一步了解可疑食物的来源、运输、贮存情况、制作过程及出售中有无污染的可能。

6. 采样检验 对吃剩的可疑食物、餐具及用具涂抹物、病人排泄物、炊事人员的手部等进行检验，查明病原。

（五）预防

1. 防止食品污染 严防食品在加工、贮存、运输、销售过程中被病原体污染。食品容器、砧板、刀具等应严格生熟分开使用，做好消毒工作，防止交叉污染。

2. 控制病原体繁殖及外毒素的形成 绝大部分致病菌生长繁殖的最适宜温度为 20～40℃，在 10℃以下繁殖减弱，低于 0℃多数细菌不能繁殖和产毒。因此，食品应低温保存，或放在阴凉通风处。食品中加盐量达 10%也可控制细菌繁殖及形成毒素。

3. 彻底加热杀灭细菌及破坏毒素 这是防止食物中毒的重要措施。为彻底杀灭肉中病原体，肉块不应太大，使内部温度达到 80℃，持续 12min。蛋类应彻底煮熟。为预防葡萄球菌肠毒素中毒，食品应在 100℃加热 2h。

五、环境和职业性有害因素对健康的影响

环境危害因素具有亲器官性，如苯亲造血系统、铅亲骨骼系统、联苯胺亲膀胱、氯乙烯亲肝脏。当职业性有害因素作用于人体的强度与时间超过机体的代偿功能，造成机体功能性或器质性改变，出现相应的临床症状，并影响劳动能力者称为职业病。有毒有害作业就业禁忌证见表 27-1。

表 27-1 有毒有害作业就业禁忌证

有毒有害物质	就业禁忌证
矽尘及石棉尘	各型活动性肺结核；活动性肺外结核(肠、肾、骨结核等)；较重的上呼吸道及支气管疾病(萎缩性鼻炎、鼻腔肿瘤、支气管哮喘、支气管扩张)；严重影响肺功能的肺脏和胸膜病变(肺气肿、肺硬化、严重的胸膜肥厚及粘连等)；心血管系统疾病(动脉硬化症、高血压、器质性心脏病等)
铅	血液病，贫血；神经系统器质性疾病；肝、肾器质性疾病
苯	就业前体检时，血象指标低于或接近正常值下限者；各种血液病；严重的全身性皮肤病；月经过多或功能性子宫出血
汞	神经系统疾病；肝、肾器质性疾病；内分泌疾病；植物神经功能紊乱；精神病
锰	神经系统器质性疾病；明显的神经官能症；各种精神病；明显的内分泌疾病
苯的氨基、硝基化合物	中枢神经系统器质性疾病；肝、肾器质性疾病；血液病；植物神经功能紊乱；内分泌疾病
三硝基甲苯	乙型肝炎表面抗原携带者；各种肝脏疾病；各种血液病；各种原因的晶状体混浊或白内障；严重的全身性皮肤病
二硫化碳	神经系统器质性疾病；各种精神病；视网膜病变；高血压病及冠状动脉硬化性心脏病；糖尿病
氟	地方性氟病；骨-关节疾病(如类风湿性关节炎、骨关节病、脊椎炎、骨-关节畸形等)；明显的心血管、肝、肾疾病；明显的呼吸系统疾病
有机磷农药	中枢神经系统器质性疾病；呼吸系统器质性疾病；心血管疾病；肝、肾器质性疾病；内分泌疾病；严重的全身性皮肤病

摘自上海市卫生局 1983 年上海市工业企业有毒有害作业卫生监督法。

六、预防医学的综合策略

世界卫生组织的《维多利亚宣言》中将“合理膳食、适量运动、戒烟限酒、心理平衡”作为健康的四大基石。国内外流行病学研究也指出，按照这个原则指导生活方式，可以使高血压发病率减少55%，脑卒中减少75%，糖尿病减少50%，肿瘤减少1/3，并且还能延长预期寿命约10年，而所需费用不足医疗费的1/10。

1. 合理膳食 合理膳食是健康四大基石中的第一基石。根据中国营养学会的建议及美国健康食品指南，结合我国国情可以将合理膳食归纳为两句话、十个字，即“一二三四五，红黄绿白黑”。“一”指每日饮一袋牛奶（或酸奶），内含250mg钙，可以有效改善我国膳食中钙摄入量普遍偏低的状况。“二”指每日摄入碳水化合物250～350g，相当于主食5～7两，可依据身体情况适当增减。“三”指每日进食三份高蛋白食物，每份相当于瘦肉1两，或大鸡蛋1个，或豆腐2两，或鸡鸭2两，或鱼虾2两。“四”指四句话：有粗有细（粗细粮搭配）；不甜不咸（每日摄盐6～7g）；三四五顿（指在总量控制下，少量多餐，有利于防治糖尿病、高血脂）；七八分饱。“五”指每日500g蔬菜及水果，对预防高血压及肿瘤至关重要。“红”指每日可饮红葡萄酒50～100mL，有助于增加高密度脂蛋白及活血化瘀，预防动脉粥样硬化。每日进食1至2个西红柿可使前列腺癌发病率降低45%。“黄”指黄色蔬菜，如胡萝卜、红薯、南瓜等，其中含丰富的胡萝卜素，能提高机体免疫力，减少感染及肿瘤发病率。“绿”指绿茶及深绿色蔬菜，饮料以茶最好，茶以绿茶为佳。“白”指燕麦粉或燕麦片。据北京心肺研究中心证实，每日进食50g燕麦片，可使血胆固醇平均下降0.039%，甘油三酯下降0.079%，对糖尿病更有显著疗效。“黑”指黑木耳，每日食黑木耳5～15g，能显著降低血黏度与血胆固醇，有助于预防血栓形成。

2. 适量运动 三五七：“三”指每次步行30min，路程3km以上，每日1～2次；“五”指每周至少有5次的运动时间；“七”指中等度运动，即年龄+心率=170，运动心率=170−年龄。如50岁的人，心率120次/min即为中等度运动，当然也因人而异。

3. 戒烟限酒 以每日酒精量不超过15g为限。

4. 心理平衡 只要做到心理平衡，就掌握了健康的钥匙。关键是正确对待自己，正确对待他人，正确对待社会。助人为乐，知足常乐，自得其乐。

（王林元　陈照丽　王莲芸）

【思考题】

1. 三级预防包含哪些内容？
2. 膳食指南包括什么内容？平衡膳食宝塔分几层？各层有什么含义？
3. 孕妇、儿童和老年人的营养与膳食应注意些什么？
4. 食物中毒的特征是什么？
5. 苯、铅、联苯胺、氯乙烯各亲什么器官？

主要参考文献

柏树令.2008.系统解剖学.北京:人民卫生出版社
陈杰,李甘地.2008.病理学.北京:人民卫生出版社
陈慰峰.2001.医学免疫学.北京:人民卫生出版社
陈孝平.2008.外科学.北京:人民卫生出版社
陈主初.2008.病理生理学.北京:人民卫生出版社
丰有吉.2001.妇产科学.北京:人民卫生出版社
高英茂.2001.组织学与胚胎学.北京:人民卫生出版社
葛坚.2001.眼科学.北京:人民卫生出版社
顾鸣敏.2001.医学导论.上海.上海科学技术文献出版社
何维.2008.医学免疫学.北京:人民卫生出版社
姜乾金.2001.医学心理学.第3版.北京:人民卫生出版社
金惠铭.2008.病理生理学.第7版.北京:人民卫生出版社
金有豫.2001.药理学.第5版.北京:人民卫生出版社
孔维佳.2001.耳鼻咽喉科学.北京:人民卫生出版社
乐杰.2000.妇产科学.第5版.北京:人民卫生出版社
李凡,刘晶星.2008.医学微生物学.北京:人民卫生出版社
李家邦.2008.中医学.第7版.北京:人民卫生出版社
李少林.2001.核医学.第5版.北京:人民卫生出版社
李雍龙.2008.人体寄生虫学.第7版.北京:人民卫生出版社
刘益民.2007.心理学概论.北京:科学出版社
欧阳钦.2008.临床诊断学.北京:人民卫生出版社
丘祥兴,孙福川.2008.医学伦理学.北京:人民卫生出版社
孙贵范.2001.预防医学.北京:人民卫生出版社
王鸿利.2008.实验诊断学.北京:人民卫生出版社
王怀经.2002.局部解剖学.北京:人民卫生出版社
王吉耀.2008.内科学.北京:人民卫生出版社
王培林,傅松滨.2001.医学遗传学.北京:科学出版社
王祖承.2001.精神病学.北京:人民卫生出版社
杨期东.2001.神经病学.北京:人民卫生出版社
杨绍基.2002.传染病学.北京:人民卫生出版社
杨世杰.2001.药理学.北京:人民卫生出版社
叶任高.2001.内科学.第5版.北京:人民卫生出版社
叶世泰.1998.变态反应学.北京:科学出版社
张学军.2001.皮肤性病学.第5版.北京:人民卫生出版社
张雪林.2001.医学影像学.北京:人民卫生出版社
张志愿.2001.口腔科学.第5版.北京:人民卫生出版社
周爱儒.2001.生物化学.第5版.北京:人民卫生出版社
朱大年.2008.生理学.北京:人民卫生出版社
Sylvia M. 2002. Understanding Human Anatomy and Physiology. 北京:高等教育出版社

附录　临床常用的化验指标及其临床意义

医学检验结果往往是临床医生诊断疾病的重要依据之一。所谓参考值是指健康人群的测定值，而其95%的可信区间被定为参考范围。如果检测值超过相应项目的参考值时，被认为是异常表现。但仍有5%以下的正常人被允许出现此类异常值。

一、常用的血液检查项目

（一）红细胞检查

1. 红细胞(RBC)计数

[正常参考值]

男性　4.0×10^{12}～5.3×10^{12}个/L(400万～530万个/mm^3)

女性　3.5×10^{12}～5.0×10^{12}个/L(350万～500万个/mm^3)

[临床意义]

(1) 红细胞减少：见于各种贫血，如急性、慢性再生障碍性贫血、缺铁性贫血等。

(2) 红细胞增多：常见于缺氧、血液浓缩、真性红细胞增多症、肺气肿等。

2. 血红蛋白(Hb)测定

[正常参考值]

男性　120～160g/L(12～16g/dL)　　女性　110～150g/L(11～15g/dL)

[临床意义]

(1) 血红蛋白减少：见于各种贫血，如急性、慢性再生障碍性贫血、缺铁性贫血等。

(2) 血红蛋白增多：常见于缺氧、血液浓缩、真性红细胞增多症、肺气肿等。

3. 网织红细胞(Rtc)计数

[正常参考值]　成人　0.5%～1.5%　　新生儿　2.0%～6.0%

[临床意义]　增加表示骨髓造血功能旺盛，溶血性贫血时尤为显著，恶性贫血或缺铁性贫血治疗有效会增多，再生障碍性贫血等骨髓抑制者减少。

（二）白细胞检查

1. 白细胞(WBC)计数

[正常参考值]　成人　4×10^{9}～10×10^{9}/L(4000～10000/mm^3)

[临床意义]

(1) 生理性白细胞增高：见于剧烈运动、进食后、妊娠、新生儿。另外采血部位不同，也可使白细胞数有差异，如耳垂血比手指血的白细胞数平均要高一些。

(2) 病理性白细胞增高：见于急性化脓性感染、尿毒症、白血病、组织损伤、急性出血等。

(3) 病理性白细胞减少：见于再生障碍性贫血、某些传染病、肝硬化、脾功能亢进、放疗化疗等。

2. 白细胞分类计数

[正常参考值]

中性杆状核粒细胞　0.01～0.05(1%～5%)

中性分叶核粒细胞(N)　0.50～0.70(50%～70%)

嗜酸性粒细胞(E)　0.005～0.05(0.5%～5%)

嗜碱性粒细胞(B)　0～0.01(0%～1%)

淋巴细胞(L)　0.20～0.40(20%～40%)

单核细胞(M)　0.03～0.08(3%～8%)

[临床意义]

(1) 中性杆状核粒细胞增高:见于急性化脓性感染、大出血、严重组织损伤、慢性粒细胞性白血病、急性中毒及恶性肿瘤等。

(2) 中性分叶核粒细胞减少:多见于某些传染病、再生障碍性贫血、粒细胞缺乏症等。

(3) 嗜酸性粒细胞增多:见于变态反应性疾病(如支气管哮喘、食物过敏,荨麻疹)、寄生虫疾病、皮肤病(如天疱疮、湿疹、银屑病)、一些血液病(如慢性粒细胞性白血病)及肿瘤等。

(4) 嗜酸性粒细胞减少:其临床意义较小,可见于长期使用肾上腺皮质激素后。

(5) 淋巴细胞增高:见于传染性淋巴细胞增多症、结核病、疟疾、慢性淋巴细胞白血病、百日咳、某些病毒感染等。

(6) 淋巴细胞减少:见于淋巴细胞破坏过多,如长期化疗、X射线照射后及免疫缺陷病等。

(7) 单核细胞增高:见于单核细胞白血病、结核病活动期、疟疾、黑热病等。

(三) 血小板计数(PC或PLT)

[正常参考值]　100×10^9～300×10^9个/L(10万～30万个/mm^3)

[临床意义]

(1) 血小板计数增高:见于血小板增多症、脾切除后、急性感染、溶血、骨折等。

(2) 血小板计数减少:见于再生障碍性贫血、急性白血病、急性放射病、原发性或继发性血小板减少性紫癜、脾功能亢进等。

(四) 血沉(ESR)

红细胞沉降率是指红细胞在一定条件下沉降的速度而言,简称血沉。

[正常参考值]　成年男性0～15mm/1小时末　　　成年女性0～20mm/1小时末

[临床意义]

(1) 生理性增快:妇女月经期血沉略增快,可能与子宫内膜破损及出血有关;妊娠3个月以上血沉逐渐增快,直到分娩后3周逐渐恢复正常,其增快可能与生理性贫血、纤维蛋白原量逐渐增高等有关;60岁以上的高龄者因血浆纤维蛋白原量逐渐增高等,也常见血沉增快。

(2) 病理性增快:①各种炎症:炎症发生后2～3天即可见血沉增快。临床上最常用血沉来观察结核病及风湿热有无活动性及其动态变化。②组织损伤及坏死:较大的手术创伤可导致血沉增快,如无合并症,一般2～3周内恢复正常。心肌梗塞时常于发病后3～4天血沉增快,并持续1～3周,心绞痛时血沉正常,故可借血沉结果加以鉴别。③恶性肿瘤:血沉增快可能与肿瘤细胞分泌糖蛋白(属球蛋白)、肿瘤组织的坏死、继发感染及恶液质等因素有关,良性肿瘤血沉多正常,故常用血沉作为恶性肿瘤及一般X射线检查等所不能查见的恶性肿瘤的辅助诊断。④各种原因导致的高球蛋白血症:亚急性感染性心内膜炎、黑热病、系统性红斑狼疮等所致的高球蛋白血症时,血沉常明显增快。⑤贫血:轻度贫血对血沉尚无影响,若血红蛋白低于90g/L时,血沉可增快,贫血越严重,血沉增快越明显,因红细胞数量稀少,下沉时受到的磨擦阻力减少等所致。⑥高胆固醇血症:特别是动脉粥样硬化血胆固醇明显增高者,血沉明显增快。

(五) 血清抗链球菌溶血素"O"(ASO)试验

ASO是A型溶血性链球菌的毒素,属蛋白质,能溶解红细胞、杀伤白细胞和血小板。链球菌溶血素“O”有抗原性，可使人产生相应抗体，称链球菌溶血素“O”(抗 O 或 ASO)。

［正常参考值］ 1∶400 以下

［临床意义］ 凡链球菌感染后的变态反应性疾病，如风湿热、肾小球肾炎等，其血清的抗“O”效价增高。90％的活动性风湿性关节炎病例抗“O”效价增高，而类风湿性关节炎则不增高，所以抗“O”测定可用于风湿性关节炎和类风湿性关节炎的鉴别诊断。

(六) 肝功能化验主要项目

1. 血清总胆红素(STB)

［正常参考值］ 3.4～17.1μmol/L

［临床意义］ 增高见于肝细胞性和阻塞性及其他原因引起的黄疸。

2. 转氨酶 临床上以谷丙转氨酶(GPT 又称 ALT)和谷草转氨酶(GOT 或 AST)最常用，许多脏器和组织内均含有这两种转氨酶，其中肝内含 GPT 最多，心肌内含 GOT 最多，肝脏次之。

［正常参考值］ GOT＜50U(赖氏法) GPT＜40U(赖氏法)

［临床意义］ 在肝等脏器组织坏死或损伤时，转氨酶可进入血流，引起血清内酶活力升高，只要有 1％的肝细胞坏死便可使血清内酶活力升高一倍，因此，在除外肝外脏器病变的情况下，血清内转氨酶升高在一定程度上反应了肝细胞损害和坏死情况。

3. 血清总蛋白和白蛋白(清蛋白)、球蛋白比值

［正常参考值］ 血清总蛋白(STP) 60～80g/L

白蛋白(A) 40～55g/L 球蛋白(G) 20～30g/L A/G (1.5～2.5)∶1

［临床意义］ 血清总蛋白降低与白蛋白减少平行，总蛋白升高常同时有球蛋白的升高。

(1) 血清总蛋白和白蛋白：增高见于脱水症和血液浓缩。降低见于合成不足，如慢性肝病、肝硬化；尿中丢失，如肾病综合征；慢性消耗性疾病、营养不良；严重失血、广泛烧伤形成渗出液或漏出液时。

(2) 球蛋白：增高见于慢性感染，如黑热病、血吸虫病、疟疾、麻风、结核病；结缔组织病，如红斑狼疮、硬皮病、风湿热、类风湿关节炎；肝病，如慢性肝炎、肝硬化；肿瘤，如多发性骨髓瘤、淋巴瘤、白血病。降低见于γ球蛋白缺乏症、免疫缺陷病。

(3) A/G 倒置：可以是白蛋白降低亦可因球蛋白增高引起。

(七) 血糖

血液中的糖主要是葡萄糖，称为血糖，血糖的含量反映体内糖代谢状况。

［正常参考值］ 空腹静脉血含葡萄糖 3.9～6.4mmol/L。

［临床意义］

(1) 糖尿病及高血糖：空腹血糖浓度高于 7.22～7.78mmol/L 称为高血糖。在生理情况下也会出现高血糖，如情绪激动时交感神经兴奋，使肾上腺素分泌增加，肝糖原分解，血糖浓度上升；一次食入大量的糖，血糖急剧增高。持续性高血糖，特别是空腹血糖和糖耐量曲线高于正常范围，主要见于糖尿病。

(2) 低血糖：空腹血糖浓度低于 3.33～3.89mmol/L 时称为低血糖。低血糖影响脑的正常功能，因为脑细胞中含糖原极少，脑细胞所需要的能量主要来自葡萄糖的氧化，当血糖含量降低时，会出现头晕、倦怠无力、心悸、手颤、出冷汗等。

(八) 血脂

血脂是血液中脂类物质的总称。

1. 血清总胆固醇(TC)

[正常参考值] 成人 2.86～5.98mmol/L

[临床意义]

(1) 总胆固醇增高:主要见于高脂血症、冠状动脉粥样硬化性心脏病、糖尿病、甲状腺功能减退(黏液性水肿)、肾病综合征、胆道阻塞。

(2) 总胆固醇降低:见于甲状腺功能亢进、肝硬化、营养不良等。

2. 血清甘油三脂(TG)

[正常参考值] 0.56～1.7mmol/L

[临床意义]

(1) 甘油三脂增高:见于原发性高脂蛋白血症、动脉粥样硬化性心脏病、继发性糖尿病、肾病综合征、甲状腺功能低下等。

(2) 甘油三脂降低:见于甲状腺功能亢进、肾上腺功能减低及严重肝衰竭。

3. 高密度脂蛋白胆固醇(HDL-C)

[正常参考值] 1.03～2.07mmol/L(40～80mg/dL)

[临床意义] 高密度脂蛋白与甘油三脂呈负相关,也与冠心病发病呈负相关。此外,动脉粥样硬化、糖尿病、肝损伤和肾病综合征时,高密度脂蛋白含量降低。

4. 低密度脂蛋白胆固醇(LDL-C)

[正常参考值] 2.7～3.2mmol/L(105～125mg/dL)

[临床意义] 低密度脂蛋白与冠心病发病呈正相关。

(九) 血清免疫球蛋白

免疫球蛋白(immunoglobulin,Ig)是指具有抗体活性,或化学结构与抗体相似的球蛋白,主要存在于血液和其他分泌液中。各类免疫球蛋白的特性及功能如下:

1. IgG

[正常参考值] 免疫比浊法为5.65～17.65g/L

[临床意义]

(1) IgG增高:常见于慢性感染、慢性肝病、淋巴瘤、肺结核、链球菌感染等。

(2) IgG降低:见于各种先天性和获得性体液免疫缺陷病、肾病综合征、病毒感染和应用免疫抑制剂。

2. IgM

[正常参考值] 免疫比浊法法为0.5～3.0 g/L

[临床意义]

(1) IgM增高:见于病毒性肝炎初期、肝硬化、类风湿性关节炎等。

(2) IgM降低:见于先天性和获得性体液免疫缺陷病、肾病综合征、病毒感染和应用免疫抑制剂。

3. IgA

[正常参考值] 免疫比浊法法为0.4～3.5 g/L

[临床意义]

(1) IgA增高:见于类风湿性关节炎、肝硬化、湿疹和肾脏疾病。

(2) IgA降低:见于反复呼吸道感染、原发性和继发性免疫缺陷病和自身免疫性疾病。

4. IgD

[正常参考值] ELISA法为0.6～2.0 mg/L

[临床意义]

(1) IgD 增高：见于单核细胞白血病、甲状腺炎等。

(2) IgD 降低：见于无丙种球蛋白血症。

5. IgE

[正常参考值]　ELISA 法为 0.1～0.9 mg/L

[临床意义]

(1) IgE 增高：见于各种过敏性疾病，寄生虫感染等。

(2) IgE 降低：见于无丙种球蛋白血症。

(十) 肾功能检查主要指标

1. 血肌酐(Cr)　血中肌酐包括从食物中摄取的外源性肌酐和机体产生的内源性肌酐，主要经肾小球滤过，但不被肾小管所吸收。肾小球滤过率下降到正常人的 1/3 时，血肌酐才明显上升。

[正常参考值]　男性　44～132μmol/L　　女性　70～106μmol/L

[临床意义]

(1) 增高：见于各种肾病、急性或慢性肾功能衰竭、重度充血性心力衰竭、心肌炎、肌肉损伤、巨人症、肢端肥大症等。

(2) 减低：见于进行性肌肉萎缩、白血病、贫血、肝功能障碍及妊娠等。

2. 血清尿素氮(BUN)　尿素氮是血浆蛋白氮以外的含氮化合物的一种。在正常情况下，血中尿素氮主要经肾小球滤过而随尿排出，当肾小球滤过功能减退时，血中的尿素氮浓度升高，所以测定血中尿素氮含量可粗估肾小球滤过功能。

[正常参考值]　3.56～14.28mmol/L

[临床意义]　血中尿素氮浓度升高见于：①器质性肾功能损害(肾性)，如急性肾小球肾炎、慢性肾炎、慢性肾盂肾炎、肾病晚期、肾功能衰竭及中毒性肾炎。②肾前性少尿，如由于剧烈呕吐、幽门梗阻、肠梗阻和长期腹泻等引起的脱水，心脏循环功能衰竭等所致的血容量不足。③蛋白质分解或摄入过多，如上消化道大量出血、大面积烧伤、严重创伤、大手术和甲状腺功能亢进、高蛋白饮食等。

3. 血尿酸(UA)　尿酸是嘌呤(属于核苷酸)的最终代谢产物，血中尿酸的水平决定于尿酸产生和排泄之间的平衡。

[正常参考值]　男性　150～416μmol/L　　女性　89～375μmol/L

[临床意义]　血尿酸增高，见于痛风、多种慢性肾脏疾患及肾衰竭、子痫、妊娠重度呕吐、白血病、多发性骨髓瘤等。

二、尿液常规检验及其临床意义

(一) 一般性状检查

1. 尿量　正常范围　成人为 1000～2000mL/24h

(1) 多尿：24h 尿量大于 2500mL 称为多尿(polyuria)。在正常情况下多尿可见于饮水过多、精神紧张、失眠等情况，也可见于使用利尿剂或静脉输液过多时。病理性多尿常因肾小管重吸收障碍和浓缩功能减退，可见于：①内分泌病：如尿崩症(抗利尿激素分泌减少)、糖尿病等。②肾疾病：如慢性肾炎、肾功能不全、慢性肾盂肾炎、多囊肾、肾髓质纤维化或萎缩。③精神因素：如癔病大量饮水后。④药物：如噻嗪类、甘露醇、山梨醇等药物治疗后。

(2) 少尿：24h 尿量少于 400mL 或每小时尿量持续少于 17mL 称为少尿。生理性少尿见于机体缺水或出汗过多时，在尚未出现脱水的临床症状和体征之前可首先出现尿量的减少。病理性少尿可见于：①肾前性少尿：脱水、大失血、休克、心功能不全等有效循环血容量下降导致肾血流量减少、肾小球滤过率不足。②肾性少尿：各种急、慢性肾功能衰竭。③肾后性少尿：尿路结石、损伤、肿瘤、尿路先天畸形、机械性下尿路梗阻、膀胱功能障碍、前列腺肥大症等。

(3) 无尿：24h 尿量小于 100mL 或在 24h 内完全无尿者称为无尿(anuria)；进一步排不出尿液，称为尿闭，其发生原因与少尿相同。

2. 气味 正常尿液的气味来自于尿液内的挥发性酸。尿液放置时间过长可能会因尿素分解而出现氨臭气味。当小便时闻到新鲜排出的尿液就有氨气味，可能为慢性膀胱炎或慢性尿潴留造成。糖尿病酮症酸中毒时，尿液气味可呈苹果味。苯丙酮酸尿为鼠臭味。进食大量大蒜、洋葱等有特殊气味的蔬菜和食物时，尿液可出现特殊气味。

3. 外观 正常尿液为透明，淡黄色。常见的尿外观改变有以下几种：

(1) 血尿(hematuria)：尿内含有一定量的红细胞时称为血尿。每升尿内含血量超过 1mL 即可出现淡红色，称为**肉眼血尿**，主要见于肾结核、肾肿瘤、肾或泌尿系统结石以及某些菌株所致的泌尿系统感染等，洗肉水样外观常见于急性肾小球肾炎。镜下血尿指尿液外观变化不明显，而离心沉淀后进行镜检时能看到超过正常数量的红细胞，一般而言，每一高倍镜视野均见 3 个以上红细胞时则可确定为**镜下血尿**。

(2) 血红蛋白尿(hemoglobinuria)：呈棕色，如含量甚多则呈棕黑色酱油样外观，多见于溶血。

(3) 胆红素尿(bilirubinuria)：为尿中含有大量的结合胆红素所致，外观呈深黄色，振荡后泡沫亦呈黄色，若在空气中久置可因胆红素被氧化为胆绿素而使尿液外观呈棕绿色。

(4) 乳糜尿(chyluia)：乃因淋巴循环受阻所致，多见于丝虫病，少数可由结核、肿瘤、腹部创伤或者手术引起。乳糜尿液离心沉淀后外观不变，沉渣中可见少量红细胞和淋巴细胞，丝虫病患者偶可于沉渣中查出微丝蚴。乳糜尿需与脓尿或结晶尿等混浊尿相鉴别，后二者经离心后上清转为澄清，而镜检可见多数的白细胞或盐类结晶，结晶尿加热加酸后混浊消失。

(5) 脓尿(pyuria)：尿液中含大量白细胞，使外观呈不同程度的黄白色混浊或含脓丝状悬浮物。见于泌尿系统感染及前列腺炎、精囊炎。

4. 酸碱反应 尿一般为弱酸性，pH 约 6.0～6.5。

(1) 尿 pH 降低：主要见于酸中毒、慢性肾小球肾炎、痛风、糖尿病。

(2) 尿 pH 升高：主要见于频繁呕吐丢失胃酸、服用碳酸氢钠药物、尿路感染、呼吸性碱中毒等。

5. 比重 又称尿比密或相对密度。尿比重的正常范围 1.015～1.025

(1) 高比重尿：多见于高热、脱水、心功能不全、周围循环衰竭等尿少时，也可见于尿中含葡萄糖和碘造影剂时。

(2) 低比重尿：对临床诊断更有价值，经常排出比重近于 1.010(与肾小球滤液比重接近)的尿称为等渗尿，主要见于慢性肾小球肾炎、肾盂肾炎等导致的远端肾单位浓缩功能严重障碍的疾病。

(二) 化学检查

1. 尿蛋白(Pro) 正常结果为阴性或微量。

[临床意义] 阳性见于各种急性、慢性肾小球肾炎、糖尿病性肾病变、肾淀粉样变、肾动脉硬化、心力衰竭、妊娠高血压综合征、系统性红斑狼疮、多发性骨髓瘤、剧烈运动后及高热等。

2. 尿红细胞(RBC) 正常结果为阴性。

[临床意义] 阳性见于急性肾小球肾炎、慢性肾炎、尿路感染、尿路结石、肾结核、泌尿系肿瘤、多囊肾、血友病、血小板减少性紫癜等。

3. 尿白细胞(WBC) 正常结果为阴性，镜检尿沉渣 0～5 个/HP(高倍镜视野)。

[临床意义] 尿液中 WBC 增多见于泌尿系统及邻近器官感染(肾盂肾炎、膀胱炎、尿道炎及前

列腺炎等)。

4. 尿胆红素(BHL) 正常结果为阴性。

[临床意义] 阻塞性或肝细胞性黄疸时呈阳性,溶血性黄疸时呈阴性结果。

5. 尿胆原(UBG) 正常结果为阴性或弱阳性。

[临床意义] 病毒性肝炎早期在黄疸出现前,尿胆原即可增高;溶血性黄疸时呈阳性或强阳性;阻塞性黄疸时尿胆原可呈阴性。

6. 尿糖(GLU) 正常结果为阴性。

[临床意义] 糖尿病时尿糖可在++至+++,嗜铬细胞瘤、甲状腺机能亢进、肢端肥大症、肾上腺皮质机能亢进和脑肿瘤等尿糖可增高。

7. 尿酮体(KET) 正常结果为阴性。

[临床意义] 酮症酸中毒时尿酮体阳性,见于糖尿病、饥饿、呕吐、腹泻等。

(三)尿沉渣镜检

正常结果:白细胞和红细胞同上,数个上皮细胞,透明管型0~1个/LP(低倍镜视野)。尿中的结晶,主要包括草酸钙、磷酸钙、尿酸及尿酸盐等结晶。

[临床意义] 根据管型内含物的不同可分为透明、颗粒、细胞(红细胞、白细胞、上皮细胞)、血红蛋白、脂肪、蜡样等管型。管型为尿沉渣中有重要意义的成分,它的出现往往提示有肾实质性损害。

尿中出现结晶称晶体尿。如长期在尿液中见到大量的磷酸钙结晶,则应与临床资料结合考虑是否患有甲状旁腺功能亢进、肾小管性酸中毒,或因长期卧床骨质脱钙等;草酸钙结晶是尿路结石主要成分之一;在急性痛风症、小儿急性发热、慢性间质性肾炎、白血病时,因细胞核大量分解,可排出大量尿酸盐,在肾小管对尿酸的重吸收发生障碍时也可见到高尿酸盐尿。

三、粪便常规检查及其临床意义

(一)量

正常成人大多每日排便一次,其量约为100~300g,当胃、肠、胰腺有炎症或功能紊乱时,因炎性渗出,肠蠕动亢进和消化吸收不良,可使粪便量和次数增加。

(二)外观

正常成人的粪便为黄褐色成形便,质软;婴儿粪便可呈黄色或金黄色糊状。久置后,粪便中的胆色素被氧化可致颜色加深。病理情况下可见如下改变:

1. 黏液便 正常粪便中有少量黏液,小肠炎时增多的黏液均匀地混于粪便之中;如为大肠炎,由于粪便已逐渐成形,黏液不易与粪便混匀,来自直肠的黏液则附着于粪便的表面。单纯黏液便时黏液无色透明、稍黏稠,脓性黏液则呈黄白色不透明状,见于各类肠炎、细菌性痢疾、阿米巴痢疾、急性血吸虫病等。

2. 稀便 便呈粥状且内容粗糙,见于消化不良、慢性胃炎、胃窦潴留。

3. 胶胨状便 肠易激综合征患者常于腹部绞痛后排出黏胨状、膜状或纽带状物,某些慢性菌痢病人也可排出类似的粪便。

4. 脓性及脓血便 常见于痢疾、溃疡性结肠炎、局限性肠炎、结肠癌或直肠癌。

5. 鲜血便 见于直肠息肉、结肠癌、肛裂及痔疮等。痔疮时常在排便之后有鲜血滴落,而其他疾病多见鲜血附着于粪便的表面。

6. 柏油样黑便 上消化道出血 50～75mL 时，可出现柏油样便，粪便呈褐色或黑色，质软，富有光泽，宛如柏油。如见柏油样便，且持续 2～3 天，说明出血量至少为 500mL。当上消化道持续大出血时，排便次数可增多，而且稀薄，因出血量多，血红素不能完全与硫化物结合，加之血液在肠腔内推进快，粪便可由柏油样转为暗红色。服用活性炭、铋剂、铁剂等之后也可排黑色便，但无光泽且隐血试验阴性。

7. 稀糊状或稀汁样便 常因肠蠕动亢进或分泌物增多所致，见于各种感染或非感染性腹泻，尤其是急性胃肠炎。

8. 米泔样便 呈白色淘米水样，内含黏液块，量大，见于重症霍乱、副霍乱患者。

9. 白陶土样便 主要见于阻塞性黄疸。钡餐造影术后可因排出钡剂使粪便呈黄白色。

10. 干结便 常由于习惯性便秘，粪便在结肠内停留过久，水分过度吸收而排出羊粪便样的硬球或粪便球积成的硬条状，于老年排便无力时多见。

11. 细条状便 排便形状改变，排出细条或扁片状粪便，说明直肠狭窄，常提示有直肠肿物存在。

（三）寄生虫

蛔虫、蛲虫、带绦虫等较大虫体或其片段肉眼即可分辨，钩虫虫体需将粪便冲洗过筛方可看到。

（四）隐血试验

粪便隐血检查对消化道出血的诊断有重要价值。消化性溃疡、药物致胃黏膜损伤（如服用消炎痛、糖皮质激素等）、肠结核、溃疡性结肠炎、结肠息肉、钩虫病、胃癌及结肠癌等消化道肿瘤时，粪便隐血试验常为阳性，需结合临床其他资料进行鉴别诊断。

（五）粪便显微镜检查

粪便直接涂片显微镜检查是临床常规检验项目，可以从中发现病理成分，如各种细胞、寄生虫卵、真菌、细菌、原虫、食物残渣等。

1. 细胞

（1）白细胞：正常粪便中不见或偶见。小肠炎症时白细胞数量不多，结肠炎症如细菌性痢疾时，可见大量白细胞或成堆出现的脓细胞，亦可见到吞有异物的吞噬细胞。

（2）红细胞：正常粪便中无红细胞。肠道下段炎症或出血时可出现，如痢疾、溃疡性结肠炎、结肠癌、直肠息肉、急性吸虫病等。

（3）巨噬细胞：在细菌性痢疾和直肠炎症时均可见到巨噬细胞。

（4）肠黏膜上皮细胞：结肠炎症时上皮细胞增多。

（5）肿瘤细胞：取乙状结肠癌、直肠癌病人的血性粪便及时涂片染色，可能见到成堆的异形性的癌细胞。

2. 食物残渣

（1）淀粉颗粒：在慢性胰腺炎、胰腺功能不全、碳水化合物消化不良时可在粪便中大量出现。

（2）脂肪：见于急、慢性胰腺炎，胰头癌，吸收不良综合征，小儿腹泻等。

3. 结晶 夏科-莱登结晶为无色透明的菱形结晶，常在阿米巴痢疾、钩虫病及过敏性肠炎者粪便中出现。

4. 细菌 正常人粪便中细菌极多，占干重 1/3，多属正常菌群，菌量和菌谱处于相对稳定状态，保持着细菌与宿主间的生态平衡。若正常菌群突然消退或比例失调，临床上称为**肠道菌群失调症**，其确证需通过细菌培养及有关细菌学鉴定。正常粪便中球菌和杆菌的比例大致为 1∶10，长期使用广谱抗生素、免疫抑制剂及慢性消耗性疾病患者，粪便中球/杆菌比值变大，若比值显著增大，常提示有肠道菌群紊乱或发生二重感染，此时粪便多呈稀汁样，量很大，应予以重视。

5. 寄生虫卵 从粪便中检查寄生虫卵，是诊断肠道寄生虫感染的最常用的化验指标，如蛔虫卵、钩虫卵、鞭虫卵、蛲虫卵、华枝睾吸虫卵、血吸虫卵、带绦虫卵等。

四、痰液检查

（一）量

健康人一般无痰，慢性支气管炎、支气管扩张、空洞型肺结核和肺水肿患者痰量可显著增多，甚至超过 100mL/24h。

（二）颜色及性状

正常人偶有少量的白色或灰色黏液痰，疾病情况如下：

1. 黄色脓性痰 其主要成分为脓细胞，提示呼吸道有化脓性感染，见于化脓性支气管炎、金黄色葡萄球菌肺炎、支气管扩张、肺脓疡等。

2. 红色或棕红色痰 是因呼吸道有出血、痰中含血液成分所致，可见于肺癌、肺结核、支气管扩张等疾病。

3. 铁锈色痰 因痰中含有变性血红蛋白所致，见于大叶性肺炎、肺梗塞等。

4. 粉红色浆液泡沫痰 这是由于肺淤血，局部毛细血管通透性增加所致，见于左心功能不全、肺水肿患者。

5. 烂桃样痰 见于肺吸虫病引起的肺组织坏死分解时。

6. 棕褐色痰 见于阿米巴性肺脓疡、慢性充血性心脏病肺淤血时。

（三）显微镜检查

1. 非染色标本 正常人的痰内有少量白细胞和上皮细胞，出现下列情况属异常：①红细胞：提示呼吸道有出血。②大量白细胞：表示呼吸系统有细菌感染。③上皮细胞：较多见于慢性支气管炎。④色素细胞：由肺泡巨噬细胞吞噬色素颗粒后形成，最常见于炭末沉着症患者痰中，若肺泡巨噬细胞吞噬了红细胞，可将其破坏使血红蛋白降解，分解出血红素，再转变为含铁血黄素，则称之为含铁血黄素细胞，又称**心力衰竭细胞**，见于肺淤血、肺梗塞和肺出血患者的痰中，尤其多见于慢性肺出血如特发性肺含铁血黄素沉着症患者。⑤寄生虫和虫卵。

2. 染色标本 ①主要检查有无癌细胞，如鳞状上皮癌、腺癌、未分化癌。②革兰氏染色可查葡萄球菌、肺炎球菌，抗酸染色主要检验结核杆菌。

（刘立民　王莲芸）

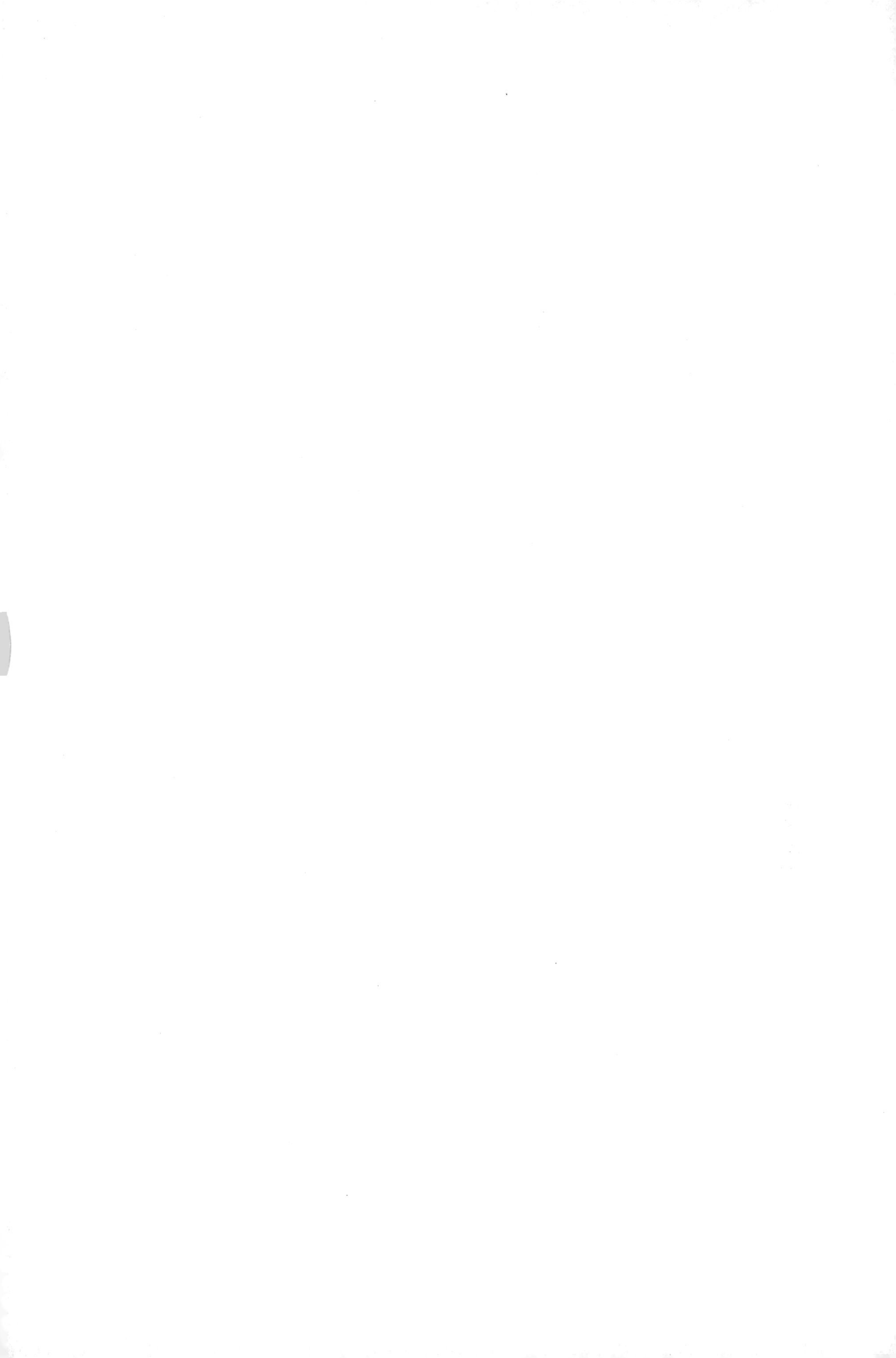